Mit freundlicher Empfehlung
überreicht durch

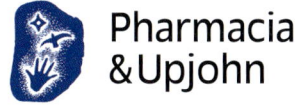 Pharmacia
&Upjohn

Praxisratgeber
Harninkontinenz

UNI-MED Verlag AG
Bremen - London - Boston

Die Deutsche Bibliothek - CIP-Einheitsaufnahme

Höfner, Klaus:
Praxisratgeber Harninkontinenz/Klaus Höfner.-
1. Auflage - Bremen: UNI-MED, 2000
(UNI-MED SCIENCE)
ISBN 3-89599-477-4

© 2000   by UNI-MED Verlag AG, D-28323 Bremen,
             International Medical Publishers (London, Boston)
             Internet: www.uni-med.de, e-mail: info@uni-med.de

Printed in Germany

UNI-MED. Die beste Medizin.

In der Reihe UNI-MED SCIENCE werden aktuelle Forschungsergebnisse zur Diagnostik und Therapie wichtiger Erkrankungen "state of the art" dargestellt. Die Publikationen zeichnen sich durch höchste wissenschaftliche Kompetenz und anspruchsvolle Präsentation aus. Die Autoren sind Meinungsbildner auf ihren Fachgebieten.

Vorwort und Danksagung

Vor 150 Jahren charakterisiert der Berliner Chirurg Johann Friedrich Dieffenbach in Ermangelung geeigneter Therapieverfahren die Folgen der Harninkontinenz bei Blasen-Scheiden-Fistel, die *"für ein Weib das größte Unglück* (ist) *und besonders deshalb, weil es verdammt ist damit zu leben und nicht einmal die Aussicht hat daran zu sterben, sondern alle die damit verbundenen Qualen solange zu ertragen hat, bis es einer andern Krankheit oder dem Alter erliegt. Es kann keinen traurigern Zustand geben, als den in welchen eine Frau... versetzt wird; der fortwährend in die Scheide fließende Urin wird hier zum Theil verhalten und fließt erhitzt, einen unerträglichen Geruch verbreitend, über die Lefzen, den Damm, das Gesäss und die Schenkel herab... Alle Familienbande zerreisst dieses scheusliche Übel. Der Mann wird mit Widerwillen gegen sein eigenes Weib erfüllt, und die zärtlichste Mutter dadurch aus dem Kreis ihrer Kinder verbannt."*

Heute sind sowohl die diagnostischen wie therapeutischen Verfahren in der Behandlung aller Formen der Harninkontinenz soweit optimiert, daß diese Krankheit heilbar ist. Leider hat diese Tatsache nur unzureichend dazu beigetragen, Harninkontinenz aus der Tabuzone zu verbannen. In einer Zeit von Life-style, kosmetischer Chirurgie und Viagra ist Harninkontinenz peinlich, besitzt das Image von Unsauberkeit, Vernachlässigung und sozialer Randgruppe. Die Hemmschwelle für Betroffene, sich mit der Bitte um Hilfe an Angehörige, Ärzte, Pflegepersonal oder Selbsthilfegruppen zu wenden, scheint seit Jahren unverändert. Nur 15 % der 4–6 Millionen harninkontinenten Menschen in Deutschland werden sachkundig betreut. Harninkontinenz ist ein wesentlicher Grund für Isolation und Heimeinweisung älterer Bürger und ein ernstzunehmender Kostenfaktor im Szenario gedeckelter Budgets und zunehmender Überalterung der Bevölkerung.

Das Problem der Harninkontinenz kann nur gelöst werden, wenn es gelingt, das Wissen um deren Heilbarkeit zu vermitteln, das Interesse junger Kollegen an der Forschung zu wecken und Patienten zu motivieren, sich erfahrenen Therapeuten anzuvertrauen.

Das vorliegende Buch soll ein Beitrag dazu sein.

Unser Dank gilt allen Kollegen, die wir als Mitautoren für das Projekt gewinnen konnten. Es sind ausgewiesene Experten auf dem Gebiet von Diagnostik und Therapie der Harninkontinenz aber auch junge Kollegen, die sich schon jetzt auf dem Gebiet einen Namen gemacht haben und auf deren innovative Mitarbeit wir nur ungern verzichtet hätten.

Herzlichen bedanken möchten wir uns darüber hinaus bei Frau Dr. Tanja Höfner für die Unterstützung bei der Überarbeitung der Manuskripte und Frau Petra Bormann für ihre Mitarbeit im Kontakt mit den Autoren.

Hannover, im August 2000   *Klaus Höfner*
                                                                                 Udo Jonas

Autoren

Prof. Dr. Gisela Fischer
Abteilung Allgemeinmedizin
Medizinische Hochschule Hannover
Carl-Neuberg-Str. 1
30625 Hannover
Kap. 10.

Dr. Markus S. Gillich
Klinik und Poliklinik für Urologie
Rhein. Friedrich-Wilhelms-Universität Bonn
Sigmund-Freud-Straße 25
53105 Bonn
Kap. 5.4.1.

Dr. Volker Grünewald
Urologische Klinik
Medizinische Hochschule Hannover
Carl-Neuberg-Straße 1
30625 Hannover
Kap. 3.2., 5.3.

Univ.-Doz. Prim. Dr. Helmut Heidler
Abteilung für Urologie
Allgemeines öffentliches Krankenhaus
Krankenhausstr. 9
A-4020 Linz
Kap. 3.1., 5.1.

Prof. Dr. Klaus Höfner
Urologische Klinik
Medizinische Hochschule Hannover
Carl-Neuberg-Straße 1
30625 Hannover
Kap. 3.4., 4.4., 5.2., 5.4.2.

Prof. Dr. Udo Jonas
Urologische Klinik
Medizinische Hochschule Hannover
Carl-Neuberg-Straße 1
30625 Hannover
Kap. 3.5., 5.4.3.

Prof. Dr. Heinz Kölbl
Klinik und Poliklinik für Gynäkologie
Zentrum für Frauenheilkunde
Martin-Luther-Universität Halle-Wittenberg
Magdeburger Straße 24
06097 Halle/Saale
Kap. 4.2.

Hofr. Univ.-Prof. Dr. Helmut Madersbacher
Neuro-Urologische Ambulanz
Universitäts-Klinik für Neurologie
Anichstraße 35
A-6020 Innsbruck
Kap. 3.3., 9.

Prof. Dr. Hansjörg Melchior
Klinik für Urologie
Städtische Kliniken Kassel
Mönchebergstraße 41/43
34125 Kassel
Kap. 12.

Prof. Dr. Hans Dietrich Methfessel
Klinik für Gynäkologie
Medizinische Fakultät
Martin-Luther-Universität Halle-Wittenberg
Magdeburger Str. 24
06097 Halle/Saale
Kap. 6.

Prof. Dr. Stefan C. Müller
Klinik und Poliklinik für Urologie
Rhein. Friedrich-Wilhelms-Universität Bonn
Sigmund-Freud-Straße 25
53105 Bonn
Kap. 5.4.

Dr. Matthias Oelke
Urologische Klinik
Medizinische Hochschule Hannover
Carl-Neuberg-Straße 1
30625 Hannover
Kap. 4.1.

Jost Pages
Urologische Klinik
Medizinische Hochschule Hannover
Carl-Neuberg-Straße 1
30625 Hannover
Kap. 5.5.

Priv.-Doz. Dr. Ludger Pientka
Augusta-Kranken-Anstalt gGmbH
Medizinisch-Geriatrische Klinik
Dr.-C.-Otto-Str. 27
44879 Bochum
Kap. 2., 8.

Brigitte Sachsenmaier
Ziegelstraße 42
73084 Salach
Kap. 11.

Dr. Brigitta Salm
Augusta-Kranken-Anstalt gGmbH
Medizinisch-Geriatrische Klinik
Dr.-C.-Otto-Str. 27
44879 Bochum
Kap. 2., 8.

Prof. Dr. Bernd Schönberger
Klinik für Urologie
Universitätsklinikum der
Humboldt-Universität zu Berlin
Campus Charité Mitte
Schumannstr. 20/21
10117 Berlin
Kap. 3.6., 7.

Dr. med. Dirk Schultheiss
Klinik für Urologie
Medizinische Hochschule Hannover
Carl-Neuberg-Str.1
30625 Hannover
Kap. 1.

Dr. Ralf Tunn
Klinik für Frauenheilkunde und Geburtshilfe
Universitätsklinikum der
Humboldt-Universität zu Berlin
Campus Charité Mitte
Schumannstr. 20/21
10117 Berlin
Kap. 4.3.

Inhaltsverzeichnis

5.   Therapie   115

1. Geschichte der Harninkontinenz

1.1. Vom Altertum bis in die Neuzeit

Aussagen zur Harninkontinenz sind zu allen Zeiten eng verbunden mit den jeweilig bestehenden Vorstellungen zur Physiologie der Harnspeicherung und Harnentleerung. Dementsprechend beschränken sich die frühen Angaben zu diesem Krankheitsbild zunächst auf wenige rein empirische Berichte. Als Krankheitsbilder werden zumeist ausführlicher das Blasensteinleiden, die Harnverhaltung und das Auftreten von Urinfisteln behandelt. Demnach dürften sich die meisten frühen Äußerungen auf Formen von Überlaufinkontinenz und extraurethraler Inkontinenz beziehen. Bereits in fast allen vorchristlichen Kulturen finden sich schon Beschreibungen von verschiedensten Kathetern, die bei Erkrankungen des Harntraktes, vornehmlich der Harnverhaltung (Überlaufinkontinenz!), eingeführt wurden. Eine detaillierte Beschreibung dieser Entwicklung muß hier unterbleiben und auf weiterführende Literatur verwiesen werden [6, 56].

Als erste Quellen können altägyptische Schriften wie das "*Papyrus Smith*" [8] und "*Papyrus Ebers*" [41] angeführt werden. Beide Manuskripte stammen aus dem zweiten vorchristlichen Jahrtausend und beinhalten erste Hinweise auf Formen der Harninkontinenz sowie deren Behandlung [10, 38, 61]. Im 31.Fall des "*Papyrus Smith*" wird das klinische Bild eines zervikalen Querschnitts mit Lähmung der Extremitäten, Erektion des Penis sowie tropfenweise unwillkürlichem Harnabgang beschrieben. Das "*Papyrus Ebers*" entspricht im wesentlichen einer Sammlung von nahezu 900 Rezepturen für die Behandlung unterschiedlichster und zum Teil ungenau definierter Erkrankungen. Hierunter finden sich im 50.Abschnitt auch einige Beispiele für den Einsatz bei "*vermehrtem Abgang von Urin*". Zudem geben diese Quellen schon Vorrichtungen für das Auffangen von Urin beim Mann sowie Pessar ähnlicher Geräte für die inkontinente Frau an. Interessant ist in diesem Zusammenhang, daß C. E. Derry 1935 an der Mumie Henhenit (um 2050 v.Chr.) eine große Blasen-Scheiden-Fistel fand, die bei gleichzeitig bestehendem Dammriß,

Folge eines Geburtstraumas gewesen sein dürfte [18, 51].

Die griechische Medizin ist von Hippokrates (460-377 v.Chr.) bestimmt, der in seinen Schriften ausführlich die Erkrankungen des Harntraktes abhandelt und neben der ausführlichen Diskussion über den perinealen Steinschnitt auch auf eine Inkontinenzversorgung eingeht [44, 61].

Der bedeutende römische Gelehrte und Literat Aulus Cornelius Celsus (25 v.Chr.-50 n.Chr.) gibt eine detaillierte Beschreibung des perinealen Steinschnitts und betont hierbei, daß die Inzision nicht zu klein gewählt werden sollte, da die Gefahr der Ausbildung einer Urinfistel bei einem Einreißen des Gewebes während der Steinextraktion deutlich größer sei [61].

Der aus Pergamon stammende Arzt Claudius Galen (129-201 n.Chr.) stellte erste physiologische Beobachtungen am unteren Harntrakt an und postulierte, daß die Miktion von einer Kontraktion der Bauchmuskeln ausgeführt werde. Weiterhin unterschied er bei der Harnretention klinisch zwischen einer Lähmung bei Rückenmarkverletzungen und einer subvesikalen Obstruktion durch einen Blasenstein [7, 61].

Während das Mittelalter für Europa ein dunkles Zeitalter des wissenschaftlichen Rückschrittes und Vergessens war, sorgte die arabische Medizin während dieser Zeit für den Erhalt der antiken Lehren. Die Gedanken der griechischen und römischen Autoren spiegeln sich beispielsweise in den Schriften eines Avicenna (930-1037 n.Chr.) wider und finden in tradierter Form erst in der Renaissance wieder Beachtung in Europa.

Besonders aus heutiger Sicht sind für diese Epoche die anatomischen und physiologischen Untersuchungen Leonardo da Vincis (1452-1519) für uns von großer Eindrücklichkeit. Noch vor dem bedeutendsten Anatom der Renaissance, Andreas Vesal (1514-1564), hat er z.T. auch durch Sektionen menschlicher Körper ein bedeutendes Werk geschaffen, welches u.a. die Funktion des unteren Harntraktes einschließt. Abb.1.1 zeigt in der unteren Bildhälfte zwei Sagittalschnitte durch das männliche Becken. Im Bereich des Blasenhalses deutet er eine zirkuläre Muskelschicht an, die dem

Sphinkter internus entspricht, und deren Funktion er auch als solche beschreibt: "*...wie die Öffnung der Blase geschlossen wird*". An anderer Stelle spricht er von: "*...Muskeln, welche die Passage des Urins in den Mund des Blasenhalses öffnen und schließen.*" Eine Vorstellung von der kontraktilen Funktion des Detrusors hat er hingegen nicht und ebenso geht er nicht weiter auf das Problem der Inkontinenz ein. Die Tatsache, daß ihm bei seinen Studien die Existenz der Prostata verborgen blieb, dürfte von seinen Sektionen bei Ochsen herrühren, die nach Kastration lediglich eine kleine Drüse aufweisen. Da Leonardo seine Studien nicht abschließt und sein Werk nie veröffentlicht, ist seine Bedeutung für die Medizingeschichte jedoch lediglich retrospektiver Natur [77].

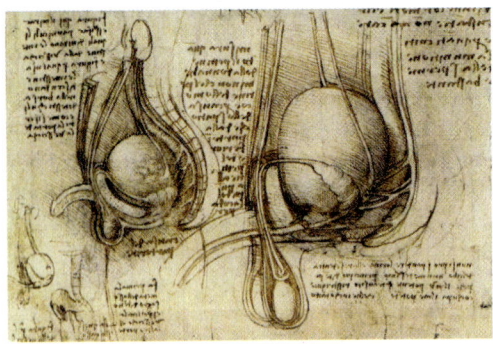

Abb. 1.1: Darstellung des unteren Harntraktes mit angedeutetem zirkulärem Sphinkter bei Leonardo da Vinci (ca. 1505-1507; K/P 106 ventro) [The Royal Collection, Her Majesty Queen Elizabeth II].

Ambroise Paré (1510-1590), der berühmteste Chirurg der Renaissance, hat sich in seinem Werk ebenfalls intensiv mit dem Harntrakt befaßt und u.a. als erster mit einer scharfen Sonde "*Wucherungen*" der Harnröhre transurethral abgetragen. Den Zusammenhang einer Prostatavergrößerung mit der ansonsten von ihm schon korrekt beschriebenen subvesikalen Obstruktion erkennt er jedoch noch nicht gänzlich. Das Zusammenspiel von Sphinkterrelaxation und Detrusorkontraktion während der Miktion beschreibt er detailliert und für die Versorgung inkontinenter Männer schlägt er ein am Körper zu tragendes Urinal vor (Abb. 1.2a), eine der ersten bildlichen Darstellungen einer solchen Gerätschaft [65]. Einen künstlichen Penis (Abb. 1.2b) entwickelt er für diejenigen, die einen traumatischen Verlust des Penis erlitten haben. Ihnen sollte mit diesem Hohlrohr, welches

während der Miktion an die verbliebene Harnröhrenöffnung gehalten wurde, ein Urinieren im Stehen ermöglicht werden (vergleiche auch Abb. 1.7).

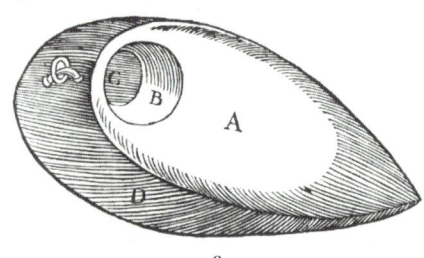

a

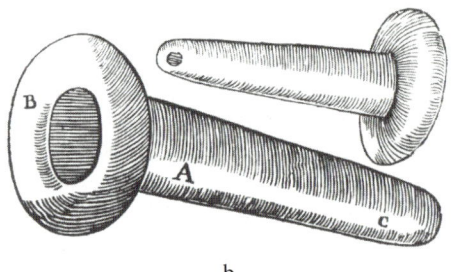

b

Abb. 1.2a+b: Urinal (a) und künstlicher Penis (b) als Beispiele für Inkontinenzhilfsmittel nach Ambroise Paré (1564) [65].

Mit dem jetzt stattfindenden Aufschwung der Chirurgie, erfreut sich auch der perineale Steinschnitt wieder einer großen Verbreitung. Neben anderer Risiken ist er natürlich auch mit einer hohen postoperativen Inkontinenzrate, bedingt durch Sphinkterverletzungen oder Ausbildung von Fisteln, behaftet. Der Ulmer Stadtarzt und Chirurgus Johannes Scultetus (1595-1645) äußert sich in der 64.Observation seiner 1666 posthum erschienenen deutschsprachigen Ausgabe des "*Wund-Artzneyischen Zeug-Hauß*" zu den Gefahren der Lithotomie folgendermaßen: "*...und dardurch gar viel zum Kinderzeugen wie auch den Harn zu halten untüchtig machet, ja deren nicht wenig gar umb das Leben bringet.*" [79]

Bei Wilhelm Fabricius Hildanus (1560-1634) findet sich zur Inkontinenzversorgung unter dem Titel "*De ardore et incontinentia urinae, et nova inventione instrumenti, quo inter deambulandum colligitur*" (Observatio 55) die Darstellung von Urinalen aus Glas oder Schweineblase, die mit einem Riemen am Körper fixiert werden (Abb. 1.3) [26].

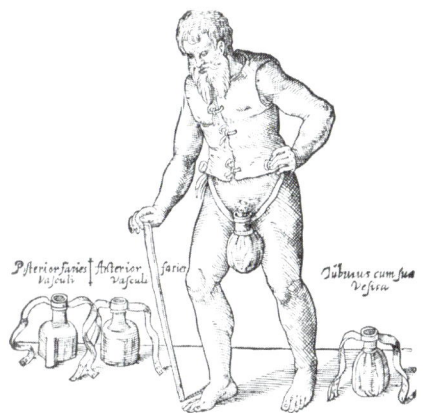

*würde dadurch der Harngang, als welcher gleich-
falls über der Mutterscheide lieget so zusammen-
gedrückt und gleichsam geschlossen werden, daß
nichts von selbsten und wider Willen könne ausfliessen.*"

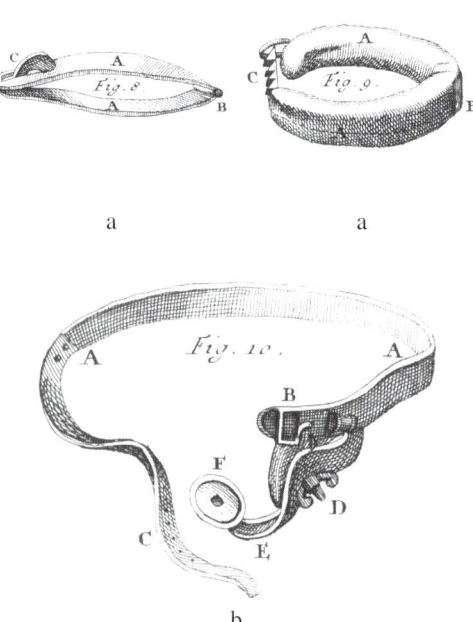

Abb. 1.3: Urinal aus Glas bzw. Schweineblase nach
Fabricius Hildanus (1682) [26].

In seinem Werk *Chirurgie*, welches zwischen
1718 und 1779 mehrfach aufgelegt wurde, geht
Lorenz Heister (1683-1758), der seit 1719 an der
Universität von Helmstedt lehrte, in zwei Kapiteln
auf die Inkontinenz bei Mann und Frau ein: "*Wenn
Manns-* bzw. *Frauens-Personen den Urin nicht
halten können*" [39]. Blasensteine oder eine Lähmung des Blasenschließmuskels sind für ihn die
beiden Ursachen der männlichen Inkontinenz, wobei erstere operativ durch die Lithotomie und die
zweite mit "*Nerven-stärckenden Medicamenten*"
therapiert wird. Neben der Versorgung mit einem
Urinal, wie es schon zuvor bei Paré oder Hildanus
abgebildet ist, schlägt er den Gebrauch einer Penisklemme vor (Abb. 1.4a): "*...hierzu bequemere
Instrumente erdacht, welche leicht und subtil mit
Leder überzogen sind, und um die Ruthe, als ein
Schlößgen, so appliciret werden, daß nichts kann
ausfliessen, bis der Patient selbiges nach Belieben
aufmacht, den Urin lauffen läßt, hernach solches
wieder schliesset, und dadurch den beständigen
Auslauff des Urins verhindert.*" Weiterhin beschreibt Heister in Berufung auf den englischen
Arzt Winslow eine Art Bruchband, welches durch
eine Schraube verstellbar einen dosierbaren Druck
auf das Perineum ausübt und somit die bulbäre
Urethra komprimiert (Abb. 1.4b). Für die Inkontinenz der Frauen hingegen, bei denen dieses Leiden
"*öfters nach schwerer Geburt*" entsteht, sieht er
kaum effektive Behandlungsmöglichkeiten. Er
führt hier lediglich die Verwendung eines runden
Pessars an: "*...daß man einer solchen Frau einen
Ring in die Mutterscheide bringen solle, gleichwie
gegen den Vorfall der Mutter gebräuchlich. So*

Abb. 1.4a+b: Penisklemmen (a), rechtes Modell mit
Leder überzogen und in mehreren Stufen einstellbar,
sowie ein Band zur perinealen Kompression der männlichen Urethra (b) nach Lorenz Heister (1747) [39].

1.2. Anatomie und Physiologie des unteren Harntraktes im 19. Jahrhundert – Einführung der Urodynamik

Mit der Anatomie der Beckenorgane im 19. Jahrhundert ist untrennbar der Name Otto Kohlrausch
(1811-1854) verbunden, der sich 1835 als Arzt in
Hannover niederließ und dort als Prosector der
chirurgischen Schule später zum königlichen Hof-
chirurgus ernannt wurde. In seinen Studien unterscheidet er erstmals sowohl topographisch als auch
histologisch korrekt zwischen einem inneren glattmuskulären und einem äußeren quergestreiften
Schließmuskel (Abb. 1.5). Die Rolle des Trigonums hebt er dabei noch nicht hervor [48].

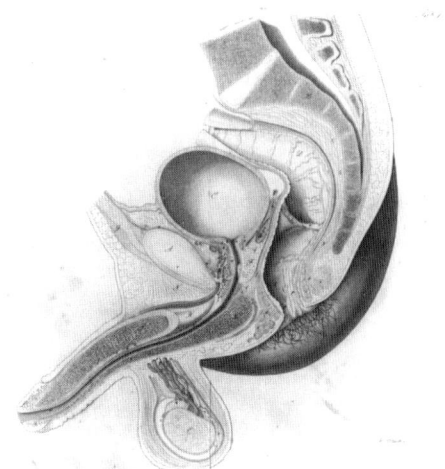

Abb. 1.5: Anatomie des kleinen Beckens nach Otto Kohlrausch (1854) [48].

Hier ist im Jahre 1900, also fast ein halbes Jahrhundert später, Otto Kalischer mit seinem Werk "*Die Urogenitalmuskulatur des Dammes, mit besonderer Berücksichtigung des Harnblasenverschlusses*" zu nennen [43]. Er beschreibt den anatomischen Zusammenhang der Muskelfasern des Blasentrigonums mit denen des Sphinkter internus, den er daher als "*Sphincter trigonalis*" bezeichnet und somit die moderne Diskussion der Basisplatten-Theorie anregt.

Zwischen diesen beiden anatomischen Eckdaten liegt bereits die Geburtsstunde der Urodynamik, deren frühe Entwicklung im Folgenden nachgezeichnet werden soll. Nachdem zuvor schon Messungen des Blasendrucks an Tieren (z.B. Rudolph Heidenhain, 1858) durchgeführt worden waren [25], ist es dem Gynäkologen Friedrich Schatz (1841-1920) aus Leipzig und später Rostock zuzuschreiben, diese Verfahren 1872 auch am lebenden Menschen durchgeführt zu haben. Mit einem Wasser-Manometer wollte er ursprünglich den intraabdominellen Druck messen, registrierte dann jedoch bei intravesikaler Einlage seines Katheters vom Patienten auch wahrgenommene Blasenkontraktionen [76].

Paul-Charles Dubois (1848-1918) aus Bern nahm entsprechende Untersuchungen sowohl bei Gesunden (auch im Selbstversuch!) als auch bei vorwiegend neurologischen Patienten vor. Hierbei wies er nahezu gleichbleibende Druckverhältnisse bei unterschiedlichen Füllungsvolumina der Blase

nach und beschrieb zudem die Rolle des simultan über das Rektum gemessenen Abdominaldrucks [23]. Auch Angelo Mosso (1846-1910) und Paul Pellacani aus Turin erlangten mit ihren seit 1881 durchgeführten Arbeiten zur Zystometrie bei Tieren und an Syphilis erkrankter Patientinnen Berühmtheit [59]. So konnten sie beispielsweise als erste dokumentieren, daß die Blasenentleerung eine aktive Leistung des Detrusors ist und nicht allein durch eine Bauchpresse ausgeführt wird.

Unter Felix C. Guyon (1831-1920), Leiter der urologischen Abteilung des Hôpital Necker in Paris und weltweit der erste Lehrstuhlinhaber für Urologie, fanden in den beiden letzten Jahrzehnten des 19. Jahrhunderts vermehrt urodynamische Untersuchungen auch direkte klinische Anwendung am Patienten. Besondere Erwähnung verdienen die Arbeiten von Louis Duchastelet (1886) und F. L. Genouville (1894), wobei letzterer erstmals mittels eines zweilumigen Katheters eine Füllungszystometrie durchführte [24, 31]. Die regen klinischen Tätigkeiten auf dem Gebiet der Urodynamik kamen aber nach Guyons Emeritierung auch an dieser Abteilung vorerst wieder zum Erliegen.

Als Meilenstein in der Urodynamik gilt die synchrone Registrierung des Blasendrucks und des Harnstrahls unter der Miktion durch Eugen Rehfisch (1862-?) im Jahre 1897. Damals war er Assistent des weltberühmten Urologen Leopold Casper (1859-1959) in Berlin und führte mit seiner Arbeit die Druck-Fluß-Messung im eigentlichen Sinne ein. Viele Autoren sehen daher in ihm den eigentlichen Begründer der Urodynamik. Seine Versuchsanlage mit dem Wortlaut der erklärenden Legende, wie sie in der Originalpublikation wiedergegeben ist, zeigt Abb. 1.6 [69]. Weiterhin führte Rehfisch beeindruckende Versuche zum Blaseneröffnungsdruck und der Rolle der Blasensphinkteren durch.

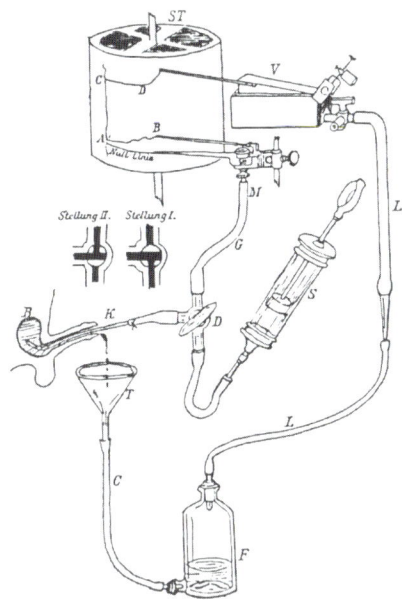

Abb. 1.6: Versuchsanlage zur ersten synchronen Druck-Fluß-Messung durch Eugen Rehfisch (1897) [69]: *"Der Katheter K kann durch den Dreiwegehahn D mit der Spitze S oder dem Grad´schen Blutdruckmanometer M verbunden werden. Stellung I des Zapfens zeigt die Verbindung mit der Spritze. Stellung II die Verbindung mit dem Manometer. Aus der Blase B fliesst der Inhalt durch den Trichter T in die Flasche F und setzt durch den Luftschlauch L den Volumenschreiber V in Bewegung. – Das Manometer M schreibt die Druckcurve AB, der Volumenschreiber V die Volumencurve CD auf der Schreibtrommel ST."*

Der Beginn des 20. Jahrhunderts sollte dennoch für die Urodynamik eine lange Zeit des Vergessens sein. Erst nach dem I. Weltkrieg und später noch intensiver nach dem II. Weltkrieg erwachte nochmals das Interesse für die Urodynamik bedingt durch die notwendig gewordene Versorgung von Soldaten mit Querschnittlähmungen [25, 50, 67, 90].

Die Zystometrie wurde nach 1927 durch Dalton Keats Rose (1886-1976) aus St. Louis für den klinischen Einsatz standardisiert und kam somit als kommerzielles Instrument auch auf den medizinischen Markt [73].

Obwohl die Uroflowmetrie bereits von Rehfisch initiiert wurde, sollte sie aber erst 1948 durch Willard M. Drake (geb.1913) in die Klinikroutine eingeführt werden [14, 22]. Noch 1932 hatte Edgar G. Ballenger aus Atlanta lediglich einen praktischen Hinweis zur "Screening-Uroflowmetrie" bei Pro-

statabeschwerden gegeben. Er schlug vor, daß jeder Mann über 45 Jahre die Reichweite seines Harnstrahles beobachten (*"when alone in the country or out by the barn"*) und seinen Urologen aufsuchen sollte, falls sich diese Distanz auf ein Drittel oder die Hälfte des Ausgangswertes reduzierte [3].

Abschließend soll noch bemerkt werden, daß der Terminus *"Urodynamics"* überhaupt erst 1954 durch David Melvin Davis in den medizinischen Sprachgebrauch eingeführt wurde [16].

1.3. Konservative Behandlung

Die empirische Behandlung mit diversen Arzneirezepturen, wie sie seit der Antike für die Behandlung von unfreiwilligem Urinabgang angewandt wurde, dürfte beispielsweise durch die Wirkung antidiuretischer sowie cholinerger und anticholinerger Substanzen einen entsprechenden Effekt auf die unteren Harnwege ausgeübt haben. Einige Beispiele aus der Literatur des 18. und 19. Jahrhunderts sind Ergotamin, Chloralhydrat, Opium (Laudanum), Colchicin und Atropin (Belladonna) [47, 52]. Beachtenswert sind auch die grundlegenden Überlegungen Samuel Hahnemanns (1755-1843), der in seinen Werken *"Reine Arzneimittellehre"* (1833) und *"Die chronischen Krankheiten, ihre eigentümliche Natur und homöopathische Heilung"* (1835) die verschiedenen Formen der Harninkontinenz unterscheidet [36, 37].

Mechanische Therapieansätze bilden die verschiedenen Methoden der Hydrotherapie, die von Kälte- und Wärmebädern bis zu lokalen Vaginalduschen reichen [47]. Das Anlegen von Hautblasen über dem Sakrum als reflektorisches Therapieverfahren bei einer Urge-Inkontinenz wurde 1762 von T. Dickson initiiert [19]. Eine der ersten Blasendehnungen bei diesem Krankheitsbild wurde 1858 von J. Rhodes mit Kohlendioxid und Chloroform-Gas erfolgreich durchgeführt [70].

Eine weitere Alternative sind die epiduralen Injektionen im Sakralbereich die Fernand Cathelin (1873-1942) vom Hôpital Necker schon vor 1903 bei allen Formen der Inkontinenz mit Kochsalz- bzw. Kokain-Lösung durchführte [13]. Ein Jahr später berichtete M. Babinski über die Heilung vorwiegend neurogener Blasenentleerungsstörun-

gen durch die Liquordrainage mittels Lumbal-
punktion [2].

1.4. "Elektrotherapie"

Mit der Entwicklung der Elektro-Physiologie im
19. Jahrhundert wird die Applikation von Gleich-
und Wechselstrom schließlich auch bei Störungen
der Blasenfunktion therapeutisch eingesetzt. Ro-
bert Ultzmann (1842-1889) aus Wien führt in seinem berühmten Buch *"Die Krankheiten der Harnblase"* von 1890 drei Indikationen für den Einsatz
der Elektrizität in der Behandlung von *"Neurosen
oder Neuropathien der Harnblase"* an [87]. Zum
einen sind dies die erworbenen Detrusor- und
Sphinkterlähmungen beim Erwachsenen, zum anderen die idiopathische Enuresis beim Kind: *"Die
Elektrizität kann in der Weise in Anwendung gezogen werden, dass ein katheterförmiger Stromgeber
in die Blase eingeführt und der andere entweder
auf die Lendenwirbelsäule aufgesetzt oder in das
Rectum eingeschoben wird. Es kann sowohl der
konstante als auch der faradische Strom benutzt
werden. Bei Detrusorlähmung empfiehlt sich die
Einführung des katheterförmigen Rheophors bis in
das Blasencavum, bei Sphincterlähmung blos bis
in die Pars prostatica urethrae. Der Schliessmus-
kel der Blase kann auch durch Faradisation vom
Mastdarme aus zur Kontraktion gebracht werden,
ohne dass ein Pol in die Harnröhre eingeführt
wird.".* Letztere Methode gibt er auch für die Behandlung der kindlichen Enuresis an, die er in einer
mangelnden Innervation des Sphinkters und Überwiegen des Detrusors begründet sieht.

Ultzmann kann sich in seinen Erfahrungen auf frühere Versuche von Nardin stützen, der bereits
1864 eine Behandlung der Inkontinenz mittels
Elektrotherapie durchgeführt hatte [Nardin, 1864].
1898 teilen dann auch L. Frankl-Hochwarth und
Otto Zuckerkandl (1861-1921) ihre Ergebnisse der
lokalisierten Elektrisationsbehandlung von *"Nervösen Erkrankungen der Blase"* mit [30]. Eine
"Blasendiathermie" mit Vaginal- oder Rektalsonden bei hypertonischen Zuständen des Detrusors
findet sich auch noch 1930 bei Josef Kowarschik
[49]. Die modernen Systeme der Beckenboden-
stimulation mit sogenannten Plug-Elektroden leb-
ten dann in den 60er Jahren durch B. R. Hopkinson
und R. Lightwood auf [40].

Abzugrenzen hiervon sind die Verfahren, die auf
einer dauerhaften Implantation der Stimulator-
elektrode bzw. des gesamten Stimulators in den
Körper basieren [Übersicht bei 9]: Zur Behandlung der Detrusorhypotonie bzw. –atonie v.a. bei
Querschnittpatienten nähte W. H. Boyce 1954
erstmals Stimulationselektroden direkt auf die
Blasenwand. Eine direkte Stimulation des insuffizienten Sphinkters bei Streßharninkontinenz erfolgte 1963 von K. P. S. Caldwell. 1967 wurden
dann bei Detrusoratonie von T. Burghele Stimulatoren an den pelvinen Nervi splanchnici und von
H. N. Habib an segmentale Sakralnerven angesetzt. Ein System für die Stimulation an der spinalen Vorderwurzel wurde schließlich 1969 von G.
S. Brindley entwickelt und 1976 erstmals beim
Menschen implantiert. Dies stellte den Beginn der
heutigen Neurostimulation und Neuromodulation
in der Urologie dar.

1.5. Externe Hilfsmittel

Frühe Beispiele von Hilfsmitteln für die Harnkontinenz wurden bereits im ersten Abschnitt dieses Kapitels vorgestellt. Ein Blick in einen medizinischen Katalog von 1906 (Abb. 1.7) zeigt, daß das
herkömmliche Urinalprinzip, wie es schon bei Fabricius Hildanus und Heister zur Darstellung kam,
nun durch neue Materialien (Kautschuk, Gummi)
bereichert wurde [21]. Interessant ist hier die Darstellung der *"Appliance for Amputation of Penis"*
(Abb. 1.7 oben), die den Patienten nach Verlust des
Penis weiterhin eine Miktion im Stehen ermöglichen sollte. Dieser Aspekt männlicher Lebensqualität wurde ja bereits von Paré mit seinem künstlichen Penis berücksichtigt (siehe Abb. 1.2b).

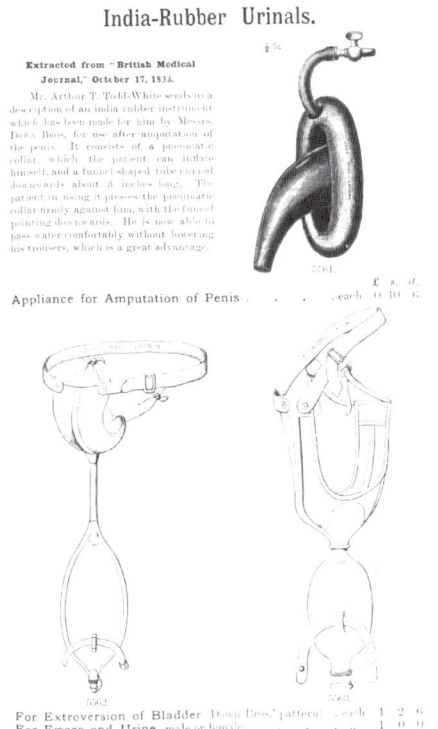

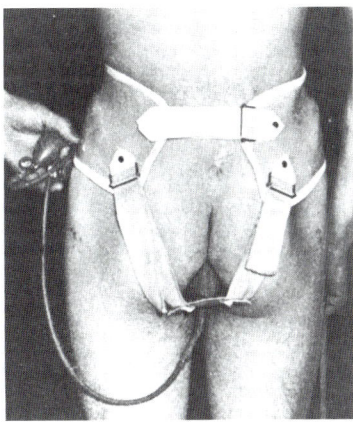

Abb. 1.8: Aufblasbarer perinealer Ballon zur Kompression der bulbären Harnröhre nach S. A. Vincent (1960) [89].

Abb. 1.7: Auswahl von Urinalen aus dem Katalog der Firma Down Bros., London (1906) [21].

Auch die Verwendung von intravaginalen Pessaren bei weiblicher Inkontinenz weist eine lange Tradition auf. Im Jahre 1826 entwickelte T. Brown sogar ein selbsthaltendes Pessar aus Elfenbein, welches sich an entsprechender Stelle exakt der äußeren Urethramündung anpasste und diese abdichtete [11]. Ein verschiebbarer Stopfen an diesem Gerät erlaubte die kontrollierte Blasenentleerung ohne Entfernung desselben.

Das Prinzip einer Kompression der bulbären Urethra, wie schon im 18. Jahrhundert von Lorenz Heister vorgeschlagen, wurde nochmals 1960 durch S. A. Vincent aus Belfast aufgegriffen [89]. Hierbei sollte ein durch Bänder perineal fixierter Ballon über einen Blasebalg manuell aufgepumpt werden (Abb. 1.8).

Die externen Hilfsmittel sind heute in der modernen Inkontinenzversorgung und Stomatherapie weitgehend perfektioniert und z. T. durch die moderne Chirurgie, die bis zum kontinenten Stoma reicht, überflüssig geworden. Letztere Entwicklung kann in diesem Rahmen nicht näher besprochen werden [61, 64].

Über die kulturhistorische Bedeutung und Verwendung von Urinalen und ähnlichen Urinbehältnissen (z.B. Matula oder Bourdaloue) ist ebenfalls an anderer Stelle nachzulesen [57].

1.6. Operative Behandlung

1.6.1. Blasen-Scheiden-Fisteln

In der zweiten Hälfte des 19. Jahrhunderts führte die Einführung von Antisepsis und Asepsis sowie der Narkoseverfahren zur Entwicklung der modernen Chirurgie. Diese beschränkte sich jedoch bei den Harninkontinenzen zunächst auf das große Gebiet der Fistelchirurgie, also die Versorgung der extraurethralen Harninkontinenz. Einen Grundstein legte Franz C. Naegele aus Heidelberg 1812 mit seinen ersten Versuchen zum transvaginalen Fistelverschluß mittels Naht an der Leiche [62]. Viele bedeutende Chirurgen sollten sich in den nächsten Jahrzehnten immer wieder dieser Problematik annehmen, u. a. G. Dupuytren, J. M. Delpech, C. F. Lallemand und J. J. de Lamballe [51].

1845 beschrieb der Berliner Chirurg Johann Friedrich Dieffenbach (1792-1847), der als Vater der Plastischen Chirurgie gilt, dieses meist postpartale

Krankheitsbild und die sozialen Folgen sehr an-
schaulich: "*Eine Blasen-Scheidenfistel ist für ein
Weib das grösste Unglück und besonders deshalb,
weil es verdammt ist damit zu leben und nicht einmal die Aussicht hat daran zu sterben, sondern alle
die damit verbundenen Qualen so lange zu ertragen, bis es einer andern Krankheit oder dem Alter
erliegt. Es kann keinen traurigern Zustand geben,
als den, in welchen eine Frau durch eine Blasen-
Scheidenfistel versetzt wird; der fortwährend in
die Scheide fliessende Urin wird hier zum Theil
verhalten und fliesst erhitzt, einen unerträglichen
Geruch verbreitend, über die Lefzen, den Damm,
das Gesäss und die Schenkel herab.... Alle Familienbande zerreisst dies scheusliche Übel. Der
Mann wird mit Widerwillen gegen sein eigenes
Weib erfüllt, und die zärtlichste Mutter dadurch
aus dem Kreise ihrer Kinder verbannt.*"[20] Obwohl er sich sehr um dieses Krankheitsbild ver-
dient machte, betont Dieffenbach, daß die Hei-
lungserfolge immer noch schlecht seien und nur
geringe Fortschritte gemacht werden konnten.

Eben in diesem Jahr, 1845, sollte der Amerikaner
James Marion Sims (1813-1883) seine ersten Versuche einer transvaginalen Fisteloperation bei drei
schwarzen Sklavinnen durchführen, die er zu diesem Zwecke von ihren Besitzern überstellt bekommen hatte und in einer kleinen Klinik neben seiner
Praxis unterbrachte. Daß auch seine Methode zunächst nicht ausgereift war, zeigt die Tatsache, daß
er in den nächsten 4 Jahren insgesamt 42 Eingriffe
bei diesen 3 Frauen durchführte. Mit seiner 1852
veröffentlichten Methode unter der Verwendung
von Silberdrähten (Abb. 1.9) war er dann erfolgreich und gilt als einer der bedeutendsten Begründer der Fistelchirurgie [82]. Die Umstände seiner
frühen klinisch-medizinischen Forschung sind dabei aus ethischer Sicht umstritten und als diffizil zu
bezeichnen [53, 71, 72].

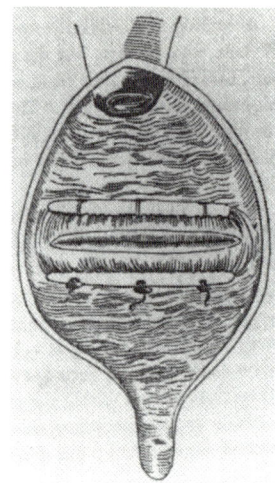

Abb. 1.9: Transvaginaler Fistelverschluß nach
James Marion Sims unter Verwendung von Silberdraht
und Klammern (1852) [82].

In Deutschland muß noch Gustav Simon (1824-
1876) genannt werden, der neben seinen vielen
Beiträgen zur Urochirurgie sowohl die "Kolpokleisis" (komplette Verschluß der Vagina unterhalb der Fistel) als auch die mehrschichtige Naht
unter Einschluß der Blasenmukosa beim transvaginalen Vorgehen propagierte [81].

Erst 1890 veröffentlichte Friedrich Trendelenburg
(1844-1924) schließlich eine Technik zum transvesikalen Fistelverschluß; eine Arbeit, in der er
auch erstmals auf die nach ihm benannte Lagerung
hinweist [86].

1.6.2. Streßharninkontinenz

Techniken zur operativen Sanierung einer Streßharninkontinenz sind hingegen vor 1900 nur vereinzelt angegeben und konnten sich vorerst nicht
durchsetzen. Einer der ersten Einzelberichte
stammte von Frank, Assistent unter Bernhard Bar-
denheuer (1839-1913) in Köln, aus dem Jahre
1882. Ein Jahr zuvor hatte er bei einer 37jährigen
Patientin auf transvaginalem Weg eine keilförmige Exzision der hinteren Urethrawand (einschließlich Mukosa) mit ellipsenförmiger Exzision und
Raffung der Vaginalwand auf Blasenhalsniveau
(ohne Eröffnung der Blase) durchgeführt (Abb.
1.10). Die Urethra war nur noch für einen 9 Ch Katheter passierbar; die Nachuntersuchung nach 4
Monaten zeigte eine zufriedenstellende Kontinenz
[29]. Über ein ähnliches Verfahren berichteten

1886 F. Winckel aus München, der dieses zweizeitig 1881/1882 durchgeführt hatte [91], sowie B. S. Schultze 1888 [zitiert bei 47].

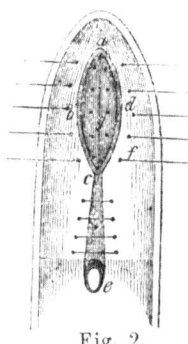

Fig. 2.

ε, Harnröhrenmündung, *ε c*, Keil an der hinteren Harnröhrenwand, *a b c d*, elliptische Excision der Vagina, *g*, freiliegende hintere Blasenhalswand.

Abb. 1.10: Verengung der Urethra durch Exzision der Urethralwand bei 12 Uhr und Raffung der Vaginalwand nach Frank (1882) [29].

Eine Verziehung des Orificium externum urethrae nach lateral und in Richtung Klitoris schlug 1883 Karl Pawlik (1849-1914) aus Wien (später Prag) vor. Durch keilförmige Hautexzision auf beiden Seiten der Urethraöffnung und entsprechenden Verschluß des so entstandenen Defektes kam es zur spaltförmigen Ausziehung der distalen Urethra in Quer- und Längsrichtung, die eine Kontinenz bewirken sollte [zitiert bei 32 und 47].

R. Gersuny aus Wien 1888 verstand seine Methode als *"eine Fortbildung der von Pawlik angegebenen Operation"*, in dem er die Urethraöffnung umschnitt, die Harnröhre auf ganzer Länge zirkulär bis zum Blasenhals löste und dann im Uhrzeigersinn drehte, um das Orificium wieder entsprechend mit der Haut zu vernähen. Bei seiner ersten Patientin führte er den Eingriff dreimal im Abstand von jeweils einem Monat durch, wobei er eine Torsion von 180°, 90° und nochmals 180° durchführte (insgesamt also 450°). 5 Monate nach dieser Behandlung erhielt Gersuny eine schriftliche Mitteilung seiner Patientin: *"Halten kann ich den Urin nur 5 Stunden, dann bekomme ich einen Drang und muss gleich gehen. Die Zeit wie lange ich dazu brauche ist höchstens 4 Minuten, die Menge wird ½ Liter sein."* [32]

Ähnliche Berichte über eine solche Torsion der Harnröhre bzw. eine Verlagerung des Orificiums zur Klitoris hin folgten 1892 von den Franzosen Alfred Pousson sowie Joaquin Albarran (1860-1912) und 1895 von E. C. Dudley [zitiert bei 47].

Die erste Operationstechnik, die sich später zu einem klinischen Standardverfahren etablieren sollte, wurde im Jahre 1900 von Howard A. Kelly (1858-1943) aus Baltimore durchgeführt. Sie bestand in einer Kombination von vorderer Kolporrhaphie der Vaginalwand sowie einer Raffung des Blasenhalses durch tiefgreifende Matratzennähte. Im Jahre 1914 stellte Kelly ein Follow-up mit detaillierter Analyse seiner ersten 20 operierten Patientinnen vor und setzte damit einen Meilenstein in der Geschichte der Urogynäkologie [47].

Zur Behandlung einer postoperativen Inkontinenz beim Mann führte Hugh H. Young (1870-1945), ebenfalls aus Baltimore, bei zwei seiner Patienten 1907 und 1916 ein kombiniertes Verfahren über einen transvesikalen und perinealen Zugang durch. Nach transvesikaler Freilegung des Blasenbodens wurde die Schleimhaut in einem zirkulären Areal abgetragen und der innere Blasenhals mit einer Bumerang-Nadel gerafft (Abb. 1.11). Über den zweiten perinealen Schnitt wurde dann, nach Exzision von Narbengewebe und Übernähung einer rektourethralen Fistel in einem Fall, das verbliebene Muskelgewebe im Bereich des äußeren Sphinkters gerafft [92].

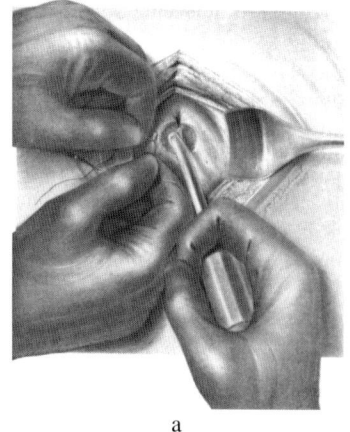

a

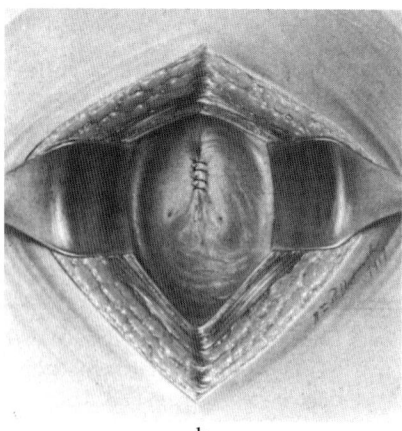

b

Abb. 1.11: Transvesikaler Zugang und Anlage von Bumerang-Nähten (a) zur Raffung des inneren Blasenschließmuskels (b) bei postoperativer Inkontinenz des Mannes nach Hugh H. Young (1907 und 1916) [92].

Ein anderes Verfahren vornehmlich bei weiblicher Streßharninkontinenz, dessen Prinzip bis heute breite klinische Anwendung findet, ist die retropubische Zügelplastik. Die erste Methode wurde dabei 1907 von D. Giordano unter Verwendung des Musculus gracilis beschrieben, den er am Oberschenkel ablöste und ihn nach retropubisch führte [33]. 3 Jahre später präsentierte R. Goebell den Eingriff bei zwei kleinen Mädchen unter Verwendung der Musculi pyramidales, die er von den Faszien abpräpariert hatte und einen willkürlichen muskulären Verschlußeffekt erwartete [34]. Paul Frangenheim (1876-1934) beließ die Rektusfaszie auf dem Muskelbauch des Pyramidalis und vernähte die beiden Faszienenden ebenfalls dorsal der Urethra miteinander [28]. Walter Stoeckel (1871-

1961) empfahl schließlich 1917 die Kombination des obigen Faszien-Muskel-Zügels (Abb. 1.12) mit einer transvaginalen Raffung der Blasenhalsmuskulatur wie sie von Kelly beschrieben wurde [85]. Das Verfahren ist seitdem als Goebell-Frangenheim-Stoeckel-Operation in die klinische Nomenklatur eingegangen. Bekannte Modifikationen der pubovaginalen Schlingen mit paarigen Streifen der Rektusfaszie wurden 1942 von Albert H. Aldridge [1] und später von Terence Millin (1903-1980) [58] beschrieben. Neben dem reinen Suspensionseffekt aller Schlingenverfahren wurde auch von den Autoren der reinen Faszienplastiken ein aktiver Verschlußmechanismus bei Kontraktion des Musculus rectus, an dem die Schlingen fixiert werden, postuliert.

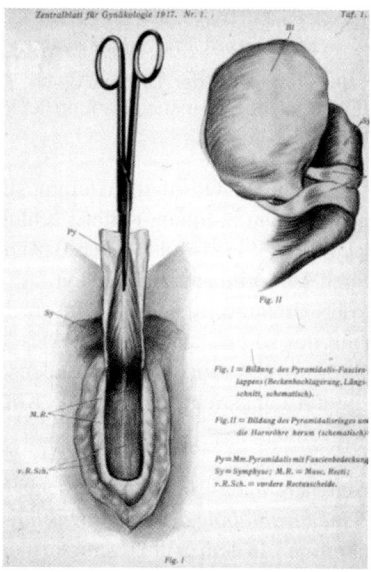

Abb. 1.12: Retropubische Faszienzügelplastik nach Walter Stoeckel (1917) [85].

Ein anderes operatives Prinzip ist die Umschlingung der Harnröhre mit einem topographisch benachbarten Muskel über einen rein perinealen Zugang. Die erste Methode wurde 1911 von J. B. Squier unter Verwendung von Fasern des Musculus levator ani beschrieben [83]. 1926 verwendete C. L. Deming den Musculus gracilis und 1936 Oswald S. Lowsley (1894-1955) den Musculus ischiocavernosus [54]. Die Abspaltung von externen Anteilen des Musculus sphincter ani, die um die bulbäre Urethra gelegt wurden (Abb. 1.13), führte 1951 Albert Vergés-Flaqué für die Behandlung inkontinenter Männer durch [88].

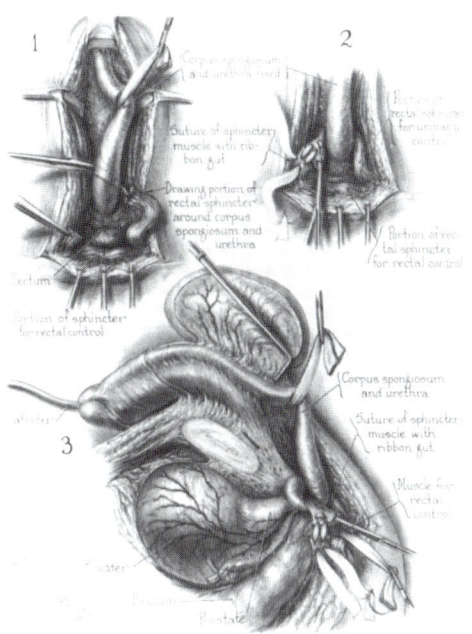

Abb. 1.13: Umschlingung der bulbären Urethra mit präparierten Anteilen des externen Musculus sphincter ani nach Albert Vergés-Flaqué und Oswald S. Lowsley (1951) [88].

Die uns heute bekannten Verfahren zur Zystourethropexie und Kolposuspension wurden 1949 von V. F. Marshall, A. A. Marchetti und K. E. Krantz [55] sowie 1961 von J. C. Burch inauguriert [12].

Als minimal invasive Methode wurde von A. J. Pereyra 1959 die vaginale Nadelsuspensionsplastik eingeführt [66] und 1973 von T. A. Stamey erstmals als zystoskopisch kontrolliertes Verfahren modifiziert [84].

Auf die Vielzahl von Verfahren zur extraanatomischen Harnableitung bei Inkontinenz soll hier nicht näher eingegangen werden. Betont sei nur, daß sie keinesfalls eine ausschließliche Errungenschaft des 20. Jahrhunderts sind. Bereits 1864 schaffte Baker Brown einen künstlichen Urinabfluß unterhalb des Os pubis und D. C. Rutenberg verschloß 1875 die Urethra und legte eine permanente vesiko-abdominale Fistel an [zitiert bei 47]. Auch verschiedene Methoden der Ureter-Darmimplantation hatten sich gegen Ende des 19. Jahrhunderts klinisch etabliert, wenn sie auch zumeist wegen Blasenekstrophie, Vesikovaginalfisteln oder nach Zystektomie ausgeführt wurden [61, 64].

Zuletzt soll noch kurz auf die Entwicklung der periurethralen Injektionstherapie eingegangen werden. R. Gersuny aus Wien hatte bereits im letzten Jahrhundert die Paraffininjektion zur Behandlung der Streßharninkontinenz initiiert [zitiert bei 85] und H. A. Kelly diskutierte die Gefahr der Fremdkörperembolie nach solchen Therapien [47]. Weitere medizinische Berichte finden sich dann erst wieder 1938 von B. C. Murless [60], der Lebertran benutzte, und dann ab 1953 durch zahlreiche Autoren unter Verwendung von anderen sklerosierenden paraffinhaltigen Substanzen, z.B. Dondren® [siehe Übersicht in 75]. Die Injektion von Teflon wurde erstmals 1973 von Victor A. Politano [68] sowie Soloman Berg [4] beschrieben und die Verwendung von Kollagen erfolgte erst 1989 durch Linda M. Shortliffe [80] ebenso wie die Injektion von autologem Fettgewebe durch A. S. Gonzalez de Gariby [35]. Silikonpartikel wurden erst in den 90er Jahren eingesetzt.

1.6.3. Alloplastische Sphinkter

Die Anfänge für den Einsatz eines alloplastischen Sphinkters kann man in den zahlreichen Gerätschaften zur externen Kompression der Urethra sehen, die bereits oben vorgestellt wurden. Für den Mann findet auch heute noch die Penisklemme Anwendung, wie sie zuletzt von J. H. Cunningham für die Durchführung der retrograden Urethrographie 1910 beschrieben und mit dem gleichnamigen Eponym belegt worden ist [15].

Den ersten Sphinkter mit einer zirkulären, aufblasbaren Manschette, der mittels eines operativen Eingriffs angebracht werden mußte, wurde 1947 von Frederic E. B. Foley (1891-1966) aus St. Paul, Minnesota vorgestellt [27]. Er hatte bereits zwei Jahrzehnte zuvor das Prinzip des transurethralen Ballonkatheters für die serienmäßige Fertigung perfektioniert. Abb. 1.14a zeigt die operativen Vorbereitungen, die in einem Abtrennen des Corpus spongiosum von den Corpora cavernosa bestehen. Um die nun zirkulär von Penisschafthaut umgebene Urethra wird dann der Cuff gelegt, den der Patient über einen pneumatischen Kolben bedienen kann (Abb. 1.14b).

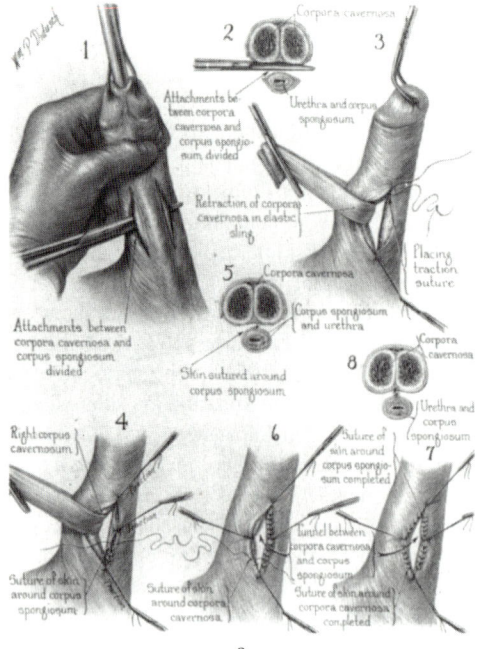

a

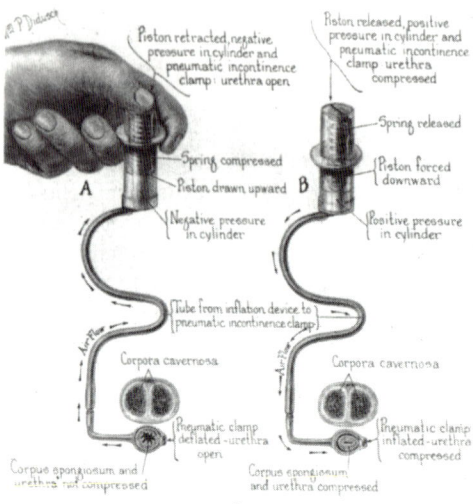

b

Abb. 1.14a+b: Operative Ablösung des Corpus spongiosum (a) und Bedienung des zirkulären Cuffs über einen pneumatischen Kolben nach Frederic E. B. Foley (1947) [27].

Erst seit den sechziger Jahren folgten dann weitere Versuche mit nun vollständig implantierbaren Sphinkteren [46]. 1961 gab J. L. Berry ein perineales Akrylimplantat an, das eine permanente Kompression der bulbären Urethra bewirken sollte [5]. Auf diesem Prinzip basierte auch die Silikon-Gel-

Prothese nach Joseph J. Kaufman von 1973 [45]. Rosen beschrieb 1976 eine aufblasbare Kompressionsprothese [74] und Udo Jonas 1983 eine interne Penisklemme, die im Bereich des penoskrotalen Winkels um das Corpus spongiosum gelegt wurde und durch die Haut hindurch geöffnet werden konnte [42].

Im Juni 1972 implantierte F. Brantley Scott, zusammen mit William E. Bradley und Gerald W. Timm, das erste Model des heutigen sog. "Scott-Sphinkters" bei einer 45jährigen Frau [78]. 25 Jahre waren somit nach Foleys erster Veröffentlichung vergangen, bis das Prinzip des hydraulischen Cuffs wieder in die klinische Anwendung eingeführt wurde.

Literatur

1. Aldridge AH (1942) Transplantation of fascia for relief of urinary stress incontinence. Am J Obstet Gynecol 44: 398-411

2. Babinski M, Boisseau M (1904) Traitement de l'incontinence d'urine par la ponction lombaire. Société Médicale des Hôpitaux de Paris 21: 413

3. Ballenger EG, Elder OF, McDonald HP (1932) Voiding distance decrease and important early symptom of prostatic obstruction. South Med J 25: 863-864

4. Berg S (1973) Polytef augmentation urethroplasty. Correction of surgically incurable urinary incontinence by injection therapy. Arch Surg 107: 379-381

5. Berry JL (1961) A new procedure for correction of urinary incontinence. Preliminary report. J Urol 85: 771-775

6. Bloom DA, McGuire EJ, Lapides J (1994) A brief history of urethral catheterization. J Urol 151: 317-325

7. Bloom DA, Milen MT, Heininger JC (1999) Claudius Galen: from 20th century genitourinary perspective. J Urol 161: 12-19

8. Breasted JH (1930) Edwin Smith surgical papyrus in facsimile and hieroglyphic transliteration with translation and commentary. University of Chicago Oriental Institute, Chicago

9. Brindley GS (1993) History of the sacral anterior root stimulator. Neurourol Urodyn 12: 481-483

10. Brothwell D, Sandison AT (1969) Diseases in Antiquity. Charles C. Thomas, Springfield

11. Brown T (1826) Case of incontinency of urine, with the description and figure of an instrument by which it was relieved. Edinburgh Med Surg J 26: 279

12. Burch JC (1961) Urethrovaginal fixation to Cooper´s ligament for correction of stress incontinence, cystocele, and prolapse. Am J Obstet Gynecol 81: 281

13. Cathelin F (1903) Die epiduralen Injektionen durch Punktion des Sakralkanals. F. Enke, Stuttgart, S 77-95

14. Chancellor MB, Rivas DA, Mulholland SG, Drake WM jr (1998) The invention of the modern uroflowmeter by Willard M. Drake, Jr at Jefferson Medical College. Urology 51: 671-674

15. Cunningham JH (1910) The diagnosis of stricture of the urethra by the Roentgen rays. Trans Am Assoc Genitourin Surg 5: 369

16. Davis DM (1954) The hydrodynamics of the upper urinary tract (urodynamics). Ann Surg 140: 839-849

17. Deming CL (1926) Transplantation of the gracilis muscle for incontinence of urine. JAMA 86: 822-825

18. Derry DE (1935) Note on five pelves of women of the eleventh dynasty in Egypt. J Obstet Gynaecol Br Emp 42: 490

19. Dickson T (1762) On the use of blisters applied to region of the os sacrum in the cure of incontinence of urine and palsies of the lower extremities. Medical Observations and Inquiries 2: 311

20. Dieffenbach JF (1845) Die Operative Chirurgie (Erster Band). F. A. Brockhaus, Leipzig, S 546-547

21. Down Bros (1906) Catalogue of Surgical Instruments & Appliancies. Down, London

22. Drake WM jr (1948) The uroflowmeter: an aid to the study of the lower urinary tract. J Urol 59: 650-658

23. Dubois P (1876) Ueber den Druck in der Blase. Arch Klin Med 17: 148

24. Duchastelet L (1886) Capacite et tension de la vessie. Dissertation, Paris

25. Ek A, Bradley WE (1983) History of cystometry. Urology 22: 335-350

26. Fabricius Hildanus G (1682) Opera. J. L. Dufour, Frankfurt

27. Foley FEB (1947) An artificial spincter: a new device and operation for control of enuresis and urinary incontinence. J Urol 58: 250-259

28. Frangenheim P (1914) Zur operativen Behandlung der Inkontinenz der männlichen Harnröhre. Verh dtsch Ges Chir 43: 149

29. Frank (1882) Über die operative Behandlung der Incontinentia urinae beim Weibe. Zentralbl Gynakol 6 (9): 129-136

30. Frankl-Hochwart L, Zuckerkandl O (1898) Die nervösen Erkrankungen der Harnblase. Hölder, Wien

31. Genouville FL (1894) Du role de la contractilite vesicale dans la miction normale. Arch de Physiol 6: 323

32. Gersuny R (1889) Eine neue Operation zur Heilung der Incontinentia urinae. Zentralbl Chir 16 (25): 433-437

33. Giordano D (1907) Guerison par autoplastie musculo-nerveuse d´une incontinence vesicale, suite de "befida spina". Cong Franc de Chir 20: 506

34. Goebell R (1910) Zur operativen Beseitigung der angeborenen Incontinentia vesicae. Z gynäk Urol 2: 187

35. Gonzalez de Gariby AC, Castro-Morrondo JM, Castro-Jimeno JM (1989) Endoscopic injection of autologous adipose tissue in the treatment of female incontinence. Arch Esp Urol 42: 143-146

36. Hahnemann S (1833) Reine Arzneimittellehre. K. F. Haug, Heidelberg

37. Hahnemann S (1835) Die chronischen Krankheiten, ihre eigentümliche Natur und homöopathische Heilung. K. F. Haug, Heidelberg

38. Hanafy HM, Saad SM, Al-Ghorab MM (1974) Ancient Egyptian medicine. Urology 4: 114-120

39. Heister L (1747) Chirurgie. 5. Auflage, G. N.Raspe, Nürnberg

40. Hopkinson BR, Lightwood R (1967) Electrical treatment of incontinence. Br J Urol 54: 802

41. Joachim H (1890) Papyros Ebers. G. Reimer, Berlin

42. Jonas U (1984) Operative Behandlung der männlichen Sphinkterinsuffizienz: Experimente zur Entwicklung eines neuartigen alloplastischen Sphinkters. Akt Urol 15: 280-286

43. Kalischer O (1900) Die Urogenitalmuskulatur des Dammes, mit besonderer Berücksichtigung des Harnblasenverschlusses. S. Karger, Berlin

44. Kapferer R (1933) Die Werke des Hippokrates. Die hippokratische Scriftensammlung in neuer deutscher Übersetzung. Hippokrates Verlag Marquardt, Stuttgart

45. Kaufman JJ (1973) Treatment of post-prostatectomy urinary incontinence using a silicone gel prosthesis. Br J Urol 45: 646-653

46. Kaufman JJ (1978) History of surgical correction of male urinary incontinence. Urol Clin North Am 5: 265-278

47. Kelly HA, Dumm WM (1914) Urinary incontinence in women, without manifest injury to the bladder. Surg Gynecol Obstet 18: 444-450

48. Kohlrausch O (1854) Zur Anatomie und Physiologie der Beckenorgane. S. Hirzel, Leipzig

49. Kowarschik J (1930) Die Diathermie. J. Springer, Wien Berlin, S 168-170

50. Kraklau DM, Bloom DA (1998) The cystometrogram at 70 years. J Urol 160: 316-319

51. Kremling H (1987) Geschichte der gynäkologischen Urologie. Urban & Schwarzenberg, München Wien Baltimore

52. Kirshen AJ, Cape RDT (1984) A history of urinary incontinence. J Am Geriatr Soc 32: 686-688

53. Longo LD (1995) Classic pages in obstetrics and gynecology: On the treatment of vesic-vaginal fistula. Am J Obstet Gynecol 172: 1936-1937

54. Lowsley OS (1936) New operations for the relief of incontinence in both male and female. J Urol 36: 400

55. Marshall VF, Marchetti AA, Krantz K (1949) The correction of stress incontinence by simple vesicourethral suspension. Surg Gynecol Obstet 88: 509

56. Mattelaer JJ (1999) Blasenkatheterismus. In: Schultheiss D, Rathert P, Jonas U (Hrsg) Streiflichter aus der Geschichte der Urologie. Springer, Berlin Heidelberg New York, S 81-92

57. Mattelaer JJ (1999) Some historical aspects of urinals and urine receptacles. World J Urol 17: 145-150

58. Millin T (1947) Retropubic urinary surgery. E.&S. Livingston, Edinburgh, S 184-193

59. Mosso A, Pellacani P (1882) Sur les fonctions de la vessie. Arch Ital Biol 1: 97-128 und 291-324

60. Murless BC (1938) The injection treatment of stress incontinence. J Obstet Gynaecol Br Emp 45: 67-73

61. Murphy LJT (1972) The history of urology. Charles C. Thomas, Springfield

62. Naegele FC (1812) Erfahrungen und Abhandlungen über Krankheiten des weiblichen Geschlechtes. Mannheim, S 367

63. Nardin (1864) Essai sur l'electrotherapie dans l'incontinence nocturne d'urine. Thèse de Paris

64. Pannek J (1998) Supravesikale Harnableitung – Entwicklung und Ausblick. Urologe [B] 38: 543-549

65. Paré A (1564) Dix Livres de la Chirurgie. Iean le Royer, Paris

66. Pereyra AJ (1959) A simplified surgical procedure for the correction of correction of stress incontinence in women. West J Surg 65: 223

67. Perez LM, Webster GD (1992) The History of Urodynamics. Neurourol Urodynam 11: 1-21

68. Politano VA, Small MP, Harper JM, Lynne CM (1973) Periurethral teflon injection for urinary incontinence. Trans Am Assoc Genitourin Surg 65: 54-57

69. Rehfisch E (1897) Ueber den Mechanismus des Harnblasenverschlusses und der Harnentleerung. Arch Path Anat Physiol Klin Med 150: 111-151

70. Rhodes J (1858) Incontinence of urine treated by the local application of carbonic acid gas with chloroform. Br Med J 2: 532

71. Ricci JV (1945) One hundred years of gynaecology. Blakiston, Philadelphia

72. Richardson DA (1994) Ethics in gynecologic surgical innovation. Am J Obstet Gynecol 170:1-6

73. Rose DK (1927) Determination of bladder pressure with the cystometer: a new approach in diagnosis. JAMA 88: 151

74. Rosen M (1976) A simple artificial implantable sphincter. Br J Urol 48: 675

75. Sachse H (1963) Die Behandlung der Harninkontinenz mit der Sklerotherapie. Urol Int 15: 225-244

76. Schatz F (1872) Beiträge zur physiologischen Geburtskunde. Archiv Gynäkologie 4: 195

77. Schultheiss D, Grünewald V, Jonas U (1999) Urodynamic aspects in the anatomical work of Leonardo da Vinci (1452-1519). World J Urol 17: 137-144

78. Scott FB, Bradley WE, Timm GW (1973) Treatment of urinary incontinence by implantable prosthetic sphincter. Urology 1: 252-259

79. Scultetus J (1666) Wund-Artzneyisches Zeug-Hauß. Gerlin, Frankfurt

80. Shortliffe LM, Freiha FS, Kessler R, Stamey TA, Constantinou CE (1989) Treatment of urinary incontinence by the periurethral implantation of glutaraldehyde cross-linked collagen. J Urol 141: 538-541

81. Simon G (1854) Über die Heilung von Blasenscheidenfisteln. Universitätsmitteilungen, Gießen

82. Sims JM (1852) On the treatment of vesico-vaginal fistula. Am J Med Sci 23: 59-82

83. Squier JB (1911) Post-operative urinary incontinence: urethroplastic operation. Med Rec 79: 868

84. Stamey TA (1973) Endoscopic suspension of the vesical neck for urinary incontinence. Surg Gynecol Obstet 136: 547

85. Stoeckel W (1917) Über die Verwendung der Musculi pyramidalis bei der operativen Behandlung der Incontinentia urinae. Zentralbl Gynak 41: 11-19

86. Trendelenburg F (1890) Über Blasenscheidenfisteloperationen und über Beckenhochlagerung bei Operationen in der Bauchhöhle. Sammlung Klin Vorträge 109: 3373-3393

87. Ultzmann R (1890) Die Krankheiten der Harnblase. F. Enke, Stuttgart, S 343-356

88. Vergés-Flaqué A (1951) Flaqué-Lowsley operation for urinary incontinence: preliminary report. J Urol 1951: 65: 427-438

89. Vincent SA (1960) Mechanical control of urinary incontinence. Lancet 2: 292-294

90. Wawroschek F (1993) Die Entwicklung urodynamischer Untersuchungsverfahren: Die Sphinkterometrie
und das Harnröhrendruckprofil. In: Jonas U (Hrsg) Jahrbuch der Urologie. Biermann, Zülpich, S 103-108

91. Winckel F (1886) Eine Illustration zu den operativen
Curmethoden der nach Harnröhrendilatation beim Weibe entstandenen Incontinentia urinae. MMW 33 (1): 1-2

92. Young HH (1919) An operation for the cure of incontinence of urine. Surg Gynecol Obstet 28: 84-90

2. Epidemiologie

2.1. Einleitung

Die demographischen Veränderungen der letzten Jahre stellen Ärzte und Gesundheitspolitik vor neue Aufgaben. Zu diesen gehört die zunehmende Bedeutung chronischer Krankheiten. Eine weitere Herausforderung stellt die Zunahme von Erkrankungen dar, die häufig nur als Folge des Alterungsprozesses und nicht als eigentliche Krankheiten definiert werden. Die Urininkontinenz gehört zu diesen Volkskrankheiten, die wie Demenz, Arthrose oder Osteoporose zwar häufig vorkommen, aber nicht mit ähnlicher Intensität diagnostiziert und behandelt werden wie z.B. kardiovaskuläre Erkrankungen.

Bis zum Jahr 2030 wird der Anteil hoch- und höchstbetagter Personen in Deutschland stark zunehmen. Dieser Veränderungsprozeß wird eine Herausforderung für die Gesundheitspolitik und die Medizin bedeuten. Dabei spielen mehrere Faktoren eine Rolle. Durch die steigende absolute Zahl älterer Menschen wird sich das Gesundheitssystem auf neue Versorgungsstandards einrichten müssen. Dazu zählt auch die Behandlung von Krankheiten, die wie die Harninkontinenz derzeit nur eine untergeordnete Rolle spielen. Dazu ist es aber notwendig, vorherrschende Meinungen über den Alterungsprozeß auf empirischer Grundlage zu korrigieren. Das Vorurteil, daß ältere Menschen eine homogene Bevölkerungsgruppe mit großer Morbidität darstellt, ist nicht richtig. Vielmehr findet sich in dieser Gruppe eine größere gesundheitliche Heterogenität als in den jüngeren Bevölkerungsgruppen. Wesentlich ist allerdings, daß die Zusammenhänge zwischen einzelnen Organerkrankungen wie Diabetes mellitus und sog. funktionellen Defiziten wie Inkontinenz oder Immobilität an Bedeutung zunehmen. Diese Tatsache macht eine andere Betrachtungsweise von Gesundheit und Krankheit notwendig, die neben medizinischen Faktoren vor allem auch soziale Aspekte berücksichtigt.

Ein primäres Ziel der Epidemiologie stellt die Aufgabe dar, die Häufigkeit einer Erkrankung in Bezug auf den Zeitverlauf oder die betroffenen Bevölkerungsgruppen zu beschreiben. Dieses Wissen kann z.B. dazu benutzt werden, die Versorgung bestimmter Bevölkerungsgruppen verbessern zu helfen oder nicht ausreichend versorgte Personengruppen zu identifizieren. Ebenso können anhand epidemiologischer Untersuchungen Aussagen zu Risikofaktoren und damit zu möglichen präventiven Maßnahmen getroffen werden. Ein weiterer Aspekt stellt die Beschreibung des natürlichen Verlaufs von Krankheiten, d.h. des Krankheitsverlaufs ohne Intervention, dar.

Der wesentliche Unterschied epidemiologischer Untersuchungen an älteren gegenüber jüngeren Personen liegt in der größeren Komplexität der gesundheitlichen Probleme der ersten Gruppe. Ältere Personen weisen häufiger chronische Erkrankungen auf. Ebenso unterliegen sie einer Vielzahl von altersbedingten physiologischen Veränderungsprozessen. Diese Situation erschwert die epidemiologische und klinische Forschung. Zum einen ist es schwierig, immer zwischen Ursachen und Folgen individueller Gesundheitszustände zu differenzieren. So zeigen Untersuchungen, daß Urininkontinenz zur Entwicklung einer Depression beitragen kann. Andererseits finden sich aber auch für den entgegengesetzten Weg genügend Belege. Zusätzlich können aber auch noch komplexere Situationen auftauchen. So kann physische Immobilität sowohl zur Depression als auch zur Urininkontinenz führen und alle drei zu einer sozialen Isolation, die wiederum zu einer Selbstvernachlässigung des Patienten und möglicherweise zu einer suboptimalen ärztlichen Behandlung führen kann. Diese typische Verschränkung mehrerer physischer, sozialer, emotionaler und Umgebungsproblemen bei demselben Patienten macht eine der Schwierigkeiten epidemiologischer Studien bei älteren Personen aus. Vor allem bei Untersuchungen anhand von Befragungen spielen z.B. kognitive Probleme eine größere Rolle als bei jüngeren Personen. Für epidemiologische Untersuchungen der Inkontinenz stehen vor allem drei Probleme im Vordergrund. Zum einen das Problem einer validen Definition einer Inkontinenz, die Problematik der Tabuisierung und, bei älteren Personen, die Schwierigkeit, von den Betroffenen selbst oder ihren Angehörigen eine valide Auskunft zu erhalten. Erschwerend kommt hinzu, daß bei den älteren Personen auch solche in Alten- und Pflegeheimen befragt werden müssen. Denn ohne Berücksichtigung dieser Personengruppen würden alle Angaben über epidemiologische Häufigkeiten systematische Fehler enthalten.

Die folgenden Probleme machen valide Angaben über die Häufigkeit der Urininkontinenz so schwierig:

- Ungenaue Zahlen aufgrund des Verschweigens einer Inkontinenz. Viele Patienten sind zu verlegen oder peinlich berührt, um das Problem ihrem Arzt zu erzählen. Andere betrachten das Problem als normal oder Teil des Alterungsprozesses

- Viele Ärzte beachten dieses Problem ebenfalls nicht und schließen Fragen zu diesem Thema nicht in ihre Routineuntersuchungen ein. Auch viele Ärzte und Pflegepersonen glauben genauso wie ihre Patienten, daß Inkontinenz-Probleme zum normalen Alterungsprozeß gehören. Selbst in den Fällen, in denen sie solche Schwierigkeiten bemerken, sind die Kenntnisse der verschiedenen Ursachen, der möglichen Behandlungsformen und deren Erfolgsraten weitgehend unbekannt

- Ein großes Problem stellt die Inkonsistenz der Definition einer Harninkontinenz in epidemiologischen und klinischen Untersuchungen dar. Obwohl der Unterschied zwischen Prävalenz (alle Fälle mit Inkontinenz zu einem bestimmten Zeitpunkt) und Inzidenz (neue Fälle mit Inkontinenz zu einem bestimmten Zeitpunkt oder –raum) klar definiert ist, werden in vielen Veröffentlichungen diese Zahlen undifferenziert kommentiert

Studie	Definition
Diokno et al	Jede bis zu 6 Tagen in den vergangenen 12 Monaten
EPESE	5 Schweregrade von "Immer" bis "manchmal"
Burgio et al	1mal pro Monat
Teasdale et al	Jede in den vergangenen 6 Monaten
Thomas et al, Kok et al	2mal pro Monat
Yarnell et al	<2 pro Woche, > 3 pro Woche
Mäkinen et al, Hording et al	Ist ein Problem
Molander et al	Jede, ohne Zeitangabe
Iosif et al, Sommer et al	Jede
Campbell et al	Jede im vergangenen Jahr
International Continence Society	Ein Problem und objektiv nachvollziehbar

Tab. 2.1: Verwendete epidemiologische Definitionen der Harninkontinenz (Aus: Bump RC et al. 1998).

Wie Tab. 2.1 zeigt, finden sich in vielen epidemiologischen Studien keine präzisen Definitionen einer Harninkontinenz. In neueren Übersichten wird diesem Problem Rechnung getragen und die unterschiedlichen Häufigkeiten der Inkontinenz gemäß den verwendeten Definitionen verglichen. Dabei finden sich vor allem drei Definitionen:

- Definition 1 (Diokno):
  UI als "jeglicher unkontrollierter Urinabgang in den letzten 12 Monaten ohne Berücksichtigung des Schweregrades (Ausmaßes)"

- Definition 2 (Thomas):
  UI als "unkontrollierter Urinabgang mit einer Häufigkeit von mehr als 2mal im letzten Monat"

- Definition 3 (ICS):
  UI als "unkontrollierter Urinabgang mit sozialen oder hygienischen Problemen und objektiver Nachweisbarkeit"

Davon unabhängig besteht nur eine breite Übereinkunft bezüglich der unterschiedlichen Formen einer UI. Im wesentlichen wird zwischen "Streßinkontinenz", "Dranginkontinenz" und Mischformen unterschieden. Die Inkontinenz kann dabei als Symptom, z.B. während der Anamnese, berichtet werden oder als sichtbares Untersuchungsbefund bei der körperlichen Untersuchung festgestellt werden. Darüber hinaus ist eine objektive Feststellung über eine urodynamische Untersuchung möglich. Diese "Hierarchie" der Objektivität findet allerdings keine adäquate Entsprechung in den epidemiologischen Untersuchungen. Hier wird vor allem anhand von Symptomen eine Klassifikation vorgenommen. Insofern sind epidemiologische Studien, die neben dem Vorhandensein einer Inkontinenz auch deren Häufigkeit und Schwere sowie Aspekte der Lebensqualität und psychosoziale Belastung der Betroffenen als auch der Betreuenden berücksichtigen, die Ausnahme. Vor diesem Hintergrund sind die Aussagen zur Epidemiologie der Harninkontinenz kritisch zu beurteilen.

2.2. Prävalenz und Inzidenz

Wenn die unterschiedlichen Definitionen der Harninkontinenz und die Erhebungsmethodik bei der Darstellung berücksichtigt werden, ergeben sich große Unterschiede zwischen den vorliegenden Studien. Wie die Tab. 2.2 zeigt, schwanken die Angaben zur Prävalenz zwischen 40,5 % (Definition 1) und 14 % (Definition 2) für Frauen. Die entsprechenden Zahlen für Männer liegen deutlich niedriger, werden allerdings mit dem gegenwärtigen demographischen Trend in den nächsten Jahren stark zunehmen. Die dazwischen liegenden Zahlen gemäß Definition 3 erklären sich daher, daß diese zwar die subjektive Beeinträchtigung einbeziehen, dafür allerdings Häufigkeit und Schweregrad außen vor lassen. Weitere Einflußfaktoren stellen die Teilnahmebereitschaft der untersuchten Population, die Art der Befragung (schriftlich vs. mündlich) sowie Befragungszeitraum und Land der Untersuchung dar. Insgesamt läßt sich feststellen, daß sich aufgrund der Heterogenität der zugrundegelegten Definition die Häufigkeit der Harninkontinenz relativ beliebig definieren läßt. Ursache dafür ist die Tatsache, daß reine Befragungsstudien, die einen geringeren Aufwand erfordern, dominieren. Nur eine Gesamtschau von Symptomen, Untersuchungsbefunden und einer adäquaten Beurteilung der psychosozialen Auswirkungen läßt aber eine realistische Betrachtung der bevölkerungsbezogenen Krankheitslast durch eine Urininkontinenz zu.

Charakteristikum	Median (Range) der Prävalenz (%)	
	Frauen	Männer
Definition der Inkontinenz		
1	40,5 (12-53)	15,0 (5-24)
2	14,0 (4,5-37)	4,6 (1,6-22)
3	23,5 (12-44)	-
Andere	28,3 (12 90)	12,4 (7,5-17,3)
Land		
USA	37,0 (12-52)	19,0 (6-23)
Kontinentaleuropa	26,0 (12-58,5)	24,0
UK	28,7 (8-90)	4,4 (1,6-6,9)
Andere	20,5 (4,6-50)	6,1 (4,6-17,3)
Erhebungsmethode		
Nur Fragebogen	29,5 (8-53)	—
Fragebogen und Untersuchung	23,5 (4,6-90)	—

Tab. 2.2: Prävalenz der Harninkontinenz in unterschiedlichen Personengruppen und gemäß anderen Charakteristika (Aus: Hampel C et al. 1999).

Die wesentlichen Altersgruppen, für die Zahlen vorliegen, sind Personen, die zwischen 30-60 Jahre und solche, die älter als 60 Jahre sind. Die Prävalenz in der jüngeren Altersgruppe schwankt zwischen 14-40 % für Frauen. Bei den Männern dieser Altersgruppe liegt die Häufigkeit zwischen 20-12 %. Auch hier ist die Mehrzahl der Daten durch reine Befragung gewonnen.

In der älteren Bevölkerungsgruppe liegt die Prävalenz zwischen 4,5-44 % für die Frauen. In den Studien mit objektiver Untersuchung findet sich allerdings eine Häufigkeit, die um fast die Hälfte niedriger liegt als in den Studien, die nur auf Befragung basieren. Bei den Männern beträgt die entsprechende Häufigkeit 4,6-24 %. Zusammenfassend ist die Prävalenz unabhängig vom Alter bei Frauen deutlich höher als bei Männern. Ähnliche Ergebnisse zeigt auch eine neuere Meta-Analyse (Tab. 2.3).

Studien bei Bewohnern von Alten- und Pflegeheimen zeigen die höchste Prävalenz. Sie liegt zwi-

Gruppe	Jemals inkontinent			Täglich inkontinent		
	Range %	Median %	Mittelwert[*] %	Range %	Median %	Mittelwert[*] %
Ältere Frauen	17 bis 55	35	34	3 bis 17	14	12
Ältere Männer	11 bis 34	17	22	2 bis 11	4	5
Jüngere Frauen	12 bis 42	28	25	Keine Daten verfügbar		
Jüngere Männer	3 bis 5	4	5	Keine Daten verfügbar		

Tab. 2.3: Summarische Prävalenz einer Harninkontinenz nach Alter, Geschlecht und Häufigkeit (aus: Thom D. 1998). *Berechnung erfolgte durch Verwendung von Zähler und Nenner von jeder einzelnen Studie.

Altersgruppe (Jahre)	20-29	30-39	40-49	50-59	Insgesamt
Zahl der Frauen	153	118	87	133	491
Prävalenz	12 (7,8)	31 (26,3)	33 (37,9)	60 (45,1)	136 (27,7)
Typ					
Streß	3 (2,0)	20 (17,0)	25 (28,7)	29 (21,8)	77 (15,7)
Gemischt	2 (1,3)	3 (2,5)	4 (4,6)	17 (12,8)	26 (5,3)
Drang	2 (1,3)	3 (2,5)	0	5 (3,8)	10 (2,0)
Unspezifisch	5 (3,3)	5 (4,2)	4 (4,6)	9 (6,8)	23 (4,7)
Schweregrad					
Täglich	2 (1,3)	2 (1,7)	5 (5,8)	8 (6,0)	17 (3,5)
≥ einmal pro Woche	4 (2,6)	6 (4,2)	5 (5,8)	10 (7,5)	24 (4,9)
≥ einmal pro Monat	1 (0,6)	2 (1,7)	4 (4,6)	13 (9,8)	20 (4,1)
Selten	5 (3,3)	22 (18,6)	19 (21,8)	29 (21,8)	75 (15,2)

Tab. 2.4: Prävalenz, Typ und Schweregrad einer Harninkontinenz nach Altersgruppe (n [%]). Aus: Samuelsson E et al. 1997).

schen 22-90 % für Frauen. Die wenigen Zahlen für Männer lassen eine ähnliche Relation wie bei den nicht-institutionalisierten Bevölkerungsgruppen erkennen, d.h., eine um ca. 50 % niedrigere Häufigkeit. Wesentliche Risikofaktoren für diese Personengruppe stellen das Vorliegen einer dementiellen Erkrankung, weibliches Geschlecht und Immobilität dar. Aber auch in dieser Gruppe finden sich spontane Remissionen mit einer Häufigkeit von 14-25 %. Wesentlich ist aber die Tatsache, daß eine Inkontinenz das Risiko einer Einweisung in ein Krankenhaus oder eine Altenheim unabhängig von der Komorbidität um ca. 30-50 % erhöht.

In Tab. 2.4 wird für die Gruppe der jüngeren Frauen Prävalenz, Typ der Inkontinenz und Schweregrad verglichen. Dabei sieht man neben der steigenden allgemeinen Prävalenz das Überwiegen der Streßinkontinenz in allen Altersgruppen und die Zunahme des Schweregrades mit dem Alter.

Der Zusammenhang zwischen Schweregrad und Dauer der Inkontinenz wird in Tab. 2.5 abgebildet. Unabhängig von der Dauer scheint der Schweregrad während des Verlaufs nicht zuzunehmen.

Um die Bedeutung von medizinischen Interventionen adäquat beurteilen zu können, sind vor allem Untersuchungen zum natürlichen Verlauf der Erkrankung ohne Intervention (natural history) bedeutsam. Dazu gehört neben der Häufigkeit eines erstmaligen Auftretens einer Harninkontinenz in Abhängigkeit vom Alter auch deren Verlauf einschließlich einer spontanen Rückbildung ("Remission"). Um Aussagen zur Häufigkeit des erstmaligen Auftretens einer Harninkontinenz (Inzidenz) treffen zu können, ist es notwendig, eine Gruppe (Kohorte) von Personen zu einem bestimmten Zeitpunkt zu untersuchen, um im weiteren Verlauf bei Nachfolgeuntersuchungen die Neuerkrankungsrate beziffern zu können. Für diese Fragestellung finden sich aufgrund des hohen Untersu-

Dauer der Inkontinenz (in Tagen)									
	1-12		13-52		53-100		>100		Gesamt	
Schwere-grad	N	%[*]	N	%	n	%	n	%	n	%
Einige Tropfen	38	23,3	31	28,7	4	18,2	17	22,1	90	24,3
Feuchte Unterwä-sche	107	65,6	60	55,6	15	68,2	50	64,9	232	62,7
Feuchte Kleidung/ Boden	18	11,0	17	15,7	3	13,6	10	13,0	48	13,0
Gesamt[+]	163	44,1	108	29,2	22	5,9	77	20,8	370	100

Tab. 2.5: Schweregrad der Harninkontinenz bei Männern. [*] % der Männer in jeder Spalte,[+] % bzgl. aller inkontinenten Männer (Aus: Roberts RO et al. 1998).

chungsaufwandes nur sehr wenige Studien. Daten zur Rate neu aufgetretener Inkontinenzen liegen nur sehr rudimentär vor. In Tab. 2.6 sind einige Studien zusammengefaßt worden. Diese zeigen, daß die jährliche Inzidenz zwischen 1-11 % schwankt. Die in Abb. 2.1 entsprechenden Zahlen für Frauen bewegen sich je nach Altersgruppe und Definition zwischen 0,3 und 1,4 % aller Frauen pro Jahr. Insgesamt zeigt sich eine stetige Zunahme der Häufigkeit von neu aufgetretener Inkontinenz mit steigendem Alter, unabhängig von der angewandten Definition. Während mit dem Alter die Häufigkeit der Streßinkontinenz eher abnimmt, steigt sie für die Dranginkontinenz. Inkontinenz allein stellt aber kein signifikantes Mortalitätsrisiko dar.

Studie	Land	Alter (Jahre)	Inzidenz
Diokno et al	USA	>64	22,4 %/ 1 Jahr
Herzog et al	USA	>60	20 %/ 1 Jahr
Campbell et al	Neusee-land	65-69	7 %/ 4 Jahre
Koyano et al	Japan	>65	10 %/ 5 Jahre
Elving et al	Däne-mark	55-59	1,3 %/ 1 Jahr
Burgio et al	USA	42-50	8 %/ 3 Jahre
Molander et al	Schwe-den	65-85	11 %/ 20 Jahre

Tab. 2.6: Inzidenz der Harninkontinenz (Aus: Bump RC et al. 1998).

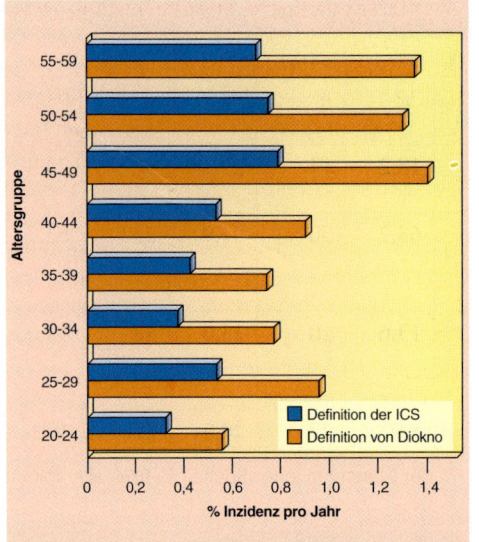

Abb. 2.1: Rate neu aufgetretener Inkontinenz bei Frauen pro Jahr nach Alter und Definition (nach Hampel et al. 1997).

Die Zahlenangaben für die jährlichen "spontane Remissionen" schwanken zwischen 3 und 12 % und sind aufgrund methodischer Probleme kaum interpretierbar (vgl. Tab. 2.7). Denn dazu müßten dieselben Personen über Jahre mit dem selben Meßinstrumentarium wiederholt untersucht werden.

Studie	Land	Ge- schlecht	Remis- sionsraten
Campbell et al	Neusee- land	Frauen	13 %/4 Jahre
Herzog et al	USA	Frauen	12 %/1 Jahr
		Männer	30 %/1 Jahr
Yamell and St. Leger	Wales	Männer und Frau- en	33 %/3-12 Monate
Thomas et al	UK	Männer und Frau- en	11 %/4-8 Monate

Tab. 2.7: Remissionsraten der Harninkontinenz (Aus: Bump RC et al. 1998).

Eine vorhandene Inkontinenz ist ca. bei einem Drittel der Personen in häuslicher Umgebung und bei ca. der Hälfte der hospitalisierten Personen als temporäre (transiente) zu bezeichnen. Die Wahrscheinlichkeit, daß aus einer vorübergehenden Inkontinenz eine konstante wird, ist neben den eigentlichen urogenitalen Dysfunktionen weitgehend abhängig von dem Vorhandensein zusätzlicher Risikofaktoren.

Zusammenfassend läßt sich zur derzeitigen epidemiologischen Datenlage der Harninkontinenz folgendes feststellen:

• Die Harninkontinenz ist mit einer Häufigkeit zwischen 30-40 % aller älteren Frauen eine gewichtige Volkskrankheit.

• Die Häufigkeit bei Männern ist ca. halb so hoch.

• Die Häufigkeit einer Harninkontinenz ist bei jüngeren Frauen nicht geringer als bei älteren.

• Der Schweregrad scheint mit dem Alter anzusteigen.

• Die Häufigkeit unterschiedlicher Formen der Inkontinenz ist altersabhängig. Mit dem Alter nimmt die Häufigkeit der Streßinkontinenz eher ab, während sie für die Dranginkontinenz steigt.

• Die Mehrzahl der epidemiologischen Studien mit einer reinen Befragungsmethodik überschätzen die Häufigkeit einer klinisch relevanten Harninkontinenz.

• Daten zum natürlichen Verlauf einschließlich der spontanen "Heilung" sind wenig valide.

• Es besteht ein großer Forschungsbedarf zur Epidemiologie der Harninkontinenz mit einheitlicher Methodik.

2.3. Risikofaktoren

Wie bei anderen Erkrankungen wird aufgrund von epidemiologischen Risikofaktorenstudien der Versuch unternommen, wesentliche Variablen für die Wahrscheinlichkeit des Auftretens einer Harninkontinenz zu identifizieren. Vorrangiges Ziel ist es dabei, solche Faktoren zu finden, die im Rahmen von präventiven Maßnahmen eine Verhinderung des Ausbruchs der Erkrankung ermöglichen können.

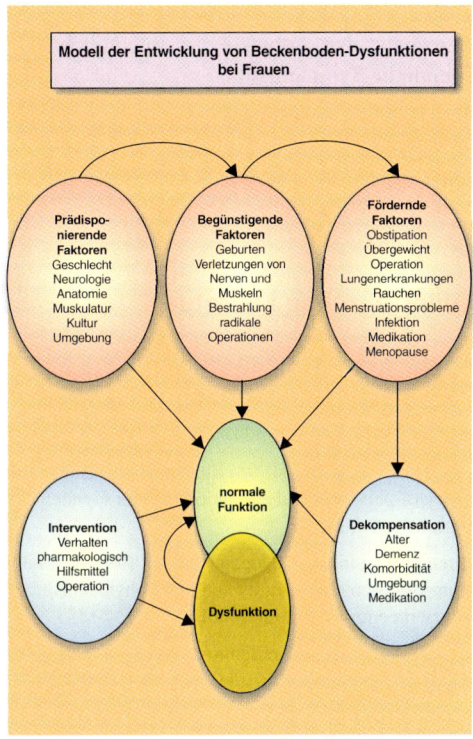

Abb. 2.2: Modell der Entwicklung von Beckenboden-Dysfunktionen bei Frauen (nach: Bump 1998).

Die Abb. 2.2 zeigt die wesentlichen Risikofaktorengruppen für das Auftreten einer Harninkontinenz. Die prädisponierenden Faktoren haben zwar eine hohe prognostische Bedeutung, sind aber hinsichtlich ihres präventiven Potentials insgesamt von geringer Bedeutung. Begünstigende (incite) Faktoren stellen gynäkologische Operationen oder Bestrahlungsbehandlung dar. Die Frage, ob zwischen der Zahl von Geburten und Harninkontinenz ein Zusammenhang besteht, läßt sich anhand der vorliegenden epidemiologischen Untersuchungen nicht eindeutig beantworten. Als gesichert kann allerdings gelten, daß vaginale Geburten sowohl für vorübergehende als auch für konstante Streßinkontinenz einen Risikofaktor darstellen. Da sich prädisponierende und begünstigende Faktoren als wenig hilfreich für präventive Maßnahmen herausgestellt haben, kommt fördernden Faktoren eine besondere Bedeutung zu. Dazu zählen z.B. Obstipation, Streß, Übergewicht, Hysterektomie, chronische Lungenerkrankungen, Infektionen und bestimmte Medikamente. Vor allem Erkrankungen, die zu einer Dekompensation des Urogenital-

trakts führen und eine funktionale Inkontinenz verursachen können, sind bei älteren Patienten wesentlich. Dazu gehören akute Verwirrtheitszustände, Morbus Parkinson, dementielle Erkrankungen, Diabetes mellitus, Harnwegsinfekte, Depression, cerebrovaskuläre Erkrankungen, Medikamente, Immobilität oder Obstipation. So zeigen Untersuchungen von Schlaganfall-Patienten, daß diese bei Krankenhausaufnahme in 30-80 % der Fälle inkontinent sind und dieser Zustand immerhin noch bei der Hälfte nach der Entlassung vorhanden ist. In der Gruppe der Demenz-Kranken liegt die Häufigkeit zwischen 11-90 %. Bei einem Teil der Männer mit einer benignen Prostatahyperplasie findet sich ebenfalls eine Inkontinenz. Des weiteren spielen auch Umgebungsfaktoren wie Erreichbarkeit einer Toilette, etc. eine große Rolle. Bedeutend sind aber vor allem internistische Erkrankungen und operative Eingriffe, wie Tab. 2.8 zeigt.

Wesentliche Krankheiten	%
Herzerkrankungen	10
Hypertonie	20
Lungenerkrankungen	10
Diabetes mellitus	4
Neurologische Erkrankungen	3
Urogenitale Erkrankungen	15
Andere	36
Allgemeine und gynäkologische Operationen	
Allgemeine Operationen	52
Hysterektomie	10
Operation wegen einer Harninkontinenz	4
Kleinere gynäkologische Operationen	24

Tab. 2.8: Wesentliche Krankheiten und Operationen bei 105 Frauen mit Harninkontinenz (aus: Selm A et al. 1996).

Aus versorgungsepidemiologischer Perspektive sind auch die Kosten, Behandlungshäufigkeiten und –ergebnisse sowie die Lebensqualität zu berücksichtigen. Dominantes Problem stellt dabei die hohe "Dunkelziffer" nicht behandelter inkontinenter Personen dar, wobei Schätzungen dahin gehen, daß nur ca. 30 % der Männer und ca. 13-15 % der Frauen ihr Problem einem Arzt offenbaren.

Welche der Faktoren wie Scham, Alter oder Typ, Dauer und Schweregrad der Inkontinenz dafür im einzelnen verantwortlich sind, ist bisher nicht ausreichend geklärt.

Gesundheitsökonomisch stellt die Inkontinenz eine bisher nicht ausreichend gewürdigte Kostenposition dar. Da für Deutschland keine validen Zahlen vorliegen, zeigen die Daten z.B. für die USA, über welche volkswirtschaftliche Größenordnung zu diskutieren ist. So werden die direkten und indirekten Gesamtkosten der Inkontinenz mit 26,3 Mrd. $ (1995) angegeben und die Kosten pro Inkontinenzfall mit 3565 $. Damit werden Größenordnungen erreicht, die es vor dem Hintergrund der hohen Dunkelziffer notwendig erscheinen lassen, Qualitäts- und Evidenz-basierte Behandlungsleitlinien zu entwickeln und sie auch praktisch zu evaluieren.

Die wenigen Studien zur Lebensqualität lassen allerdings erkennen, daß die Sichtweise von Ärzten und Patienten unterschiedlich ist. Während für Patienten vor allem emotionale Aspekte und Probleme bei der Verrichtung von Alltagsaktivitäten im Vordergrund stehen, beurteilen Ärzte eher die Funktionalität der Inkontinenz. Dabei ist es für den Umgang der Patienten mit ihrem Problem von herausragender Bedeutung, wie sie von den Ärzten über Ursache und Behandlungsoptionen aufgeklärt werden. Vorrangig ist vor allem bei älteren Personen und solchen mit niedrigem Bildungsstatus das Problem, daß Inkontinenz während des Arztkontakts überhaupt thematisiert wird.

Allerdings muß angemerkt werden, daß für die Erfolgsbeurteilung der Behandlung einer Harninkontinenz nur wenige validierte Erhebungsinstrumente zur Verfügung stehen. Diese sollten als primäre Ergebnisparameter zumindest die folgenden Dimensionen abbilden:

- Zahl der Inkontinenzepisoden pro Zeiteinheit
- Volumen des unfreiwillig verlorenen Urins pro Zeiteinheit
- Leichtigkeit, mit der ein unfreiwilliger Harnverlust ausgelöst werden kann
- Typ der Inkontinenz

Als sekundäre Ergebnisparameter kommen in Betracht:

- Globale Beurteilung der Patientenzufriedenheit
- Lebensqualität

- Symptomatik
- Ausmaß der subjektiven Beeinträchtigung durch die Symptomatik
- Anatomische und funktionelle Faktoren

Studien mit solchen Daten würden es erst erlauben, präzise Aussagen zur Häufigkeit und sozialen sowie ökonomischen Bedeutung der Harninkontinenz zu machen.

Weiterführende Literatur

Blaivas JG (1998) Outcome measures for urinary incontinence. Urology 51 (Suppl.): 11-9

Brittain KR, Peet SM, Castleden CM (1998) Stroke and incontinence. Stroke 29: 524-8

Bump RC, Norton PA (1998) Epidemiology and natural history of pelvic floor dysfunction. Obstet Gyneco Clin North Am 25: 723-46

Cohen SJ, Robinson D, Dugan E et al (1999) Communication between older adults and their physicians about urinary incontinence. J Gerontol 54A: M34-M37

Diokno AC (1995) Epidemiology and psychosocial aspects of incontinence. Urol Clin North Am22: 481-5

DuBeau CE, Levy B, Mangione CM, Resnick NM (1998) The impact of urge urinary incontinence on quality of life: importance of patients' perspective and explanatory style. J Am Geriatr Soc 46: 683-92.

DuBeau CE (1996) Interpreting the effect of common medical conditions on voiding dysfunction in the elderly.Urol Clin North Am 23: 11-8

Fultz NH, Herzog AR (1996) Epidemiology of urinary symptoms in the geriatric population. Urol Clin North Am 23: 1-10

Hampel C, Wienhold D, Benken N, Eggersmann C, Thuroff JW (1997) Definition of overactive bladder and epidemiology of urinary incontinence. Urology 50 (Suppl): 4-14

Hampel C, Wienhold D, Benken N, Eggersmann C, Thüroff JW (1997) Prevalence and natural history of female incontinence Eur Urol 32 (Suppl 2): 3-12

Hampel C, Wienhold D, Dahms JW, Thüroff KW (1999) Heterogeneity in epidemiological investigations of bladder control problems: a problem of defintion. BJU Int 83 (Suppl.2): 10.5

Hunskaar S, Seim A, Freeman T (1996) The journey of incontinent women from community to university clinic; Implications for selection bias, gatekeeper function, and primary care. Fam Pract 13: 363-8

KirschnerHermanns R, Scherr PA, Branch LG, Wetle T, Resnick NM (1998) Accuracy of survey questions for geriatric urinary incontinence. J Urol 159: 1903-8

Kobelt G. Economic considerations and outcome measurement in urge incontinence. Urology. 1997;50:(Suppl.6A)100-107.

Lenderking WR, Nackley JF, Anderson RB, Testa MA (1996) A review of the quality-of-life aspects of urinary urge incontinence. Pharmacoeconomics 9: 11-23

Malmsten UGH, Milsom I, Molander U, Norlen LJ (1997) Urinary incontinence and lower urinary tract symptoms: An epidemiological study of men aged 45 to 99 years. J Urol 158: 1733-7

Ouslander JG, Palmer MH, Rovner BW, German PS (1993) Urinary incontinence in nursing homes: incidence, remission and associated factors. J Am Geriatr Soc 41: 1083-9

Roberts RO, Jacobsen SJ, Rhodes T et al (1998) Urinary incontinence in a community-based cohort: prevalence and healthcare-seeking. J Am Geriatr Soc 46: 467-72

Samuelsson E, Victor A, Tibblin G (1997) A population study of urinary incontinence and nocturia among women aged 20-59 years. Acta Obstet Gynecol Scand 76: 74-80

Schulman C, Claes H, Matthijs J (1997) Urinary incontinence in Belgium: a population-based epidemiological survey. Eur Urol 32: 315-20

Selm A, Eriksen BC, Hunskaar S (1996) A study of female urinary incontinence in general practice. Scand J Urol Nephrol 30: 465-71

Sgadari A, Topinková E, Bjornson J, Bernabei R. (1997) Urinary incontinence in nursing home residents: a cross-national comparison. Age Ageing 26:(Suppl.2) 49-54

Skelly J, Flint AJ (1995) Urinary incontinence associated with dementia. J Am Geriatr Soc 43: 286-94

Stenberg A, Heimer G, Ulmsten U, Cnattingius S (1996) Prevalence of genitourinary and other climacteric symptoms in 61-year-old women. Maturitas 4: 31-6

Thom D (1998) Variation in estimates of urinary incontinence prevalence in the community: effects of differences in definition, population characteristics, and study type. J Am Geriatr Soc 46: 473-80

Thom DH, Brown JS (1998) Reproductive and hormonal risk factors for urinary incontinence in later life: a review of the clinical and epidemiologic literature. J Am Geriatr Soc 46: 1411-7

Thom DH, Haan MN, VandenEeden SK (1997) Medically recognized urinary incontinence and risk of hospitalization, nursing home admission and mortality. Age Ageing 26: 367-74

Tinetti ME, Inouye SK, Gill TM, Doucette JT (1995) Shared risk factors for falls, incontinence and functional dependence: Unifying the approach to geriatric syndromes. JAMA 273: 1348-53

Wagner TH, Hu TW (1998) Economic costs of urinary incontinence in 1995. Urology 51: 355-60

Welz-Barth A, Füsgen I (1998) Harninkontinenzversorgung in der Bundesrepublik Deutschland - Ergebnisse einer Praxiserhebung. Geriatrie Forschung 8: 138-42

Wyman JF (1997) The 'costs' of urinary incontinence. Eur Urol 32: 13-9

3. Pathophysiologie

3.1. Streßinkontinenz

3.1.1. Definition

Streßinkontinenz bedeutet Harnverlust bei körperlicher Anstrengung, ohne Harndrang zu verspüren. Als wesentlicher klinischer Befund besteht Harnverlust aus der Harnröhre synchron zu physischer Anstrengung, es kommt bei Hustenstößen zu simultanem spritzerförmigen Harnverlust. Durch die urodynamische Untersuchung wird sichergestellt, daß Streßinkontinenz Harnverlust in Abwesenheit jeglicher Detrusorkontraktionen bedeutet. Somit ist die Streßinkontinenz durch einen inkompetenten = insuffizienten Verschlußmechanismus der Harnröhre bedingt. Die Diagnose Streßinkontinenz stützt sich somit auf den positiven Nachweis von Harnverlust bei körperlicher Anstrengung (positiver Streßtest) sowie auf den urodynamischen Ausschluß von Harnverlust durch unwillkürliche Detrusorkontraktionen durch die Cystomanometrie.

Dieser urodynamischen Definition liegt somit eine Untersuchungstechnik zugrunde (Cystomanometrie), die die Sphinkterfunktion nicht direkt evaluiert. Die Evaluierung des Harnröhrenverschlußmechanismus erfolgt hingegen durch das Urethradruckprofil, die die einzige urodynamische Untersuchungstechnik darstellt, die eine Bewertung der Harnröhrenverschlußmechanismen ermöglicht und Daten über Funktion und Pathophysiologie des Harnröhrenverschlußmechanismus liefern kann (Abb. 3.1).

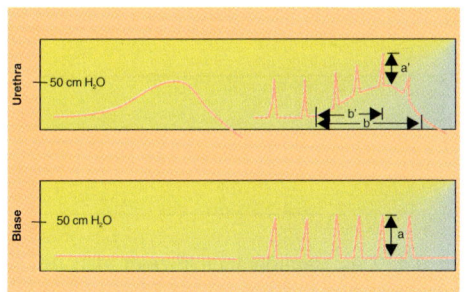

Abb. 3.1: Urethradruckprofil in Ruhe (links) zur Bewertung des Urethraverschlußdruckes in Ruhe und Urethrastreßprofil (rechts) zur Berechnung der Drucktransmission (a = intravesikale Druckerhöhung, a' = simultane intraurethrale Druckerhöhung).

3.1.2. Verschlußmechanismen

Die Aufgabe der Harnblase besteht in der Speicherung der kontinuierlich anfallenden Harnproduktion und in deren Entleerung in größeren Portionen und Abständen. Für die Erfüllung der Speicherfunktion mit Harnkontinenz ist der Verschlußmechanismus der Harnröhre von primärer Bedeutung.

> Bei Kontinenz übersteigt der intraurethrale Druck den intravesikalen Druck zu jeder Zeit, in jeder Situation, in Ruhe und unter Belastung. Es liegt generell ein positiver Harnröhrenverschlußdruck vor.

Nachdem die Streßinkontinenz ein weit verbreitetes Problem darstellt, steht der Harnröhrenverschlußmechanismus seit Jahrzehnten im Zentrum urodynamischer Forschung. Es wurden eine Reihe von vorwiegend anatomischen Kontinenzfaktoren als für die Kontinenz wesentlich beschrieben. Daraus leiteten sich die verschiedensten Therapiekonzepte ab, die aufgrund der Vielfalt von beschriebenen Kontinenzfaktoren eine große Zahl erreichte. Die Ergebnisse zeigten jedoch meist nicht den gewünschten Erfolg. Die derzeit meist praktizierten Konzepte stammen von DeLancey, Mostwin, Petros-Ulmsten und Heidler und weisen nur geringfügige Differenzen auf.

Übereinstimmend gilt, daß als Grundlage der Harnkontinenz eine intakte quergestreifte Muskulatur des Beckenbodens, intakte Nerven sowie intakte Ligamente anzusehen sind. Diese anatomischen Strukturen weisen nun eine spezielle Wirkung am Blasenhals und der proximalen Harnröhre, an der quergestreiften sowie an der periurethralen Sphinktermuskulatur auf. Letztlich ist die Kontinenz durch das Zusammenspiel dieser einzelnen anatomischen Abschnitte gewährleistet, wobei dieses funktionelle Zusammenspiel in funktionelle Komponenten des Harnröhrenverschlußmechanismus gegliedert werden kann. Dabei können einzelne Defizite durch andere Abschnitte (Funktionen) kompensiert werden.

Unterschiede der zitierten Konzepte bestehen lediglich in der Gewichtung der einzelnen Abschnitte. DeLancey betont die Unterstützung der proximalen Harnröhre und des Blasenhalses von dorsal-caudal durch die sich kontrahierende Beckenboden-Muskulatur unter körperlicher Belastung.

Ein anderes Konzept von Petros-Ulmsten betont die Wichtigkeit der Aufhängung der Harnröhre - bzw. der Vagina bei Mostwin - an der vorderen Beckenwand sowie die zusätzliche Kontraktionsleistung der periurethralen Muskulatur. Ganz generell wird heute der quergestreiften Sphinkter- und Beckenbodenmuskulatur neben den Situsveränderungen wieder vermehrt Bedeutung beigemessen.

Das unterschiedliche Zusammenspiel dieser intakten anatomischen Strukturen und Abschnitte ergibt aus funktioneller Sicht - vereinfacht dargestellt - den sogenannten **3-Komponenten-Mechanismus des Harnröhrenverschlusses**:

Komponente 1: Die anatomischen Strukturen der Harnröhre wie glatte und quergestreifte Muskulatur, kollagene und elastische Bindegewebsfasern und die Schleimhaut mit dem submukösen Gefäßpolster bewirken den Harnröhren-Verschlußdruck, der in Ruhe den Blaseninnendruck übersteigt und daher beim Liegen, Sitzen und Stehen ohne zusätzliche körperliche Betätigung Kontinenz gewährleistet (Abb. 3.2).

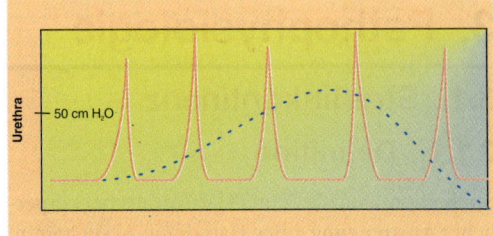

Abb. 3.3: Bei intraabdomineller Druckerhöhung übersteigt der intravesikale Druck (durchgezeichnete Linie) den Harnröhrenverschlußdruck in Ruhe beträchtlich (gepunktete Linie).

Trotzdem ist auch in dieser Situation Kontinenz durch die sogenannte Drucktransmission gewährleistet. Dies bedeutet, daß sich die intraabdominelle Druckerhöhung nicht nur auf die Blase überträgt, sondern über das perivesikale Fettgewebe auch auf die Harnröhre übertragen wird und zu einem zusätzlichen intraurethralen Druckaufbau führt, wodurch wieder Kontinenz gewährleistet ist (Abb. 3.4). Diese Drucktransmission auf die Harnröhre nimmt in ihrer Intensität vom Blasenhals beginnend bis zur distalen Harnröhre kontinuierlich ab. Voraussetzung für eine adäquate Drucktransmission seitlich auf die Harnröhre ist ein intakter Beckenboden.

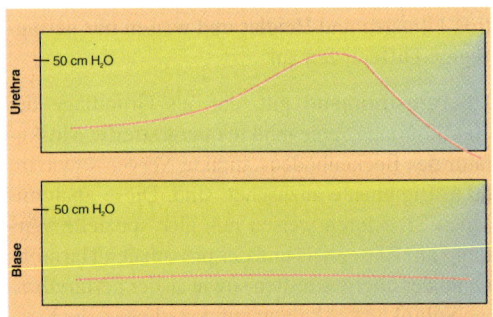

Abb. 3.2: Urethradruckprofil: Harnröhrenverschlußdruck in Ruhe deutlich höher als der intravesikale Druck = Kontinenz.

Komponente 2: Kommt es bei körperlicher Betätigung zur intraabdominellen Druckerhöhung, wird dieser Druck zu 100 % auf die Blase übertragen, was zum intravesikalen Druckanstieg führt. Diese Druckerhöhung übersteigt den Harnröhren-Verschlußdruck in Ruhe beträchtlich (Abb. 3.3).

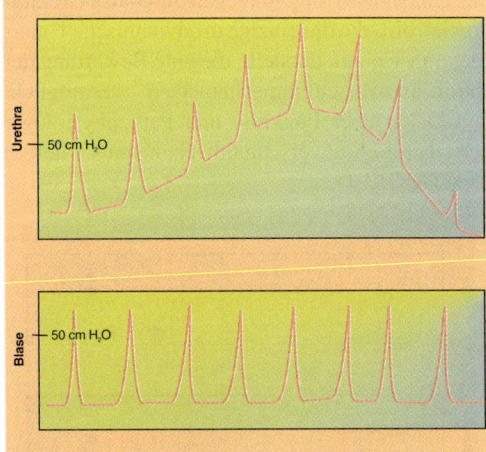

Abb. 3.4: Das Harnröhrenprofil zeigt, daß auch in dieser Situation der Harnröhren-Verschlußdruck den intravesikalen Druck durch die Drucktransmission übersteigt.

Wir sprechen hier von der *passiven Drucktransmission*.

Komponente 3: Kommt es darüber hinaus zu starker, abrupter intraabdomineller Druckerhöhung wie beim Husten, Niesen, usw., so wird über den Hustenreflex die quergestreifte Sphinkter-Beckenboden-Muskulatur aktiviert, die sich reflektorisch kontrahiert und zu einem weiteren intraurethralen Druckaufbau führt. Voraussetzung dafür ist eine adäquate Kontraktionsleistung dieser Muskelgruppen im Hinblick auf Kraft und Schnelligkeit mit intakter Innervation über den Nervus pudendus. Wir sprechen hier von der *aktiven Drucktransmission.*

Je nach Bedarf pfropft sich eine Komponente auf die andere auf, um wirklich in jeder Situation einen kontinenten Verschlußmechanismus zu erzielen. Es soll noch einmal betont werden, daß ein Defizit einer Komponente durch eine andere Komponente kompensiert werden kann (Abb. 3.5).

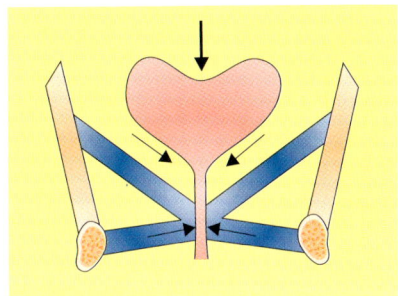

Abb. 3.5: Zusammenspiel der 3 Komponenten des Harnröhrenverschlusses bei intraabdomineller Druckerhöhung: passive und aktive Drucktransmission.

3.1.3. Ursachen der Streßinkontinenz

Harnverlust im Sinne der Streßinkontinenz resultiert aus einem insuffizienten Harnröhren-Verschlußmechanismus, somit aus Defekten der geschilderten 3 Komponenten. Dabei können einzelne Defekte oder auch Kombinationen defekter Komponenten eine Streßinkontinenz verursachen. Hier können mechanische und funktionelle Ursachen unterschieden werden.

3.1.3.1. Mechanische Ursachen

Ein defekter Aufhängeapparat von Blasenhals, Harnröhre und Vagina führt zur Situsveränderung durch Hypermobilität und zum Descensus, wodurch sich die *passive Drucktransmission reduziert* und zur Streßinkontinenz führen kann (*Defekt*

der Komponente 2). Dieser Defekt kann lediglich den bindegewebigen Aufhängeapparat der Harnröhre am Schambein oder den der Vagina betreffen und zum vertikalen Descensus mit und ohne Blasenhalsinsuffizienz führen oder sich auf weitere Bereiche des kleinen Beckens erstrecken, woraus sich meist ein rotatorischer Descensus entwickelt. Hier spielen die konstitutionellen Bindegewebsverhältnisse eine maßgebliche Rolle.

Für die Diagnostik dieser Ursachen ist das seitliche Cystogramm mit Harnröhrenmarkierung in Ruhe und unter starkem Pressen geeignet (Abb. 3.6), das die Art und das Ausmaß der Situsveränderung aufzeigt. Urodynamisch wird der Defekt der Komponente 2 dadurch nachgewiesen, daß sich die Drucktransmission im Verlauf des proximalen Harnröhrendrittels auf weniger als 70 % vermindert. Dies bedeutet, daß die im Harnröhren-Streßprofil gemessene Höhe der Druckantwortzacke intraurethral weniger als 70 % der simultanen intravesikalen Druckzacke bei den Hustenstößen beträgt (Abb. 3.7).

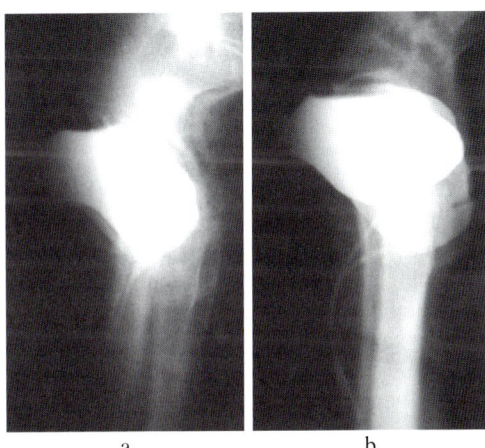

a   b

Abb. 3.6: Seitliches Cystogramm mit Harnröhrenmarkierung in Ruhe und unter Pressen mit Doppelbelichtung. **a:** Vertikaler Descensus, **b:** Rotatorischer Descensus.

3.1.3.2. Funktionelle Ursachen

Die funktionellen Ursachen der Streßinkontinenz müssen einerseits nach den intrinsischen Qualitäten der Harnröhre und andererseits nach der Leistung der Sphinkter-Beckenboden-Muskulatur differenziert werden.

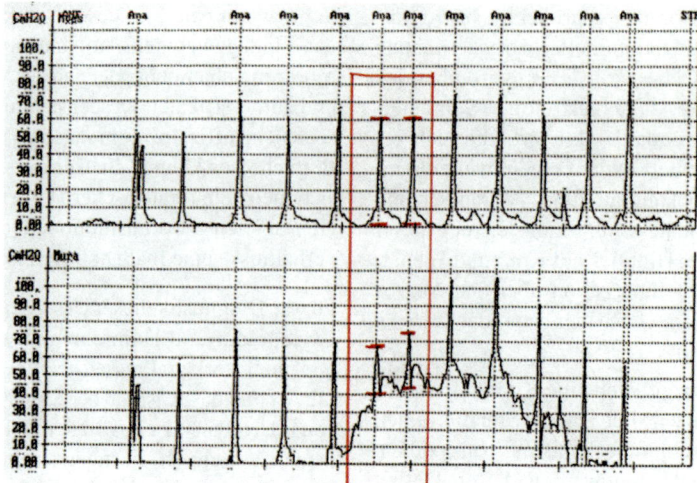

Abb. 3.7: Harnröhrenstreßprofil bei Descensus: verminderte passive Drucktransmission im proximalen Harnröhrendrittel von 50 %.

Die **Harnröhren-Hypotonie** ist charakterisiert durch einen verminderten Harnröhrenverschlußdruck in Ruhe von weniger als 30 cm H_2O im Harnröhrendruckprofil (Abb. 3.8) und entspricht damit einem Defekt der Komponente 1. Hier besteht häufig ein Defizit an alpha-adrenerger Stimulation über den Sympathicus, entweder konstitutionell oder durch Operationen im kleinen Becken wie vordere Kolporrhaphie bedingt. Insbesondere aus dem neurourologischen Patientengut ist dieser Defekt als Ursache einer Streßinkontinenz ausreichend bekannt. Als weitere Ursachen der Harnröhrenhypotonie können Beckentraumata, Bestrahlungen des kleinen Beckens mit ausgedehnter Fibrosierung sowie mehrfach durchgeführte Otis-Urethrotomien angeführt werden. Insbesondere in Kombination mit anderen Ursachen der Streßinkontinenz stellt dieser Defekt einen für eine erfolgreiche Therapie sehr erschwerenden Faktor dar. Die einzige diagnostische Möglichkeit, diesen Defekt nachzuweisen, besteht in der Durchführung des Harnröhrendruckprofils.

Die **Hyporeaktivität** der quergestreiften Sphinkter-Beckenboden-Muskulatur als weitere funktionelle Ursache der Streßinkontinenz bedeutet, daß es unter körperlicher Belastung wie Husten, Niesen, Lachen usw. zu einer verminderten reflektorischen Kontraktionsleistung der Sphinkter-Beckenboden-Muskulatur kommt. Dies entspricht einem *Defekt der Komponente 3*, einer verminderten aktiven Drucktransmission auf die Harnröhre

und somit einem verminderten intraurethralen Druckaufbau von weniger als 80 % (Abb. 3.9).

Die Ursache für diesen Defekt kann in einer Inaktivitätsatrophie liegen, wobei die Patientinnen es verlernt haben, bei diversen Belastungen des täglichen Lebens adäquate Beckenboden-Kontraktionen zu vollbringen. Diesen Patientinnen sind diese Muskeln in ihrem Bewußtsein verlorengegangen. Eine weitere Ursache liegt in - meist geburtstraumatischen - Läsionen der Beckenboden-Muskulatur selbst oder Läsionen des Nervus pudendus mit abgeschwächter/verzögerter Reizübermittlung und dadurch reduzierter Reflexantwort.

Für die Diagnostik dieser Ursache ist die urodynamische Untersuchung mit Durchführung eines Harnröhren-Streßprofils erforderlich, da nur diese Untersuchung in der Lage ist, objektiv die urodynamischen Vorgänge während des Hustens zu quantifizieren und somit diesen Defekt zu erfassen. Eine Hyporeaktivität der quergestreiften Sphinkter-Beckenboden-Muskulatur liegt dann vor, wenn die Druckantwortzacke im mittleren Bereich der Harnröhre in ihrer Höhe weniger als 80 % der Höhe der simultanen intravesikalen Druckantwortzacke beträgt (Abb. 3.9). Weitere Möglichkeiten der Diagnostik bestehen darin, über ein intravaginales Perineometer die willkürliche Kontraktionsleistung zu messen, doch liefert diese Methode nur indirekte Hinweise auf das Reflexverhalten und die reflektorische Kontraktionsleistung dieser Muskulatur.

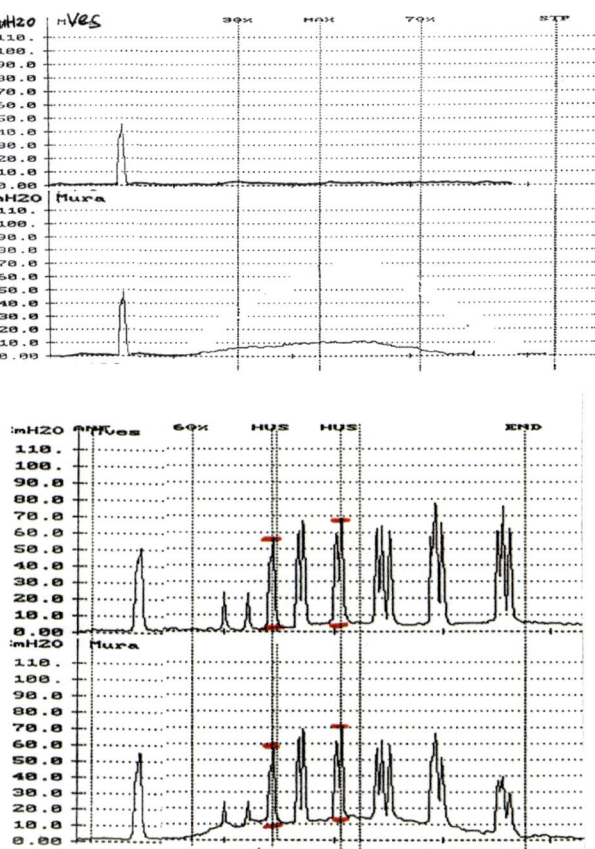

Abb. 3.8: Harnröhrendruckprofil in Ruhe (oben) und unter Streß bei Harnröhrenhypotonie (unten): Verschluß-druck 11 cm H$_2$O, jedoch normale passive (80 %) und normale aktive Drucktransmission (87 %).

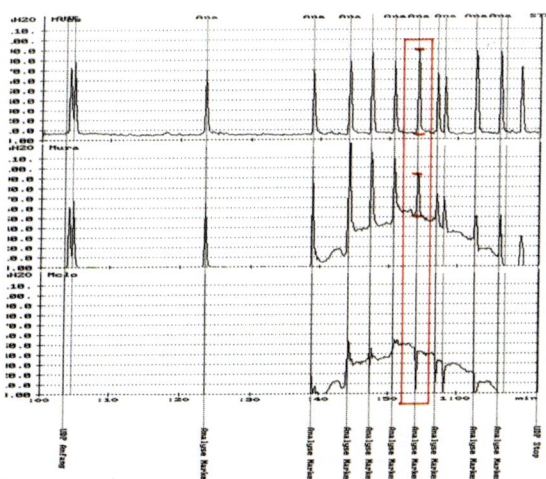

Abb. 3.9: Harnröhrenstreßprofil bei Hyporeaktivität: verminderte aktive Drucktransmission im mittleren Harnröh-rendrittel von 54 %.

Die klinische Untersuchung der Patientin während des Hustens mit vaginaler Palpation alleine gibt lediglich eine grobe Beurteilungsmöglichkeit dieser Muskelfunktion.

Die isolierte Evaluierung dieser 3 Komponenten des Harnröhren-Verschlußmechanismus ermöglicht den Einsatz von auf den jeweiligen Defekt gerichteter Therapiemaßnahmen und ist maßgeblich an der primären Entscheidung beteiligt, ob konservative oder gleich operative Maßnahmen zum Einsatz kommen sollen.

Literatur

DeLancey JO (1990) Anatomy and physiology of urinary continence. Clin Obstet Gynecol 33: 298- 307

DeLancey JO (1997) The pathophysiology of stress urinary incontinence in women and its implications for surgical treatment. World J Urol 15: 268- 274

Heidler H, Wölk H, Jonas U (1979) Urethral closure mechanism under stress conditions. Eur Urol 5:110- 112

Heidler H (1986) Die Rolle der quergestreiften Sphinctermuskulatur für die Speicherfunktion der Blase und ihre Beeinflußbarkeit durch Biofeedback. Veröffentlichungen der Universität Innsbruck 157, Wagner'sche Universitätsbuchhandlung, Innsbruck

Jonas U, Heidler H, Höfner K, Thüroff JW (1998) Urodynamik. Diagnostik der Funktionsstörungen des unteren Harntraktes. Ferdinand Enke, Stuttgart

Mostwin JL, Genadry R, Sanders R, Yang A (1996) Anatomic goals in the correction of female stress urinary incontinence. J Endourol 10: 207-212

Petros P, Ulmsten U (1993) An integral theory and ist method for the diagnosis and management of female urinary incontinence. Scand J Urol Nephrol Suppl 153: 1-93

3.2. Dranginkontinenz

3.2.1. Definition, Klassifikation und Terminologie

In den Standardisierungsempfehlungen der International Continence Society (ICS) wird Harninkontinenz definiert als unwillkürlicher Harnverlust, der objektiv nachweisbar ist und und ein soziales oder hygienisches Problem darstellt. Als Dranginkontinenz oder Urge-Inkontinenz wird nach ICS-Kriterien ein unwillkürlicher Harnverlust bezeichnet, der von imperativem Harndrang begleitet wird [4].

Auf der Basis urodynamisch-funktioneller Kriterien läßt sich die Urge-Inkontinenz in zwei große Gruppen einteilen, die als sensorische bzw. als motorische Dranginkontinenz bezeichnet werden.

Während die *sensorische Dranginkontinenz* urodynamisch durch eine Hypersensitivität, oft vergesellschaftet mit frühem ersten Harndrang und verminderter Blasenkapazität ohne Nachweis unwillkürlicher Detrusorkontraktionen gekennzeichnet ist, lassen sich bei der *motorischen Dranginkontinenz* zum Teil neben den bereits erwähnten urodynamischen Veränderungen definitionsgemäß unwillkürliche Detrusorkontraktionen nachweisen.

Von großer klinischer Bedeutung ist die Unterteilung beider Dranginkontinenzformen in solche mit bekannter Ätiologie (symptomatische oder sekundäre Urge-Inkontinenz) und solche unbekannter Ätiologie (idiopathische oder primäre Urge-Inkontinenz). Während bei der sekundären Dranginkontinenz in vielen Fällen durch eine kausale Therapie der zugrunde liegenden Erkrankung auch die Urge-Inkontinenz erfolgreich behandelt werden kann, läßt sich die primäre, idiopathische Dranginkontinenz ausschließlich symptomatisch behandeln. Auch bei diesen kausal nicht behandelbaren Formen der Dranginkontinenz hat die Differenzierung von sensorischen und motorischen Formen klinische und prognostische Bedeutung, da sich die sensorischen Formen in aller Regel schwerer behandeln lassen und häufiger invasive Therapiemaßnahmen nach sich ziehen, insbesondere wenn es zu strukturellen Veränderungen der Blase mit Entwicklung einer low-Compliance gekommen ist.

Die Nomenklatur der Inkontinenz bietet häufig Anlaß zur Verwirrung, da sowohl Symptomatik als auch (urodynamische) Diagnose mit denselben bzw. zahlreichen synonym gebrauchten Bezeichnungen belegt werden. Während der Terminus Urge- oder Dranginkontinenz allein in erster Linie ein eingangs definiertes Symptom bezeichnet, läßt der Zusatz sensorisch bzw. motorisch bereits die urodynamische Diagnose erkennen und ist somit eindeutiger. Synonym gebrauchte urodynamische Termini für sensorische Urge (mit oder ohne Harninkontinenz) sind Blasenhypersensitivität bzw. für motorische Urge (mit oder ohne Harninkontinenz) Detrusorhyperaktivität oder Detrusorinstabilität. Die Bezeichnung Detrusorinstabilität wird darüber hinaus gewissermaßen als Oberbegriff auch für unwillkürliche Detrusorkontraktionen auf der Basis einer eindeutig nachweisbaren neurogenen Genese verwendet, die korrekter als Detrusorhyperreflexie bezeichnet werden sollte. Während der Begriff Detrusorhyperreflexie die Lokalisation einer neurologischen Läsion nicht berücksichtigt und somit universell anwendbar ist, bezeichnet der Terminus Reflexinkontinenz einen unwillkürlichen Harnverlust aufgrund unwillkürlicher, nicht hemmbarer Detrusorkontraktionen ohne Harndrangsymptomatik und ist ausschließlich für die Blasenfunktionsstörung bei suprasakraler Rückenmarksläsion reserviert.

3.2.2. Sensorische Dranginkontinenz

Die Pathophysiologie der sensorischen Dranginkontinenz basiert auf einer vermehrten Anflutung sensorischer Reize (Blasenhypersensitivität), die zu einem verfrühten und verstärkten Harndrang und damit zu einer funktionell verminderten Blasenkapazität führen. Symptomatisch bestehen neben der Harninkontinenz Pollakisurie in der Regel ohne Restharnbildung, imperativer Harndrang, Nykturie und bei zahlreichen Patienten Dys- oder gar Algurie, wobei Schmerzen auch kontinuierlich mit Verstärkung bei Blasenfüllung und Miktion auftreten können. Urodynamisch findet sich in der Cystometrie die Angabe eines verfrühten ersten Harndranges ohne begleitenden Detrusordruckanstieg im Sinne einer unwillkürlichen Detrusorkontraktion. Der Detrusor verhält sich während der gesamten Füllphase stabil, die Blasenentleerung erfolgt willkürlich, allerdings wegen des verstärkten Miktionsreizes verfrüht bei noch inadäquater Blasenfüllung.

Zur Differenzierung zwischen einer funktionell sensorisch bedingten Kapazitätseinschränkung der Harnblase und einer strukturellen Kapazitätsverminderung im Sinne einer Schrumpfblase kann vergleichend eine Kapazitätsbestimmung oder besser noch eine Cystometrie in Narkose durchgeführt werden. Letztere erlaubt die Ermittlung der Compliance mit Gewinnung prognostischer Informationen und entsprechenden Auswirkungen auf die Therapieentscheidung insbesondere bei stark eingeschränkter Compliance (hyperbare Blase, low-compliance Blase).

3.2.2.1. Symptomatische (sekundäre) sensorische Dranginkontinenz

Zahlreiche, in der Regel lokale Faktoren aber auch systemische Erkrankungen können das klinische und urodynamische Bild einer sensorischen Dranginkontinenz hervorrufen. Erschwerend im Hinblick auf die Diagnosestellung kommt in diesem Zusammenhang hinzu, daß selbst die bekannten, in Tab. 3.1 aufgeführten Ursachen einer Drangsymptomatik bzw. Dranginkontinenz sowohl mit als auch ohne Nachweis von Detrusorinstabilitäten in der Urodynamik einhergehen können und somit sowohl klinisch als auch funktionell fließende Übergänge zwischen sensorischer und motorischer Dranginkontinenz bestehen.

Symptomatische (sekundäre) Urge/Urge-Inkontinenz
• unspezifischer Harnwegsinfekt
• spezifische Cystitis (TBC, Bilharziose)
• interstitielle Cystitis
• Radiocystitis, Cyclophosphamidcystitis
• Östrogenmangel
• infravesikale Obstruktion
• anatomische Anomalien (Urethraldivertikel, Urethralkarunkel, Urethralprolaps)
• Fremdkörper, Steine
• Tumoren (Blase, Urethra, Prostata)
• Beckenbodeninsuffizienz (Streß-/Urge-Inkontinenz)
• psychogene Ursachen?
Idiopathische (primäre) Urge/Urge-Inkontinenz
• neurogene Genese? (DD Detrusorhyperreflexie)
• myogene Genese?
• Alterungsprozeß?

Tab. 3.1: Mögliche Ursachen einer Urge/Urge-Inkontinenz.

Typische Ursachen und Erkrankungen, die ganz überwiegend zu einer sensorischen Urge/Urge-Inkontinenz führen können sind ein postmenopausaler Östrogenmangel, die Radiocystitis als Folge einer lokalen Strahlentherapie, das Carcinoma in situ der Harnblase und insbesondere die interstitielle Cystitis. Letztgenannte Erkrankung stellt in vielen Fällen nicht nur ein erhebliches therapeutisches sondern auch ein diffiziles diagnostisches Problem dar, zumal die Erkrankung beweisende diagnostische Maßnahmen nicht existieren und die Diagnose anhand einer umfangreichen Liste von Ein- bzw. Ausschlußkriterien nur mit mehr oder minder großer Wahrscheinlichkeit gestellt werden kann. Da darüber hinaus auch die Pathogenese der interstitiellen Cystitis bisher ungeklärt ist, erscheint der Übergang zwischen der interstitiellen Cystitis und der idiopathischen, primären sensorischen Dranginkontinenz fließend zu sein.

3.2.2.2. Idiopathische (primäre) sensorische Dranginkontinenz

Da die symptomatische und funktionelle Reaktion des unteren Harntraktes auf verschiedenste Noxen recht uniform ist und pathognomische Befundkonstellationen nicht existieren, müssen prinzipiell alle Ursachen einer symptomatischen Dranginkontinenz ausgeschlossen werden (Tab. 3.1), bevor die Diagnose einer idiopathischen Urge/Urge-Inkontinenz gestellt werden kann.

Da definitionsgemäß die Ursachen der idiopathischen Dranginkontinenz nicht bekannt sind, folglich auch ungeklärt ist, ob den den primären, idiopathischen Formen der Dranginkontinenz mit bzw. ohne Nachweis von Detrusorinstabilitäten gleiche oder unterschiedliche pathophysiologische Mechanismen zugrunde liegen, sollen die hierzu existierenden Vermutungen und Hypothesen im Abschnitt über die idiopathische motorische Dranginkontinenz (Kap. 3.2.3.2.) gemeinsam dargelegt werden.

Wie bereits in den vorangegangenen Abschnitten dargestellt, ist eine eindeutige Diagnose und Klassifizierung bzw. ätiologische Klärung der Genese selbst bei symptomatischen Formen der Dranginkontinenz schwierig. Es ist daher verständlich, daß in vielen Fällen ätiologisch eine psychogene Genese der Symptomatik vermutet, gelegentlich auch unterstellt wird. Auch aus eigener Erfahrung ist jedoch in aller Regel sehr schwer festzustellen, ob die durchaus bei zahlreichen Patienten insbesondere mit sensorischer Urge/Urge-Inkontinenz nachweisbaren psychischen Veränderungen Ursache oder Folge eines oft jahrelangen quälenden Leidensweges sind. Die Trennung einer psychogenen Genese von einer zweifellos unbefriedigenden Diagnose wie der einer idiopathischen Drangin-

kontinenz (synonym werden in diesem Zusammenhang auch die Begriffe Reizblase, Urethralsyndrom oder Urgency-Frequency Syndrom verwendet) erscheint somit schwierig bzw. unmöglich.

3.2.3. Motorische Dranginkontinenz

Pathophysiologische Grundlage der motorischen Urge/Urge-Inkontinenz sind in der Regel synchron mit dem Auftreten der Drangsymptomatik urodynamisch in der Cystometrie nachweisbare unwillkürliche Detrusorkontraktionen (Detrusorhyperaktivität, Detrusorinstabilität).

Bei Vorliegen einer Dranginkontinenz kommt es darüber hinaus zu einem unwillkürlichen Harnverlust während des Auftretens der unwillkürlichen Detrusorkontraktion.

In diesem Zusammenhang soll ergänzend die sog. urethrale Instabilität Erwähnung finden, die durch einen plötzlichen Abfall des Urethraldruckes mit unwillkürlichem Harnverlust allerdings ohne Nachweisbarkeit eines meßtechnisch erfaßbaren Detrusordruckanstieges gekennzeichnet ist und sich cystometrisch durch simultane Mitregistrierung des Urethraldruckes nachweisen läßt.

Ob es sich bei der urethralen Instabilität um ein Phänomen mit eigenständiger Pathophysiologie handelt oder ob es sich lediglich um einen Sonderfall der Detrusorinstabilität handelt, wobei ein Detrusordruckanstieg sich nur aufgrund einer stattfindenden isotonischen Kontraktion infolge des komplett relaxierten Blasenauslasses meßtechnisch nicht erfassen läßt, ist nach wie vor Gegenstand kontroverser Diskussion.

Das Beschwerdebild der motorische Dranginkontinenz unterscheidet sich im Vergleich zu der bei der sensorischen Dranginkontinenz dargestellten Symptomatik nicht und erlaubt somit keine sichere Differenzierung der beiden Formen.

3.2.3.1. Symptomatische (sekundäre) motorische Dranginkontinenz

Wie bei der sensorischen Dranginkontinenz müssen als Ursache einer motorischen Dranginkontinenz die bereits in Tab. 3.1 aufgeführten Ätiologien ausgeschlossen werden, wobei der unspezifische Harnwegsinfekt aufgrund seiner Häufigkeit nochmals besonders hervorgehoben werden soll.

Desweiteren kann als Folge einer Beckenboden-insuffizienz mit verminderter afferenter nervaler Aktivität das Auftreten von Detrusorinstabilitäten mit einer Streßharninkontinenz assoziiert sein (kombinierte Streß/Urge-Inkontinenz, gemischte Inkontinenz). Nach operativer Behandlung der Streßharninkontinenz sistiert die Detrusorinstabi-lität in etwa zwei Drittel der Fälle [19].

Ebenfalls von großer klinischer Bedeutung ist die Abgrenzung einer motorischen Dranginkontinenz von einer Detrusorhyperreflexie neurogener Genese (bei suprapontinen bzw. suprasakralen neurologischen Läsionen) sowie die Klärung der Frage, ob z.B. im Sinne einer BPH eine obstruktionsasso-ziierte Detrusorinstabilität ursächlich für die Urge/Urge-Inkontinenz sein kann. Da urodynamisch meßtechnisch die Genese einer registrierten unwillkürlichen Detrusorkontraktion nicht differenziert werden kann, ergeben sich hieraus vielfach erhebliche differentialdiagnostische und differentialtherapeutische Probleme. Dies gilt ganz besonders für Patienten höheren Lebensalters, bei denen häufig neurologische Begleiterkrankungen (z.B. M. Parkinson) oder zumindest degenerative cerebrale Prozesse, BPH und unter Umständen physiologische alterungsbedingte- bzw. alterungs-assoziierte Veränderungen gemeinsam vorliegen können, wobei jeder Faktor für sich bereits für die Auslösung einer Detrusorinstabilität verantwortlich sein kann. In Anbetracht der großen klinischen Relevanz dieses Problems soll kurz näher auf die BPH-assoziierte Detrusorinstabilität eingegangen werden.

Zur Genese einer obstruktionsbedingten Detrusor-instabilität werden in erster Linie neuronale Veränderungen auf Detrusorebene im Sinne einer De-nervierungshypersensitivität bei Verminderung cholinerger Nervenfasern [6,20], sowie myogene Ursachen [7,8] diskutiert, die im letzten Abschnitt dieses Kapitels detaillierter dargestellt werden.

Bei urodynamisch funktionellen Untersuchungen von Patienten mit BPH lassen sich drei prinzipiell voneinander unabhängige Hauptbefunde (Obstruktion, Detrusorinsuffizienz und Detrusorinstabilität) abgrenzen, die in unterschiedlicher Kombination nachweisbar sein können. *Pollakisurie, imperativer Harndrang, Urge-Inkontinenz und Nyk-*turie wurden als "irritative" Speichersymptome mit einer früh auftretenden Detrusorirritation infolge infravesikaler Obstruktion in Zusammenhang gebracht.

In zahlreichen Studien wird eine Assoziation o.g. Speichersymptome mit dem Auftreten einer uro-dynamisch nachweisbaren Detrusorinstabilität beschrieben. So fanden beispielsweise Abrams und Feneley [1] eine signifikante Korrelation zwischen Pollakisurie, imperativem Harndrang und Drang-inkontinenz mit dem Nachweis einer Detrusorin-stabilität. Coolsaet und Mitarbeiter [10] untersuchten den Zusammenhang zwischen Detrusorinsta-bilität und infravesikaler Obstruktion. Sie konnten Detrusorinstabilitäten bei 31 von 72 (43 %) nicht obstruktiven sowie bei 72 von 139 (52 %) obstruktiven Patienten nachweisen. Dies verdeutlicht, daß die Inzidenz einer Detrusorinstabilität als potentielle Ursache von Speichersymptomen bei infravesikaler Obstruktion erhöht ist, diese allerdings nicht die alleinige Ursache von Detrusorinstabilität darstellt. Übereinstimmend hiermit konnten bei 38 % der über 65jährigen Frauen, bei denen eine infravesikale Obstruktion sehr viel seltener als bei Männern nachweisbar ist, Detrusorinstabilitäten nachgewiesen werden [3].

Zweifellos kann das Vorliegen einer infravesika-len Obstruktion Ursache einer Detrusorinstabilität sein. In unterschiedlichen Studien [2,5] ließ sich die präoperative Inzidenz von Detrusorinstabilitä-ten (62 % bzw. 69 %) nach Beseitigung einer infra-vesikalen Obstruktion durch transurethrale Resektion auf 35 bzw. 31 % reduzieren.

Dennoch scheint die Beseitigung einer Obstruktion per se nicht der alleinige Grund für die Beseitigung von Detrusorinstabilitäten (und/oder Speichersymptomen) darzustellen, denn zusätzlich zur Gewebsablation kommt es nicht nur durch die TUR-P, sondern auch durch andere therapeutische Verfahren zu einer Beseitigung oder Zerstörung zahlloser sensibler Nervenendigungen im Bereich der Prostata und der proximalen Urethra. So konnten Chalfin und Bradley [9] zeigen, daß eine Infiltration der Prostata mit Lokalanästhetika Detruso-rinstabilitäten beseitigen kann.

Angesichts der schwierigen Differenzierung der Genese von Detrusorinstabilitäten gewinnen funktionskorrelierte morphologisch-ultrastrukturelle Untersuchungen des Detrusors zunehmend an Bedeutung. Solche spezifischen morphologischen Veränderungen bei Detrusorinstabilität lassen sich nur elektronenmikroskopisch nachweisen. Elbadawi und Mitarbeiter [12] beschreiben eine Abnahme normaler Zellverbindungen, die durch typische fingerartige, sogenannte Protrusionsverbindungen ersetzt werden. Diese Verbindungen weisen sehr enge Trennungen auf, die den sogenannten "gap junctions" ähneln. Die neuen Verbindungen sollen anstelle der verminderten normalen Zellverbindungen eine elektrische Kopplung der Muskelzellen bewirken, die im Gegensatz zur physiologischen Situation sehr schnell zur synchronen Kontraktion großer Muskelareale führen und für die Auslösung instabiler Kontraktionen verantwortlich sein könnten.

3.2.3.2. Idiopathische (primäre) motorische Dranginkontinenz

Zur Genese der primären, idiopathischen motorischen Urge/Urge-Inkontinenz gibt es keine allgemein akzeptierten Konzepte. Allerdings ist bekannt, daß ein wesentlicher Mechanismus bei der Entstehung der Detrusorinstabilität die Imbalanz zwischen zentralnervösen exzitatorischen positiven Feedback Mechanismen und inhibitorischen Kontrollmechanismen darstellt [13]. Eine derartige Imbalanz kann durch Läsionen neurogener Strukturen an zahlreichen Punkten des Nervensystems oder durch funktionelle Störungen innerhalb der exzitatorischen oder inhibitorischen Regelkreise hervorgerufen werden. Weder aufgrund der klinischen Symptomatik noch durch eine urodynamische Untersuchung ist jedoch zwischen einer neurogenen und einer nicht-neurogenen Genese sicher zu differenzieren. Trotz unauffälliger neurologischer Untersuchung besteht jedoch die Möglichkeit, daß es sich auch bei den vermeintlich nicht-neurogenen Blasenfunktionsstörungen um Störungen auf neuronaler Ebene handelt, die aber mit den gegenwärtig zur Verfügung stehenden diagnostischen Möglichkeiten nicht erfaßt werden können. Mit Hilfe sensitiverer Untersuchungsmethoden, wie der Kernspintomographie oder der Positronenemissionsspektrographie, sowie mit speziellen neurophysiologischen Untersuchungstechniken, wie der Elektromyographie des Sphinkter urethrae und Levator ani, den somatosensorisch evozierten Potentiale und der Bulbocavernosusreflex-Latenzzeit-Messung können jedoch inzwischen auch bei einem großen Teil der bisher als idiopathisch klassifizierten Funktionsstörungen pathologische Veränderungen der neuronalen Steuerung und Koordination nachgewiesen werden [14,16].

Wie bereits im vorangehenden Abschnitt erwähnt wurde, werden heute neurogene und/oder myogene Faktoren als wesentliches gemeinsames pathogenetisches Korrelat bei der Genese von Detrusorinstabilitäten angesehen. Basierend auf der Beobachtung, daß in Detrusorbiopsien von Patienten mit unterschiedlichen Ursachen der Detrusorinstabilität relativ konstant Zeichen der Denervierung nachgewiesen werden können [7,8], wird angenommen, daß die partielle Denervierung zu einer Veränderung der Eigenschaften der glatten Muskulatur führt, die eine vermehrte Erregbarkeit und Erregungsausbreitung im glattmuskulären Synzytium des Detrusors zur Folge hat. Über welchen Mechanismus eine lokale, sich über den gesamten Detrusor ausbreitende Kontraktion getriggert wird, ist noch ungeklärt. Neurogene Faktoren scheinen hierfür jedoch unerläßlich zu sein, zumal postganglionäre Neurone im Detrusor selbst bei der Entstehung einer Detrusorkontraktion immer beteiligt sind.

Ob und wenn ja welche anderen Neurotransmitter außer Acetylcholin für die Vermittlung einer Detrusorkontraktion funktionelle Bedeutung haben, ist noch nicht vollständig geklärt.

Insbesondere bei der Blasenhypersensitivität (vgl. Kap. 3.2.2.2.) scheinen jedoch neuropeptidhaltige sensorische C-Faser Afferenzen, die für die Übermittlung von Blasenfüllungsgefühl, Harndrang und Schmerzsensation eine wesentliche Rolle zu spielen [18]. Es konnte gezeigt werden, daß die lokale Freisetzung von Tachykinin und anderen Peptiden in der Blasenwand zu verschiedenen biologischen Effekten wie Kontraktionen der glatten Muskulatur, Bahnung nervaler Erregungsausbreitung und vermehrter vaskulärer Permeabilität führen. Diese Eigenschaften sensorischer Blasenafferenzen könnten somit für die Entstehung der Symptome bei der sensorischen, aber auch der motorischen Urge/Urge-Inkontinenz verantwortlich sein.

In Bezug auf die Funktion des unteren Harntrakt liegen mittlerweile zahlreiche Hinweise vor, die echte biologische Alterungsprozesse als Ursache funktioneller Veränderungen wahrscheinlich machen. Ein wesentliches Argument für die Relevanz von Alterungsprozessen als Ursache von Funktionsstörungen des unteren Harntraktes ist zweifellos die Tatsache, daß von älteren Frauen zum Teil in ähnlicher Häufigkeit Miktionsbeschwerden angegeben werden wie von gleich alten Männern [15,17], obwohl bei Frauen eine infravesikale Obstruktion viel seltener vorliegt als bei Männern dieser Altersgruppe. Darüber hinaus kommt es in beiden Gruppen zu einer altersabhängigen Zunahme des Anteils symptomatischer Männer und Frauen [15].

Die zunehmende Inzidenz von Detrusorinstabilitäten bei beiden Geschlechtern mit zunehmendem Alter darf mittlerweile als gesicherte Erkenntnis betrachtet werden. Ungeklärt ist in diesem Zusammenhang allerdings, ob die zunehmende Inzidenz der Detrusorinstabilität auf echte biologische Alterungsprozesse oder vielmehr auf alterungsassoziierte degenerative, metabolische und insbesondere neurogene Prozesse zurückzuführen ist. Für die Funktion des Harntraktes relevante alterungsassoziierte Prozesse sind vornehmlich Erkrankungen, die erst im höheren Lebensalter manifest werden, oder ihre Spätkomplikationen erst im höheren Lebensalter entfalten. Hier sind in erster Linie Erkrankungen zu nennen, die zu einer Kompromittierung der nervalen Steuerung der Funktionen des unteren Harntraktes führen. Besonders zu erwähnen sind in diesem Zusammenhang M. Parkinson, cerebrovaskuläre Durchblutungsstörungen und degenerative Hirnabbauprozesse, die als sogenannte suprapontine Läsionen im Sinne einer Detrusorhyperreflexie zu instabilen Detrusorkontraktionen bei koordiniertem Sphinkterverhalten führen und häufig mit einer Harninkontinenz einhergehen.

Typische, als alterungsbedingt angesehene morphologische Veränderungen des Detrusors sind eine Abnahme von Muskelzellverbindungen und eine hiermit einhergehende Veränderung des Interzellularraumes mit interstitieller Fibrose und Veränderung der kleinen Gefäße.

Neuere Arbeiten von Elbadawi und Mitarbeitern [11] beschreiben die Ultrastruktur des nicht obstruierten alternden Detrusors als im Wesentlichen normal, heben jedoch elektronenmikroskopisch erkennbare subtile, allerdings leicht wiedererkennbare Veränderungen der Muskelzellmembran

als typisch hervor. Diese beinhalten eine Elongation sogenannter "dense bands" der Zellmembran, sowie eine Verminderung dazwischen liegender Caveolen (oberflächliche Bläschen), die für den Ionenaustausch (insbesondere Kalzium) eine Rolle spielen sollen. Diese Zellmembranveränderungen könnten nach Meinung der Autoren für eine abnorme elektromechanische Kopplung zur Aktivierung der Detrusormuskulatur verantwortlich sein. Ein Unterschied histologischer und ultrastruktureller Veränderungen zwischen den Geschlechtern ließ sich bisher nicht nachweisen, so daß auch dies für das Vorhandensein eines echten biologischen Alterungsprozesses spricht.

Literatur

1. Abrams P, Feneley RCL (1978) The significance of symptoms associated with bladder outflow obstruction. Urol Int 33: 171-174

2. Abrams P, Farras DJ, Turner-Warwick RT, Whiteside CG, Feneley RCL (1979) The results of prostatectomy. A symptomatic and urodynamic analysis of 152 patients. J Urol 121: 640-642

3. Abrams P (1985) Detrusor instability and bladder outlet obstruction. Neurourol Urodyn 4: 317-328

4. Abrams P, Blaivas JG, Stanton SL, Andersen JT (1988) The standardisation of terminology of lower urinary tract function. Scand J Urol Nephrol (Supp. 114): 106-120

5. Andersen JT, Nordling J (1980) Prostatism II. The correlation between cystourethroscopic, cystometric and urodynamic findings. Scand J Urol Nephrol 14: 23-27

6. Andersson KE (1990) Autonomic neurotransmission and the unstable bladder. Neurourol Urodyn: 555-557

7. Brading AF, Turner WH (1994) The unstable bladder: towards a common mechanism. Br J Urol 73: 3

8. Brading AF (1997) A myogenic basis for the overactive bladder. Urology 50 (suppl 6A): 57

9. Chalfin SA, Bradley WE (1982) The etiology of detrusor hyperreflexia in patients with infravesical obstruction. J Urol 127: 938-942

10. Coolsaet BLRA, van Duyl WA (1995) Pathophysiology of outlet obstruction. In: Fitzpatrick JM, Krane RJ (ed) The Bladder. Churchill Livingstone, Edinburgh, London, Melbourne, New York, Tokio, pp. 91-117

11. Elbadawi A, Yalla SV, Resnick NM (1993) Structural basis of geriatric voiding dysfunction. II. Aging detrusor: normal versus impaired contractility. J Urol 150: 1657-1667

12. Elbadawi A, Yalla SV, Resnick NM (1993) Structural basis of geriatric voiding dysfunction. III. Detrusor overactivity. J Urol 150: 1668-1680

13. Fall M, Lindström S (1991) Electrical stimulation. A physiologic approach to the treatment of urinary incontinence. Urologic Clinics of North America 18, 2, 393

14. Fidas A, Elton RA, McInnes A, Chisholm GD (1987) Neurophysiological measurement of the voiding reflex arcs in patients with functional disorders of the lower urinary tract. Brit.J.Urol. 60, 205

15. Homma Y, Imajo C, Takahashi S, Kawabe K, Azo Y (1994) Urinary symptoms and urodynamics in a normal elderly population. Scand J Urol Nephrol suppl 157: 27-30

16. Kitada S, Ikei Y, Hasui Y, Nishi S et al.(1992) Bladder function in elderly men with subclinical brain magnetic resonance imaging lesions. J.Urol. 147, 1507

17. Lepor H, Machi G (1993) Comparison of AUA symptom index in unselected males and females between fifty-five and seventy years of age. Urology 42: 36-41

18. Maggi CA, Barbanti G, Santiciolo P, Beneforti P, Misuri D, Meli A, Turini D (1989) Cystometric evidence that capsaicin-sensitive nerves modulate the afferent branch of micturition reflex in humans. J Urol 142: 150

19. Sand PK, Bowen LW, Ostergar DR, Brubaker L, Panganiban R (1988) The effect of retropubic urethropexy on detrusor stability. Obstet Gynecol 71 (6; part 1): 818

20. Speakman MJ, Brading AF, Gilpin CJ, Dixon JS, Gilpin SA, Gosling JA (1987) Bladder outflow obstruction: A cause of denervation supersensitivity. J Urol 138: 1461-1466

Weiterführende Literatur

1. Abrams P, Khoury S, Wein A (1999) Proceedings of the 1st International Consultation on Incontinence, Health Publication Ltd.

2. Elbadawi A (1993) Functional pathology of urinary bladder muscularis: The new frontier in diagnostic uropathology. Sem Diagn Pathol 10: 314-354

3. Grünewald V, Jonas U (1995) Neurologic Abnormalities. In: Fitzpatrick JM, Krane RJ (ed) The Bladder. Churchill Livingstone, Edinburgh, London, Melbourne, New York, Tokio, pp. 195-211

4. Jonas U, Heidler H, Höfner K, Thüroff, JW (1998) Urodynamik - Diagnostik der Funktionsstörungen des unteren Harntraktes. 2. Auflage, Ferdinand Enke Verlag, Stuttgart

5. Lindström S, Fall M, Carlsson CA, Erlandson BE (1984) Rhythmic activity in pelvic efferents to the bladder: an experimental study in the cat with reference to the clinical condition "unstable bladder". Urologia internatonalis 39, 272

6. Puppo P, Perachino M, Bozzo W, Vitali A, Ardoino S, Ferro MA (1992) Does thermotherapy induce a long term alpha blockade? An immunohistochemical study. Europ Urol Proc Xth Congress of the European Assoc of Urology, p 195

7. Restorick JM, Mundy AR (1989) The density of cholinergic and alpha and beta adrenergic receptors in the normal and hyperreflexic human detrusor. Br J Urol 63: 32-35

8. Speakman MJ, Brading AF, Dixon JS, Gilpin SA, Gilpin CJ, Gosling JA (1991) Cystometric, physiological and morphological studies after relief of bladder outflow obstruction in the pig. Br J Urol 68: 243 247

3.3. Reflexinkontinenz

Ist eine Detrusorhyperaktivität neurogener Genese, spricht man von einer **Detrusorhyperreflexie**, führt sie zu unfreiwilligem Harnabgang von einer **Reflexinkontinenz**.

Ursache können cerebrale, spinale und periphere Nervenläsionen sein, wobei eine Reflexinkontinenz immer dann auftritt, wenn jene Strukturen, die normalerweise für die Willkürkontrolle von Bedeutung sind, geschädigt werden.

3.3.1. Die normale Steuerung der Blasenentleerung

Ab einer individuell unterschiedlichen Blasenfüllung – beim Erwachsenen ab etwa 300 ml - werden uns die dadurch ausgelösten afferenten Impulse, die aus der Harnblase, der hinteren Harnröhre und ihrer Umgebung in das zentrale Nervensystem einströmen, als "Harndrang" bewußt. Diese Impulse laufen peripher über afferente Nervenfasern in den Nn.pelvici (A-delta-Fasern), gelangen über lange Rückenmarkbahnen – vieles spricht dafür, daß die "Blasenbahn" in unmittelbarer Nachbarschaft der Schmerzbahn, dem Tractus spinothalamicus, verläuft – zunächst zum pontinen Miktionszentrum im Hirnstamm und von dort zum Cortex. Normalerweise sind wir in der Lage, die einkommenden Impulse so zu kontrollieren und zu modulieren, daß wir unsere Harnblase willkürlich steuern und den Harn zu geeigneter Zeit, am geeigneten Ort entleeren können. Dazu muß die Hemmung, die verschiedene Areale im Gehirn, vor allem im Cortex und Subcortex, auf das pontine Miktionszentrum ausüben, aufgehoben und die efferenten Impulse zur Harnblase freigegeben werden. Diese efferenten Impulse laufen über deszendierende Neurone in der Blasenbahn zu Kerngruppen in der Pars intermediolateralis des Sakralmarkes, insbesondere der Segmente S3 und S4 und gelangen von dort über efferente Nervenbahnen in den Nn.pelvici zur Blase, wo sie die Kontraktion bewirken.

Die PET-Untersuchungen von Blok & Holstege (1994) zeigen ein weiteres Areal auf, das offensichtlich für die Miktionssteuerung von Bedeutung ist, nämlich das "Periaequiductal Grey" (PAG). Ihre Ergebnisse lassen annehmen, daß die Afferenzen aus dem Sakralmark, die Informationen über die Füllung der Blase vermitteln, im PAG enden. Wenn die Blase so weit gedehnt ist, daß eine Entleerung notwendig wird, stimuliert das PAG die M-Region und löst so die Miktion aus. Diese M-Region empfängt aber auch Signale vom Cortex und Subcortex, die an der endgültigen Entscheidung über den Miktionsbeginn beteiligt sein könnten. Im dorsolateralen Bereich der Pons finden sich zwei für die Miktion wichtige Zellgruppen, die mediale Zellgruppe, die sog. M-Region, die mit den früher von Barrington beschriebenen Kerngruppen identisch ist und von wo die Neurone zur intermediolateralen Zellgruppe im Sakralmark gelangen. Darüber hinaus findet sich eine laterale Kerngruppe, die sog. L-Region, von wo Impulse über die Pyramidenbahn zum Nucleus Onuf gelangen, einer Kerngruppe im Vorderhorn des Sakralmarkes. Die Neurone den Nucleus Onuf innervieren den Beckenboden und den äußeren Schließmuskel.

Der Detrusorreflex ist demnach, so wie andere lebenswichtige Reflexe auch, ein Hirnstammreflex, wobei die höher gelegenen cortikalen und subcortikalen Zentren insgesamt eine Hemmung auf den Detrusorreflex ausüben, die wir jedoch willkürlich beeinflussen bzw. aufheben können. Eine zusätzliche, vor allem modulierende Rolle über die parasympathischen Innervation der Harnblase kommt dem Sympathicus zu, der teils direkt über Betarezeptoren-Stimulation, zum Teil indirekt durch Modulation der Reizübertragung in den Ganglien des Plexus pelvicus zusätzlich für die Ruhigstellung des Detrusors, also für die Sicherstellung der Speicherphase sorgt. Erst wenn die afferenten Impulse eine gewisse Stärke erreicht haben, kommt es im Rahmen des Blasenentleerungsreflexes zu

einer Aufhebung der sympathicotonen Hemmung auf die Harnblase.

Für den Kliniker ist es wichtig zu unterscheiden, ob die Ursache für die Reflexblase spinal oder supraspinal, exakter suprapontin, gelegen ist.

3.3.2. Besonderheiten der spinalen Reflexinkontinenz

Werden alle auf- und absteigenden spinalen Bahnen von der Läsion getroffen, ist die Läsion komplett, es entwickelt sich die sog. spinale **Reflexblase**. Bleiben jedoch vor allem afferente Bahnen erhalten, kann zwar der Harndrang verspürt, aber willkürlich nicht mehr gesteuert werden, man spricht dann von einer **spinal enthemmten Blase**. Werden die auf- und absteigenden Blasenbahnen völlig unterbrochen oder sind sie lädiert, so läuft der Blasenentleerungsreflex bei kompletter suprasakraler Rückenmarkläsion über den sakralen Reflexbogen und bei inkompletten Läsionen nur zum Teil über den Hirnstamm.

Ein Charakteristikum des normalerweise über den Hirnstamm laufenden Detrusorreflexes ist die Koordination zwischen Detrusor und Sphinkter, die ebenfalls im Hirnstamm lokalisiert ist und die sich überwiegend zwischen der M- und L-Region abspielt. Diese Koordination führt dazu, daß normalerweise mit der Detrusorkontraktion eine Sphinkterrelaxation einhergeht. Durch die komplette oder teilweise Unterbrechung der auf- und absteigenden Bahnen wird nicht nur die Willkürkontrolle über die Harnblase defekt, auch die Koordination zwischen Detrusor und Sphinkter ist nicht oder in nicht mehr ausreichendem Maße gegeben. Der Synergismus zwischen Detrusor und Sphinkter fehlt, es kommt zur Detrusor-Sphinkter ext.-Dyssynergie (DSD). Diese DSD führt zu einer mehr oder weniger ausgeprägten funktionellen infravesikalen Obstruktion. Sie trägt wesentlich dazu bei, daß die Blasenentleerung der spinalen Reflexblase bzw. der spinal enthemmten Blase durch Restharnbildung unausgeglichen wird.

Suprapontine Reflexblase

Liegt die Läsion jedoch oberhalb der den Sphinkter und Detrusor koordinierenden Zentren im Hirnstamm, so wird zwar ebenfalls die Willkürkontrolle über die Harnblase defekt, die Koordination zwischen Detrusor und Sphinkter bleibt jedoch erhalten. Mitunter findet man jedoch auch bei solchen Patienten in der Urodynamik vor allem am Beginn der Detrusorkontraktion eine erhöhte Sphinkter- bzw. Beckenbodenaktivität, die aber wohl nicht durch eine Dyssynergie, sondern dadurch zustande kommt, daß der Patient die drohende Miktion durch ein Kneifen des Beckenbodens, also durch eine Willkürinnervation des Beckenbodens, zu verhindern sucht. Bei manchen cerebralen Erkrankungen, wie beim M. Parkinson, kann auch die Grundkrankheit selbst zu einer erhöhten Beckenbodenaktivität im Rahmen der Symptome Rigor und Tremor führen. Liegen suprapontine cerebrale Läsionen als Ursache einer Reflexinkontinenz vor, so spricht man landläufig von einer "cerebral enthemmten Blase".

Auch Läsionen der peripheren Nerven, etwa im Rahmen von Operationen im kleinen Becken, können ebenfalls zu einer Detrusorhyperreflexie mit entsprechender Symptomatik führen. Da der den Beckenboden bzw. den äußeren Schließmuskel innervierende N.pudendus im Alcock'schen Kanal und nicht mit den Nn.pelvici im kleinen Becken verläuft und damit nicht geschädigt wird, bleibt der Synergismus zwischen Detrusor und Sphinkter erhalten.

Zusammenfassend können Läsionen im zentralen Nervensystem, und zwar suprasakrale spinale, ebenso wie suprapontine cerebrale, aber auch Läsionen im Bereiche der peripheren Nerven zu einer Beeinträchtigung bzw. zu einem Ausfall der Fähigkeit der Willkürkontrolle über die Harnblase führen. Es kommt dann zur sog. Reflexinkontinenz im Rahmen einer sog.Reflexblase oder einer spinal oder cerebral enthemmten Blase, wobei die spinalen Läsionen im allgemeinen mit einer DSD einhergehen, während bei suprapontinen Läsionen der Synergismus zwischen Detrusor und Sphinkter erhalten bleibt.

Klinisch ist die **spinale Reflexblase** dadurch gekennzeichnet, daß bei kompletter Unterbrechung aller auf- und absteigenden Bahnen (komplettes Querschnittsyndrom) weder Harndrang verspürt wird, noch irgendeine Möglichkeit der Willkürsteuerung über den Detrusor besteht. Sobald die Harnblase eine gewise Füllung erreicht hat, kommt es reflektorisch (daher auch der Name Reflexblase bzw. Reflexinkontinenz) zu einer Detrusorkontraktion, die zu einem willkürlich nicht be-

einflussbaren Harnabgang führt. Ist die Läsion inkomplett, so kann mitunter der Patient zwar den Harndrang gerade noch verspüren, er ist jedoch nicht in der Lage, diesen zu steuern. Man spricht deshalb von einer spinal enthemmten Blase.

Für die **suprapontine Reflexinkontinenz** gilt, daß Patienten im allgemeinen, wenn auch mitunter erst sehr spät, manchmal erst bei Einsetzen der Detrusorkontraktion, imperativen und dann nicht mehr hemmbaren Harndrang verspüren. Man spricht deshalb von der cerebral enthemmten Blase. Die Blasenentleerung bei den spinalen Läsionen geht im allgemeinen mit Restharn, bei suprapontinen Läsionen ohne Restharn einher, sofern nicht ein mechanisches Abflußhindernis oder eine Detrusorschwäche vorliegt. Die Kontraktionen der Reflexblase können normokontraktil, hyperkontraktil, aber auch hypokontraktil sein. Die DSD bei der spinalen Läsion kann einerseits die Detrusorhyperreflexie verstärken, mitunter aber auch durch die funktionelle Obstruktion zu einer Dekompensation und damit zu einer Hypokontraktilität, also einer schwachen Reflexblase führen.

Die Diagnose "Reflexblase" kann durch die urodynamische Untersuchung objektiviert und die für die klinische Beurteilung wichtigen Parameter, wie Compliance, Kontraktilität bzw. Kontraktionsdauer, erfaßt werden. Hingegen läßt sich die funktionelle Blasenkapazität besser aus dem Blasenentleerungsprotokoll, aus der Summe der entleerten Harnmenge und ggfs. verbliebenem Restharn, ermitteln.

3.4. Überlaufinkontinenz

Eine Überlaufinkontinenz liegt dann vor, wenn der intravesikale Druck den der Urethra infolge Überfüllung übersteigt [1]. Das klassische klinische Krankheitsbild ist die benigne Prostatahyperplasie (BPH), wo infolge einer mechanischen Obstruktion hohe Restharnmengen zu einer Überdehnung der Harnblase führen. Vor allem bei geriatrischen Patienten können Stuhlretention, neurogene Blase oder anticholinerge Medikamente weitere Ursachen sein. Hohe Restharnmengen führen in diesen Fällen zu hohen pathologischen intravesikalen Druckwerten, die letztlich den intraurethralen Druck übersteigen und zur Inkontinenz führen. Es ist nicht mit letzter Sicherheit geklärt, ob es sich bei diesem Überlaufmechanismus um einen rein passiven Detrusor handelt, der nur aufgrund der übervollen Harnblase kritische Druckwerte über den der Urethra erzeugt (echter Überlaufmechanismus), oder ob nicht ab Erreichen einer bestimmten kritischen Kapazität unwillkürliche Detrusorkontraktionen (scheinbarer Überlaufmechanismus) die Inkontinenz erzeugen. Bei Patienten mit chronischer Retention infolge subvesikaler Obstruktion sind in zystometrischen Untersuchungen beide Formen nachgewiesen worden [11].

Die Häufigkeit von Überlaufinkontinenz bei inkontinenten Frauen wird mit 0,5 % angegeben [4, 7], die bei geriatrischen Patienten bis 10 % ansteigt [9]. Über die Prävalenz von Überlaufinkontinenz bei Männern mit BPH ist nur wenig bekannt. Überlaufinkontinenz tritt weniger bei akutem Harnverhalt als bei chronischer Harnretention (schleichende Zunahme des Restharns) auf. Es existieren kaum Informationen, warum Patienten einen akuten Harnverhalt, andere eine chronische Harnretention mit zum Teil erheblichen Restharnmengen ohne wesentliche Symptomatik (stumme Obstruktion) ausbilden. In einem hohen Prozentsatz letzterer Patienten ist zusätzlich zur mechanischen Obstruktion eine suprasakrale sensorische/propriozeptive Störung im Sinne einer okkult neurogenen Blase bei intaktem sakralen Reflexbogen gefunden worden [10].

Die Inzidenz einer symptomlosen (stummen) Obstruktion bei operationspflichtigen BPH-Patienten wird mit 3,5 % angegeben, wobei in 85 % dieser Fälle mit Harnstauungsnieren zu rechnen ist [8]. Patienten mit Detrusorinstabilitäten oder Einschränkung der Detrusordehnbarkeit (low compliance bladder) weisen ein höheres Risiko für die Ausbildung von Harnstauungsnieren oder Einschränkung der glomerulären Filtrationsrate auf [11]. Ein spezifisches Krankheitsbild mit Bluthochdruck, chronischer Retention, spät auftretender Enuresis (hier eine Form der Überlaufinkontinenz bei Nacht), Harnstauungsnieren beidseits und Retention harnpflichtiger Substanzen infolge stummer Obstruktion ist als "high pressure chronic retention" beschrieben worden [5]. Überlaufinkontinenz im Zusammenhang mit BPH gilt als absolute Operationsindikation [2, 3].

Bei Kindern mit Myelomeningozele kann Überlaufinkontinenz im Zusammenhang mit einer

Low-Compliance-Blase auftreten, wobei gleichfalls ein hohes Risiko für die Schädigung des oberen Harntraktes besteht. Mit der Messung des Leak-Point-Pressure (LPP = Detrusordruck, bei dem es zur Überlaufinkontinenz kommt) kann das Risiko zur Entwicklung eines vesiko-ureteralen Refluxes oder einer Stauung des oberen Harntraktes abgeschätzt werden [6]. Bei einem Grenzwert von > 40 cm H_2O besteht ein signifikant erhöhtes Risiko für Reflux (68 %) oder Dilatation des oberen Harntraktes (81 %).

Literatur

1. Abrams P, Blaivas JG, Stanton SL, Andersen JT (1988) The standardisation of terminology of lower urinary tract function. The International Continence Society Committee on Standardisation of Terminology. Scand J Urol Nephrol Suppl 114:5-19

2. Altwein J, Aumüller G, Berges R, Dreikorn K, Eickenberg U, Engelmann U, Gratzke P, Harzmann R, Haupt G, Höfner K (1999) Leitlinien der Deutschen Urologen zur Therapie des BPH-Syndroms. Urologe A 38:529-536

3. Christensen MM, Bruskewitz RC (1990) Clinical manifestations of benign prostatic hyperplasia and indications for therapeutic intervention. Urol Clin North Am 17:509-516

4. Dwyer PL, Desmedt E (1994) Impaired bladder emptying in women. Aust N Z J Obstet Gynaecol 34:73-78

5. George NJ, PH OR, Barnard RJ, Blacklock NJ (1983) High pressure chronic retention. Br Med J Clin Res Ed 286:1780-1783

6. McGuire EJ, Woodside JR, Borden TA, Weiss RM (1981) Prognostic value of urodynamic testing in myelodysplastic patients. J Urol 126:205-209

7. Methfessel G, Methfessel HD (1982) Anamnestic and urometric classification of 185 cases of urinary incontinence. Zentralbl Gynakol 104:1361-1368

8. Nissenkorn I, Savion M, Servadio C (1988) Renal and bladder function recovery after prostatectomy in patients with a chronic residual urine of above 1,000 ml. Eur Urol 14:434-436

9. Pannill Fd, Williams TF, Davis R (1988) Evaluation and treatment of urinary incontinence in long term care. J Am Geriatr Soc 36:902-910

10. Parys BT, Machin DG, Woolfenden KA, Parsons KF (1988) Chronic urinary retention—a sensory problem? Br J Urol 62:546-549

11. Styles RA, Neal DE, Griffiths CJ, Ramsden PD (1988) Long-term monitoring of bladder pressure in chronic retention of urine: the relationship between de-

trusor activity and upper tract dilatation. J Urol 140:330-334

3.5. Extraurethrale Inkontinenz

"**Extraurethrale Inkontinenz**" [7] beschreibt den unfreiwilligen Harnverlust unter Umgehung der Harnröhre. Klassische Ursachen sind **angeborene Anomalien** (z.B. ektoper Ureter) bzw. **urogenitale Fisteln** (z.B. Spätfolgen nach Bestrahlung, postoperativ bzw. nach Geburtstraumen). Die angeborenen extraurethralen Inkontinenzen sind eher selten, die iatrogenen urogenitalen Fistelbildungen haben jedoch einen hohen Stellenwert.

3.5.1. Ektoper Ureter

Definitionsgemäß mündet der ektope Ureter nicht "eutop" am Lateralrand des Trigonums, sondern irgendwo zwischen Blasendom, Urethra, den Samenblasen oder (beim weiblichen Patient) der Vagina. Die Häufigkeit des ektopen Ureters ist schlecht abschätzbar, da Symptome oft nicht vorhanden sind [16]. Campbell beschreibt eine Häufigkeit von 1:1900 Kindern [5]. 1/3 der ektopen Ureteren mündet im Bereich des Blasenhalses bzw. in Höhe des externen Sphinkters in die Urethra [16]. Je distaler die Einmündungsstelle in der Urethra ist, desto höher ist die Wahrscheinlichkeit für Inkontinenz. Endet der Ureter in der Vagina, ist die "extraurethrale" Inkontinenz praktisch sicher. Die vaginal, zervikal und uterin einmündenden Ureteren sind das Resultat einer Ruptur des Gärtner'schen Ganges im uretero-vaginalen Kanal. Das klassische Symptom ist der kontinuierliche, z.T. tröpfelnde Urinverlust bei normaler Miktion [11]. Beim Mann endet der ektope Ureter in 50 % in der prostatischen Urethra [6]. Da die Einmündung proximal des Sphinkters erfolgt, sind diese Patienten kontinent. Nur ektope Ureteren mit Einmündung außerhalb der harnableitenden Organe (z.B. Vagina) führen zu einer extraurethralen Inkontinenz.

3.5.2. Urogenitale Fisteln

Die Urogenitalfisteln bedürfen hinsichtlich ihrer Ätiologie und Prävention einer besonderen Betrachtung. Während urogenitale Fisteln in Ländern der Dritten Welt noch immer als Folge von Ge-

burtstraumen vorkommen [1,8,10,15] sind sie in Ländern mit einer hochentwickelten Medizin vorwiegend auf operative Eingriffe im kleinen Becken zurückzuführen und damit im wesentlichen iatrogen bedingt. Sie führen bei den betroffenen Frauen zu einem hohen Leidensdruck. Aus diesen Gründen bedarf die Prävention von Urogenitalfisteln bei verschiedenen gynäkologischen Operationen einer größeren Beachtung, als das bisher der Fall war.

3.5.3. Ätiologie

Die Häufigkeit urogenitaler Fisteln zeigt ihre höchste Inzidenz in der 3. und 4. Dekade [3]. An der Mayo-Klinik wurden in einem Zeitraum von 30 Jahren mehr als 800 Fistelbildungen statistisch erfaßt [13], in 75 % nach Hysterektomie. Auffallend ist, daß bei mehr als 50 % der Patientinnen keineswegs besonders schwierige gynäkologische Operationen vorausgegangen waren. Die abdominale oder vaginale Hysterektomie wurde meist wegen Myomen, einfachen Ovarialzysten, Ca-in-situ und dysfunktionellen Blutungen vorgenommen. Vorausgegangene Operationen mit von vornherein erhöhtem Risiko wie bei invasiven Karzinomen, Endometriose und ausgedehnten Verwachsungen nach entzündlichen Erkrankungen lagen in der Vorgeschichte sehr viel seltener vor.

Nur 5 % der Fisteln waren auf einen geburtshilflichen Schaden - besonders bei Zangenentbindungen [16] zurückzuführen. Ein ursächlicher Zusammenhang mit einer Strahlenbehandlung wurde in 10 % vermutet. Schließlich entwickelten sich 10 % der Fisteln nach anderen operativen Eingriffen im kleinen Becken.

Diese Beobachtungen können nicht ohne weiteres auf andere Länder übertragen werden. Es dürfte jedoch sehr wahrscheinlich sein, daß auch in den entwickelten Ländern die Mehrzahl der Urogenitalfisteln nach einer Hysterektomie entsteht und zwar keineswegs nach besonders schwierigen operativen Eingriffen.

3.5.4. Intraoperative Verletzungen und Urogenitalfisteln

Verletzungen der Harnblasenwand und der Ureterwand oder Gewebstraumen in ihrer unmittelbaren Umgebung [16] sind häufig Ursache von Fistelbildungen nach gynäkologischen Operationen.

Arteriosklerose, Hochdruck, Diabetes mellitus, ausgeprägte Adipositas und entzündliche Erkrankungen können dabei eine gewisse prädisponierende Rolle spielen [14].

Eine intraoperativ nicht erkannte, vollständige Eröffnung der Harnblase oder des Ureters führt meist unmittelbar postoperativ zur Inkontinenz und häufig zu einer Hämaturie. Entleert sich der Harn in die freie Bauchhöhle, so stellen sich postoperativ Symptome eines akuten Bauchs ein. Kommt es sekundär postoperativ zu einer Eröffnung der Harnblase oder der Ureterwand infolge von Nekrosen in der oberflächlich verletzten Wand dieser Organe oder ihrer unmittelbaren Umgebung, so stellen sich die entsprechenden Symptome erst mehrere Tage nach der primären Operation ein. Die Patientin bleibt in der Regel postoperativ zunächst symptomfrei. Bei sekundären Nekrosefisteln dürfte für das zeitliche Intervall zwischen Primäroperation und Fistelbildung das Ausmaß der Wandverletzung oder der Traumatisierung der unmittelbaren Umgebung eine gewisse Rolle spielen. Postoperative entzündliche Veränderungen in der unmittelbaren Nähe der Blasen- oder Ureterwand dürften ebenfalls ätiologisch für eine sekundäre Fistelbildung von Bedeutung sein.

Man muß davon ausgehen, daß auch der erfahrenste und geschickteste Operateur die Blase intraoperativ eröffnen, einen Ureter verletzen oder gar durchtrennen oder Gewebstraumen in der unmittelbaren Umgebung der Blasen- oder Ureterwand setzen kann. Über die Häufigkeit können keine zuverlässigen Angaben gemacht werden, da unmittelbar erkannte und entsprechend versorgte Verletzungen in der Regel komplikationslos abheilen. Es ist zu erwarten, daß bei Hysterektomien in 0,1 - 0,3 % mit Verletzungen des Harntraktes zu rechnen ist [16]. Radikaloperationen bei Genitalkarzinomen wurden dabei nicht mitgerechnet. Mit Blasen- und Ureterfisteln ist in etwa bei 0,1-0,3 % zu rechnen. In der Bundesrepublik dürften die Zahlen für Verletzungen des Harntraktes bei Hysterektomien und für postoperative Fistelbildungen in ähnlicher Größenordnung liegen [4,9].

Auch wenn Urogenitalfisteln nicht vollständig zu verhindern sein werden, so läßt sich an Einzelbeispielen zeigen, daß ihre Häufigkeit bei Hysterektomien extrem gesenkt werden kann. In der Mayo-Klinik wurden bei 35 117 Operationen unter Einschluß radikaler Karzinomoperationen 20 postoperative Fisteln beobachtet (0,05 %). Davon standen 9 Fisteln in einem kausalen Zusammenhang mit einer erweiterten Hysterektomie nach Vorbestrahlung wegen eines Karzinoms [12,13].

In einer Studie von Zander et al [2] über 1092 Zervixkarzinome, kam es bei 1,6 % der Patientinnen intraoperativ zu einer Verletzung der Blase und in 0,4 % zu einer Verletzung des Ureters. Eine Blasen-Scheiden-Fistel entwickelte sich in 0,3 % und eine Ureter-Scheiden-Fistel in 1,4 %.

Literatur

1. Arrowsmith, S.,E.C.Hamlin et al: Obstructed labor injury complex: obstetric fistula formation, and multifeceted morbidity of maternal birth trauma in the developing world, Obstet Gynecol Surv 1996 ; 51: 568 – 574

2. Baltzer, J., C.Kaufmann, K.G.Ober, J.Zander: Komplikationen bei 1092 erweiterten abdominalen Krebsoperationen mit obligatorischer Lymphadenektomie, Geburtshilfe und Frauenheilkunde, 1980; 40: 1 - 5

3. Bazeed,M., A.Nabeeh et al: Urovaginal fistulae: 20 year's experience, Eur Urol 1995 ; 27: 34 –38

4. Beck,L.: Komplikationen an den harnableitenden Wegen bei gynäkologischen Operationen, Gynäkologie und Geburtshilfe, 1985; 1: 35-37

5. Campbell. M.F.: Anomalies of the Ureter, In: Campbell M.F., Harrison J.H. eds.Urology, 3rd edition, Saunders Co., 1970: 1487 – 1542

6. Ellerker, A.G.: The extravesical ectopic ureter, Br.J.Surg. 1958 ; 45: 64-69

7. Jonas, U, J Zander: Behandlung von Urogenitalfisteln. In: Zander,J, H Graeff (Hrsg) Gynäkologische Operationen. Springer Berlin, Heidelberg, New York, 1991, S 529 – 550

8. Kelly,J.: Ethiopia: an epidemiological study of vesicovaginal fistula in Adis Ababa, World Health Stat Q 1995; 48: 15-17

9. Pantil,U.,K.Waterhouse, G.Laungani: Management of 18 difficult vesico-vaginal and urethra-vaginal fistulas with modified Ingelmann-Sundberg and Martius operations, J.Urol.; 1980, 123: 653 – 656

10. Rathee, S., S.Nanda : Vesicovaginal fistulae: a 12-year study, J Indian Med Ass 1995; 93 : 93-94

11. Schulman, C.C.: Les impantations ectopiques de l'uretre, Acta Urol.Belg. 1972 ; 40: 201 – 478

12. Symmonds, R.E.: Verhütung und Behandlung von Urogenital-Fisteln, Extracta Gynecol, 1980; 4: 103 – 116

13. Symmonds R.E.: Incontinence Vesical and urethral fistulas, Clin Obstet Gynecol 1984 ; 27: 499 – 514

14. Van Nagell, J.R., E.S. Donaldson, E.G.Wood : Urinary tract involvement by invasive cervical cancer. In: Buchsbaum, H.J., J. O. Schmidt (eds): Gynecologic and Obstetric Urology, Saunders, Philadelphia, 1983

15. Wall, L.L.: Obstetric fistulas in Africa and the developing world: new efforts to solve an age-old problem, Womens Health Issues 1996 ; 6: 229 –234

16. Whitfield, H.N., W.F. Hendry, R.S.Kirby, J.W.Ducket (✝): Textbook of Genitourinary Surgery, Blackwell Science, 2nd edition, 1998

3.6. Enuresis

Der Begriff "Enuresis" stammt von dem griechischen Wort "enourein" ab, was einfach nur "Harn lassen" bedeutet. Vielleicht ist so zu erklären, daß Enuresis ganz unterschiedlich definiert wurde. Gemeinhin wird Enuresis aber mit Bettnässen bzw. Einnässen im Schlaf gleichgesetzt.

Im Alter zwischen 2 und 4 Jahren werden die meisten Kinder zunächst tagsüber und dann auch nachts trocken. Schon ältere Studien haben gezeigt, daß mit dem Erreichen des 5. Lebensjahres fast 90 % der Kinder im Schlaf nicht mehr einnässen. Aus diesem Grunde ist das Bettnässen nach dem 5. Lebensjahr (zweimal oder mehrmals pro Monat) als Enuresis nocturna definiert worden. Kinder, die bereits länger als drei (sechs) Monate nachts "trocken" waren und dann wieder einnässen, haben eine sekundäre Enuresis, wohingegen Kinder, die diese Trockenphase nicht hatten, als primäre Enuretiker bezeichnet werden. Die Zusätze zum Enuresisbegriff wie "monosymptomatische" oder "isolierte" Enuresis sollen deutlich machen, daß keine Tagsymptome wie imperativer Harndrang und Pollakisurie vorhanden sind und daß sich in der Anamnese keine Hinweise auf durchgemachte Harnwegsinfektionen finden.

Die Ätiologie des Bettnässens ist nicht völlig geklärt, obwohl wichtige und gesicherte Detailkenntnisse vorliegen. Für das Erlangen der Blasenkontrolle bei Tag und bei Nacht sind einige Voraussetzungen unabdingbar. Treten bei dieser Entwicklung Störungen auf, kann das zum Einnässen führen. Diese Fehlentwicklungen können sich auf den Ebenen der neurologischen Blasenkontrolle, des urodynamischen Zusammenspiels des unteren Harntraktes, der endokrinen Steuerung der nächtlichen Harnflut und nicht zuletzt in dem psychosozialen Bereich des Kindes abzeichnen.

3.6.1. Neurologische Reifungsverzögerung

Der Miktionsreflex verläuft über das sakrale und pontine Miktionszentrum. Die Miktionen des Säuglings sind zunächst ungehemmt und laufen reflektorisch ab. Am Ende des ersten Lebensjahres entwickelt sich zunächst eine unbewußte und zwischen dem 2. und 3. Lebensjahr eine zunehmend bewußte Hemmung, die durch die Großhirnrinde gesteuert wird. Das Ziel ist, daß die gefüllte Harnblase als solche erkannt und damit die drohende Miktion verhindert wird. In der Nacht muß die volle Harnblase einen Weckreiz auslösen, so daß das Kind aufstehen und zur Toilette gehen kann.

Säuglinge und Kleinkinder haben eine "ungehemmte Blase", weil die Pyramidenbahn und kortikalen Steuerungsfelder noch nicht ausgereift sind. Die willkürliche Steuerung muß im Kleinkindalter erst anerzogen und erlernt werden. In der Nacht führt dann die volle Blase zum Aufwachen des Kindes, was sich in einer abrupten Änderung des EEG vom tiefen zum leichten Schlaf äußert.

Untersuchungen von einnässenden Kindern mit simultanen EEG- und Zystometrieableitungen haben drei typische Verhaltensmuster bei diesen kleinen Patienten klassifizieren lassen (Kawauchi et al., 1996):

- Typ I-Patienten haben ein ähnliches Verhalten von EEG und Zystometrogramm wie normale Kinder (Abb. 3.10a), nur mit dem Unterschied, daß sie bei voller Blase nicht 10 bis 20 Minuten später erwachen, aufstehen und zur Toilette gehen, sondern daß sie den Urin ins Bett entleeren und entweder erst dann erwachen oder weiterschlafen (Abb. 3.10b).

- Beim Typ IIa-Patienten kommt es trotz Blasenfüllung nicht zum Übergang von der Tiefschlafphase in die Phase des leichten Schlafes. Die Blase zeigt jedoch keine ungehemmten Detrusorkontraktionen in der Füllphase (Abb. 3.10c). Das sind die sog. Tiefschläfer.

- Hingegen findet man bei dem Typ IIb-Patienten vor der enuretischen Episode zahlreiche Detrusorkontraktionen, die aber zu keiner Veränderung der Schlafphase Anlaß geben letzlich aber die enuretische Episode bedingen.

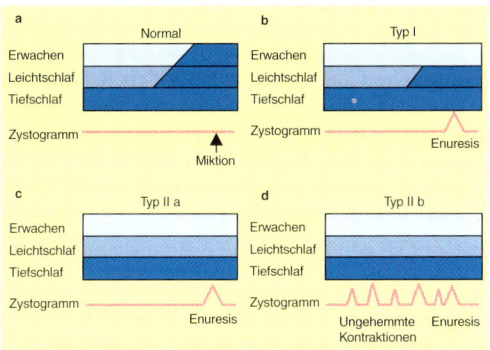

Abb. 3.10: Reaktionen des normalen Kindes und des Enuretikers auf die gefüllte Blase während des Schlafes nach KAWAUCHI und WATANABE, 1995. **a:** "Trockenes" Kind, **b:** Typ I Enuresis mit Weckreaktion, aber fehlendes Erwachen, **c:** Typ IIa Enuresis ohne Weckreaktion, aber stabiler Blase während der Füllphase, **d:** Typ IIb Enuresis ohne Weckreaktion und instabiler Blase während der Füllphase.

Da etwa 60 % der Enuretiker dem Typ I-Patienten zugeordnet werden müssen, kann man nicht generell von einem Tiefschlafphänomen sprechen. Klinische Beobachtungen sprechen aber dafür, daß auch bei diesen Kindern das Aufwecken durch die Eltern ein Problem darstellt.

3.6.2. Urodynamisches Defizit am unteren Harntrakt

Der Säugling entleert etwa 20mal seine Blase unabhängig von seinem Schlaf- oder Wachzustand. Die Miktionsfrequenz verringert sich in den nächsten zwei Jahren um die Hälfte. Die Blasenkapazität steigt dabei aber stärker an als die Zahl der Miktionen vermuten lassen würde. Um eine Kontinenz und eine willkürliche Blasenentleerung zu erreichen, muß die Blasenkapazität aber stark zunehmen. Die unwillkürlichen Detrusorkontraktionen müssen verschwinden bzw. unterdrückbar werden. Die Kontrolle über das Sphinktersystem ist die dritte notwendige Voraussetzung für die Kontinenz.

Es hat sich gezeigt, daß Kinder mit einem verzögerten Erreichen der Blasenkontrolle eine unterkapazitäre Blase aufweisen und daß ungehemmte Detrusorkontraktionen während der gesamten Füllungsphase auftreten. Letztere haben gelegentlich Druckspitzen von 100 bis 200 cm Wassersäule, die ein Spinktersystem trotz äußerster Kraftanwendung nicht zurückhalten kann. Kinder mit derarti-

gen Problemen haben eher neben ihrem nächtlichen Einnässen auch Tagsymptome wie Harndrang, Pollakisurie und eine ungenügende Möglichkeit, die Miktion hinauszuzögern. Definitionsgemäß haben diese Kinder eine Inkontinenz, da solche Symptome nicht zur Enuresis gehören. Doch auch Kawauchi et al. (1996) konnten in der Nacht eine geringere Blasenkapazität bei Enuretikern im Vergleich zu den Nichtenuretikern konstatieren.

3.6.3. Gestörter Tag-Nacht-Rhythmus der ADH-Sekretion

Die während der Nacht gebildete Harnmenge darf nicht größer sein, als die Blase des Kindes fassen kann. Das antidiuretische Hormon wird normalerweise in der Nacht stärker ausgeschieden und senkt damit die Diurese. Die dänische Forschergruppe um Djurhuus, Nørgaard und Ritting (1985-1997) hat in mehreren Publikationen darauf hingewiesen, daß bei etwa zwei Drittel der Enuretiker die nächtliche ADH-Sekretion nicht ansteigt und damit eine ungehinderte Harnflut besteht. Die funktionelle Blasenkapazität des Kindes wird erreicht bzw. überschritten und ein Einnässen läßt sich bei fehlendem Weckeffekt durch die volle Blase nicht verhindern. Die geradezu klassisch gewordenen Abbildungen zeigen neben dem gleich gebliebenen Harnvolumen in der Nacht bei den Enuretikern (Abb. 3.11c) auch einen fehlenden Anstieg der Urinosmolarität bei den Bettnässern (Abb. 3.11b).

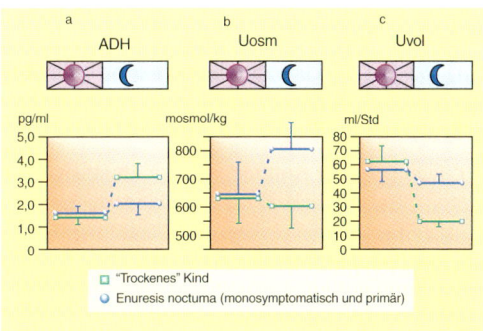

Abb. 3.11: Unterschiedliches Verhalten des einnässenden und des "trockenen" Kindes bei Tag (Sonnensymbol) und bei Nacht (Mondsymbol) nach Nørgaard, Ritting und Djurhuus, 1985-1997. **a:** Blutspiegelwerte des antidiuretischen Hormons (ADH), **b:** Urinosmolarität bei Tag und Nacht, **c:** Urinvolumen bei Tag und Nacht.

Einerseits ließ sich ein morphologisches Korrelat für diesen gestörten zirkadianen ADH-Rhythmus bei MR-Studien der Hypophyse von adulten Enuretikern nicht finden (Hunsballe et al., 1996). Andererseits sind bei verschiedenen Studien die Ergebnisse der dänischen Arbeitsgruppe nicht uneingeschränkt bestätigt worden. Madersbacher et al. (1996) sahen einen niedrigeren ADH-Spiegel bei Kindern, die auf eine Desmopressin-Therapie ansprachen, als bei denen, die das nicht taten. Wir selbst fanden ebenfalls keinen signifikanten Unterschied zwischen der ADH-Sekretion bei Tag und Nacht (Jacobi, 1998). Enuretiker hatten aber durchgängig geringere ADH-Spiegel als nicht bettnässende Kinder.

Kawauchi et al. (1996) hatten die Hoffnung, über die Messung der Urinosmolarität des Morgenurins zwischen Enuretikern und Nichtenuretikern unterscheiden zu können. Der Unterschied war nicht nachzuweisen, so daß sie die erhöhte nächtliche Urinproduktion als Grund für die Enuresis nicht sichern konnten.

3.6.4. Psychosoziale Probleme

Schon vor Jahrhunderten wurde vermutet, daß das Bettnässen eine psychische Ursache haben müßte. In der Tat haben epidemiologische Untersuchungen einen höheren Prozentsatz von psychiatrischen Problemen bei Bettnässern im Vergleich zu "trockenen" Kindern gezeigt. Neuere Untersuchungen konnten jedoch bei der primären Enuresis seltener faßbare psychische Störungen aufdecken als angenommen wurden. Empirische Beobachtungen haben aber einen Zusammenhang zwischen psychischem Streß und sozialen Problemen und dem Wiederauftreten einer Enuresis herstellen können.

Für die ungestörte Kontinenzentwicklung sind die Motivation des Kindes, die unbehinderte Lernfähigkeit und ein intaktes soziales Umfeld wichtige Voraussetzungen.

Von Gontard et al. (1996) konnten 19,5 % der Kinder mit einer primären Enuresis und nur 10 % der Kinder mit einer monosymptomatischen (isolierten) Enuresis eine psychiatrische Diagnose zuordnen. Bei der sekundären Enuresis steigt dieser Prozentsatz ihrer Ansicht nach bis auf 75 % an. Dabei fanden sich als häufigste Diagnosen die aus dem Formenkreis des hyperkinetischen Syndroms, der

Verhaltensstörungen sowie der emotionalen Störungen. Sie empfehlen deshalb auch stets eine psychologische Untersuchung, besonders bei den Risikogruppen unter den Einnässern (Enuresis mit Tagsymptomatik und bei sekundärer Enuresis).

Ähnliche Ergebnisse sahen Robson et al. (1997), die eine größere Häufigkeit der Enuresis bei Kindern mit Hyperaktivität und Aufmerksamkeitsstörungen beobachteten.

3.6.5. Multifaktorielle Pathophysiologie

Eine familiäre Häufung von Kindern mit Enuresis ist aus Untersuchungen in den zwanziger und dreißiger Jahren bereits bekannt. Erst jetzt gelang es mit Hilfe der Gentechnologie auf dem langen Arm des Chromosom 13 zwei Genorte zu identifizieren, die das Enuresis-Gen (ENUR I) flankieren (Eiberg et al., 1995). Es ist aber noch viel Arbeit nötig, um die 5 Millionen Nukleotide, die sich zwischen den beiden Genorten befinden, auf ihre Verantwortlichkeit zu prüfen (Ritting, 1996). Eine genetisch determinierte Hypernatriurie und Kaliuresis nehmen Vurgun et al. (1997) als Grund für das nächtliche Einnässen an.

Man muß wohl nach wie vor von einer multifaktoriellen Ätiologie ausgehen: Detrusorinstabilität am Tage, Blasenkontraktionen in der Nacht, mangelnder Weckeffekt der gefüllten Blase und eine verminderte Urinkonzentration während der Nacht sind normale Erscheinungen bei Kleinkindern. Die Hypothese von Koff (1996) geht davon aus, daß diese Phänomene, wenn sie über das Alter von 5 Jahren hinaus persistieren, als pathologisch gewertet werden müssen. Basierend auf der Maturationstheorie, die die Urodynamik des unteren Harntraktes, die Funktion des Hypothalamus und die Reaktionen im Schlaf-EEG des Kleinkindes betreffen, postuliert er, daß die meisten Enuretiker eine zweifache Entwicklungsverzögerung im ZNS aufweisen, die sowohl das afferente als auch efferente System beeinträchtigt. Die fehlende Weckreaktion einer vollen oder sich kontrahierenden Blase (verminderte oder fehlende EEG-Antwort) und die mangelhafte Hemmung des Miktionsreflexes (Reflexentleerung des Säuglings) während des Schlafes sind als kombinierte Störungen anzunehmen (Watanabe, 1995).

Die Koexistenz solcher Entwicklungsverzögerungen auf verschiedenen Ebenen ist erst dann die Voraussetzung für das Auftreten der Enuresis. Die isolierte Betrachtung einzelner Phänomene (Blasenkapazität, Hyperhydratation, Elektrolytausscheidung, zirkadianer Rhythmus der Vasopressinausscheidung, Verhaltensstörungen) wird zu ganz differenten Aussagen führen.

Literatur

Eiberg H, Berendt I, Mohr J (1995) Nature Genet 10: 354-356 zit. n. Ritting S (1996)

Gontard A von, Lehmkuhl G, Mauer-Mucke K, Rassouli R (1996) Association of ICD-10 child psychiatric diagnosis with different forms of enuresis/incontinence. In: Norgaard JP et al. (eds) International Children's Continence Society. Monograph Series No 1, Wells Medical Limited, Chapel Place, Royal Tunbridge Wells, Kent TN1 1BP

Hunsballe JM, Lundorf E, Nørgaard JP (1996) The pituitary gland in nocturnal enuresis: MR findings. Scand J Urol, Nephrol 30: 85-87

Jacoby MB (1998) Untersuchung zum zirkadianen Rhythmus von ADH, Serum- und Urinosmolarität bei primärer monosymptomatischer Enuresis nocturna. Inaug Diss, Humboldt-Universität zu Berlin

Kawauchi A, Watanabe H, Miyoshi K (1996) Early morning urine osmolarity in nonenuretic and enuretic children. Pediatr Nephrol 10: 696-698

Kawauchi A, Kitamor T, Imada N, Tanaka Y, Minami M, Watanabe H (1996) Bladder capacity at the time of enuresis. In: Nørgaard JP et al. (eds) International Children's Continence Society. Monograph Series No 1, Wells Medical Limited, Chapel Place, Royal Tunbridge Wells, Kent TN1 1BP

Koff, SA (1996) Cure of nocturnal enuresis: why isn't desmopressin very effective. Pediatr Nephrol 10: 667-670

Largo RH, Molinari L, v. Siebenthal K, Wolfensberger U (1999) Development of bladder and bowel control: significance of prematurity, perinatal risk factors psychomotor development and gender. Eur J Pediatr 158: 115-122

Madersbacher H, Knoll M, Kiss G (1996) Plasma AVP levels in children with nocturnal enuresis - predictive value and the outcome 5 years later. In: Nørgaard JP et al. (eds) International Children's Continence Society. Monograph Series No 1, Wells Medical Limited, Chapel Place, Royal Tunbridge Wells, Kent TN1 1BP

Nørgaard JP, Djurhuus JC, Watanabe H, Stenberg A, Lettgen B (1997) Experience and current status of research into the pathophysiology of nocturnal enuresis. (Review) Brit J Urol 79: 825-835

Nørgaard JP, Pederson EB, Djurhuus JC (1985) Diurnal antidiuretic hormone levels in enuretics. J Urol 134: 1029-1031

Olbing H (Hrsg) (1993) Enuresis und Harninkontinenz bei Kindern. Hans Marseille Verlag, München

Ritting S (1996) Enuresis research: current status and future prospect. In: Nørgaard JP et al. (eds) International Children's Continence Society. Monograph Series No 1, Wells Medical Limited, Chapel Place, Royal Tunbridge Wells, Kent TN1 1BP

Roberts M, Averous M, Besset A, Carlander B, Billard M, Guiter J, Grasset D (1993) Sleep polygraphic studies using cystomanometry in twenty patients with enuresis. Eur Urol 24: 97-102

Robson WMLM, Jackson HP, Blackhurst D, Laung AKC (1997) Enuresis in children with attention-deficit hyperactivity disorder. South Med J 90: 503-505

Vurgun N, Gümüs BH, Ece A, Ari Z, Tarhan S, Yeter M (1997) Renal functions of enuretic and nonenuretic children: Hypernatriuria and Kaliuresis as causes of nocturnal enuresis. Eur Urol 32: 85-90

Watanabe H (1995) Sleep patterns in children with nocturnal enuresis. Scand J Urol Nephrol Suppl 173: 55-57

4. Diagnostik

4.1. Anamnese und klinische Untersuchung

4.1.1. Anamnese

4.1.1.1. Allgemeine Anamnese

Das Gespräch mit dem Patienten und die Erhebung der Krankenvorgeschichte sind wichtige Voraussetzungen der Behandlung. Die Anamnese vermittelt die nötigen Informationen über das Beschwerdebild, so daß anschließend eine vorläufige Diagnose gestellt werden kann. Die Anamnese gibt dem Untersucher eine Vorstellung über die hauptsächlichen Beschwerden des Patienten, über das Ausmaß der Problematik, über den Grad der Behinderung und über Auswirkungen auf die Lebensqualität. Auch wenn die Angaben des Patienten nicht immer objektiv sind, von der Motivation, vom Leidensdruck und von Schamgefühlen begleitet sind, vermittelt die Anamnese dennoch Informationen, die über die Art und das Ausmaß der folgenden Untersuchungen entscheidet.

Bei der Erhebung der Krankenvorgeschichte sollten Geburtstraumen, angeborene oder erworbene neurologische Erkrankungen (z.B. Myelomeningocele, Epilepsie, Meningoencephalitis, Bandscheibenvorfall, Multiple Sklerose, Morbus Parkinson, Tumore des Rückenmarks oder des Gehirns), Stoffwechselerkrankungen (speziell Diabetes mellitus) und Strahlentherapien erfragt werden. Mögliche sensible oder motorische Ausfälle sind speziell zu ermitteln und zu dokumentieren (z.B. Reithosenanästhesie bei einem Bandscheibenvorfall mit folgender Überlaufinkontinenz). Eine gezielte Stuhlanamnese kann Defäkationsstörungen oder eine anale Inkontinenz aufdecken, die der Patient beim Urologen oder Gynäkologen häufig von sich aus nicht erwähnt. Bei Männern ist die Sexualanamnese hilfreich, begleitende Störungen bei der Erektion und Ejakulation aufzudecken. Auch Operationen am Gehirn, am Rückenmark oder im Becken lenken schon früh den Verdacht auf eine neurogene Schädigung des Harntraktes.

Gynäkologische (Uterus, Vagina) oder urologische Eingriffe (Urethra, Prostata, Harnblase) können mit einer Verletzung des Harntraktes oder des urethralen Sphinkters einhergehen, welche eine Harninkontinenz zur Folge hat. Eine Meta-Analyse aus über 7000 Patienten nach einer transurethralen Resektion der Prostata (TURP) ergab eine belastungsabhängige Harninkontinenz bei 2,1 % und eine totale Harninkontinenz bei 1 % der behandelten Patienten [22]. Chronische pulmonale Erkrankungen oder das Asthma bronchiale führen über eine Erhöhung des intraabdominellen Druckes zu einer Verschlimmerung der Harninkontinenz. Eine Herzinsuffizienz mit Einlagerung von Flüssigkeit in die unteren Extremitäten am Tag und folgender Rückresorption, sowie Ausscheidung während der Nacht kann neben einer Nykturie auch eine Harninkontinenz verschlimmern. Ebenso sollte nach einem abnormen Durstgefühl, einer Polydipsie und einer gesteigerten Trinkmenge gefragt werden, da sich hinter diesen Angaben ein Diabetes mellitus oder ein Diabetes insipidus mit Polyurie verbergen kann.

Bei erwachsenen Frauen bestehen *Risikofaktoren* für eine Harninkontinenz, die bei der Anamneseerhebung gezielt abgefragt werden sollten und über die Genese der Inkontinenz wertvolle Informationen liefern (Tab. 4.1).

- Lebensalter
- Rasse
- Übergewicht
- Anzahl der Geburten
- Art der Entbindung
- Perineale Naht nach Dammriß während der Geburt
- Hysterektomie
- Enuresis nocturna in der Kindheit

Tab. 4.1: Risikofaktoren für eine Harninkontinenz bei Frauen.

Bei Frauen sind die Körperhöhe und das Körpergewicht von Bedeutung, da epidemiologische Studien eine erhöhte Wahrscheinlichkeit einer belastungsabhängigen Harninkontinenz bei einer Erhöhung des Sollgewichtes nach Broca (Körperhöhe in cm - 100) bzw. bei einer Erhöhung des Body-Mass-Index (Körpergewicht in kg/Körperhöhe in m^2) gezeigt haben [26]. Ebenso sollten bei Frauen die Anzahl der Geburten erfaßt werden, da bei zunehmender Zahl eine erhöhte Wahrscheinlichkeit für eine Harninkontinenz besteht [9]. Frauen nach vaginalen Geburten besitzen eine höhere Wahrscheinlichkeit einer postparten Harninkontinenz (21 %) als Frauen nach Kaiserschnitt-Entbindung, bei vaginalen Geburten mit einer Zangenextraktion des Kindes steigt die Wahrscheinlichkeit weiter an (36 %) [24]. Epidemiologische Untersuchungen konnten ebenfalls zeigen, daß Frauen über 50 Jahre sowie Frauen nach operativer Entfernung der Gebärmutter eine statistisch signifikant höhere Wahrscheinlichkeit für eine Harninkontinenz besitzen. Entgegen der vorherrschenden Meinung geht die frühere Einnahme von oralen Kontrazeptiva und die Länge der Menopause jedoch nicht mit einer höheren Inkontinenzrate einher [25]. Bei den aufgeführten Untersuchungen bestand ein Zusammenhang zwischen den o.g. Risikofaktoren und dem Vorliegen einer Streßharninkontinenz. Mädchen, die in der Kindheit oder in der Jugend eine Enuresis nocturna aufwiesen, besitzen im Erwachsenenalter eine erhöhte Wahrscheinlichkeit für eine Dranginkontinenz [10].

Obwohl bei Harninkontinenz Angaben zum unwillkürlichen Urinverlust wichtigster Teil der Anamnese sind, sollte auf die Erfassung der Miktionsanamnese nicht verzichtet werden. Bei fast allen Inkontinenzformen finden sich auch veränderte Miktionsgewohnheiten. Bei Urge-Inkontinenz besteht fast immer auch ein Drangsyndrom, das mit der Trias Pollakisurie, Nykturie und imperativer Harndrang einhergeht. Auch bei Streßharninkontinenz besteht oft eine erhöhte Miktionsfrequenz, die jedoch nicht durch imperativen Harndrang sondern durch den Wunsch der Patientin hervorgerufen wird, durch häufige "prophylaktische" Blasenentleerungen die Schwere der Inkontinenz zu mindern. Eine neurogene Blasenfunktionsstörung kann mit allen Inkontinenzformen auftreten und entsprechende Symptome aufweisen.

Eine detaillierte *Miktionsanamnese* sollte neben der Miktionsfrequenz am Tag und in der Nacht, das Blasenfüllungs- und Blasenentleerungsgefühl, den Blasenentleerungsmodus, die Harnstrahlqualität, die Harnstrahlkontinuität und ein mögliches Restharngefühl erfassen (Tab. 4.2).

Miktionsanamnese

- *Miktionsfrequenz am Tag*
- *Miktionsfrequenz während der Nacht*
- *Blasenfüllungsgefühl* (vorhanden, aufgehoben, imperativer Harndrang, vegetative Reaktionen)
- *Blasenentleerungsgefühl* (aufgehoben, Brennen, Schmerzen)
- *Blasenentleerungsmodus* (Startschwierigkeiten, Miktion mit Bauchpresse oder Credé-Handgriff, Miktion nach Triggerung)
- *Harnstrahlqualität* (stark, abgeschwächt, tröpfelnd)
- *Harnstrahlkontinuität* (kontinuierliche oder unterbrochene Miktion, Nachträufeln, zweite Miktion)
- *Restharngefühl*
- *Intermittierender Katheterismus*
- *Transurethraler oder suprapubischer Dauerkatheter*
- *Verfärbungen des Urins*

Tab. 4.2: Wichtige Fragen zur Erfassung der Miktion.

Die Miktionsfrequenz ist von zahlreichen Faktoren abhängig (z.B. Trinkmenge, Blasenkapazität, Miktionsgewohnheiten, Blasenfunktionsstörung, etc.) und kann nur als grobe Orientierung aufgefaßt werden. Intermittierende Einmalkatherisierungen sind ebenso zu erfassen wie die kontinuierliche Urinableitung über einen transurethralen oder suprapubischen Katheter. Verfärbungen des Urins sind wichtig bei der Einschätzung der Genese der Harninkontinenz; eine Makrohämaturie könnte z.B. auf einen Blasentumor mit Dranginkontinenz hinweisen. Rezidivierende Harnwegsinfektionen (Zystitiden, Pyelonephritiden) können durch die Inkontinenz entstehen, andererseits können Harnwegsinfektionen aber auch eine Harninkontinenz verursachen.

Die klinische Erfahrung zeigt, daß manche Patienten keine Einzelheiten über die Häufigkeit und Art der Miktion angeben können, so daß diese Details speziell erfragt werden müssen. Besonders Patienten mit einer Blasenfunktionsstörung, die schon lange besteht oder die schleichend begonnen hat, besitzen keine Klarheit über den Krankheitswert. Genauere Angaben liefern jene Patienten, bei denen die Blasenfunktionsstörung akut aufgetreten ist (z.B. Harnverhalt bei einem Bandscheibenvorfall). Irritative Miktionsbeschwerden (z.B. Pollakisurie, imperativer Harndrang, Nachträufeln) und die Harninkontinenz führen zu einer stärkeren Beeinträchtigung der Lebensqualität als obstruktive Miktionssymptome (z.B. abgeschwächter Harnstrahl, Restharngefühl) [28]. Heute werden in zunehmender Häufigkeit standardisierte Fragebögen zur objektiven Erfassung von Miktionsgewohnheiten verwendet (z.B. Internationaler Prostata Symptom Score bei Männern und Urogenital Distress Inventory bei Frauen), um Beschwerden von Patientengruppen in Abhängigkeit von Faktoren wie Alter, Geschlecht, Erkrankung, Geographie, Rasse etc. (international) vergleichen zu können (s.a. Kap. 4.1.3). Ideal sind validierte Fragebögen, die gleichzeitig Fragen zur Miktion, Inkontinenz und Lebensqualität beinhalten (ICS-male, DAN-PSS).

4.1.1.2. Inkontinenz-Anamnese

(☞ Tab. 4.3)

Inkontinenzanamnese
• seit wann?
• Häufigkeit?
• Tageszeit?
• unbemerkt vs. dranghaft?
• Intensität?
• Situation?
• bisherige Therapien?
• Art des Inkontinenzschutzes?
• Anzahl der Vorlagen?

Tab. 4.3: Wichtige Fragen zur Erfassung der Harninkontinenz.

Erste Informationen zur Inkontinenz liefert der Zeitpunkt des Auftretens eines Urinverlustes. Besteht ein Urinverlust seit Lebensbeginn, wird der Untersucher am ehesten an eine extraurethrale Inkontinenz (z.B. ektop mündener Harnleiter) denken. Besteht der Urinverlust nach einer Operation, wird der Untersucher eher eine Fistel, einen Harnverhalt mit Überlaufinkontinenz oder eine neurogene Blasenfunktionsstörung vermuten. Die Häufigkeit des Urinverlustes (selten, zeitweise, periodisch, regelmäßig, ständig) und die tageszeitliche Abhängigkeit des Urinverlustes (tags oder nachts, tags und nachts) liefert Informationen über den

Schweregrad der Inkontinenz. Die systematische Anamnese sollte alle vorübergehenden Ursachen für eine Harninkontinenz und für eine Blasenentleerungsstörung herausfiltern (Tab. 4.4).

• Delirium
• Eingeschränkte Mobilität
• Medikamente
• Harnverhalt
• Harnwegsinfektion
• Schwangerschaft
• Urethritis
• Ausgeprägte Obstipation
• Kompression des Rückenmarks
• Polyurie
• Psychisch

Tab. 4.4: Ursachen für eine vorübergehende Harninkontinenz, modifiziert nach [27].

Die Intensität des Urinverlustes (tröpfchenweise, im Strahl) und die Empfindung beim Urinverlust (unbemerkt, dranghaft) geben Aufschlüsse über die Art der Inkontinenz. Abrams und Feneley [1] haben demonstriert, daß sich hinter den Symptomen Pollakisurie und imperativer Harndrang mit Urinverlust meistens eine Detrusorhyperaktivität verbirgt. Petros und Ulmsten [29] konnten nachweisen, daß bei Patienten mit einer anamnestisch diagnostizierten Dranginkontinenz diese Diagnose auch in den meisten Fällen urodynamisch nachgewiesen werden konnte. Von Ingelman-Sundberg [14] und Stamey [33] wurden Einteilungen der Harninkontinenz anhand unterschiedlicher körperlicher Belastungen vorgenommen, die eine Beurteilung des Schweregrades der Harninkontinenz erlaubt (Tab. 4.5).

Grad 1	Urinabgang beim Husten, Niesen, Lachen, Pressen oder schwerem Heben
Grad 2	Urinabgang bei Lageveränderungen des Körpers: Aufstehen, Setzen oder beim Gehen
Grad 3	Ständiger Urinabgang, Inkontinenz im Liegen

Tab. 4.5: Einteilung der Harninkontinenz in Schweregrade anhand unterschiedlicher körperlicher Belastungen.

Ein Urinverlust beim Husten, Niesen, Lachen oder bei körperlicher Aktivität läßt am ehesten auf eine Streßharninkontinenz schließen. Ein Urinverlust im Liegen, beim Waschen der Hände unter laufendem Wasser oder auf dem Weg zur Toilette, wenn gleichzeitig noch ein starker Harndrang besteht, läßt eher eine Dranginkontinenz vermuten.

Die Mehrheit von harninkontinenten Frauen verwendet Vorlagen, wie eine fragebogengestützte Untersuchung bei fast 1300 Patientinnen ermitteln konnte [30]. Die Anzahl der verwendeten Vorlagen gibt aber allenfalls eine ungefähre Vorstellung über die Stärke der Harninkontinenz, da verschiedene Arten von Vorlagen mit unterschiedlicher Saugstärke erhältlich sind. Beim Wechseln der Vorlagen spielt die Hygieneauffassung der Patientin eine entscheidene Rolle: eine Patientin wechselt die Vorlage nach jeder Miktion, eine andere nach jeder Inkontinenzepisode oder erst bei vollständig durchnäßter Vorlage.

Auch wenn Patienten häufig vermutlich typische Symptome für eine Inkontinenzform berichten (Tab. 4.6), besteht eine niedrige Treffsicherheit für die ätiologische Zuordnung der Harninkontinenz. Jonas und Wenderoth haben 755 harninkontinente

Frauen untersucht, bei denen nach der Erhebung der Anamnese die Inkontinenz in 58 % als Streßharninkontinenz und in 42 % als Dranginkontinenz klassifiziert wurde [15]. Nach der urodynamischen Messung mußten 32 % der Patienten mit einer korrigierten Diagnose klassifiziert werden, in 20 % der Fälle waren Mischformen aus Streß- und Dranginkontinenz gefunden worden (Abb. 4.1).

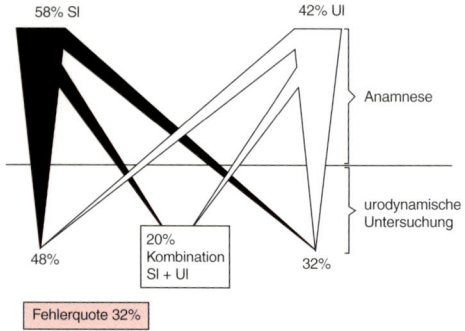

Abb. 4.1: Korrelation von Symptomen mit urodynamischen Diagnosen. Die klinische Einteilung einer Streßharninkontinenz (SI) oder Urge-Inkontinenz (UI) muß nach der urodynamischen Untersuchung in 32 % der Fälle mit einer korrigierten Diagnose klassifiziert werden.

	Streßharninkontinenz	Dranginkontinenz
Häufigkeit?	regelmäßig	gelegentlich - regelmäßig
Tageszeit?	oft nur am Tag bei körperlicher Aktivität	tags und nachts
Gefühl beim Urinverlust?	unbemerkt	dranghaft
Intensität?	tröpfchenweise	im Strahl
Situation?	beim Husten, Niesen, Lachen, bei körperlicher Aktivität	beim Händewaschen/Duschen
zusätzliche Angaben	• bei Übergewicht • langsamer Beginn der Inkontinenz mit progredienter Verschlechterung • Einschränkung der Lebensqualität geringer • führt oft zur Vermeidung von bestimmten körperlichen Aktivitäten (z.B. Sport) • häufig bei Patienten mit chronischen pulmonalen Erkrankungen (z.B. Asthma)	• bei jeder Körperkonstitution • Inkontinenz und Drangsymptomatik in Intensität wechselnd • starke Einschränkung der Lebensqualität • häufig im Rahmen von Harnwegsinfektionen oder nach Bestrahlungen von Beckenorganen • Pollakisurie, Nykturie und imperativer Harndrang • Enuresis nocturna in der Kindheit oder Jugend

Tab. 4.6: Unterscheidung einer Streß- und Dranginkontinenz anhand anamnestischer Angaben.

4.1.1.3. Medikamenten-Anamnese

Zahlreiche Medikamente können die Funktion des Detrusors oder der Urethra beeinflussen (Tab. 4.7). In manchen Fällen kann durch Wechsel des Medikamentes oder durch eine Änderung der Dosis ein vergleichbarer therapeutischer Effekt mit geringeren Nebenwirkungen auf den Harntrakt und Verschlußapparat der Blase erreicht werden. Eine Sonderstellung bei der in Tab. 4.7 aufgelisteten Medikamente nehmen die Diuretika ein, die über eine gesteigerte Flüssigkeitsausscheidung eine Harninkontinenz verschlimmern können, ohne daß sie direkt den Detrusor oder den Sphinkter beeinflussen.

Die Erfassung regelmäßig eingenommer Medikamente läßt Rückschlüsse auf Erkrankungen des Patienten zu, die bei der allgemeinen Anamnese nicht genannt wurden.

4.1.2. Miktionstagebücher

Eine Methode zur objektiven Erfassung der Miktion und von Inkontinenzepisoden sind Miktionstagebücher, die der Patient über einen Zeitraum von 3 bis 7 Tagen führt. In einem Protokoll trägt der Patient kontinuierlich für jeden Tag und für jede Nacht jede Miktion mit Uhrzeit ein, mißt das jeweilige Miktionsvolumen, gibt ein mögliches Restharngefühl an, beschreibt, ob Harndrang vor der Miktion bestand, protokolliert die Inkontinenzepisoden und die Umstände beim Urinverlust (Abb. 4.2).

Fakultativ können darüber hinaus Vorlagenwechsel und Trinkmenge im Miktionsprotokoll dokumentiert werden. Aus diesen Protokollen kann der behandelne Arzt das Miktionsverhalten, den Schweregrad der Inkontinenz, die Umstände beim Urinverlust und die Anzahl der Vorlagen ablesen und ggf. während einer Therapie kontrollieren. Die maximal entleerte Urinmenge dient dabei auch als

MEDIZINISCHE HOCHSCHULE HANNOVER
KLINIK FÜR UROLOGIE

Name, Vorname: Margarethe W.
Geburtsdatum: 10.12.43

Beginn (Datum, Uhrzeit): 17.06.99, 6⁵⁵ Uhr   Ende (Datum, Uhrzeit): 18.06.99, 6⁰⁰ Uhr

Uhrzeit	Urinvolumen [ml]	Harndrang? (ja/nein)	Urinverlust vor dem Wasserlassen? (1=wenige Tropfen, 2=gering, 3=erheblich)	Restharngefühl? (ja/nein)	Vorlagenwechsel? (ja/nein)
6²⁰	90	ja	1	nein	nein
6⁵⁰	40	ja	/	nein	nein
7⁴⁵	80	ja	1	nein	nein
9²⁰	110	ja	/	nein	nein
10⁴⁵	90	ja	2	nein	nein
11¹⁰	30	ja	1	nein	nein
12⁴⁵	70	ja	3	nein	ja
13³⁵	50	ja	1	nein	nein
14⁵⁰	90	ja	2	nein	ja
16²⁰	80	ja	2	nein	ja
18⁰⁰	140	ja	1	nein	nein
19¹⁰	60	ja	1	nein	nein
19⁵⁰	40	ja	/	nein	nein
21⁰⁵	80	ja	/	nein	nein
22³⁵	70	ja	2	nein	ja
0³⁰	40	ja	3	nein	ja
3²⁰	80	ja	2	nein	ja
5¹⁵	70	ja	2	nein	ja

Abb. 4.2: Miktionsprotokoll. 55-jährige Patientin mit Pollakisurie (Miktion 15 mal am Tag), Nykturie (Miktion 3 mal während der Nacht), Harndrang und Harninkontinenz. Anhand des Miktionsprotokolls besteht der Verdacht auf eine motorische Urge-Inkontinenz.

Medikamentengruppe	Medikamente	Wirkmechanismus	Auswirkungen auf den Harntrakt
Direkte Parasympathomimetika	Carbachol, Bethanechol	Erhöhung der Detrusorkontraktiliät	Dranginkontinenz
Indirekte Parasympathomimetika	Physostigmin, Neostigmin, Distigmin, Pyridostigmin		
β-Sympatholytika (β-Rezeptorenblocker)	z.B. Atenolol, Metoprolol, Propanolol, Sotalol		
Prostaglandine	Prostaglandin E_2, Prostaglandin2_a	Verminderung des Sphinktertonus und Erniedrigung des Blasenauslaßwiderstandes	Streßharninkontinenz
α–Sympatholytika (α-Rezeptorenblocker)	Phentolamin, Phenoxybenzamin		
Muskelrelaxantien	Baclofen, Dantrolen, Flavoxat		
Hydrierte Mutterkornalkaloide (direkte α-Sympatholyse)	Dihydroergotamin		
Parasympatholytika (Anticholinergika)	Atropin, Scopolamin, Ipratropiumbromid, Oxybutynin, Tolterodin, Trospiumchlorid, Propiverin	Hemmung des Detrusors über eine direkte oder indirekte anticholinerge Wirkung, Relaxation der glatten Muskulatur	Restharnbildung, Harnverhalt, Überlaufinkontinenz
Tricyclische Antidepressiva	Amitryptilin, Imipramin, Clomipramin, Noxiptilin, Desipramin, Nortriptylin		
Neuroleptika: Phenothiazinderivate	z.B. Chlorpromazin, Promethazin, Triflupromazin, Trifluoperazin, Perazin, Perphenazin, Fluphenazin, Thioridazin, Periciazin, Pecazin		
Butyrophenonderivate	Haloperidol, Droperidol		
Thioxanthene	Chlorproxithen		
Hypnotika: Barbitursäurederivate	z.B. Hexobarbital, Pentobarbital, Phenobarbital		
Benzodiazepine	z.B. Nitrazepam, Flurazepam, Diazepam		
Alkohole und Aldehyde	Chloralhydrat, Paraldehyd		
Chinazoline	Methaqualon		
Piperidinderivate	Gluthetimid, Methyprylon		
Sympathomimetika:	Adrenalin, Noradrenalin, Etilefrin, Norfenefrin		
α-Sympathomimetika (direkt, indirekt)	z.B. Phenylefrin, Synefrin		
β-Sympathomimetika	z.B. Isoprenalin, Orciprenalin		
Calciumkanalantagonisten	z.B. Verapamil, Nifedipin, Diltiazem		
Alkohol		Sedierung, Relaxation der glatten Muskulatur, gesteigerte Diurese	Harnverhalt, Überlaufinkontinenz, Verschlimmerung einer Harninkontinenz
Diuretika	z.B. Furosemid, Etacrynsäure, Triamteren, Amilorid	gesteigerte Diurese	Verschlimmerung einer Harninkontinenz

Tab. 4.7: Medikamente mit Wirkungen auf den Harntrakt.

relativ zuverlässiges Maß zur Bestimmung der Blasenkapazität [38]. Des weiteren kann das Miktionsprotokoll eine nächtliche Polyurie aufdecken und Anlaß zu aufwendigeren Untersuchungen sein (z.B. Bestimmung der Urinosmolarität oder der ADH-Konzentration im Serum). Besteht ein Urinverlust selten, sollte das Miktionstagebuch für einen längeren Zeitraum fortgesetzt werden. Das Führen des kompletten Miktionskalenders über einen längeren Zeitraum ist aufwendig, die Aussagekraft rechtfertigt jedoch diesen Aufwand.

4.1.3. Inkontinenz-Fragebögen

Fragebögen dienen der objektiven Erfassung von Miktionssymptomen und von Symptomen der Harninkontinenz. Fragebögen sind hilfreich bei der Überprüfung eines Therapieerfolges, indem sie Symptome vor und nach einer Therapie vergleichen. Bisher existiert allerdings kein Fragebogen zur globalen Erfassung der Miktion oder der Harninkontinenz, so daß sie eine detaillierte Anamnese nicht ersetzen können. Die heute vorhandenen Fragebögen erfassen entweder nur Symptome der Harninkontinenz, Beeinträchtigungen der Lebensqualität oder Veränderungen der sexuellen Funktion beim Vorliegen einer Inkontinenz. Viele Fragebögen sind nur in englischer Sprache verfaßt, sind nur für Männer oder für Frauen entwickelt oder sind noch nicht ausreichend untersucht worden. Nur die hier genannten Fragebögen besitzen die Anforderungen eines gut untersuchten Tests (ausreichende Validität, Reliabilität, Stabilität, Konsistenz und Reproduzierbarkeit) und werden von der *1ˢᵗ International Consultation on Incontinence* (1999) empfohlen. Die gekennzeichneten Fragebögen (*) sind auch in die deutsche Sprache übersetzt worden.

Validierte Fragebögen zur Ermittlung von Symptomen der Harninkontinenz:
Für Frauen:
- Urogenital Distress Inventory (UDI)
- Kurzform des UDI mit 6 Fragen (UDI-6)
- King´s Health Questionnaire*
- Symptom Severity Index (SSI)
- Bristol Lower Urinary Tract Symptoms for Females (BFLUTS),
Für Männer:
- DAN-PSS-1*
- ICSmale*

Validierte Fragebögen zur Auswirkung der Inkontinenz auf die Lebensqualität:
Für Frauen:
- Incontinence Impact Questionnaire (IIQ)
- Kurzform des IIQ mit 7 Fragen (IIQ-7)
- King´s Health Questionnaire*
- Symptom Impact Index (SII)
- York Incontinence Questionnaire (YIPS)
- Stress Incontinence Questionnaire (SIQ)
Psychosocial Consequences Questionnaire
Für Männer:
- DAN-PSS-1*
- ICS Quality of Life Questionnaire*
- Changes in Urinary Function
- Prostate Targeted Health Related Quality of Life Questionnaire
- EORTC Metastatic Prostate Cancer Questionnaire
Für Frauen und Männer:
- Quality of Life in Persons with urinary incontinence

Der im deutschsprachigen Raum wohl bekannteste Fragebogen ist der *Inkontinenzfragebogen nach Gaudenz* [11], der bei Frauen und Männern zwischen einer Drang- und Streßharninkontinenz unterscheiden soll (Abb. 4.3).

In 16 Fragen zur Miktion, Inkontinenz und Lebensqualität werden jeweils 0 bis 26 Punkte für einen Urge- und Streß-Score vergeben. Liegt der Urge-Score zwischen 13 und 26, der Streß-Score jedoch nur zwischen 0 bis 6, besteht mit einer statistischen Wahrscheinlichkeit von 97 % eine motorische Urge-Inkontinenz. Liegt der Streß-Score

	Urge-Score	Streß-Core
1. Wie oft verlieren Sie ungewollt Urin?		
selten, gelegentlich		1
täglich, mehrmals täglich, dauernd	1	
2. Wie groß sind die Urinmengen, die Sie verlieren?		
einige Tropfen		1
größere Mengen	1	
3. Das Verlieren von Urin		
stört mich nur gelegentlich		2
behindert mich enorm	1	
4. In welchen Situationen verlieren Sie Urin?		
beim Husten und Niesen		1
beim Sitzen, im Liegen	1	
5. Frauen: Haben Sie Kinder geboren?		
Männer: Hatten Sie Operationen an der Prostata?		
ja		1
nein	0	
6. Wie häufig müssen Sie täglich Wasser lassen?		
alle 3-6 Stunden		3
alle 1-2 Stunden	2	
7. Müssen Sie auch nachts Wasser lassen?		
nie, 1mal		2
2-4mal, häufiger	3	
8. Verlieren Sie auf dem Weg zur Toilette Urin?		
niemals, selten		2
fast immer	2	
9. Wenn Sie Harndrang verspüren, müssen Sie dann sofort gehen		
oder können Sie noch abwarten?		
kann warten, muß bald (10-15 Min.) gehen		2
muß sofort gehen	3	
10. Verspüren Sie plötzlich starken Harndrang, und verlieren Sie		
kurz darauf Urin, ohne daß Sie es verhindern können?		
nie		2
gelegentlich, häufig	3	
11. Verlieren Sie nachts im Schlaf Urin?		
nein, nie		1
häufig, regelmäßig	1	
12. Besteht häufiger, kaum unterdrückbarer Harndrang?		
eigentlich, nie, gelegentlich		2
oft, behindert mich sehr	3	
13. Der häufige, kaum unterdrückbare Harndrang ist für mich		
eigentlich kein Problem		2
stört, behindert mich sehr	2	
14. Haben Sie das Gefühl, daß die Blase nach dem Wasserlassen		
vollkommen leer ist?		
ja		1
nein	1	
15. Können Sie den Harnstrahl willkürlich unterbrechen?		
ja		1
nein	2	
16. Wie ist Ihr Gewicht?		
über 70 kg		2
unter 70 kg	0	
Gesamtsumme		

Abb. 4.3: Inkontinenzfragebogen nach Gaudenz zur Unterscheidung einer Streß- und Urge-Inkontinenz.

zwischen 13 und 26, der Urge-Score aber nur zwischen 0 und 6, besteht mit einer statistischen Wahrscheinlichkeit von 87 % eine Streßinkontinenz. Die Ergebnisse des Fragebogens zeigen eine gute Korrelation mit urodynamischen Untersuchungen, jedoch zeigt der Fragebogen für Patienten mit einer kombinierten Streß-Urge-Inkontinenz eine Urge-Inkontinenz an. Die Höhe des Streß- oder Urge-Score gibt keine Aufschlüsse über den Schweregrad der Harninkontinenz. Eigene Erfahrungen mit diesem Fragebogen bestätigen die Ergebnisse anderer Autoren, zeigen aber eine große Anzahl von Patienten mit einem hohen Urge- *und* Streß-Score, so daß in diesen Fällen eine anamnestische Differenzierung zwischen einer Urge- und Streßinkontinenz mißlingt.

4.1.4. Klinische Untersuchung

Nach der Anamnese folgt als Basisdiagnostik eine allgemeine körperliche Untersuchung. Ein besonderer Schwerpunkt liegt in der Inspektion des Unterbauches und des Genitales, in der (rektalen) Palpation, sowie in einer orientierenden neurologischen Untersuchung. Zusätzlich sollte eine Urinanalyse und eine sonographische Untersuchung des Harntraktes durchgeführt werden.

 Inspektion: modifiziert nach [8]

Bei der Frau:
- Vulva: Ekzem?
- Orificium urethrae externum: Ektropium, Polyp, Kraurosis, Condylomata acuminata, Hypospadie, Meatusstenose, Ausfluß, Blutung, sichtbarer Urinverlust?
- Introitus vaginae: angustus, dilatus?
- Perineum: normal, niedrig, narbig, ekzematös, entzündlich?
- Vagina: Kolpitis, Deszensus, (Urethro-) Zystocele mit verstrichenen Querfurchen der Vaginalvorderwand, Dislokationszystocele mit erhaltener Querfurchung der Rugae ventrales (s. Kap. 7.2.5.), Rekto-/Enterocele, Zysten, Divertikel, Narben, Schleimhautatrophie, sichtbarer Urinverlust?
- Portio vaginae uteri: Elongatio colli, Erosio colli?

Beim Mann:
- Orificium urethrae externum: Hypospadie, Meatusstenose, Polyp, Condylomata acuminata, Ausfluß, Blutung, sichtbarer Urinverlust?
- Glans penis/Penisschaft: Condylomata acuminata, Morbus Bowen, Plattenepithelkarzinom, Phimose, Verkrümmung des Schaftes, Hypospadie, Epispadie?

 Palpation: modifiziert nach [8]

Bei der Frau:
- vordere Scheidenwand: Schmerzen, Vorwölbung, Tumor, Narben?
- seitliche Scheidenwand: Levatorrand (s. 4.1.5.4.)
- hintere Scheidenwand: Rektocele, Enterocele, Tumor?
- hinteres Scheidengewölbe: Sakrouterin-Ligamenta?
- Portio vaginae: Verschiebeschmerz?
- Uterus: Retroflexio, Deszensus, Myome?
- Adnexe/Parametrien: Entzündung, Tumor, Endometriose?
- Rektum: Sphinktertonus, Schmerzen, Tumor, Koprostase, Blut?

Beim Mann:
- Prostata: Größe, Abgrenzung, Schmerzen, Tumor?
- Rektum: Sphinktertonus, Schmerzen, Tumor, Koprostase, Blut?

 Neurologische Basisuntersuchung

Zusätzlich sollte eine neurologische Basisuntersuchung erfolgen, die bei Auffälligkeiten schon früh den Verdacht auf eine neurogene Blasenfunktionsstörung lenkt und zu einer weiterführenden neurologischen Diagnostik Anlaß gibt. Das Bestreichen der Haut mit einem stumpfen, spitzen, warmen oder kalten Gegenstand kann Sensibilitätsstörungen aufdecken. Die Areale der angegebenen Sensibilitätsstörung werden anschließend mit Zeichnungen der peripheren und radikulären Innervation verglichen, so daß eine Einteilung in eine periphere oder eine zentrale Innervationsstörung möglich wird (Abb. 4.4).

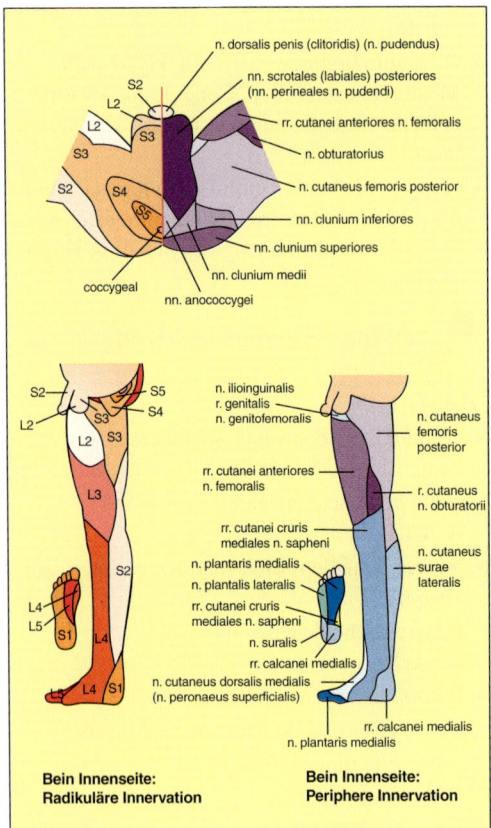

Bein Innenseite:
Radikuläre Innervation

Bein Innenseite:
Periphere Innervation

Abb. 4.4: Radikuläre (links) und periphere (rechts) Innervation des Beckens und der unteren Extremität, modifiziert nach [32].

Die Intaktheit der Reflexbahnen des Unterbauches und der unteren Extremität wird durch eine systematische Untersuchung einzelner Reflexbögen überprüft:

- *Kremasterreflex* (L1-L2): Bestreichen der Oberschenkelinnenseite führt zu einer Kontraktion des gleichseitigen M. cremaster und zu einer Hebung des gleichseitigen Hodens (Fremdreflex)

- *Adduktorenreflex* (L2-L4): Mit einem Reflexhammer wird dicht unterhalb des Condylus medialis femoris (Pes anserinus) geschlagen und eine Adduktionsbewegung des gleichseitigen Beines beobachtet (Eigenreflex)

- *Patellarsehnenreflex* (L3-L4): Bei leicht angewinkelten Beinen wird mit dem Reflexhammer unterhalb der Patella auf die Patellarsehne geschlagen und eine ruckartige Kniestreckung beobachtet (Eigenreflex)

- *Tibialis-posterior-Reflex* (L5): Mit einem Reflexhammer wird gegen die Sehne des M. tibialis posterior oberhalb des Malleolus medialis geschlagen, woraufhin eine Inversion des Fußes erfolgt (Eigenreflex)

- *Archillessehnenreflex* (S1-S2): Bei abduziertem und angewinkeltem Bein, das einer Unterlage aufliegt, wird mit dem Reflexhammer auf die Archillessehne geschlagen und eine Kontraktion der Wadenmuskulatur sowie eine leichte Plantarflexion des Fußes beobachtet (Eigenreflex)

- *Bulbocavernosus-Reflex* (S3-S4): Das Kneifen der Glans penis/Clitoris führt zu einer Kontraktion des M. sphincter ani (Fremdreflex)

- *Analreflex* (S3-S5): Nach Bestreichen der Perianalregion (z.B. mit einem Spatel) kommt es zu einer Kontraktion des M. sphincter ani (Fremdreflex)

Die Innervation der Blasenmuskulatur erfolgt durch die Nervenzellen des Nucleus intermediolateralis und Nucleus intermediomedialis in den Seitenhörnern der sakralen Rückenmarksegmente S2-S4 (sakrales Miktionszentrum). In der Folge eines unterschiedlichen Längenwachstums der Wirbelsäule und des Rückenmarks in der Embryonalzeit liegt das untere Ende des Rückenmarks (Conus medullaris) beim Neugeborenen in Höhe des 3. Lumbalwirbels, beim Erwachsenen in Höhe des 1. Lumbalwirbels. Eine Schädigung der Nervenzellen im sakralen Miktionszentrum, aber auch eine Schädigung der korrespondierenden efferenten Spinalnerven oder eine Schädigung im (parasympathischen) *Nervus pelvicus* hat eine Störung der Blasenfunktion zur Folge. Die Funktionsstörung der Nervenzellen oder der Nervenbahnen verursacht eine Detrusorhypo- oder -akontraktilität, die sich klinisch mit einer Restharnbildung oder einem Harnverhalt mit Überlaufinkontinenz äußert. Häufigste Ursache einer Schädigung dieser Nervenzellen/Nervenbahnen sind mediale Bandscheibenvorfälle mit Kompression des Conus medullaris und/oder der Cauda equina, aber auch ein intramedullärer, sakraler Tumor oder ein Trauma kann ursächlich sein. Nach Lokalisationshöhe der Schädigung werden unterschieden:

Conus-Syndrom: Die isolierte Läsion des Conus medullaris (S3-S5) verursacht neben einem Sensibilitätsausfall in den Rückenmarksegmenten S3-

S5 (perianal und an den Oberschenkelinnenseiten, "Reithosenanästhesie") immer auch eine Störung der Blasenentleerung (Restharnbildung, retentio urinae), der Stuhlentleerung (Koprostase, retentio alvi) und der Erektion (erektile Dysfunktion). Die Reflexe der entsprechenden Rückenmarksegmente, Bulbocavernosusreflex (S3-S4) und Analreflex (S3-S5), sind erloschen, der Analsphinkter ist schlaff.

Cauda-Syndrom: Die Läsion der Cauda equina führt zu radikulären Innervationsstörungen und zu schlaffen Paresen der unteren Extremitäten. Wenn die sakralen Kaudawurzeln mitgeschädigt sind, bestehen zusätzlich eine Blasen- und Darmentleerungsstörung sowie eine erektile Dysfunktion. Die Eigen- und Fremdreflexe der geschädigten Segmente sind ausgefallen, je nach Lokalisationshöhe der Schädigung ist auch der Cremasterreflex (L1-L2) erloschen. Die Schweißsekretion in den innervationsgestörten Hautarealen ist durch die intakte sympatische Innervation der Schweißdrüsen aus den Seitenhörnern des thorakalen Rückenmarks ungestört.

 Urinanalyse

Vor einer weiterführenden Diagnostik der Harnkontinenz erfolgt der Ausschluß einer Harnwegsinfektion durch die semiquantitative Harnanalyse mit Teststreifen oder durch die Anfertigung eines Urinsedimentes. Beim Vorliegen einer Leukozyturie oder beim mikroskopischen Nachweis von Bakterien folgt eine mikrobiologische Diagnostik, die die ursächlichen Erreger, die Keimzahlmenge und die sensiblen Antibiotika aufdeckt. Eine Harninkontinenz hat häufig eine Bakteriurie und einen Harnwegsinfekt zur Folge, umgekehrt kann eine Harnwegsinfektion auch eine Harninkontinenz verursachen.

Nur bei persistierender Inkontinenz trotz Therapie einer Harnwegsinfektion sollte eine weiterführende Abklärung begonnen werden!

 Sonographie

Eine Harnwegsinfektion wird durch Restharnbildung begünstigt, weshalb unmittelbar nach der Miktion die Restharnmenge sonographisch überprüft werden sollte. Des weiteren kann mit der sonographischen Restharnbestimmung der Verdacht

auf einen Harnverhalt mit Überlaufinkontinenz bestätigt werden. Hierzu wird ein Ultraschallkopf suprasymphysär horizontal auf die Haut aufgelegt und die Distanz zwischen der Blasenvorder- und Blasenhinterwand, sowie zwischen beiden Seitenwänden ausgemessen (Abb. 4.5, linke Bildhälfte). Anschließend wird der Ultraschallkopf vertikal auf die Bauchhaut aufgelegt und die Distanz zwischen Blasenhals und Blasendach gemessen (Abb. 4.5, rechte Bildhälfte).

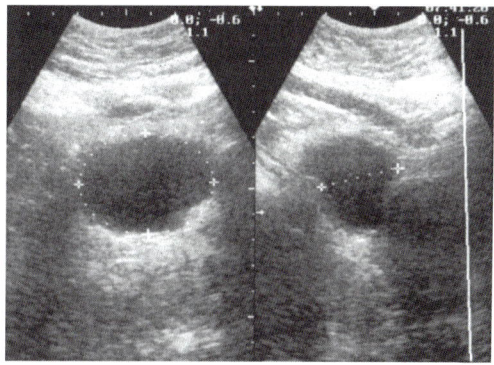

Abb. 4.5: Sonographische Restharnbestimmung. Nach Bestimmung der seitlichen, der ventralen und dorsalen (linke Bildhälfte) sowie der kranialen und kaudalen Blasengrenzen (rechte Bildhälfte) errechnet ein im Ultraschallgerät integriertes Meßprogramm das Restharnvolumen (im Beispiel 34,8 cm^3).

Moderne Ultraschallgeräte verfügen über eine Meßfunktion, die nach Markierung der Blasengrenzen die Restharnmenge angeben. Ist in dem Ultraschallgerät diese Meßfunktion nicht integriert, kann nach dem Ausmessen der Distanzen zwischen den Blasenwänden das Blasenvolumen nach der Rotationselipsoidformel errechnet werden (Abb. 4.6). Alternativ ist die Restharnbestimmung auch über die sterile Einmalkatherisierung der Harnblase möglich.

Da Fremdkörper in der Harnblase, Blasentumore (flächig, papillär), Blasensteine etc. eine motorische Dranginkontinenz verursachen können, sollte der Arzt sonographisch die *gefüllte* Harnblase gezielt nach solchen Strukturen untersuchen. Die routinemäßige sonographische Untersuchung des oberen Harntraktes bei harninkontinenten Patienten dient dem Ausschluß einer Harnstauung, die bei einer Überlaufinkontinenz oder einer neurogenen Blasenfunktionsstörung häufig beobachtet wird, sowie einer Urolithiasis, die über eine bakte-

$$\text{Volumen [cm}^3] = \text{Breite [cm] x Tiefe [cm] x Länge [cm] x 0,52}$$

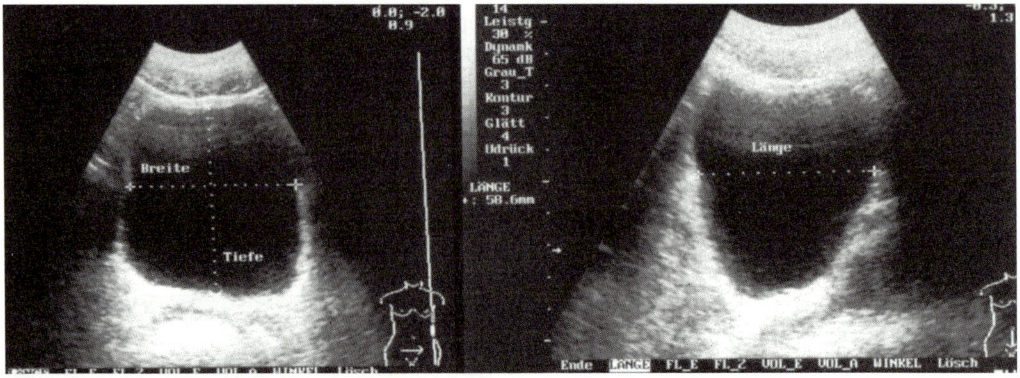

Abb. 4.6: Sonographische Restharnbestimmung nach der Rotationselipsoidformel. Das Restharnvolumen errechnet sich aus der Multiplikation von Breite, Tiefe, Länge und dem Faktor 0,52 (im Beispiel: 7,89 cm x 8,56 cm x 5,86 cm x 0,52 = 205,8 cm^3).

rielle Besiedlung des Steines eine Harnwegsinfektion unterhalten kann.

4.1.5. Klinische Inkontinenz-Tests

4.1.5.1. Vorlagen-Tests

Der Vorlagen-Test (engl.: pad-test) dient der objektiven Quantifizierung des Urinverlusts und somit der Erfassung des Schweregrades der Inkontinenz. Bei diesem von Sutherst et. al. [34] erstmals beschriebenen Test wird eine Vorlage vor und nach einem definierten Zeitraum mit definierter körperlicher Aktivität ausgewogen, der Gewichtszuwachs in der Vorlage (in Gramm) entspricht dabei dem Urinverlust (in Milliliter). Der eine Stunde dauernde Test zeigte zuverlässige und reproduzierbare Ergebnisse [18], so daß eine Modifikation dieses Test vom Standardisierungskomitee der International Continence Society (ICS) übernommen und empfohlen wurde. Anhand der Menge des Urinverlustes wird nach den ICS-Kriterien der Schweregrad der Inkontinenz in 4 Grade unterteilt. Untersuchungen konnten allerdings belegen, daß die Menge des Urinverlusts vom Blasenfüllungsvolumen und von der Diurese abhängig ist [20], und der Test eine falsch-negative Rate zwischen 13 und 36 % besitzt [16]. Beim Vorliegen einer milden Harninkontinenz ist der Vorlagentest, der vom Patienten über 24 oder 48 Stunden unter häuslichen Bedingungen und während üblicher körperlicher Aktivität durchgeführt wird, aussagekräftiger [35]. Die über 24 oder 48 Stunden verwendeten

Vorlagen werden vom Patienten zu Hause in einem verschließbaren, wasserdichten Beutel gesammelt und beim behandelnden Arzt innerhalb der nächsten 72 Stunden ausgewogen.

Für die tägliche Routine ist der 20-minütige Vorlagen-Test mit definierter körperlicher Belastung ausreichend [12]. Die Patienten werden zunächst aufgefordert, 2 Stunden vor dem Test nicht mehr zu trinken. Nach der Blasenentleerung (und evt. Restharnentleerung mit einem dünnen Einmalkatheter) wird die Harnblase auf 50 % der Blasenkapazität mit steriler Kochsalzlösung aufgefüllt, eine vorher ausgewogene Vorlage eingelegt und anschließend ein definiertes Übungs-/Bewegungsprogramm durchgeführt (Tab. 4.8).

1. 100-maliges Auf- und Absteigen auf einer Treppe
2. 10-maliges kräftiges Husten
3. 1 Minute auf der Stelle laufen
4. 1 Minute die Hände unter laufendem Wasser waschen
5. ½ Minute auf einer Stelle mit geschlossenen Beinen springen
6. ½ Minute auf einer Stelle abwechselnd mit geschlossenen und gespreizten Beinen springen

Tab. 4.8: Übungsprogramm beim Vorlagen-Test nach Hahn und Fall [12].

Nach den Bewegungsübungen wird die Vorlage entfernt und erneut auf einer Waage ausgewogen.

Anhand der Gewichtsvermehrung der Vorlage wird die Harninkontinenz als

- leicht (1 bis 10 Gramm)
- mäßig (11 bis 50 Gramm)
- schwer (51 bis 100 Gramm)
- sehr schwer (über 100 Gramm)

eingeteilt. Alle Patienten, die den 20-minütigen Test bei der initialen Untersuchung durch Hahn und Fall [12] durchführten und anamnestisch eine Harninkontinenz aufwiesen, zeigten auch einen Urinverlust beim Vorlagen-Test. Dabei bestand eine gute Korrelation zwischen dem vom Patienten angegebenen und dem später ausgewogenen Urinverlust, sowie eine gute Korrelation zwischen Wiederholungsuntersuchungen.

4.1.5.2. Streß-Test

Bei dem 1923 erstmals von *Bonney* [5] beschriebenen Test wird die Harnblase des Patienten bis zum Erreichen des Harndranges aufgefüllt, der Patient anschließend aufgefordert zu husten und der dabei durch die Harnröhre abgehende Urin visuell erfaßt (Abb. 4.7).

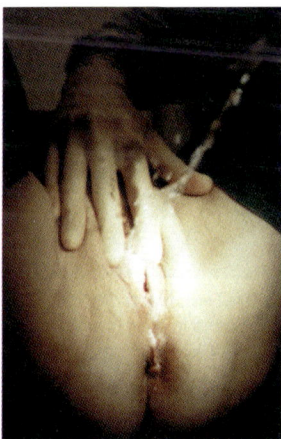

Abb. 4.7: Husten-Streßtest nach Bonney. Bei der Streßharninkontinenz kommt es zu einem hustensynchronen Urinverlust über die Harnröhre.

Der simultan zum Husten abgehende Urin deutet auf eine Streßharninkontinenz hin, ein verzögert auftretender oder ein verlängerter Urinverlust ist verdächtig auf eine Dranginkontinenz. Dieser Husten-Streß-Test kann auch gleichzeitig während der Zystometrie im Rahmen der urodynamischen Untersuchung durchgeführt werden und zeigt bei

der Diagnostik einer Streßharninkontinenz eine Sensitivität von 88,1 % und eine Spezifität von 77,1 % [36]. Wenn der Streß-Test initial in der Lithotomieposition durchgeführt und kein Urinverlust beobachtet wurde, sollte der Test in der stehenden Position wiederholt werden. Verliert der Patient allerdings Urin schon bei geringer Blasenfüllung und bei gleichzeitiger Verwendung der Bauchpresse (Valsalva-Maneuver), besteht der Verdacht auf eine intrinsische Sphinkterinsuffizienz [23]. Der negative prädiktive Wert des Husten-Streß-Tests im Liegen bei wenig gefüllter Harnblase (20 Minuten nach Blasenentleerung) in der Diagnostik eines niedrigen Verschlußdruckes des urethralen Sphinkters beträgt 90 % und der positive prädiktive Wert 98 % [19].

4.1.5.3. Blasenhals-Elevationstest

Der Blasenhals-Elevationstest wurde von *Marshall, Marchetti und Krantz* 1949 erstmals beschrieben [21], wird üblicherweise im Anschluß an den Husten-Streßtest durchgeführt und soll eine abnorme Mobilität des Blasenhalses sowie der proximalen Urethra als Ursache einer Streßharninkontinenz nachweisen. Beim Vorliegen eines hustensynchronen Urinverlustes werden bei weiterhin gefüllter Harnblase der Zeige- und Mittelfinger des Untersuchers transvaginal und para-urethral eingeführt, so daß der Blasenhals eleviert wird. Sistiert daraufhin der hustensynchrone Urinverlust, besteht eine abnorme Beweglichkeit des vesikourethralen Winkels. Da der hustensynchrone Urinverlust (Bonney-Test) bei Elevation des Blasenhalses (Marshall-Marchetti-Krantz-Test) überprüft wird, bezeichnen manche Autoren diesen Test auch als *Marshall-Bonney-Test*. Der Test soll eine Vorhersage über den späteren Operationserfolg (nach Blasensuspensionsplastik nach Marshall-Marchetti-Krantz) geben. Die Ergebnisse sind jedoch unzuverlässig bei der Auswahl des Operationsverfahrens und bei der Vorhersage des Operationserfolges, so daß dieser Test heute als obsolet zu betrachten ist [31]. Urethradruck-Profilmessungen im Rahmen von urodynamischen Untersuchungen haben gezeigt, daß die digitale, transvaginale Elevation des Blasenhalses auch immer mit einer Kompression der Urethra und/oder mit einer Verlängerung der funktionellen Harnröhrenlänge einhergeht und so fälschlicherweise eine erfolgreiche Operation anzeigt [4].

4.1.5.4. Messung der Beckenbodenspannung

Die anatomische und funktionelle Intaktheit der Beckenbodenmuskulatur und des externen urethralen Sphinkters ist die Voraussetzung für die Harnkontinenz [7]. Die Messung der Beckenbodenkontraktilität und -spannung soll die an der Kontinenz beteiligten Muskelgruppen überprüfen. Bei der Beurteilung der Muskelspannung wird die maximale Kraft und die Aufrechterhaltung der Kraft überprüft. Als Abweichung kann der Untersucher eine Beckenbodenschwäche mit Verminderung der maximalen Kraft oder einen vorzeitigen Verlust der Kraft registrieren. Für diese Beurteilung stehen in der Klinik die Inspektion, digitale Palpation, das Perineometer, der Q-Tip-Test, die Elektromyographie (EMG), die Urethradruck-Profilmessung, die Sonographie und die Kernspintomographie zur Verfügung [31].

Die einfachste Methode ist die *Inspektion* des Anus und der Vagina/des Penis am liegenden Patienten. Nach Aufforderung zur willkürlichen Beckenbodenkontraktion kann die Kontraktion und Einwölbung des Anus, die Annäherung der Vaginalwände und die leichte Anhebung des Penis beobachtet werden. Dieselben Kontraktionen können auch beim Husten, nach Druck auf die Glans penis oder auf die Klitoris (Bulbocavernosus-Reflex) beobachtet werden. Beim *Levatortest* wird ein Vaginalspekulum in das dorsale Scheidengewölbe einführt und die Patientin aufgefordert, ihren Beckenboden kräftig anzuspannen. Wird der Vaginaleingang bei der Kontraktion ≥ 75 % eingeengt, bestehen kräftige Mm. levatores ani, wird der Vaginaleingang jedoch ≤ 25 % eingeengt, ist von einer mangelhaften Kontraktionsfähigkeit auszugehen [8]. Durch die Inspektion und den Levatortest kann jedoch keine Seitenunterscheidung unabhängig voneinander vorgenommen werden. Die vaginale oder anale *Palpation* mit dem Zeigefinger des Untersuchers ermöglicht hingegen die seitengetrennte Palpation des Musculus levator ani und des Musculus puborectalis. Zusätzlich kann neben einer qualitativen auch eine quantitative Bewertung vorgenommen werden, allerdings ist die Bewertung der Muskelkontraktionen subjektiv. Eine objektive Methode zur Beurteilung der Be-

ckenbodenkraft ist das *Perineometer*, welches vaginal oder anal eingeführt die Veränderung der Beckenbodenstärke bei Relaxation und bei (maximaler) Kontraktion mißt.

4.1.5.5. Q-Tip-Test

Der Q-Tip-Test (engl.: cotton swab test) dient zur Überprüfung der urethralen Beweglichkeit, wurde 1971 von Crystle et al. erstmals beschrieben und zeigte eine gute Korrelation mit den Ergebnissen des Kettenzysturethrogramms [6]. Bei der liegenden Frau wird ein steriles, befeuchtetes Wattestäbchen mit der Baumwollspitze voran durch die Harnröhre in die Harnblase vorgeschoben und bis zum Erreichen eines Widerstandes in Höhe des Blasenhalses zurückgezogen. Zunächst wird der Winkel zwischen einer imaginären Vertikalen und dem Ende des Wattestäbchens ausgemessen (Abb. 4.8).

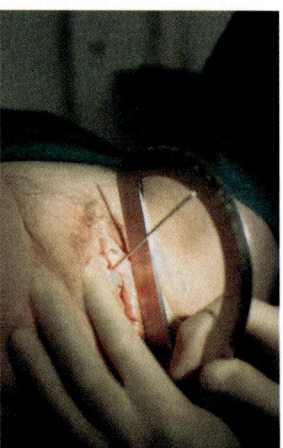

Abb. 4.8: Q-Tip-Test. Nach dem Einlegen eines sterilen Wattestäbchens in die Harnröhre wird der Ruhewinkel mit einem Winkelmesser ausgemessen.

Die Patientin soll dann ihren Beckenboden maximal zusammenkneifen und anschließend maximal pressen, während dieser Manöver wird jeweils die Winkelabweichung ausgemessen (Abb. 4.9).

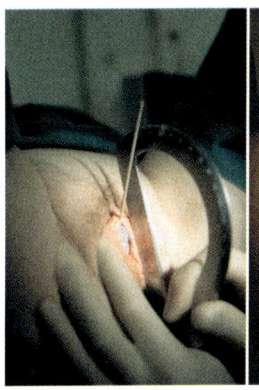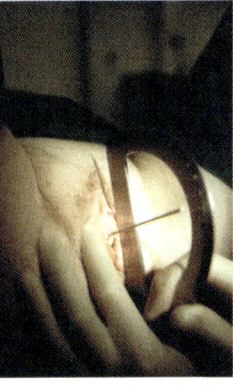

Abb. 4.9: Q-Tip-Test. Die Patientin wurde aufgefordert, maximal zu pressen (linke Bildhälfte) und anschließend ihren Beckenboden maximal zusammenzukneifen (rechte Bildhälfte). Während dieser Manöver wird jeweils die Winkelabweichung auf dem Winkelmesser abgelesen.

Eine Hypermobilität des urethrovesikalen Winkels liegt vor, wenn die Achsenabweichung beim Pressen oder Kneifen $\geq +30°$ beträgt. Der Test soll zwischen einer Urethrahypermobilität und einer Sphinkterinsuffizienz als Ursache einer Streßharninkontinenz unterscheiden, kann jedoch nicht andere Formen der Harninkontinenz abgrenzen. Signifikante Unterschiede in der Winkelabweichung wurden zwischen kontinenten und streßharninkontinenten Frauen gefunden [37]. Bei Frauen mit einer Streßharninkontinenz ohne vorangegangener Operation zeigte dieser Test eine Sensitivität von 91 % [2]. Die Spezifität des Testes beträgt ca. 50 % und ist aufgrund eines auch erhöhten Winkels bei Frauen mit einer motorischen Dranginkontinenz (in 36 % d. F.), nach erfolgter operativen Behandlung einer Streßharninkontinenz und bei kontinenten Frauen (in jeweils 47 % d. F.) gering. Dieser einfache und billige Test kann nur bei Frauen verwendet werden und ist abhängig von der Stärke der Beckenbodenmuskulatur, von der Position des Wattestäbchens im Harntrakt (höhere Winkel bei Positionierung der Wattespitze am Blasenhals oder der proximalen Urethra im Vergleich zur Positionierung in der Harnblase, im mittleren oder distalen Urethradrittel) [17], sowie von der Patientenlagerung (höhere Winkel im Liegen als im Stehen) [13]. Die Blasenfüllung hingegen beeinflußt die urethrale Beweglichkeit und damit die Winkelveränderung nicht [17]. Bergman et al. [3] beschrieben eine 5 Mal höhere Wahrscheinlichkeit eines operativen Mißerfolges nach Bla-

sensuspensionsplastik (Burch, Stamey-Pereyra), wenn präoperativ ein Winkel $< 30°$ beim Pressen gemessen wurde. Die Autoren empfehlen bei diesen Patientinnen eine Faszienzügelplastik.

Zur Beurteilung der urethralen Beweglichkeit stehen neben dem Q-Tip-Test noch die Ketten-Zysturethrographie (s. Kap. 4.3.5.), die Miktions-Zysturethrographie (s. Kap. 4.3.6.) und die perineale/transvaginale Sonographie (s. Kap. 4.2.4.) zur Verfügung.

4.1.5.6. Blauprobe

Besteht der Verdacht auf eine vesico-genitale Fistel wird die Harnblase der Patientin im Liegen transurethral katheterisiert und mit einer gefärbten, isotonischen und sterilen Lösung aufgefüllt. Üblicherweise wird hierzu eine mit Methylenblau gefärbte sterile Kochsalzlösung verwendet. Anschließend werden mehrere sterile Tupfer in die Vagina hintereinander eingeführt und die Patientin aufgefordert, sich für ca. 30 Minuten zu bewegen. Im Anschluß an die körperliche Betätigung werden die Tupfer nacheinander aus der Vagina entfernt und beobachtet, ob die vorderen, harnröhrennahen oder die hinteren Tupfer verfärbt sind. Sind nur die vorderen Tupfer blau verfärbt, ist der Urinverlust über die Harnröhre eingetreten (urethrale Inkontinenz). Sind hingegen die hinteren Tupfer blau verfärbt und die vorderen Tupfer ungefärbt verblieben, ist der Urinverlust über eine Fistel zwischen Harnblase und Genitaltrakt entstanden (extraurethrale Inkontinenz). Der Test gibt aber keine Informationen, ob der Urinverlust über eine vesico-uterale, vesico-vaginale oder urethro-vaginale Fistel eingetreten ist. Die Differenzierung gelingt später erst röntgenologisch über eine Zystographie, Miktionszysturethrographie (MCUG), durch eine Zystoskopie oder bei den vaginalen Fistel ggf. erst nach Vaginographie oder Spekulumeinstellung der Vaginalvorderwand. Besteht der Verdacht auf eine Fistel zwischen Harnleiter und Uterus oder Vagina (uretero-uterale oder uretero-vaginale Fistel) wird Methylenblau-Lösung der Patientin intravenös verabreicht und die Tupfer aus der Vagina nach ca. 30 Minuten entfernt. Die Blauverfärbung der hinteren Tupfer bestätigt den Verdacht auf eine uretero-genitale Fistel, die Ausscheidungsurographie oder die retrograde Ureteropyelographie ermöglicht später die genaue Lokalisation der Fistel.

Literatur

1. Abrams PH, Feneley RCL (1978) The significance of symptoms associated with bladder outflow obstruction. Urol Int 33: 171-174

2. Bergman A, McCarthy TA, Ballard CA, Yanai J (1987) Role of Q-tip test in evaluating stress urinary incontinence. J Reprod Med 32: 273-275

3. Bergman A, Koonings PP, Ballard CA (1989) Negative Q-tip test as a risk factor for failed incontinence surgery in women. J Reprod Med 34: 193-197

4. Bhatia NN, Bergmann A (1983) Urodynamic appraisal of the Bonney test in women with stress urinary incontinence. Obstet Gynecol 62: 696-699

5. Bonney V (1923) On diurnal incontinence of urine in women. J Obstet Gynaecol 30: 358-365

6. Crystle CD, Charme LS, Copeland WE (1971) Q-Tip-Test in stress urinary incontinence. Obstet Gynecol 38: 313-315

7. DeLancey JOL, Starr RA (1990) Histology of the connection between the vagina and the levator ani muscles. J Reprod Med 35: 765-771

8. Fischer W (1995) Diagnostisches Basisprogramm. In: Fischer W, Kölbl H (Hrgs.) Urogynäkologie in Praxis und Klinik. De Gruyter-Verlag Berlin-New York, 204-211

9. Foldsprang A, Mommsen S, Lam GW, Elving L (1992) Parity as a correlate of adult female urinary incontinence prevalence. J Epidemiol Community Health 46: 595-600

10. Foldsprang A, Mommsen S (1994) Adult female urinary incontinence and childhood bedwetting. J Urol 152: 85-88

11. Gaudenz R (1979) Der Inkontinenz-Fragebogen mit einem neuen Urge-Score und Stress-Score. Geburtshilfe Frauenheilkd 39: 784-792

12. Hahn I, Fall M (1991) Objective quantification of stress urinary incontinence: A short, reproducible, provocative pad-test. Neurourol Urodyn 10: 475-481

13. Handa VL, Jensen JK, Ostergard DR (1995) The effect of patient position on proximal urethral mobility. Obstet Gynecol 86: 273-276

14. Ingelman-Sundberg A (1952) Urinary incontinence in women, excluding fistulas. Acta Obstet Scand 31: 266

15. Jonas U, Wenderoth U (1979) Urodynamisch-röntgenologische Kombinationsuntersuchung: Erfahrungen mit 1000 Messungen bei Erwachsenen und Kindern. Elektromedica 47: 76-79

16. Jørgensen L, Lose G, Thunedborg P (1987) Diagnosis of mild stress incontinence in females: 24-hour home pad weighing test versus the 1-hour ward test. Neurourol Urodyn 6: 165-166

17. Karram MM, Bhatia NN (1988) The Q-Tip-Test: Standardization of the technique and first interpretation in women with urinary incontinence. Obstet Gynecol 71: 807-811

18. Klarskov P, Hald T (1984) Reproducibility and reliability of urinary incontinence of urinary incontinence assessment with a 60 min test. Scand J Urol Nephrol 18: 293-298

19. Lobel RW, Sand PK (1996) The empty supine stress test as a predictor of intrinsic urethral sphincter dysfunction. Obstet Gynecol 88: 128-132

20. Lose G, Gammelgaard J, Jørgensen TJ (1986) The one-hour pad-weighing test: Reproducibility and the correlation between the test result, the start volume in the bladder, and the diuresis. Neurourol Urodyn 5: 17-21

21. Marshall VF, Marchetti A, Krantz K (1949) The correction of stress incontinence by simple vesicourethral suspension. Surg Gynecol Obstet 88: 509

22. McConnell JD and the Benign Prostatic Guideline Panel (1994) Benign Prostatic Hyperplasia: Diagnosis and Treatment. U.S. Department of Health and Human Services, 105-106

23. McLennan MT, Bent AE (1998) Supine empty stress test as a predictor of low Valsalva leak point pressure. Neurourol Urodyn 17: 121-127

24. Meyer S, Schreyer A, De Grandi P, Hohlfeld P (1998) The effects of birth on urinary continence mechanisms and other pelvic floor characteristics. Obstet Gynecol 92: 613-618

25. Milsom I, Ekelund P, Molander U, Arvidsson L, Areskoug B (1993) The influence of age, parity, oral contraception, hysterectomy and menopause on the prevalence of urinary incontinence in women. J Urol 149: 1459-1462

26. Mommsen S, Foldsprang A (1994) Body mass index and adult female urinary incontinence. World J Urol 12: 319-322

27. Ouslander JG (1986) Diagnostic evaluation of geriatric urinary incontinence. Clin Geriatr Med 2: 715-730

28. Peters TJ, Donovan JL, Kay HE, Abrams P, de la Rosette JJ, Porru D, Thüroff JW (1997) The International Continence Society "Benign Prostatic Hyperplasia" Study: The bothersomeness of urinary symptoms. J Urol 157: 885-889

29. Petros PP, Ulmsten U (1992) Urge incontinence history is an accurate predictor of urge incontinence. Acta Obstet Gynecol Scand 71: 537-539

30. Rekers H, Drogendijk AC, Valkenburg H, Riphagen F (1992) Urinary incontinence in women from 35 to 79

years of age: prevalence and consequences. Eur J Obstet Gynecol Reprod Biol 43: 229-234

31. Shull BL, Halaska M, Hurt G, Kinn A, Laycock J, Palmtag H, Reilly N, Yang Y, Zubieta R (1999) Physical examination. In: Abrams P, Khoury S, Wein A (Hrsg.) Incontinence. Plymbridge Distributors Ltd., 335-349

32. Sobotta (1982) Untere Extremität. In: Ferner H, Staubesand J (Hrsg.) Atlas der Anatomie des Menschen. Urban & Schwarzenberg-Verlag, München-Wien-Baltimore, 261

33. Stamey TA (1981) Endoscopic suspension of the vesical neck for surgically curable urinary incontinence in the female. Monogr Urol 2: 65

34. Sutherst J, Brown M, Shawer M (1981) Assessing the severity of urinary incontinence in women by weighing perineal pads. Lancet 1: 1128-1130

35. Thind P, Gerstenberg TC (1991) One-hour ward test vs. 24-hour home pad weighing test in the diagnosis of urinary incontinence. Neurourol Urodyn 10: 241-245

36. Wall LL, Wiskind AK, Taylor PA (1994) Simple bladder filling with a cough stress test compared with substracted cystometry for the diagnosis of urinary incontinence. Am J Obstet Gynecol 171: 1472-1477

37. Walters MD, Diaz K (1987) Q-tip test: a study of continent and incontinent women. Obstet Gynecol 70: 208-211

38. Walters MD (1997) Abklärung der Inkontinenz: Anamnese, körperliche Untersuchung und weiterführende Diagnstik. In: Walters MD, Karram MM (Hrsg.) Gynäkologische Urologie. Ullstein Mosby GmbH & Co. KG, Berlin-Wiesbaden, 59-74

Weiterführende Literatur

Abrams P, Blaivas JG, Stanton SL, Andersen JT (1988) The standardisation of terminology of lower urinary tract function. Scand J Urol Nephrol, Suppl. 114: 5-19

Bates P, Bradley W, Glenn E, Melchior H, Rowan D, Sperling D, Hald T (1983) Fifth report on the standardisation of terminology of lower urinary tract function. Quantification of urine loss. International Continence Society, Comittee for standardisation of terminology, Bristol

Donovan J, Naughton M, Gotoh M, Corcos S, Jackson S, Kelleher C, Lukacs B, Costa P (1999) Symptom and Quality of Life Assessment. In: Abrams P, Khoury S, Wein A (Hrsg.) Incontinence. Plymbridge Distributors Ltd., 297-331

Fischer W (1995) Diagnostisches Basisprogramm. In Fischer W, Kölbl H (Hrsg.) Urogynäkologie in Praxis und Klinik. De Gruyter-Verlag Berlin-New York, 204-211

Walters MD (1997) Abklärung der Harninkontinenz: Anamnese, körperliche Untersuchung und weiterführende Diagnostik. In: Walters MD, Karram MM (Hrsg.) Gynäkologische Urologie. Ullstein-Mosby GmbH & Co. KG, Berlin-Wiesbaden, 59-74

4.2. Sonographie

4.2.1. Einleitung

Bildgebende Verfahren haben in der urogynäkologischen Diagnostik eine große Tradition. Die Radiologie galt über viele Jahrzehnte als Standardverfahren in der Abklärung von Frauen mit Harninkontinenz und Beckenbodeninsuffizienz. Durch die Urodynamik traten diese Verfahren etwas in den Hintergrund. Die in den letzten 15 Jahren entwickelten Ultraschallverfahren führten zu einer wesentlichen Bereicherung der urogynäkologischen Funktionsdiagnostik.

Mit all ihren Vorteilen ist die Ultraschalldiagnostik in der Lage, den oberen und den unteren Harntrakt inklusive dynamischer Bilder der urethrovesikalen Anatomie zu liefern. Essentiell erscheint der Umstand, daß diese Techniken vom Fachmann durchgeführt werden und damit die Befunderhebung gemeinsam mit anderen diagnostischen Maßnahmen wie der klinischen Untersuchung und der Urodynamik in einer Hand liegen.

Vorteile gegenüber herkömmlichen radiologischen Verfahren:
- Fehlende Strahlenbelastung
- Kein Katheter oder Docht erforderlich
- Kein potentiell allergenes Kontrastmittel
- Beliebige Untersuchungsdauer
- Hohe Verfügbarkeit
- Geringe Invasivität
- Hohe Akzeptanz
- Zusätzliche Information über das innere weibliche Genitale
- Kostengünstig

Mittlerweile stehen zur sonographischen Diagnostik folgende Methoden zur Verfügung, wobei die letzten zwei Techniken noch nicht klinisch eingesetzt werden:

- Abdominalsonographie
- Perinealsonographie
- Introitussonographie

- Vaginalsonographie
- Rektalsonographie
- Intraurethraler-Ultraschall
- 3-D-Sonographie

4.2.2. Sonographie des oberen Harntraktes

Die Sonographie der oberen Harnwege ist heute fixer Bestandteil der Routinediagnostik, wobei die Nieren und die Nierenbecken vermessen werden. Die Nephrosonographie dient weiter zur Erkennung von Hydronephrosen und Kelchsteinen. Bei unklaren Befunden kann jedoch nach wie vor auf eine röntgenologische Untersuchung nicht verzichtet werden (Abb. 4.10).

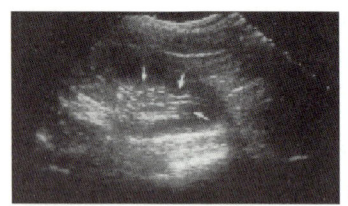

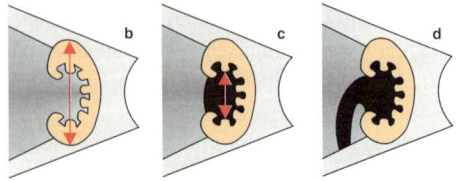

Abb. 4.10: Nephrosonographie: Erweiterung des Nierenhohlraumsystems:
a) Grad 0 = Erweiterung der Kelche bis 5 mm.
b) Grad 1 = Kelchweiten 6-10 mm.
c) Grad 2 = Kelchweiten 11-15 mm.
d) Grad 3 = Kelche > 15 mm.

4.2.3. Sonographische Restharnbestimmung

Die transabdominale Untersuchung war die erste Ultraschallmethode, mit deren Hilfe die Blase sonographisch dargestellt wurde. Bis heute dient sie zum Nachweis von Restharn. Hierzu werden die sagittale und transversale Ebene und drei Durchmesser (Höhe, Weite und Tiefe) gemessen. Die Höhe entspricht dem größten superio-inferioren Abstand, die Tiefe dem größten antero-posterioren Abstand im gleichen Blickfeld und die Weite dem größten Abstand in der transversalen Ebene.

Mittels der Formel: **Blasenvolumen vol (ml) = (H x W x D) x (0,7)** wird das Blasenvolumen ermittelt. Der Faktor 0,7 ist notwendig, da die Blase nur in gefülltem Zustand zirkulär erscheint (Abb. 4.11). Die Messgenauigkeit lässt bei Volumina unter 50 ml nach; die Fehlerrate liegt hier bei 21 %. In jüngster Zeit werden zunehmend tragbare Ultraschallsysteme eingesetzt, deren Software das Blasenvolumen automatisch errechnet.

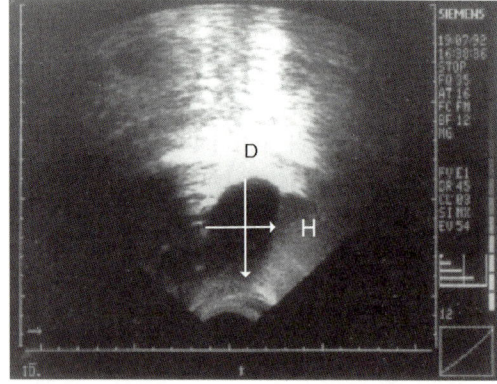

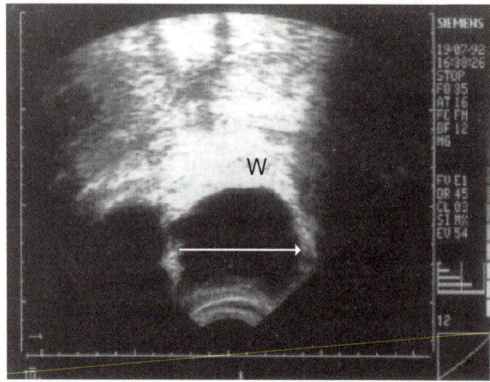

Abb. 4.11: Sonographische Bestimmung des Blasenvolumens (Restharn) mittels transabdominalem Ultraschall. Bestimmung der Tiefe (D) und Höhe (H) in der Sagittalebene (oben) und der Weite (W) in der Transversalebene (unten) - Blasenvolumen (ml) = (H x W x D) x (0.7)

Die transvaginale Ultraschallmethode ermöglicht auch die Restharnbestimmung. Hierbei wird in der Sagittalebene die Blase zur Einstellung gebracht und die maximalen Durchmesser (H = horizontal, D = Tiefe) das Blasenvolumen mittels der Formel: **Blasenvolumen (ml) = 5.9 x H x D - 14,6** errechnet.

4.2.4. Sonographische Urethrozystographie

Die sonographische Urethrozystographie war in den letzten Jahren Inhalt vieler Studien, in verschiedener Ausführung und erfolgte unter unterschiedlichen Untersuchungsbedingungen. Unter Durchführung verschiedener Funktionstests können die Position des Blasenhalses und die Form und Lage der Urethra und des Blasenbodens nicht nur in Einzelbildern, sondern dynamisch beurteilt werden. Unter Pressen, Husten und Beckenbodenkontraktion gewinnen wir Informationen zum urethralen Widerlager, zur Urethraverschlußfunktion und zur Funktion der Beckenbodenmuskulatur.

Auf Grund der doch stark differierenden Methoden hat die Arbeitsgemeinschaft Urogynäkologie (AUG, Sektion der Deutschen Gesellschaft für Gynäkologie und Geburtshilfe) ihre Empfehlungen zur Sonographie des unteren Harntraktes im Rahmen der urogynäkologischen Funktionsdiagnostik publiziert [1]. Infolge der technischen Verbesserungen des Ultraschalls kommen die Vorzüge gegenüber dem ehemaligen Standard (laterales Urethrozystogramm) immer deutlicher zum Tragen. Hier seien nur die wichtigsten genannt:

- keine Strahlenexposition
- kein potentiell allergenes Kontrastmittel
- hohe Verfügbarkeit der Ultraschallgeräte und geringer zusätzlicher apparativer Aufwand
- dynamische Bildsequenzen

Inzwischen wurden beinahe so viele sonographische Methoden eingeführt, wie verschiedene Ultraschallsonden angeboten werden. Endosonographische Methoden sind Vaginal-, und Rektalsonographie und die intraurethrale Sonographie; unter externen Applikationen versteht man die Introitus- und Perinealsonographie [1, 2, 3, 6, 7, 13].

Die wichtigsten **Standards** umfassen die

- Bildrichtung (kraniale Strukturen werden im Bild oben, ventrale Strukturen rechts dargestellt)
- Bilddarstellung (Urethra, Blase, Symphyse und Vagina, evtl. Uterus, Rektum)
- die Auswertung (Position des Meatus urethrae internus zur Symphyse mittels Koordinatensystem und der retrovesikale Winkel β - Abb. 4.12)

- die Untersuchungsposition (Patientin in liegender Position, Nachweis des Blasenhalstrichters erfordert oft die Untersuchung an der stehenden Frau; Blasenfüllung: 300 ml)
- verschiedene Funktionstests (Untersuchung in Ruhe, beim Pressen, Husten und bei Beckenbodenkontraktion) sowie
- der Hinweis auf mögliche untersuchungsbedingte Veränderungen, die durch minimalen Auflagedruck der Sonde gering zu halten sind [1]

Die sonographische Harninkontinenzdiagnostik ist nur ein einzelner, wenn auch wichtiger Teil der urogynäkologischen Funktionsdiagnostik. Vergleichbare Resultate gegenüber der herkömmlichen Radiologie konnten gezeigt werden, womit dieser Methode der Durchbruch in den klinischen Alltag gelang [3, 5, 8, 10, 12].

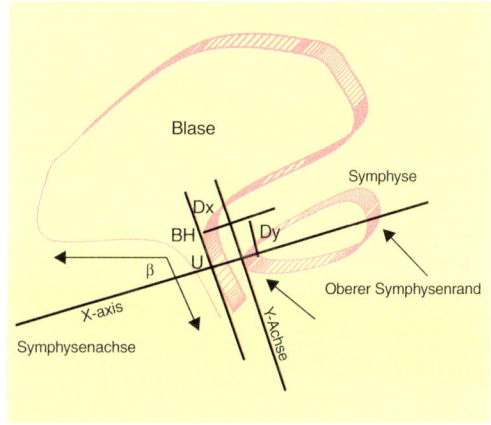

Abb. 4.12: Sonographische Urethrozystographie - Die Symphysenachse verläuft mittig zwischen Symphysenober- und unterrand; BH = Blasenhals, U = Urethra, Dy = Distanz zwischen BH und Symphysenachse, Dx = Distanz zwischen BH und Symphysenunterrand; β = Retrovesikaler Winkel.

Perineal-, Introitus-, Vaginal- und Rektalsonographie

Alle diese Verfahren fanden bislang deshalb so viele Anhänger, weil deren Durchführung nicht von der Anschaffung neuer Geräte abhängt. Die Introitussonographie wird mit Vaginalsonden mit einer Frequenz von 5-7,5 MHz, die Perinealsonographie mit Linearsonden mit einer Frequenz von 3,5-5 MHz durchgeführt [6, 8, 10]. Bei der Perinealsonographie sind die gebogenen (curved-array) Linearsonden von Vorteil, da sie besseren Kontakt zum Damm ermöglichen als gerade Sonden, darüberhinaus erhöht sich der Einstrahlwinkel und damit das Betrachtungsfeld. Für die Vaginal- und Rektalsonographie werden lineare oder Sektorscanner mit Frequenzen von 3,5-7 MHz verwendet [1, 3]. Da letztere nicht zur Standardausrüstung der gynäkologisch-geburtshilflich ausgerichteten Praxis gehören, werden die endosonographischen Methoden nur selten angewendet.

Bezüglich Softwareausrüstung sind folgende Optionen von Vorteil: Die freie Bildrotation sollte möglich sein, damit das Bild entsprechend den Empfehlungen der AUG ausgerichtet werden kann [1]. Zur Auswertung des retrovesikalen Winkels ß ist die Winkelmessung erforderlich. Ultraschallbilder werden heute meist mit der Funktion "Autokorrelation" optimiert. Für schnelle Bewegungen, wie sie vor allem beim Husten vorkommen, wird empfohlen, diese Funktion auszuschalten, da sie zu schlierenartigen Phänomenen führt. Dadurch wird das Bild etwas körniger, was aber der Aussage keinen Abbruch tut.

Die perineal- bzw. introitussonographische Untersuchung erfolgt im Rahmen der urogynäkologischen Funktionsdiagnostik bei einer Blasenfüllung von 300 ml (Abb. 4.13 und 4.14).

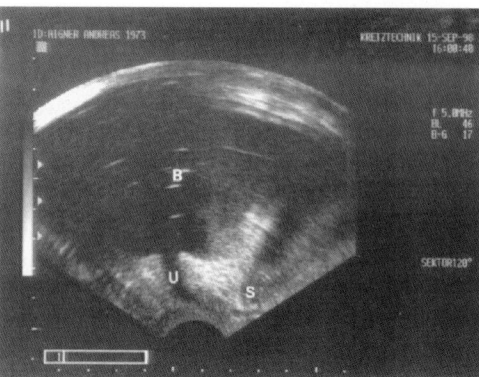

Abb. 4.14: Introitussonographische Urethrozystographie (B= Blase, U = Urethra, S= Symphyse).

Unterschiedliche Blasenfüllungen beeinflussen die Position des Meatus urethrae internus und den Winkel β nur gering. Größere Volumina und Ultraschallkontrastmittel verbessern jedoch die Diagnostik des Blasenhalstrichters [9, 10, 11, 12]. Wird die Blase nicht retrograd gefüllt, so kann deren Volumen sonographisch bestimmt werden. Wir untersuchen die Patientin zuerst immer liegend, da dies sowohl für die Patientin, wie auch für den Untersucher angenehmer ist. Der Nachweis eines Blasenhalstrichters bei einer streßinkontinenten Patientin kann im Liegen oft schwierig sein und macht die Untersuchung im Stehen notwendig [9].

Der Ultraschallscanner wird in sagittaler Richtung auf den Introitus aufgesetzt, so daß ein sagittales Schnittbild durch das kleine Becken in der Mittellinie entsteht. Der knorpelige Anteil der Symphyse (Discus interpubicus) stellt einerseits ein Ultraschallfenster dar, welches die Abbildung retrosymphysärer Strukturen ermöglicht und andererseits die Referenzebene für die Mittellinie bildet. Die ventrale Begrenzung des Ultraschallbildes entsteht durch die Symphyse und den retrosymphysären Blasenanteil, die dorsale Begrenzung durch das Rektum, welches meist luftbedingt einen dorsalen Schallschatten wirft. Je nach Vergrößerung bilden der Uterus oder kraniale Blasenanteil die kraniale Begrenzung des Bildes [1]. Die urethrovesikale Anatomie wird in Ruhe, beim Pressen, beim Husten und bei der Beckenbodenkontraktion beurteilt (Abb. 4.15). Um die Patientin optimal in die Untersuchung einzubeziehen, wird ihr die Ultraschallanatomie erklärt [14].

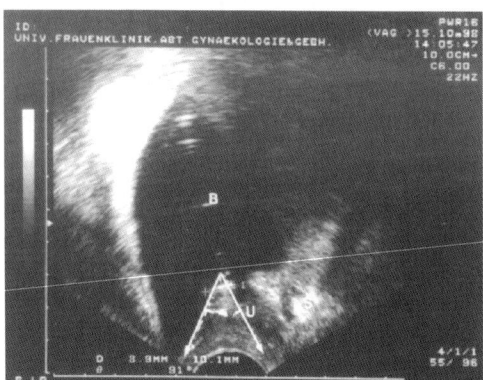

Abb. 4.13: Perinealsonographische Urethrozystographie (B = Blase, U = Urethra, S = Symphyse).

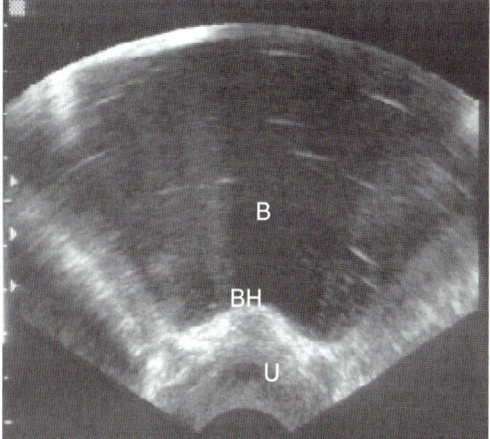

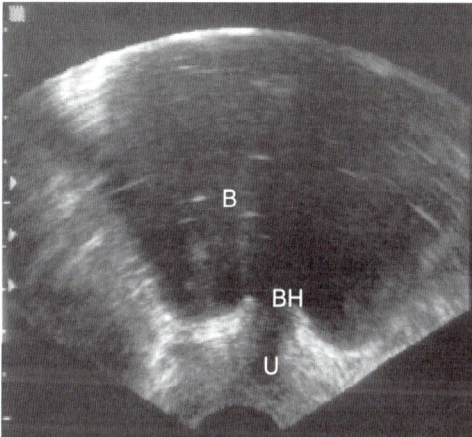

Abb. 4.15: Perinealsonographische Darstellung der Blase in der Sagittalebene in Ruhe (oben) und bei Beckenbodenkontraktion mit deutlicher Anhebung des Blasenhalses (unten); B = Blase, U = Urethra, BH = Blasenhals.

Folgende Parameter werden in Ruhe, beim Pressen, Husten und bei der Beckenboden-kontraktion beurteilt:
- Position des Meatus urethrae internus in Bezug zur Symphyse
- retrovesikaler Winkel β
- Trichterbildung des Blasenhalses
- Form und Lage von Urethra und Blasenboden

Die Auswertung der Position des Meatus internus und des Winkels ß wurde in verschiedenen Publikationen ausführlich dargestellt [1, 2, 5, 6, 8, 10]. Auch können Überkorrekturen, durch Inkonti-

nenzoperationen hervorgerufen, sonographisch zur Darstellung gebracht werden (Abb. 4.16).

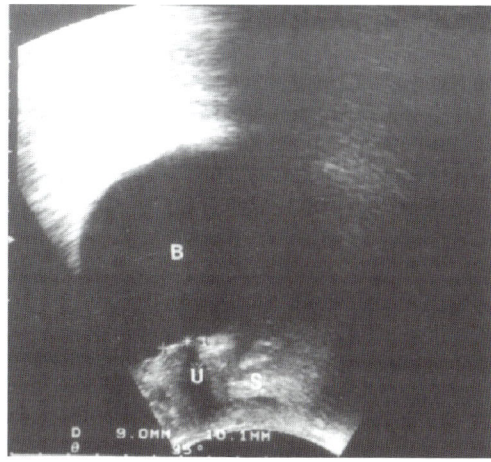

Abb. 4.16: Introitussonographie einer Patientin nach Burch-Kolposuspension mit Blasenentleerungsstörung - hochsitzender Blasenhals und schmaler retrovesikaler Winkel (zwischen den Pfeilen); B = Blase, U = Urethra.

Die Nähe der zu untersuchenden Strukturen zur Ultraschallsonde, ob mittels Perineal-, Introitus-, Vaginal- oder Rektalsonden, ist nicht ausschließlich von Vorteil. Sie führt einerseits zur meist problemlosen Darstellung der Anatomie, andererseits können direkte Veränderungen der Anatomie durch den Druck der Ultraschallsonde insbesondere im Rahmen der Vaginal- und Rektalsonographie auftreten. Auch bei der Perinealsonographie wurden solche druckbedingten Veränderungen nachgewiesen [4]. Sie sind ein nicht ganz zu verhindernder Bestandteil der Methode und es gilt darum, diese Effekte zu kennen und durch entsprechende Verhaltensweisen möglichst zu vermeiden. Wird die Sonde bei der Perinealsonographie mit zu starkem Druck aufgelegt, so wird der Blasenhals nach kranial angehoben und der Winkel β wird kleiner. Diese Veränderungen treten vor allem bei Frauen mit Deszensus auf, da Blase und Urethra näher zur Sonde liegen. Wir reduzieren den druckbedingten Einfluß, indem wir den Auflagedruck der Sonde so lange verringern, bis das Bild gerade noch optimal dargestellt wird. Bei Totalprolapszuständen ist die sonographische Diagnostik ungeachtet welche Methode Anwendung findet besonders artefaktanfällig bis unmöglich [4]. Real-time Betrachtungen und vor allem Zeitlupenbilder von Videoaufnahmen lassen die Dynamik solcher Bilder noch stärker zutage treten [4].

4.2.5. Anwendungsmöglichkeiten und Einsatz der Sonographie

Aus den mittlerweile entwickelten sonographischen Methoden und deren Anwendungen ergibt sich folgender Einsatz im Rahmen der Abklärung harninkontinenter Frauen:

Untersuchungsablauf mittels Ultraschall:
- Nephrosonographie
- Restharnbestimmung nach Spontanmiktion (Abdominal-, Vaginal-US)
- Urethrozystographie im Rahmen der Urodynamik (Perineal-, Introitus-US)
- Beurteilung des Beckenbodens (Entero-, Rekto-, Zystozelen – Introitussonographie, Perinealsonographie))
- Miktionszysturethrographie (Perineal-, Introitussonographie)
- Restharnbestimmung nach Urodynamik (Abdominal-, Vaginal-US)
- Beurteilung des Beckenbodens (Perineal-, Introitussonographie)
- Beurteilung des inneren weiblichen Genitales (Vaginalsonographie)

Die Sonographie stellt mittlerweile einen fixen Bestandteil in der Diagnostik der weiblichen Harninkontinenz und Beckenbodeninsuffizienz dar. All diese Methoden sind nicht konklusiv und können somit nicht als alleiniges Verfahren in der Inkontinenzdiagnostik eingesetzt werden, sind aber ein wichtiger Bestandteil der umfassenden Diagnostik.

Die Sonographie hat sowohl in der Basisdiagnostik wie auch in der hochspezialisierten urogynäkologischen Funktionsdiagnostik ihren Platz:

Einsatz des Ultraschalls im Rahmen der urogynäkologischen Basis- und Spezialdiagnostik:
- **Basisdiagnostik**
  - Gezielte Anamnese
  - Infektanalytik
  - Klinische Untersuchung
  - Klinische Untersuchung der Beckenbodenfunktion
  - und des Blasenverschlusses
- **Restharnbestimmung**
- **Orientierende Untersuchung des oberen Harntraktes**
- **Spezielle Diagnostik**
  - Zystoskopie
  - Urodynamik
- **Videourodynamik**

4.2.6. Zusammenfassung

Durch die rasanten technischen Entwicklungen kommt der Ultraschalldiagnostik eine zunehmend klinische Bedeutung zu. Die Sonographie ist eine wertvolle Ergänzung zur verbesserten Befundinterpretation klinischer und urodynamischer Befunde. Die hier dargestellten Untersuchungsmethoden haben bereits Eingang in den klinischen Alltag zur Abklärung urogynäkologischer Fragestellungen gefunden. Verbesserungen der Bildaufauflösung erlauben eine zunehmend genauere Darstellung des oberen Harntraktes und der urethrovesikalen Funktionseinheit. Zunehmend gelingt auch eine verbesserte statische und dynamische Darstellung von Eigenstrukturen im vorderen, mittleren und hinteren Anteil des Beckenbodens, und wird damit zunehmend auch Eingang in die Diagnostik der Beckenbodeninsuffizienz finden.

Literatur

1. Arbeitsgemeinschaft Urogynäkologie Schär G, Kölbl H et al. (1996) Empfehlungen zur Sonographie des unteren Harntraktes im Rahmen der Urogynäkologischen Funktionsdiagnostik. Frauenarzt 2: 220-224

2. Bader W, Degenhardt F, Kauffels W, Nehls K, Schneider J (1995) Sonomorphologische Parameter der weiblichen Streßharninkontinenz. Ultraschall Med 16:180-183

3. Bergman A, McKenzie CJ, Richmond J, Ballard CA,-Platt LD (1988) Transrectal ultrasound versus cystography in the evaluation of anatomical stress urinary incontinence. Br J Urol 62: 228-230

4. Creighton SM, Pearce JM, Stanton SL (1992) Perineal video-ultrasonography in the assessment of vaginal prolapse: early observations. Br J Obstet Gynaecol 99: 310-313

5. Fink D, Schär G, Köchli OR, Perucchini D, Haller U (1995) Auswertung der perinealsonographischen Untersuchung: Sind die Resultate reproduzierbar? Geburtshilfe Frauenheilkd 12: 699-671

6. Grischke E, Anton HW, Dietz P, Schmidt W (1989) Perinealsonographie und röntgenologische Verfahren im Rahmen der weiblichen Harninkontinenzdiagnostik. Geburtshilfe Frauenheilkd 49: 733-736

7. Kölbl H, Bernascheck G (1989) A new method for sonographic urethrocystography and simultaneous pressure-flow measurements. Obstet Gynecol: 417-420

8. Kölbl H, Bernascheck G, Wolf G (1988) A comparative study of perineal ultrasound scanning and urethrocystography in patients with genuine stress incontinence. Arch Gynecol Obstet 244: 39-43

9. Schaer GN, Koechli OR, Bajka M, Schuessler B, Haller U (1996) The usefulness of ultrasound contrast medium in perineal sonography for visualization of bladder neck funnelling - first observations. Urology 47: 452-455

10. Schaer GN, Koechli OR, Haller U (1996) Perineal ultrasound - determination of reliable examination procedures. Ultrasound Obstet Gynecol 7: 347-351

11. Schaer GN, Koechli OR, Schuessler B, Haller U (1995) Improvement of Perineal Sonographic Bladder Neck Imaging with Ultrasound Contrast Medium. Obstet Gynecol 86: 950-954

12. Schaer GN, Koechli OR, Schuessler B, Haller U (1995) Perineal ultrasound for evaluating the bladder neck in urinary stress incontinence. Obstet Gynecol 85: 220-224

13. Schwenke A, Fischer W (1994) Urogenitalsonographie bei weiblicher Harninkontinenz. Gynäkol Prax 18: 683-687

14. Voigt R, Halaska M, Michels W, Voigt P, Martan A, Starker K (1994) Examination of the urethrovesical junction using perineal sonography compared to urethrocystography using a bead chain. Int Urogynecol J 5: 212-215

4.3. Sonstige bildgebende Verfahren

Mit Unterstützung bei der Zusammenstellung des Abbildungsmaterials durch Herrn OA Dr. med. M. Taupitz (Röntgeninstitut der Charité, Campus Mitte, Humboldt-Universität zu Berlin, Direktor: Prof. Dr. med. B. Hamm).

4.3.1. Einleitung

■ Allgemeines zur radiologischen Diagnostik

Durch die flächendeckend verfügbare, strahlenbelastungsfreie und von Gynäkologen und Urologen selbständig durchgeführte Sonographie hat sich der Einsatz der bildgebenden Diagnostik bei Harninkontinenz gewandelt. Wurde einerseits die Röntgendiagnostik weitestgehend aus der Basisdiagnostik verdrängt, ist andererseits die MRT zur Bearbeitung wissenschaftlicher Fragestellungen zur Pathogenese der Harninkontinenz unverzichtbar geworden. So haben die Introitus- bzw. Perinealsonographie durch ihre exellente morphologische und funktionelle Darstellung von Blasenhals und Urethra die technisch aufwendige und für Patienten belastende Kolpourethrozystographie nahezu völlig aus der Basisdiagnostik verdrängt. Ebenso konnte sich die Nephrosonographie durchsetzen, um prä- und postoperativ im Rahmen von Harninkontinenz- und Deszensusoperationen Abflußbehinderungen der oberen Harnwege auszuschließen. Die Indikation zur Ausscheidungsurographie sollte hier erst im Rahmen der weiterführenden Diagnostik gestellt werden. Unverzichtbar hingegen sind radiologische Untersuchungsverfahren in der Differentialdiagnostik von Blasenentleerungsstörungen, Harndrangsymptomatik, rezidivierenden Harnwegsinfektionen und unklarer Hämaturien. Insbesondere angeborene Fehlbildungen wie z.B. Harnleiterabgangsstenosen, subvesikale Stenosen, vesikoureteraler Reflux und Ureterozelen sind für rezidivierende Harnwegsinfekte ursächlich verantwortlich und lassen sich radiographisch mit hoher Sensitivität und Spezifität objektivieren.

Die Doppelballonurethrographie gilt weiterhin als Goldstandard in der Diagnostik des Urethradivertikels. Trotz exellenter Dastellung paraurethraler Tumoren mittels der Introitussonographie, kann die für ein Divertikel beweisende Verbindung zur Urethra sonographisch nur vermutet werden. Mittels der Doppelballonurethrographie hingegen ist sie zu 95 % nachweisbar.

Eine weitere Indikation zur radiologischen Diagnostik stellt die extraurethrale Inkontinenz dar. So ist die Vaginographie unverzichtbar zur Diagnostik von Urethra-, Blasen- und Ureter-Scheidenfisteln, insbesondere dann, wenn antegrade Darstellungsmethoden wie die Zystographie versagen. Das Wissen um einfache Funktionsteste, wie die Spülprobe zum Nachweis einer Blasen-Scheidenfistel oder die i.v.-Applikation von Indigocarmin mit anschließender vaginaler Spiegeleinstellung bzw. Tupferprobe, um bei Blauaustritt aus dem Scheidengrund eine postoperative Ureter-Scheidenfistel nachzuweisen, limitiert zusätzlich den Einsatz der Röntgendiagnostik.

Letztlich kann nur bei strenger Indikationsstellung eine diagnostische Aussage von radiologischen Untersuchungen erwartet werden. Nur unter Kenntnis der genauen Fragestellung und anamnestischer Angaben kann der Radiologe Befunde zuordnen. Um der strengen Indikationsstellung zur radiologischen Diagnostik von Harnspeicher- und Entleerungsstörungen gerecht zu werden, sollte sie unter Einbeziehung erfahrener Urologen bzw. Urogynäkologen iniziiert werden. Um Empfehlungen zur radiologischen Diagnostik geben zu können, müssen zudem Erfahrungen zur Sachkunde im Strahlenschutz entsprechend der Röntgenverordnung erworben werden.

Andererseits sollten die folgend aufgeführten Untersuchungsmethoden nur an Institutionen gebunden sein, die über das notwendige Equipment verfügen.

■ Allgemeine Kontraindikationen zur radiologischen Diagnostik

In der radiologischen bildgebenden Diagnostik werden im allgemeinen wasserlösliche jodhaltige Kontrastmittel zur Darstellung der Harnwege benutzt, da diese auf Nativaufnahmen nicht zur Abbildung kommen. Eine intravenöse Applikation (z.B. Ausscheidungsurographie) dieser Kontrastmittel ist bei bekannter Kontrastmittelallergie, Hyperthyreose und bei Niereninsuffizienz (Kreatininwert > 200 μmol/l) kontraindiziert. In diesen Situationen ist zwar eine direkte Applikation von Kontrastmittel ins Hohlsystem erlaubt, es sollte aber die Indikationsstellung zur jeweiligen Untersuchung noch kritischer gestellt werden. Die nöti-

gen Voraussetzungen zur Anaphylaxiebehandlung müssen immer gegeben sein.

Wird ein akuter Harnwegsinfekt diagnostiziert, sollte dieser behandelt werden, bevor Untersuchungen verbunden mit Kathetereinlage durchgeführt werden.

Eine Schwangerschaft muß vor jeder radiologischen Diagnostik des kleinen Beckens ausgeschlossen werden. Die Untersuchungen sollten in der ersten Zyklushälfte durchgeführt werden, um Strahlenexpositionen in den ersten zwei Wochen post konzeptionem zu vermeiden.

■ Allgemeines zur Magnetresonanztomographie (MRT)-Diagnostik

Die MRT konnte sich bisher in der Basisdiagnostik von Kontinenz- bzw. Miktionsstörungen nicht etablieren. Auch in der weiterführenden spezialisierten urogynäkologischen Diagnostik ist ihre Anwendung an Einzelfallindikationen gebunden. Unverzichtbar ist sie hingegen im Rahmen wissenschaftlicher Untersuchungen zur Beckenbodenanatomie und Pathogenese der Streßharninkontinenz geworden und hat auf diesem Gebiet schon Pionierarbeit geleistet.

■ Allgemeine Kontraindikationen zur MRT-Diagnostik

Herzschrittmacher, anamnestisch angegebene Hirnoperationen, Metallprothesen und Klaustrophobie verbieten im Allgemeinen den Einsatz der MRT, insbesondere unter Studienbedingungen.

4.3.2. Ausscheidungsurographie

■ Indikationen

- Extraurethrale Harninkontinenz zum Ausschluß einer Urogenitalfistel bzw. eines ektopen Ureters

- Rezidivierende Harnwegsinfekte zum Ausschluß von Fehlbildungen oder Lageveränderungen des Harntraktes (z.B. Ureterozele, Senkniere)

- Postoperative Abflußbehinderung der oberen Harnwege (Routinekontrollen primär durch Sonographie)

- Hämaturie zum Ausschluß von Tumoren des oberen Harntraktes bzw. Urolithiasis (vorher Ausschluß von Entzündung und Urethrozystoskopie und Nephrosonographie durchführen)
- Weiterführende Diagnostik bei suspekten Nephrosonographie-, CT-, Isotopennephrographie- und Zystoskopiebefunden
- Präoperative Diagnostik vor onkologischen Eingriffen im kleinen Becken und Einbeziehung des Retroperitonealraumes zur Beurteilung des Ureterverlaufes (ggf. Tumorinfiltration oder –verdrängung und Ausschluß Ureter fissus bzw. duplex)

Untersuchungstechnik

- Abdomenübersichtsaufnahme zum Nachweis von: Urolithiasis, verkalkten Lymphknoten, Gallensteinen, verkalkten Myomen, Fremdkörpern
- Injektion von wasserlöslichem jodhaltigem Kontrastmittel und nach einer Minute Aufnahme der Nieren-Parenchymphase
- Wiederholte Aufnahme der Nierenregion nach 7–10 Minuten zur Erfassung der Ausscheidungsphase
- Nach weiteren 5 Minuten Aufnahme von Nieren, Ureteren und Blase zur Beurteilung des Abflusses
- Aufnahme im Stehen nach Miktion zur Beurteilung vom Lageveränderungen der Nieren und Harnblase
- Zusatzuntersuchungen: Spätaufnahmen (bei Abflußstörungen), Schicht- und Durchleuchtungsaufnahmen (um Überlagerungsartefakte zu vermeiden und bei pathologischen Befunden)

Befundbewertung

- Topographie und Funktion von Nieren, Ureteren und Harnblase, um Lageveränderungen, Abflußbehinderungen, Verletzungen, Fehlbildungen, Konkremente, Tumore bzw. Fremdkörper zu objektivieren (Abb. 4.17 - 4.22)
- Bei Tumorverdacht weiterführende Diagnostik durch CT oder MRT

Grenzen:
- Eine ausscheidungsurographisch stumme Niere kann trotzdem eine Restfunktion haben
- Nicht jeder ektoper Ureter kommt antegrad zur Darstellung, bei entsprechend klinischer Symptomatik Versuch der retrograden Darstellung (siehe Vaginographie)

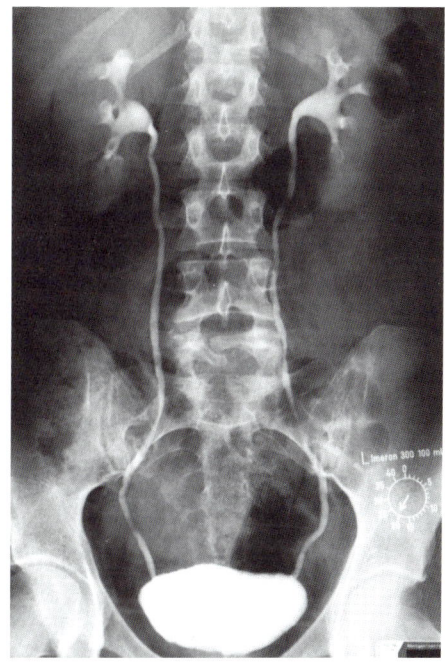

Abb. 4.17: Unauffälliges Ausscheidungsurogramm (bds. sind die Ureteren vollständig durchgezeichnet, daher Ausschlußdiagnostik prävesikaler Konkremente erforderlich).

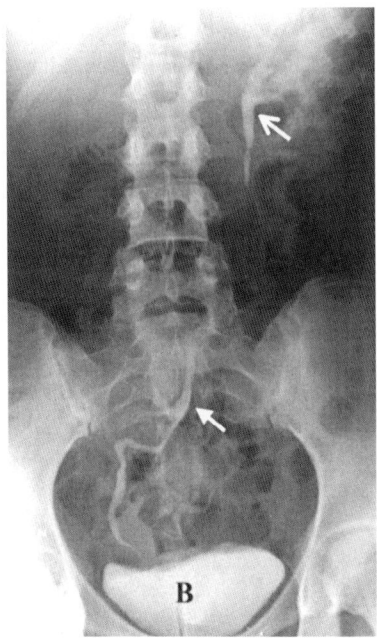

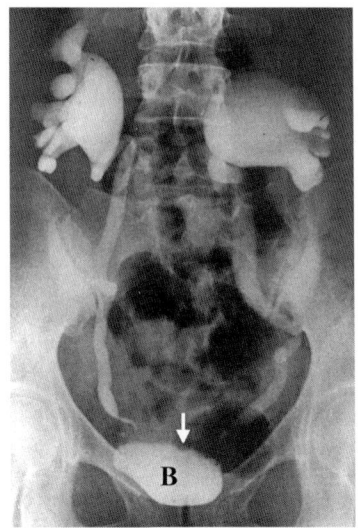

Abb. 4.20: Ausscheidungsurogramm, Harnstauungsnieren durch prävesikale Ureterstenose bds. aufgrund eines Blasenkarzinoms, unebene Wandkontur (Pfeil) der Blase (B).

Abb. 4.18: Ausscheidungsurogramm, Senkniere rechts (geschlossener Pfeil), Topographie der linken Niere (offener Pfeil) unauff., B = Blase.

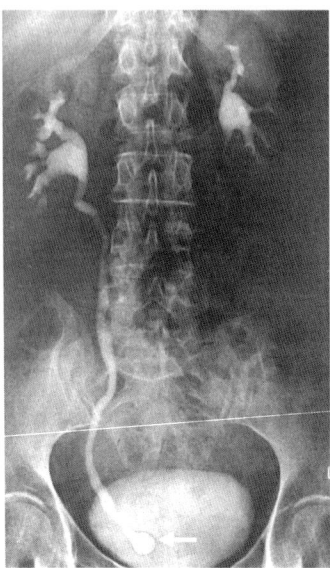

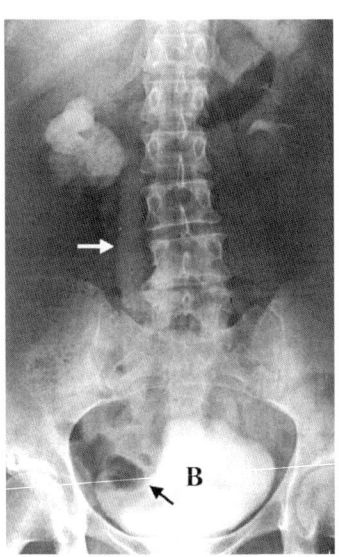

Abb. 4.21: Ausscheidungsurogramm, Harnstauungsniere und dilatierter Ureter (weißer Pfeil) rechts aufgrund eines Ovarialkarzinomrezidives. Impression (schwarzer Pfeil) und Infiltration der Blase (B).

Abb. 4.19: Ausscheidungsurogramm, Ureterozele rechts (Pfeil).

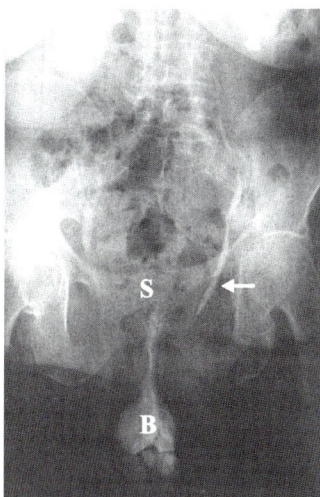

Abb. 4.22: Ausscheidungsurogramm, Totalprolaps der Blase (B) ohne Abflußbehinderung der oberen Harnwege, S = Symphyse, Pfeil = linker Ureter.

4.3.3. Zystographie

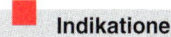

Indikationen

- Extraurethrale Harninkontinenz zum Nachweis einer Blasen-Scheiden-Fistel (selten Blasen-Uterus-Fisteln)

- Harndrangsymptomatik, rezidivierende Harnwegsinfekte zum Ausschluß kongenitaler Anomalien des Urachus bzw. Doppelanlagen, Divertikel

- Hämaturie, Harndrangsymptomatik zum Ausschluß von Blaseninfiltration bei gynäkologischen Tumoren (Zystoskopie, MRT, CT aussagekräftiger)

- Beckentrauma, Pfählungsverletzungen zum Ausschluß von Blasenverletzungen

Untersuchungstechnik

- Nativaufnahme des kleinen Beckens

- Blasenfüllung mit wasserlöslichem jodhaltigem Kontrastmittel über transurethralen oder suprapubischen Katheter

- Stufenzystographie: Füllung in 3 Stufen, Belichtung des gleichen Filmes nach jeder Füllungsstufe

- Durchleuchtung mit tangentialem Strahlengang im betroffenen Blasenwandbereich

Befundbewertung

- Fistellokalisation und –verlauf, kommunizierendes Nachbarorgan (Blasen-Vagina, -Zervix, -Uterus, -Darm, -Haut-Fisteln) (Abb. 4.23 + 4.24)

- Bei klinischem Fistelverdacht aber unauff. Zystographie Versuch der retrograden Fisteldarstellung durch Vaginographie bzw. Fistelsondierung und -gangdarstellung

- Unterscheidung in intra- bzw. extraperitoneale Blasenverletzung

- Persistierender Urachus und Urachusdivertikel: 100 % Treffsicherheit

- Bei Karzimoninfiltration lokale, bei Strahlenblase gleichmäßige Einschränkung der Entfaltung der Blase

Grenzen:
- Urachuszyste und –sinus sind nicht darstellbar, da Verbindung zur Harnblase fehlt
- Falsch negative Befunde bei Detektion von Blasenverletzungen, wenn Blasenfüllung unter 250 ml
- Keine Indikation mehr bei Verdacht auf Blasentumoren

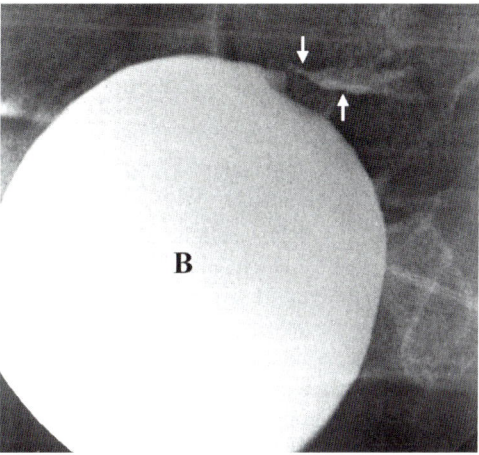

Abb. 4.23: Zystographie mit Darstellung des Fistelganges (Pfeile) einer Blasen-Scheiden-Fistel, B = Blase.

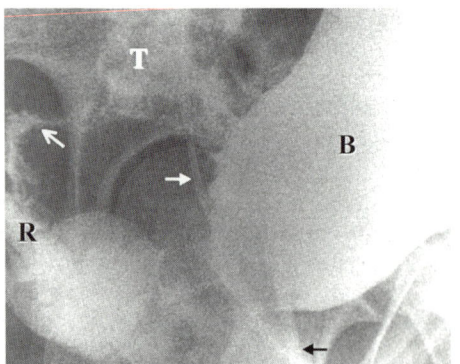

Abb. 4.24: Zystographie mit Darstellung einer Blasen (B)- Tumorhöhlen (T)- Rektum (R)- Fistel aufgrund eines Ovarialkarzinoms, schwarzer Pfeil = transurethraler Katheter, geschlossener weißer Pfeil = Ureterschiene rechts, offener weißer Pfeil = Fistelgang von der Tumorhöhle zum Rektum.

4.3.4. Urethrographie

Indikationen

- Dysurie, rezidivierende Urethritis, Dyspareunie zum Ausschluß eines Urethradivertikels
- Absolute Harninkontinenz zum Ausschluß einer Urethra-Scheiden-Fistel
- Überlaufinkontinenz, pathologischer Uroflow, rezidivierende Harnwegsinfekte aufgrund einer Restharnblase zum Ausschluß einer infravesikalen Obstruktion

Untersuchungstechnik

- Antegrade Urethradarstellung: siehe Miktionszystourethrographie
- Retrograde Urethradarstellung (Doppelballonurethrographie): Abdichten des Meatus urethrae internus et externus durch Doppelballonkatheter (veränderlicher Abstand zwischen beiden Ballons), Instillation von wasserlöslichem jodhaltigem Kontrastmittel durch Katheteröffnung zwischen beiden Ballons, Durchleuchtung in verschiedenen, befundabhängigen Untersuchungsebenen

Befundbewertung

- Urethrographie und Miktionszystourethrographie sind Goldstandard in der Diagnostik von Urethradivertikeln, einzige Untersuchungstechniken, um Größe des Divertikels und Lokalisa

tion der Verbindung zur Urethra darzustellen (ermöglicht Differenzialdiagnose zwischen Divertikel und periurethralem Tumor) (Abb. 4.25)
- Nachweis und Lokalisation von Urethra-Scheiden-Fisteln
- Nachweis und Lokalisation von Stenosen, Strikturen und Polypen der Urethra

Grenzen:
- Falsch negativer Befund bei verklebtem Divertikelhals
- Falsch positiver Befund einer Urethra-Scheiden-Fistel, wenn Urethra nicht ausreichend abgedichtet
- Periurethrale Zysten und Tumoren sind nicht darstellbar, können nur bei Urethrapelottierung vermutet werden
- Obstruktionsnachweis erlaubt keine funktionelle Befundbewertung
- Schlechte Patienten-Compliance, da Untersuchung schmerzhaft

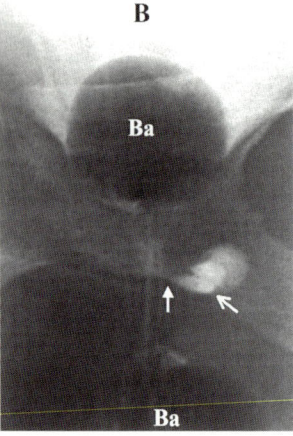

Abb. 4.25: Doppelballonurethrographie zur Darstellung eines doppelbäuchigen Urethradivertikels (offener Pfeil), geschlossener Pfeil = Divertikelhals, Ba = Ballon, B = Blase.

4.3.5. Vaginographie

Indikationen

- Extraurethrale Harninkontinenz zum Ausschluß einer in die Vagina mündenden Fistel insbesondere, wenn die antegrade Darstellung einer Blasen- bzw. Ureter-Scheiden-Fistel nicht gelingt

- Therapieresistenter Fluor vaginalis nach Hysterektomie zum Ausschluß einer Tuben-Scheiden-Fistel

Untersuchungstechnik

Abdichten des Introitus vaginae und Applikation von wasserlöslichem jodhaltigem Kontrastmittel in die Vagina unter Durchleuchtungskontrolle.

Befundbewertung

Darstellung von Fistelkanälen und deren Ursprung, Verlaufsrichtung und Beziehung zu den Nachbarorganen (Blasen-, Ureter-, Urethra- bzw. Rektum-Scheiden-Fistel) (Abb. 4.26).

> **Grenzen:**
> Insbesondere Haarfisteln lassen sich erst nach Sondierung und Kontrastmittelauffüllung objektivieren (hier Einbeziehung des Gynäkologen bzw. Urologen zur Fistelkanaldarstellung)

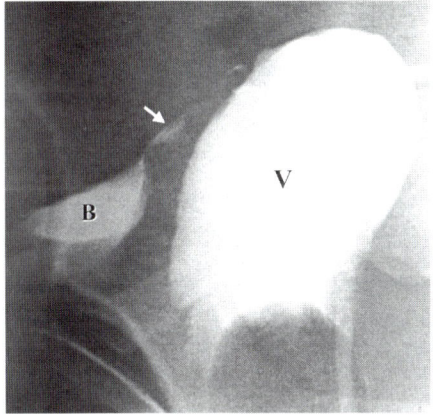

Abb. 4.26: Vaginographie zur retrograden Darstellung einer Blasen-Scheiden-Fistel, B = Blase, V = Vagina, Pfeil = Fistelgang, Introitus vaginae ist durch Ballon abgedichtet.

4.3.6. Kolpourethrozystographie

Indikationen

- Harninkontinenz und Descensus urogenitalis bei Diskrepanz zwischen klinischen und sonographischen Befunden bzw. präoperativ, wenn Sonographie nicht verfügbar ist

- Postoperative Kontinenz- und Entleerungsstörungen der Blase bei sonographisch unklaren Befunden

Untersuchungstechnik

- Kontrastierung der Vagina (mit Bariumbrei), der Urethra (mit Metallkugelkette oder kontrastmittelgetränkter Docht über Katheter), Markierung des Ostium urethrae externus (mit Metallclip) und der Blase (mit ca. 250 ml Kontrastmittelgemisch und ca. 20 ml Kontrastmittelgemisch höherer Dichte zur besseren Markierung des Blasenhalses)

- Einlage einer Sonde ins Rektum zur simultanen Druckmessung (das Manometer sollte zur Befunddokumentation in den Strahlengang eingebracht werden)

- Aufnahmen im Stehen im anterior-posterioren Strahlengang in Ruhe

- Aufnahmen im seitlichen Strahlengang in Ruhe, beim Kneifen und Pressen zur Beurteilung der Dynamik des Blasenhalses

Befundbewertung

- Dokumentation der Lageveränderung von Urethra und Blase beim Pressen und Kneifen im Vergleich zum Ruhezustand durch Messung der anatomischen Urethralänge, des Inklinationswinkels der Urethra (Winkel zwischen Körper- und Urethraachse) und des posterioren Urethrovesikalwinkels (Winkel zwischen Urethraachse und Blasenboden), Bewertung des Höhenstandes von Blasenhals und Blasenboden zur Symphyse/SCIPP-Linie (Sacrococcygeal articulation and the inferior point of the pubis line)

- Harninkontinenz: Beim Pressen trichterförmige Öffnung der proximalen Urthra bzw. Lockerung der ventralen Fixation der Urethra

- Blasenentleerungsstörung: z.B. Steilstellung der Urethra nach abdominaler Kolposuspension (Inklinationswinkel Null und kleiner) und spitzwinkliger posteriorer Urethrovesikalwinkel (Abb. 4.27)

- Descensus urogenitalis: Beim Pressen vertikaler (Dislokationsurethrozystozele) und/oder rotatorischer (Distensionszystozele) Deszensus von Urethra und Blase

- Beckenbodenbewertung: Beim Kneifen Elevation des Blasenhalses symphysenwärts

Grenzen:
- Hemmung zum maximalen Pressen bei liegendem Urethrakatheter und Drucksonde im Rektum
- Bei ausgeprägter Harninkontinenz ausreichende Füllung der Blase mit Kontrastmittel nicht möglich
- Überlagerung von lateraler Zystozele und Blasenhals

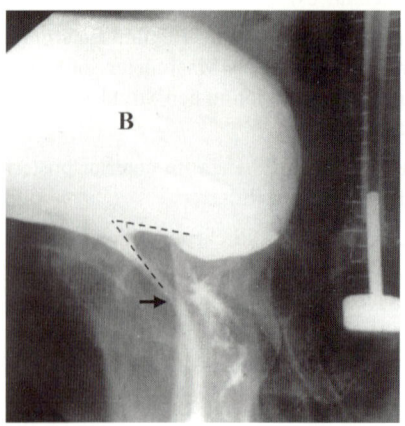

Abb. 4.27: Kolpourethrozystographie. Überkorrektur des Blasenhalses durch Kolposuspension gekennzeichnet durch Ventralisierung der proximalen Urethra und einen spitzwinkligen posterioren Urethrovesikalwinkel (gestrichelte Linien), B = Blase, Pfeil = Urethra.

4.3.7. Miktionszystourethrographie

 Indikationen

- Rezidivierende Harnwegsinfekte zum Ausschluß eines vesikoureteralen Refluxes
- Blasenentleerungsstörungen zum Ausschluß einer subvesikalen Stenose
- Nachweis Urethradivertikel
- Harninkontinenz zum Ausschluß einer Detrusor-Sphinkter-Dyssynergie

 Untersuchungstechnik

- Retrograde Auffüllung der Harnblase mit wasserlöslichem jodhaltigem Kontrastmittel, bis Harndrang verspürt wird

- Dokumentation der Miktion im Stehen im seitlichen Strahlengang

 Befundbewertung

- Nachweis eines vesikoureteralen Refluxes (Abb. 4.28 + 4.29)
- Nachweis von Urethrastenosen und daraus resultierenden Harnblasenveränderungen wie Balkenblase, Trabekulierung bzw. Pseudodivertikel
- Fehlen der synchronen Eröffnung des Blasenhalses bei Tonisierung der Harnblase, ggf. zusätzliche Einengung der Urethra in Höhe der Levatorplatte (Detrusor-Sphinkter-Dyssynergie)

Grenzen:
- Fehlende Spontanmiktion bzw. pathologische Miktionsmuster durch Untersuchungbedingungen

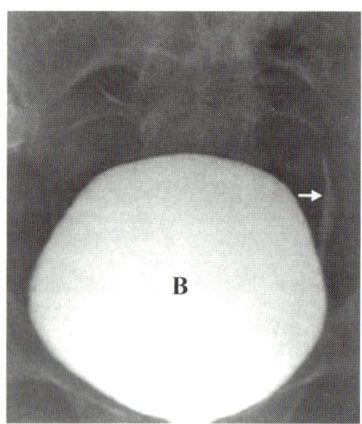

Abb. 4.28: Miktionszystourethrographie, bereits während der Füllungsphase kommt es links zum vesikoureteralen Reflux (Pfeil), B = Blase.

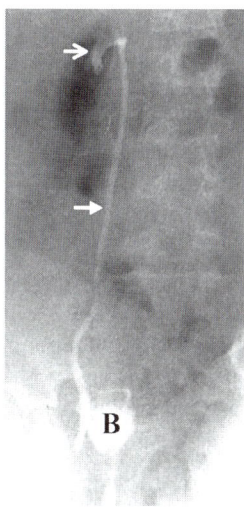

Abb. 4.29: Miktionszystourethrographie, während der Miktion kommt es zum vesikoureteralen Reflux bis ins Nierenbeckenkelchsystem (offener Pfeil) rechts, geschlossener Pfeil = rechter Ureter, B = fast entleerte Blase.

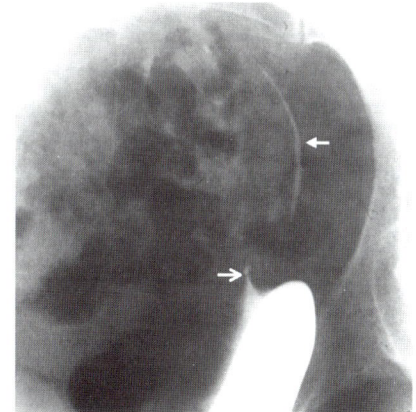

Abb. 4.30: Retrograde Darstellung eines in die Scheide mündenden ektopen Ureters links (geschlossener Pfeil) durch Sondierung (offener Pfeil) der Ureteröffnung in die Scheide und Kontrastmittelapplikation.

4.3.8. Interventionsradiologie und Fisteldarstellung

 Indikationen

Extraurethrale Inkontinenz zum Ausschluß einer Ureter-Scheiden-Fistel (nach operativen Eingriffen im kleinen Becken) bzw. eines ektopen Ureters (Abb. 4.30).

 Untersuchungstechnik

- Kontrastmittelgabe über Nephrostoma unter Durchleuchtung, ggf. Dilatation von Ureterstenosen und Versuch der Ureterschienung ebenfalls unter Durchleuchtungskontrolle
- Direkte Fisteldarstellung durch Sondierung des Fistelkanals und Kontrastmittelapplikation

 Befundbewertung

Nachweis von Ureter-Scheiden-Fistel (Abb. 4.31) und Versuch der antegraden Schienung des betroffenen Ureters, wenn retrograd nicht möglich (gelingt dies, kann Spontanheilung abgewartet werden).

Grenzen:
Technische Ausstattung der Einrichtung

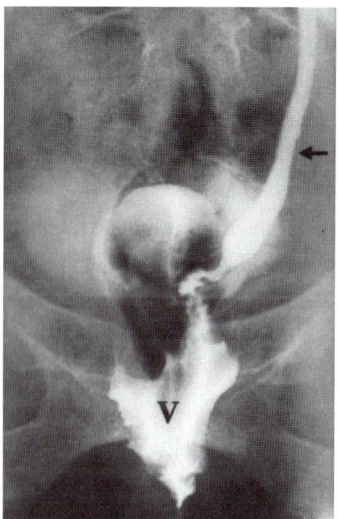

Abb. 4.31: Antegrade Darstellung einer Ureter-Scheiden-Fistel links durch Kontrastmittelapplikation über das Nephrostoma und Kontrastmittelübertritt in die Vagina (V) und partiell in die Blase, Pfeil = linker Ureter.

4.3.9. Kombinierte radiologische und urodynamische Untersuchungen (Videourodynamik)

 Indikationen

Kontinenz- und Entleerungsstörungen der Harnblase.

Untersuchungstechnik

- Blasenfüllung (50 – 100 ml/min) mit wasserlöslichem jodhaltigem Kontrastmittel
- Synchrone Darstellung von Röntgenaufnahmen im seitlichen Strahlengang und urodynamischen Meßkurven (Zysto-, Urethro-, Miktiometrie)

 Befundbewertung

- Korrelation von morphologischen und funktionellen Untersuchungsergebnissen, um Funktionsstörungen morphologischen Veränderungen zuordnen bzw. Artefakte erkennen und minimieren zu können
- Objektivierung von Detrusorkontraktionen (motorischer Harndrang) bzw. der Öffnung des Blasenhalses (sensorischer Harndrang durch Blasenhalsinsuffizienz) während der Blasenfüllung (Zystotonometrie)
- Objektivierung einer Detrusor-Sphinkter-Dyssynergie (siehe Miktionszystourethrographie) in Korrelation zur pathologischen Miktiometrie

Grenzen:
- Compliance der Patientin durch Untersuchungbedingungen
- Untersuchungsdauer durch Strahlenbelastung begrenzt (Introitussonographie als Alternative)

4.3.10. Computertomographie (CT)

 Indikationen

- Weiterführende Diagnostik zum Tumornachweis bei Urogenitalfisteln bzw. Harnabflußbehinderungen der oberen und unteren Harnwege und unklarer Hämaturie
- Akute Störungen von Kontinenz und Entleerungsfunktion der Harnblase (Ausschluß von Wirbelsäulen-/Rückenmarksveränderungen)

Untersuchungstechnik

- Durch rotierende Röntgenröhren und digitale Bildverarbeitung können Querschnittsbilder der Knochen und Weichteile dargestellt werden

- Ggf. Kontrastmittelmarkierung von Urethra, Harnblase, Vagina und Rektum zur verbesserten Organabgrenzung
- Intravenöse Kontrastmittelhochdruckinjektion zur Gefäßdarstellung und Abgrenzung pathologischer Befunde

 Befundbewertung

- Nachweis von Raumforderungen und deren Organbeziehungen im kleinen Becken, im Retroperitonealraum (Abb. 4.32) und im Bereich der Wirbelsäule
- Blasen-Scheiden-Fistel durch Zervixkarzinom bzw. Karzinomrezidiv
- Rektum-Scheiden-Fisteln durch Zervix-, Rektumkarzinom, Aktinomykose
- Nachweis von Nieren- und Ureterkarzinomen bei unklarer Hämaturie (nach Ausschluß einer Entzündung und unauff. Zystoskopiebefund)

Grenzen:
Bei Karzinomverdacht immer histologische Sicherung zur Befundbestätigung (Unterscheidung zwischen Zervixkarzinomrezidiv und Narbenplatte ist computertomographisch nur unter Vorbehalt möglich).

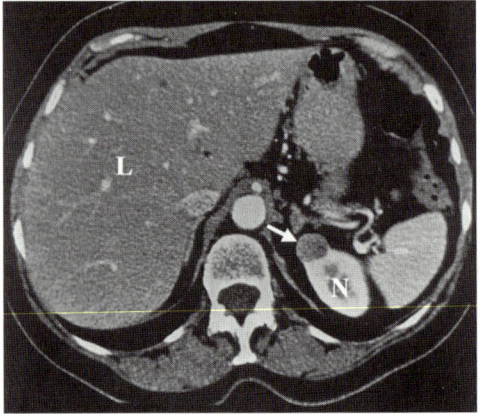

Abb. 4.32: CT-Bild zur Darstellung eines Tumors (Pfeil) am oberen Pol der linken Niere (N), L = Leber.

4.3.11. Magnetresonanztomographie (MRT)

Indikationen

- Weiterführende Diagnostik bei Urogenitalfisteln bzw. Harnabflußbehinderungen der oberen und unteren Harnwege zum Tumornachweis
- Wissenschaftliche Fragestellungen:
  - Darstellung der Beckenbodenanatomie am Lebenden
  - Pathomorphologische Veränderungen der Beckenbodenmuskulatur und der endopelvinen Faszie bei Harninkontinenz, Descensus urogenitalis und Analinkontinenz
  - Objektivierung geburtsbedingter Veränderungen der Beckenbodenmorphologie
  - Objektivierung konservativer und operativer Therapieabsichten bei Harninkontinenz

Untersuchungstechnik

Statisches MRT:

- Nativaufnahmen und i.v.-Applikation von Kontrastmittel (Magnevist®) in der Tumordiagnostik
- Organkontrastierung zur Darstellung der Beckenbodenmuskulatur und der endopelvinen Faszie nicht notwendig
- Transversale, sagittale und koronale Schnittebenen durchs kleine Becken, bei Nieren- und Ureterdarstellung entsprechend höher
- Geräte- und organspezifische Untersuchungsparameter (T1, T2, Rho-Wichtung), Rho-Wichtung optimal zur Darstellung von Beckenbodenmuskulatur und endopelviner Faszie

Dynamisches MRT zur Deszensusbeurteilung:

- Blasenfüllung: 150 – 300 ml
- Urethramarkierung mit 7 Ch - kontrastmittelgefülltem Katheter
- Kontrastmittelmarkierung des Rektums (50 – 100 ml)
- Sagittale Aufnahmen im Ruhezustand, bei maximaler Beckenbodenkontraktion und Bauchpresse

Befundbewertung

- Dignität von Raumforderungen durch Kontrastmitteldynamik gut beurteilbar
- Staging: Bestimmung von Tumorgröße und Infiltration in die Nachbarorgane (Abb. 4.33)
- Wissenschaftliche Fragestellungen:
  - Neue Erkenntnisse zur Anatomie der Beckenbodenmuskulatur und endopelvinen Faszie am Lebenden: Bei Nulliparas 2- bis 3fache interindividuelle Volumenschwankungen der Beckenbodenmuskulatur (Abb. 4.34), in 10 % fehlender Nachweis der Insertion des M. levator ani am Os pubis und der muskulofaszialen Verschmelzung zwischen seitlicher Vaginalwand und Levatormuskulatur (Konstitutionelles Risiko für Harninkontinenzentstehung?!)
  - Pathomorphologische Veränderungen der Beckenbodenmuskulatur und endopelvinen Faszie bei Harninkontinenz: erhöhte Signalintensität des M. levator ani durch Verlust quergestreifter Muskelfasern und vermehrter Fett- und Bindegewebseinlagerung (Abb. 4.35a), Nachweis lateraler (Verlust der symphysenwärts konkaven Scheidenkonfiguration und Fehlen der muskulofaszialen Verschmelzung zwischen seitlicher Vaginalwand und Levatormuskulatur, Abb. 4.35b)) und zentraler (Verlust der Faszienstruktur der vorderen Vaginalwand) Defekte der endopelvinen Faszie
  - Beurteilung der Deszensusqualität, insbesondere beim Scheidenstumpfprolaps: Darstellung von Enterozele (Defekt Level I), Urethrozysto- und Rektozele (Defekt Level II und III) (Abb. 4.36)

Grenzen:
- Kostenintensiv durch hohen apparativen Aufwand
- Eingeschränkte Beurteilung von Descensus urogenitalis durch liegende Untersuchungsposition
- Descensus vesicae et urethrae durch Introitus- bzw. Perinealsonographie sicherer nachweisbar, Urethramarkierung hier nicht notwendig
- Normwertbestimmung durch Normvarianten und bisher kleine Untersuchungskollektive erschwert

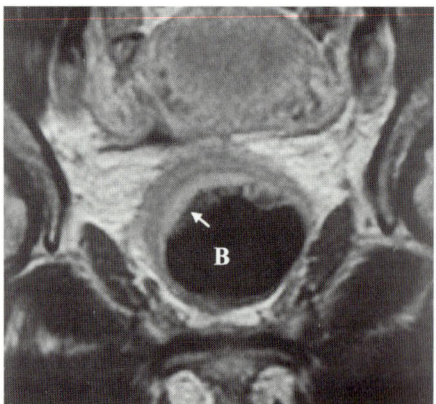

Abb. 4.33: MRT (Koronarschnitt durchs kleine Becken) zur Darstellung eines Blasenkarzinoms (wie Abb. 4.20), auffallend durch Verdickung der Blasenwand (Pfeil), B = Blase.

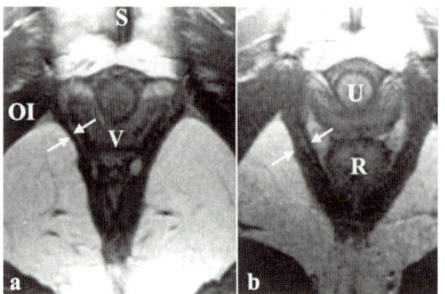

Abb. 4.34: MRT (Transversalschnitt in Höhe der proximalen Urethra): Nullipara mit konstitutionell schwach (a) bzw. kräftig (b) ausgebildeter Levatormuskulatur (durch Pfeile eingegrenzt), OI = M. obturatorius internus, R = Rektum, S = Symphyse, U = Urethra, V = Vagina.

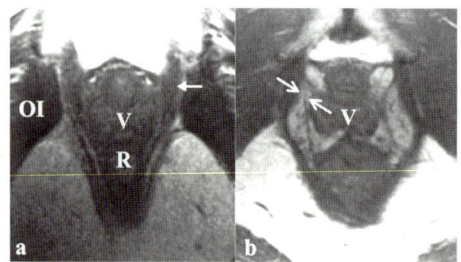

Abb. 4.35: MRT (Transversalschnitt in Höhe der proximalen Urethra) von Primipara mit postpartaler Streßharninkontinenz: **a:** Erhöhte Signalintensität der Levatormuskulatur (Pfeil) im Vergleich zum M. obturatorius internus (OI) durch Verlust quergestreifter Muskelfasern und vermehrte Einlagerung von Fett und Bindegewebe, R = Rektum, V = Vagina. **b:** lateraler (paravaginaler) Fasziendefekt durch fehlende Fixation der lateralen Vaginalwand an der Levatormuskulatur (Pfeile), V = Vagina.

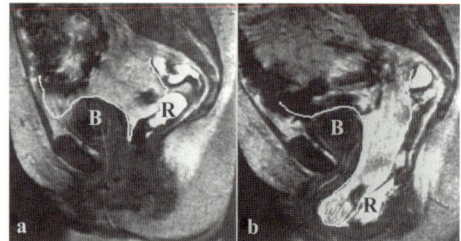

Abb. 4.36: MRT-Mediosagittalschnitt durchs kleine Becken (B = Blase, R = Rektum, Intraperitonealraum/Enterozele durch weiße Linie markiert) bei Patientin mit Scheidenstumpfprolaps vom Entero-/Rektozelentyp und Streßharninkontinenz durch Blasenhalsinsuffizienz. **a:** Ruhezustand. **b:** Darstellung der Entero-/Rektozele beim Pressen und mäßig vertikaler Deszensus der Blase mit vermutlicher Trichterbildung der proximalen Urethra (genauere Darstellung durch Introitussonographie möglich).

Literatur

Abet L (1995) Röntgendiagnostik. In: Fischer W, Kölbl H (Hrsg) Urogynäkologie in Praxis und Klinik. Walter de Gruyter, Berlin, New York, S 77-99

Barbaric ZL (1996) Female Uroradiology. In: Raz S (Hrsg) Female Urology. W.B. Saunders Company, Philadelphia, S 154-163

Friedland GW, Perkash I, Segall GM (1994) Neurogenic disease and incontinence: Physiology, Pathophysiology, diagnostic imaging, and urodynamic studies. In: Lang EK (Hrsg) Radiology of the lower urinary tract. Springer, Berlin, S 227-251

Ghoniem GM, Shoukry MS, Yang A, Mostwin J (1992) Imaging for urogynecology, including new modalities. Int Urogynecol J 3:212-221

Lüning M, Felix R (1994) Komplexe bildgebende Diagnostik – Becken. Thieme, Stuttgart

Maglinte DDT, Kelvin FM, Fitzgerald K, Hale DS, Benson JT (1999) Association of compartment defects in pelvic floor dysfunction. AJR 172:439-444

Rosenzweig BA (1997) Radiologische Untersuchung des unteren Harntrakts. In: Walters MD, Karram MM (Hrsg) Gynäkologische Urologie. Ullstein Mosby, Berlin/Wiesbaden, S 157-171

Tan IL, Stoker J, Zwamborn AW, Entius KAC, Calame JJ, Laméris JS (1998) Female pelvic floor: Endovaginal MR imaging of normal anatomy. Radiology 206:777-783

Tunn R, Paris St, Fischer W, Hamm B, Kuchinke J (1998) Static magnetic resonance imaging of the pelvic floor muscle morphology in women with stress incontinence and pelvic prolapse. Neurourol Urodynam 17:579-589

4.4. Urodynamik

Die Harninkontinenz ist ein Symptom und somit kein definiertes Krankheitsbild. Urodynamisch ist sie Ausdruck einer funktionellen Störung im Zusammenspiel von Austreibungs- und Verschlußmechanismus der Harnblase. Diese Funktionsstörung kann von einer echten neurogenen oder nicht neurogenen Insuffizienz des Verschlußapparates (Streßinkontinenz) über wahrscheinlich neurogen bedingte Fehlregulationen der Detrusor-Sphinkter-Koordination (urethrale Instabilität) bis hin zu einer Detrusorinstabilität reichen, die bei voll funktionsfähigem Verschlußapparat durch die Triggerung des Miktionsreflexes eine Harninkontinenz verursacht. Sowohl detaillierte Fragebögen als auch klinische Inkontinenztests liefern zwar wichtige Hinweise für die zugrundeliegende Ursache der Inkontinenz, eine definitive Diagnose ist jedoch nur mit urodynamischen Meßmethoden möglich und wegen der stark differierenden Therapiekonzepte empfehlenswert.

4.4.1. Urodynamische Klassifikation

Die Inkontinenz wird klinisch nach Ingelmann Sundberg [9] in die Grade I bis III (Grad I: Inkontinenz bei Husten, Niesen, Pressen, Grad II: Inkontinenz bei Bewegung, Grad III: Inkontinenz im Liegen) eingeteilt. Durch die International Continence Society (ICS) [1] wurde die Inkontinenz nach ihrer zugrundeliegenden Funktionsstörung, d.h. entsprechend der urodynamisch faßbaren Pathophysiologie in Streßinkontinenz, Urge-Inkontinenz, Reflex-Inkontinenz und Überlaufinkontinenz klassifiziert. Die Urge-Inkontinenz ist darüber hinaus in die Untergruppen Motor- und Sensory-Urge-Inkontinenz einzuteilen, wobei die Sensory-Urge heute auch als urethrale Instabilität bezeichnet wird. In einer neueren Definition der ICS von 1988 [1] kann die Harninkontinenz ein *Symptom* (Anamnese), ein *Zeichen* (bei objektivem Nachweis des unwillkürlichen Urinverlustes) bzw. eine *Bedingung* (bei urodynamischer Objektivierung der Harninkontinenz) sein. Als Symptombeschreibungen werden von der ICS Urge-Inkontinenz (Urinabgang mit Drangsymptomatik), Streßinkontinenz (Urinverlust bei Bewegung), "unbewußte" Inkontinenz (kein Gefühl des Urinverlustes), Enuresis (Inkontinenz allgemein mit dem Zusatz -nocturna bei Inkontinenz im Schlaf) und Nachträufeln bzw. dauerndes Einnässen als verschiedene Formen vorgeschlagen. Die extraurethrale Inkontinenz (Harnverlust über andere Kanäle als die Urethra) entspricht Urinfisteln, die per definitionem keine Funktionsstörungen des unteren Harntraktes sind und somit der urodynamischen Diagnostik verborgen bleiben. Die extraurethrale Inkontinenz sollte bei entsprechendem Verdacht vor der urodynamischen Messung mit klassischen diagnostischen Verfahren ausgeschlossen werden.

4.4.2. Urodynamische Untersuchungsverfahren

4.4.2.1. Uroflowmetrie

 Methode

Die Uroflowmetrie (Harnflußmessung) ist die nichtinvasive Messung des Urinvolumens (ml), das die Urethra in der Zeiteinheit (s) während der gesamten Miktion verläßt und wird in der Einheit ml/s angegeben. Die Uroflowmetrie sollte in Kombination mit einer sonographischen Restharnmessung jeder invasiven urodynamischen Untersuchung vorausgehen. Beim Mann ist sie obligat, bei Frauen bei einer Kombination von Harninkontinenz und Blasenentleerungsstörung indiziert. Die Stärke des Harnflusses (Harnflußrate) ist abhängig vom intravesikalen bzw. Detrusordruck bei der Miktion und vom infravesikalen (urethralen) Widerstand. Pathologische Veränderungen beider Parameter kommen als Ursache einer Blasenentleerungsstörung in Betracht. Die Definitionen sind in Tab. 4.9 und Abb. 4.37 zusammengefaßt.

Parameter	Bedeutung	Einheit
Harnflußra-te (Q)	Flüssigkeitsvolumen, das in der Zeiteinheit durch die Urethra ausgeschieden wird	ml/s
Miktions-zeit (t)	Zeit vom Miktionsbeginn bis Miktionsende	s
Flußzeit	Zeit des eigentlichen Harnflusses (bei einzeitiger Miktion gleich Miktionsdauer)	s
Maximaler Harnfluß (Qmax)	Maximal gemessener Harnfluß während der Miktion	ml/s
Mittlerer Harnfluß (Qave)	Miktionsvolumen dividiert durch Flußzeit	ml/s
Flußan-stiegszeit	Zeit vom Flußbeginn bis Flußmaximum	s
Miktionsvo-lumen (V)	Gesamtvolumen, das durch die Urethra ausgeschieden wird	ml

Tab. 4.9: Uroflowmetrie: Definitionen [1].

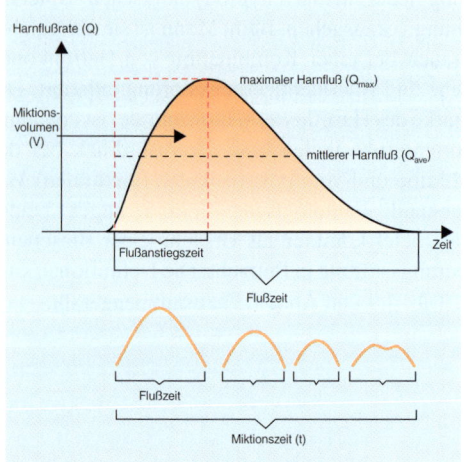
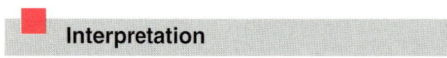

Abb. 4.37: Parameter der Uroflowmetrie.

■ Interpretation

Der maximale Harnfluß ist der klinisch wichtigste Parameter. Da eine direkte Korrelation zwischen maximalem Harnfluß und dem entleerten Urinvolumen besteht, sind Normwerte nur in Relation zum Volumen anzugeben. Es empfiehlt sich die Auswertung anhand eines *Nomogrammes* (Abb.

4.38) [17, 18], in dem die Normwerte des Harnflusses in Korrelation zum Miktionsvolumen festgelegt sind. Darüber hinaus ist die Verwendung eines Flow-Index möglich. Im *Flow-Index nach Höfner* [7] (Abb. 4.39) sind klinische Beeinträchtigungsgrade des Uroflows bestimmten Zahlenwerten zugeordnet (Normal: > 8, geringgradig eingeschränkt: 5-8, mittelgradig eingeschränkt: 3-5, hochgradig eingeschränkt: < 3). Weiterhin besteht eine Abhängigkeit der Normwerte von Alter und Geschlecht.

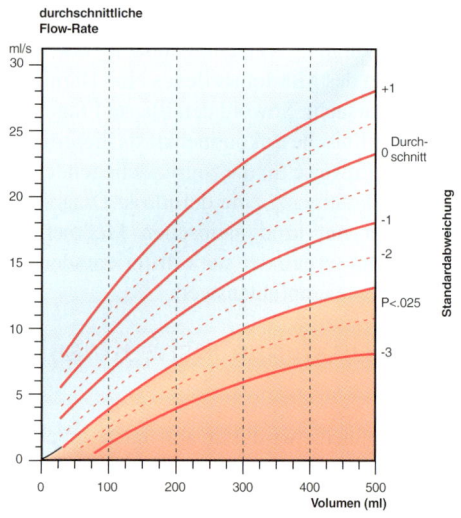

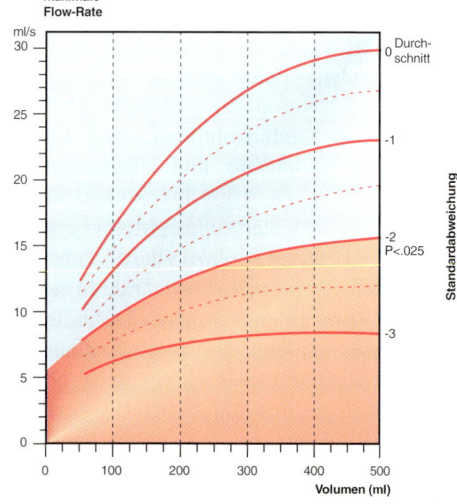

Abb. 4.38: Harnfluß-Volumen-Nomogramme für die durchschnittliche und maximale Flußrate nach Siroky. Sicher pathologische Werte bestehen ab -2 Standardabweichungen vom Mittelwert (dunkle Bereiche der Nomogramme).

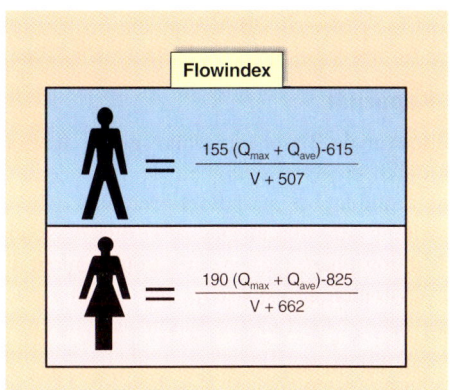

Abb. 4.39: Geschlechtsspezifischer Flow-Index n. Höfner.

Die Uroflowmetrie dient zur Aufdeckung pathologischer Harnflußwerte und -muster. Ein hoher Harnfluß hat keinen Krankheitswert. Ein erniedrigter Harnfluß kann Folge einer infravesikalen Obstruktion (Differentialdiagnose: mechanisch/funktionell) wie auch einer Hypokontraktilität des Detrusors (Differentialdiagnose: myogen/neurogen) sein bzw. dem Vorliegen beider Umstände entsprechen (dekompensierter Detrusor bei infravesikaler Obstruktion).

4.4.2.2. Zystomanometrie

 Methode

Die Zystomanometrie ist die simultane Registrierung von vesikalem und abdominellem Druck bei kontinuierlicher Blasenfüllung. In der Zystomanometrie werden die Detrusorqualitäten beurteilt, die seine Reservoirfunktion kennzeichnen: Blasensensitivität, Detrusorkoeffizient (Compliance = Blasendehnbarkeit), Detrusorstabilität, Blasenkapazität (Tab. 4.10, Abb. 4.40).

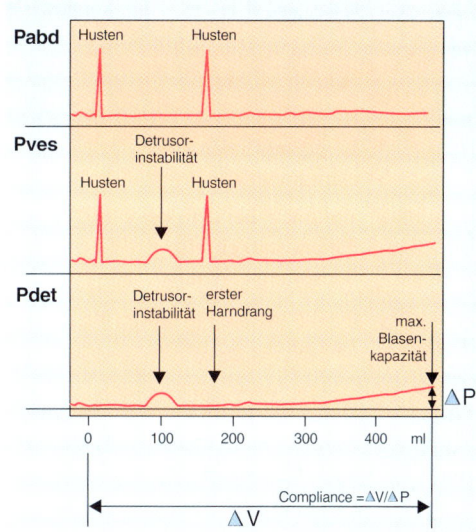

Abb. 4.40: Parameter der Zystometrie (pabd: Abdominaldruck, pves: Blasendruck, pdet: Detrusordruck Kurvenbasis: intravesikales Volumen): Hustenstöße sind als Spikes im Abdominal- und Blasendruck erkennbar. Bei korrekter Kalibrierung des Systems dürfen diese Druckzacken im Detrusordruck nicht vorhanden sein. Eine Detrusorinstabilität ist als langsame Druckwelle im intravesikalen und Detrusordruck erkennbar. Das Fehlen dieser Druckwelle im Abdominaldruck zeigt, daß der Druckanstieg nicht durch Bauchpresse, sondern durch eine echte Detrusorkontraktion verursacht ist. Der Volumenbereich zur Berechnung der Compliance ist nicht standardisiert. Im Beispiel wird sie über den gesamten Blasenfüllbereich berechnet.

Parameter	Bedeutung	Einheit
Restharn	Urinmenge in der Blase nach Miktion	ml
erster Harndrang	Blasenvolumen bei erstem Empfinden eines Harndranges	ml
maximale Blasenkapazität	Volumen, bei dem der Patient starken Miktionsdrang verspürt	ml
effektive Blasenkapazität:	maximale Blasenkapazität minus Restharn	ml
Detrusor-Koeffizient (Compliance)	Dehnbarkeit des Detrusors. Quotient aus max. Blasenkap (ΔV)/intraves. Druckzuwachs (Δp)	(ml/cm H_2O)
Detrusor-instabilität	unwillkürlicher Detrusordruckanstieg mit oder ohne begleitende Inkontinenz	

Tab. 4.10: Zystomanometrie: Definitionen [1].

Nur standardisierte Untersuchungsbedingungen (Zugang, Kathetertyp, Position des Patienten, Meßmedien, Temperatur) und ein standardisierter Untersuchungsablauf (Blasenfüllmodus, Blasenfüllgeschwindigkeit, Provokationstests) bieten die Möglichkeit, vergleichbare Meßdaten zu erhalten. Die zu standardisierenden Untersuchungsbedingungen sind in den ICS-Empfehlungen [1] ersichtlich. Zur Sicherung der Reproduzierbarkeit sind Mehrfachmessungen erforderlich. Unerläßlich ist die Anwesenheit des untersuchenden Arztes bei der Messung, sowie die unmittelbare Markierung sämtlicher Beobachtungen und Tests auf der Meßkurve.

Interpretation

Die Interpretation der Zystomanometrie muß alle Kriterien zur Einschätzung der Reservoirfunktion des Detrusors beinhalten. Das bedeutet die Beurteilung von:

■ Sensitivität

Erster und starker Harndrang muß vorhanden sein. Fehlende Blasensensitivität und/oder das Auftreten vegetativer Reaktionen bei zunehmender Fül-

lung wie Schwitzen, RR-Veränderungen etc. sprechen für das Vorliegen einer neurogenen Blase.

■ Kapazität

Die maximale Blasenkapazität ergibt sich entweder durch die Notwendigkeit des Beendens der Blasenfüllung bei starkem Harndrang oder die Einleitung der Miktion. Die willkürlich eingeleitete Miktionsphase ist per definitionem nicht Teil der Zystometrie, wohl aber der unwillkürliche Harnverlust. Die effektive Blasenkapazität errechnet sich aus der maximalen Blasenkapazität minus Restharn. Akzeptabel ist Restharn bis 15 % der maximalen Blasenkapazität.
Bei der Messung der Blasenkapazität ist prinzipiell zwischen einer funktionellen (Kapazität bei der normalen urodynamischen Messung ohne Narkose) und einer anatomischen Kapazität (Messung der Kapazität in Narkose) zu unterscheiden. Vor allem bei Dranginkontinenz können sich die Meßwerte deutlich unterscheiden.

■ Stabilität

Jegliche isolierte Druckerhöhung im Detrusordruck ist unabhängig von ihrer Dauer und der Höhe der Amplitude als instabile Detrusorkontraktion zu definieren und damit meßtechnisch als pathologisch einzustufen. Inwieweit dieser meßtechnische Fakt klinische Relevanz besitzt, muß vom Untersucher in Kenntnis der Anamnese und sonstiger klinischer Daten beurteilt werden. Manche Patienten zeigen durch die Katheterirritation häufig Instabilitäten mit oder ohne Inkontinenz, ohne daß klinisch eine Urge-Inkontinenz besteht. Eine klinisch relevante Detrusorhyperaktivität wird nach Empfehlungen der ICS ohne neurologische Ätiologie als Detrusorinstabilität, bei neurogener Genese als Detrusorhyperreflexie bezeichnet.
In der Zystometrie sollte die Anzahl der aufgetretenen Instabilitäten, die Schwelle ihres ersten Auftretens (Volumen bei Beginn der ersten Kontraktion) und die maximale Kontraktionsamplitude erfaßt werden.

■ Dehnbarkeit

Die Dehnbarkeit des Detrusors definiert seine Fähigkeit, auf eine physiologische Füllung ohne wesentlichen Druckanstieg zu reagieren. In der Zystometrie wird der Wert als Compliance $=\Delta V/\Delta p$ (Tab. 4.10) angegeben. Bei der Compliance handelt es sich um einen Durchschnittswert. Normalerweise wird die Compliance mit zunehmender Füllung kleiner. Für klinische Belange ist der Durchschnittswert jedoch ausreichend. In der klinischen Praxis ist vorwiegend die Einschränkung der Dehnbarkeit für die Ausbildung eines vesikalen Hochdrucksystems und eine in der Folge mögliche doppelseitige Harnstauung bei neurogenen Blasen von Relevanz.

4.4.2.3. Urethradruck-Profil

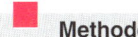

Methode

Obwohl der Stellenwert des Urethradruckprofils noch immer diskutiert wird, besteht die Indikation bei allen Formen der weiblichen Inkontinenz, da es die einzige urodynamische Untersuchung ist, die quantitative Aussagen über den urethralen Verschluß zuläßt. Somit ist der direkte Nachweis einer Harnröhrenverschlußinsuffizienz nur mit der Ableitung eines Urethradruckprofils möglich. Einzige Ausnahme ist die Streßinkontinenz, bei der bereits während der Zystometrie hustensimultan Urinverlust nachweisbar ist. Bei leichten Formen der Streßinkontinenz ist das Urethradruckprofil nicht immer in der Lage, diese urodynamisch zu dokumentieren (Patientenposition, Blasenfüllung, Stärke des Hustenstoßes). Dennoch ist das Profil auch hier in der Lage, Ursachen der Streßinkontinenz zu objektivieren.

Auch beim Mann ist die Profilometrie prinzipiell möglich, erfordert jedoch große Erfahrung und spezielle, nicht handelsübliche Katheter. Die Indikation zur Profilometrie beim Mann ist auf wenige Ausnahmen beschränkt (z.B. postoperative Harninkontinenz, geplante TURP bei M. Parkinson) und nicht für die Routineanwendung in der Praxis geeignet.

Meßgröße ist der intraurethrale Druck (cm H_2O) sowie die funktionelle Urethralänge (cm). Bei gleichzeitiger Registrierung des intravesikalen Druckes ist der Urethraverschlußdruck errechenbar. Die urethrale Druckregistrierung ist bei verschiedenen Funktionszuständen der Urethra möglich (Streßbedingung durch Husten oder Bauchpresse, willkürliche Beckenbodenaktivierung). Die Meßwerte der funktionellen Urethralänge, des Urethraverschlußdruckes und der urethralen Druckübertragung unter Stress lassen eine Ein-

schätzung der Sphinkterfunktion der Urethra zu (Abb. 4.41, Tab. 4.11).

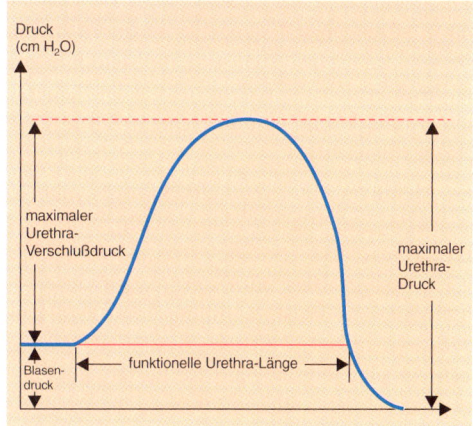

Abb. 4.41: Parameter des Urethradruckprofils.

Parameter	Bedeutung	Einheit
maximaler Urethradruck (p_{uramax})	Maximaldruck des Urethradruckprofils	cm H_2O
maximaler Urethraverschlußdruck ($P_{uraclosmax}$)	maximaler Urethradruck minus Blasendruck	cm H_2O
intravesikaler Druck (p_{ves})	simultan gemessener Blasendruck	cm H_2O
funktionelle Urethralänge	Strecke, auf der der Urethradruck den Blasendruck übersteigt	cm
Ruheprofil	Harnröhrendruckprofilmessung in "Ruhe"	
Streßprofil	Harnröhrendruckprofilmessung bei intraabdomineller Druckerhöhung (Husten oder Pressen)	

Tab. 4.11: Urethradruckprofil: Definitionen [1].

Standardisierte Untersuchungsbedingungen sind Voraussetzung zur Registrierung reproduzierbarer Druckverhältnisse. Die Position des Patienten bei der Untersuchung kann wie bei der Zystomanometrie liegend, sitzend oder stehend gewählt werden. Es empfiehlt sich, die gleiche Position wie bei der Zystomanometrie beizubehalten. Es ist bekannt, daß in sitzender und stehender Position Streßinkontinenzen nachweisbar sind, die sich in liegender Position nicht verifizieren lassen. Die Untersuchung sollte deshalb zumindest im Sitzen durchgeführt werden.

Die Ableitung des Urethradruckprofils muß bei standardisierter Blasenfüllung durchgeführt werden, da die Druckwerte eine gewisse Abhängigkeit vom jeweiligen Blasenfüllungsgrad aufweisen. Es empfiehlt sich eine Blasenfüllung von 100 ml beim Erwachsenen und 50 ml beim Kind. Falls der Verdacht auf eine Streßinkontinenz besteht und diese bei einer geringen Blasenfüllung nicht nachweisbar ist, empfiehlt sich die wiederholte Messung des Profils bei erhöhter Blasenfüllung. Zur Registrierung der urethralen Druckverhältnisse kommen in Abhängigkeit vom angewandten Meßkatheter verschiedene Meßprinzipien in Betracht:

Offene Messung unter Perfusion: Dabei muß die Perfusionsrate standardisiert sein, sie sollte zwischen 2 ml/min und 10 ml/min liegen; eine allgemein anerkannte Perfusionsrate liegt bei 5 ml/min. Bei direkter Druckmessung über einen Mikro-Tip-Transducer-Katheter, wo der elektronische Druckwandler direkt in den Katheter eingebaut ist, entfällt eine Perfusion.

Die Messung des urethralen Druckprofils erfolgt kontinuierlich, wobei der Rückzug maschinell erfolgen muß. Die Rückzugsgeschwindigkeiten sind meßplatzspezifisch.

Die simultane Druckregistrierung in Blase und Urethra ermöglicht die direkte Aufzeichnung des Differenzdruckes und damit des urethralen Verschlußdruckes, der letztlich für die Kontinenzerhaltung verantwortlich ist.

 Interpretation

Die wichtigsten Parameter des Urethradruckprofils sind:

- die funktionelle Urethralänge
- der maximale Urethraverschlußdruck
- die passive und aktive Drucktransmission

Als weitere, insbesondere von Gynäkologen oft gebrauchte Parameter können der Transmissionsdruck, Depressionsdruck, Urethraverschlußdruck unter Streß, Depressionsquotient und Transmissionsfaktor genannt werden [4].

Ruheprofil: Aus dem Ruheprofil lassen sich funktionelle Urethralänge und maximaler Urethraverschlußdruck in Ruhe bestimmen (Abb. 4.41).

Die **funktionelle Urethralänge** entspricht dem Abschnitt der Urethra, in dem der intraurethrale Ruhedruck über dem intravesikalen Ruhedruck liegt. Der maximale Urethraverschlußdruck in Ruhe errechnet sich durch Subtraktion des intravesikalen Ruhedrucks vom maximalen Urethradruck in Ruhe, was bei allen modernen Meßplätzen ebenfalls automatisiert geschieht. Die Kurve des Urethraverschlußdrucks wird als Differenzdruck auf einem gesonderten Registrierkanal aufgezeichnet. Der **maximale Urethraverschlußdruck** ist altersabhängig. Als Faustregel kann eine Normwertberechnung wie folgt gelten: Bei Frauen

- bis zum 50. Lebensjahr 50 cm H_2O
- über 50 Jahre: 100 minus Alter

Streßprofil: Das Streßprofil ermöglicht qualitative und quantitative Aussagen über die Urethraverschlußmechanismen unter Streß (Belastung). Am Streßprofil des Urethraverschlußdruckes läßt sich graphisch ablesen, in welchem Ausmaß sich eine Druckerhöhung auf die Urethra überträgt und ob somit unter Streß ein positiver Verschlußdruck aufrechterhalten werden kann (Abb. 4.42a). Ist unter Streßbedingungen kein positiver Verschlußdruck über die gesamte funktionelle Urethralänge mehr nachweisbar, gilt dieser Befund als Dokumentation einer Streßinkontinenz (Abb. 4.42b).

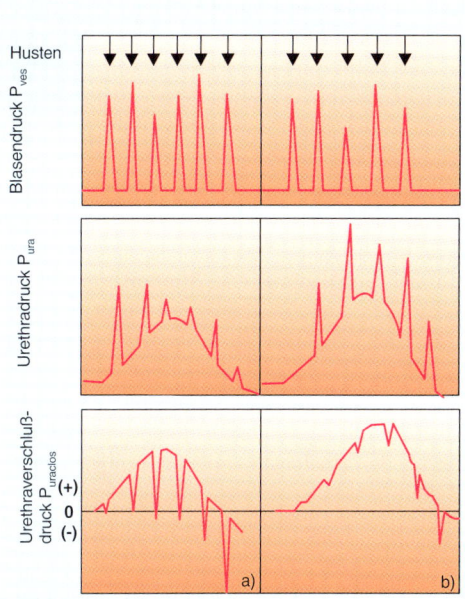

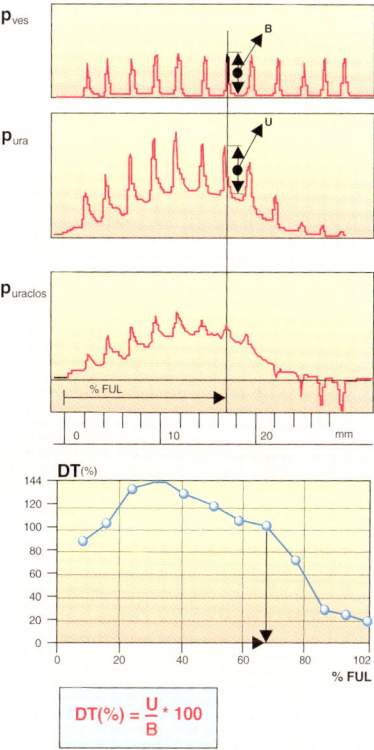

$$DT(\%) = \frac{U}{B} * 100$$

Abb. 4.42: Urethradruckprofil unter Streßbedingungen. **a:** normal, **b:** Streßinkontinenz.
Die abdominell ausgelösten Druckspikes beim Husten sind in Blasendruck (pves) erkennbar. Bei normalem Urethraverschluß unter Streßbedingungen (a) erfolgt die Druckübertragung auf die Urethra nahezu verlustfrei, so daß im Urethradruck (pura) die Hustenspikes in nahezu gleicher Höhe erkennbar sind. Dementsprechend errechnet sich im Urethraverschlußdruck (puraclos) ein positiver Druckgradient (das Differenzdruckprofil zieht außer am Ende des Profils in den positiven (+) Druckbereich. Bei Streßinkontinenz (b) besteht eine insuffiziente Druckübertragung auf die Urethra, so daß entsprechende Druckverluste durch eine Verminderung der Länge der Druckzacken, die auf das Druckprofil im Urethradruck (pura) aufgesetzt sind, erkennbar werden. Demzufolge wird der Urethraverschlußdruck (puraclos) zum Zeitpunkt des Hustenstoßes null oder negativ, was ein deutlicher Hinweis auf eine Streßinkontinenz ist.

Drucktransmission: Die Erfassung der vesikourethralen Drucktransmission ergibt zusätzliche Hinweise auf die Ursachen einer Streßinkontinenz (siehe Kap. 3.1. Pathophysiologie der Streßinkontinenz).

Die Ermittlung der Drucktransmissionswerte erfolgt dadurch, daß die durch Husten erzielten intraurethralen Druckzacken in Relation zu den simultanen intravesikalen Druckzacken gesetzt und in Prozenten davon ausgedrückt werden. Führt man diese Berechnung an einem Urethra-Streß-

profil durch, so ergeben diese Prozentzahlen das Transmissionsprofil (Abb. 4.43).

Abb. 4.43: Berechnung der Drucktransmission
Bei der Berechnung der Drucktransmission werden nur die Druckspikes in Blase (B) und Urethra (U) in Relation gesetzt. Die Drucktransmission ergibt sich nach der angegebenen Formel, in dem die Länge des Hustenspikes in Blasendruck (B) in Prozent von der Größe des Hustenspikes im Urethradruck (U) angegeben wird. Für jeden Hustenstoß ergibt sich demnach eine Drucktransmission, die je nach Lokalisation des Hustenstoßes im Profil der funktionellen Urethralänge in Prozent zugeordnet wird (Drucktransmissionsprofil).

Als Ursachen der Streßinkontinenz können erkannt werden:

- der im Ruheprofil nachgewiesene verminderte maximale Urethraverschlußdruck (Urethra-Hypotonie)

- die im Streßprofil nachgewiesene verminderte passive Drucktransmission (Absenkung des Drucktransmissionsprofils im proximalen Drittel) und

• die im Streßprofil nachgewiesene verminderte aktive Drucktransmission als Ausdruck einer verminderten reflektorischen Kontraktionsleistung der Beckenboden/Sphinkter-Muskulatur (Hyporeaktivität) (Absenkung des Drucktransmissionsprofils im distalen Drittel)

Die drei genannten Ursachen bzw. Befundmuster können einzeln oder in Kombination auftreten. Schwere Streßinkontinenzen beruhen oft auf einer Kombination von Hypotonie und Hyporeaktivität.

Weitere, insbesondere von Gynäkologen verwendete Parameter und deren Definitionen sind:

• Der Transmissionsdruck entspricht dem Anstieg des intraurethralen Drucks unter Streß (Amplitude der Druckzacke)

• Der Depressionsdruck entspricht der Abnahme des Urethraverschlußdruckes unter Streß (Differenzdruck)

• Der Urethraverschlußdruck unter Streß entspricht dem Harnröhrenverschlußdruck minus Depressionsdruck

• Der Depressionsquotient ist der Quotient aus dem Depressionsdruck und dem maximalen Urethraverschlußdruck in Ruhe (streßbedingter Abfall des Harnröhrenverschlußdruckes)

• Der Transmissionsfaktor (Drucktransmissions-Ratio) entspricht der oben dargestellten Drucktransmission, wird jedoch als Mittelwert mehrerer Einzelmessungen angegeben

4.4.2.4. Leak-Point-Pressure

Methode

Der Wert des intravesikalen oder abdominalen Drucks, bei dem ein Harnverlust beobachtet wird, wird als Leak-Point-Pressure (LPP) bezeichnet. Seit Beginn der 90er Jahre wird der Valsalva-Leak-Point-Pressure (VLPP) zur Diagnostik der Streßharninkontinenz favorisiert [11-13].

Nahezu alle Autoren beklagen die fehlende Standardisierung der Messung des LPP.

Wie bei der Zystometrie werden simultan Blasendruck und Abdominaldruck gemessen. In allen bisher beschriebenen Methoden wird der Beginn des Urinverlustes durch den Untersucher registriert und manuell simultan zum Druckereignis markiert, was als erhebliche Fehlerquelle erscheint. Der Urinverlust selbst wird röntgenolo-

gisch [5, 13, 16] oder rein visuell am Meatus urethrae externus mit [19] oder ohne [2, 20, 21] Anfärbung des Urins mit Indigokarminlösung bestimmt. Von den meisten Autoren wird der VLPP verwendet, da nur bei langsamer und kontinuierlicher Erhöhung des abdominellen Drucks eine sichere Zuordnung des Urinverlustes manuell möglich ist. Obwohl der Urinverlust beim Hustenstoß (d.h. kurzer und schneller Druckanstieg) als das optimale Signal zum Nachweis der Streßinkontinenz gelten kann, ist eine Zuordnung des Urinverlustes zu diesem sehr schnellen Signal per Hand kaum möglich. Die Untersucher, die den Leak-Point-Pressure hustensimultan ermittelten, nutzten Hustenstöße mit ansteigender Intensität und registrierten den Hustenstoß mit der geringsten Höhe, bei dem gerade Urinverlust eintrat. Auch hier erscheint eine exakte Bestimmung des LPP unmöglich.

Der LPP steigt mit der Stärke des transurethralen Katheters [2, 3, 15]. Darüber hinaus besteht Abhängigkeit von der Blasenfüllung [5, 15].

In einer kürzlich vorgestellten neuen Methode [8] wird ausschließlich der Abdominaldruck simultan mit dem Flow des Urinverlustes registriert. Die Applikation eines transurethralen Katheters entfällt. Die Methode ist minimal invasiv und die Zuordnung des Urinverlustes zum Druckereignis ist durch eine Computerunterstützung ohne Probleme auch beim Husten (Cough Leak Point Pressure - CLPP) möglich.

Interpretation (CLPP)

Es werden abdomineller Druck pabd (cm H_2O) und Uroflow Qura (ml/s) registriert. In der Auswertung werden automatisiert Hustenspike (LPX), Uroflow des Urinverlustes (Leak), Beginn (Lb) und Ende (Le) des Leak's markiert. Anschließend erfolgt die Darstellung eines Plots aus Abdominaldruck (y-Achse) und Uroflow des Leak's (x-Achse) (Abb. 4.44).

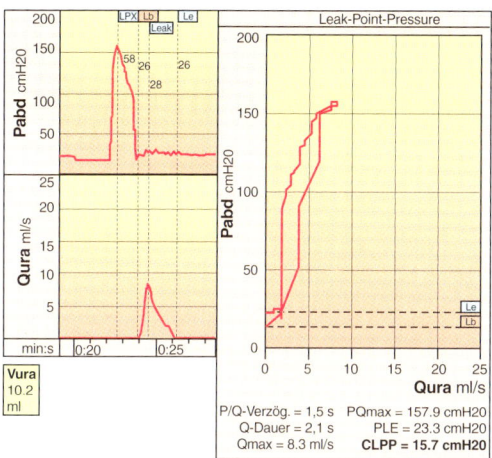

Abb. 4.44: Computerunterstützte Messung des Cough-Leak-Point-Pressure (CLPP) (Erklärung siehe Text).

Im Listing werden die Werte für Zeitverzögerung zwischen Druck und Fluß (P/Q-Verzög.) (abhängig von der Distanz zwischen Meatus urethrae externus und Miktionstrichter), Dauer des Leak's (Q-Dauer), maximalen Fluß des Leak's (Qmax), Druck bei maximalem Leak (PQmax), CLPP (entspricht per definitionem Lb) und Druck bei Leak-Ende (PLe) angegeben. Mit der computerunterstützten Zuordnung von schnellem Drucksignal beim Hustenstoß und Uroflow des Harnverlustes ist es erstmals gelungen, die Messung unter standardisierten Bedingungen und vom Untersucher unabhängig durchzuführen. Der Nachweis der Streßinkontinenz ergibt sich durch Analyse der Verzögerungszeit. Bei Streßinkontinenz tritt der Urinverlust hustensimultan ein. Die Verzögerungszeit ist deshalb kurz und ausschließlich abhängig von der Distanz zwischen Meatus urethrae externus und Miktionstrichter. Bisherige Ergebnisse zeigen, daß die Schwere der Inkontinenz gemessen am klinischen Inkontinenzgrad bzw. der Anzahl von Vorlagen pro 24 Stunden nicht mit dem CLPP, sondern ausschließlich mit dem Qmax des Leak-Flows korreliert. Welche Bedeutung dem CLPP selbst zukommt, wird derzeit untersucht.

4.4.3. Indikation zur urodynamischen Untersuchung

Vor einer invasiven urodynamischen Untersuchung (z.B. Zystometrie, Ableitung Urethradruck-

profil) sollte eine aussagekräftige Uroflowmetrie mit Restharnbestimmung sowie ein Miktionsprotokoll mit Definition und Erfassung des Inkontinenzausmaßes vorliegen.

Die Uroflowmetrie dient nicht dem primären Nachweis der Harninkontinenz. Da sie jedoch als nicht-invasives Screening-Verfahren gelten kann, sollte sie bei allen Harninkontinenzformen eingesetzt werden, die in Kombination mit einer Blasenentleerungsstörung auftreten. Die Uroflowmetrie ist deshalb bei Verdacht auf sekundäre Dranginkontinenz oder Überlaufinkontinenz indiziert.

Eine sekundäre Dranginkontinenz kann infolge einer Blasenentleerungsstörung (z. B. benigne Prostatahyperplasie beim Mann oder Meatusstenose der Frau) auftreten. Therapeutisches Ziel ist die Therapie der Blasenentleerungsstörung, die bei Beseitigung sekundär zur Heilung der Dranginkontinenz führt. Darüber hinaus kann eine anticholinerge Therapie bei gleichzeitiger Blasenentleerungsstörung mit Restharn kontraindiziert sein.

Überlaufinkontinenz kann bei Detrusorüberdehnung infolge mechanischer Obstruktion oder bei neurogen bedingter low compliance bladder bestehen. In beiden Fällen ist die Abklärung der Blasenentleerungsstörung und die Behandlung der Ursache primäres Ziel der Bemühungen.

Eine Indikation zur invasiven urodynamischen Untersuchung besteht:

- wenn aufwendige konservative Maßnahmen (z.B. Toilettentraining, Beckenbodentraining) oder eine chirurgische Behandlung geplant sind. Ziele sind die Klassifikation und die Klärung der Ätiologie der Inkontinenz

- bei wirkungsloser konservativer Therapie nach etwa 4 Wochen zur Beantwortung der Frage, ob weitere konservative Behandlungsmaßnahmen sinnvoll sind

- bei Verdacht auf eine neurogene Inkontinenzform (insbesondere bevor z.B. NMR/CT oder ähnlich aufwendige Untersuchungen angesetzt werden). Für eine präzise Klassifikation der neurogenen und kindlichen Inkontinenz ist eine videourodynamische Untersuchung erforderlich

- bei iatrogen ausgelösten Inkontinenzformen (z.B. postoperative Streß-Inkontinenz, de novo Urgeinkontinenz, o.ä.)

- bei Rezidiv-Inkontinenz und Mischformen
- bei Vorliegen einer Kombination Obstruktion/Inkontinenz

4.4.4. Streßinkontinenz

Die Streßinkontinenz ist als unwillkürlicher Urinverlust infolge intraabdomineller Druckerhöhung (Husten, Niesen, Pressen oder Bewegung) mit der Folge des Übersteigens des intravesikalen Drucks über den der Urethra definiert. Die Streßinkontinenz entspricht somit als einzige Inkontinenzform einer Insuffizienz des urethralen Verschlußmechanismus. Der Urethralverschluß hat in zwei verschiedenen Funktionsphasen, der Ruhe- und Streßbedingung, die Abdichtung der Urethra gegenüber der Blase zu gewährleisten.

4.4.4.1. Nachweis in der Zystometrie

Liegt eine höhergradige Streßinkontinenz vor, ist ein Nachweis des hustensynchronen Urinabgangs in der Zystometrie möglich. Abb. 4.45 zeigt eine Patientin mit hochgradiger Streßinkontinenz, die hustensimultan Urin verliert. Die Diagnose der Streßinkontinenz ergibt sich aus dem Fehlen von instabilen Detrusorkontraktionen zum Zeitpunkt der Inkontinenz und durch die Tatsache, daß ausschließlich im Zusammenhang mit abdomineller Druckerhöhung (Hustenstöße) Urin verloren wird. In Abb. 4.45 ist ebenfalls sichtbar, daß die Menge des verlorenen Urins mit zunehmender Blasenfüllung zunimmt, was sich in ansteigenden Flow-Werten des Inkontinenzereignisses (Qura) zeigt. Der direkte Nachweis einer Streßinkontinenz in der Zystometrie gelingt nur bei wenigen Patienten, da der liegende transurethrale Katheter oft das Inkontinenzereignis verhindert.

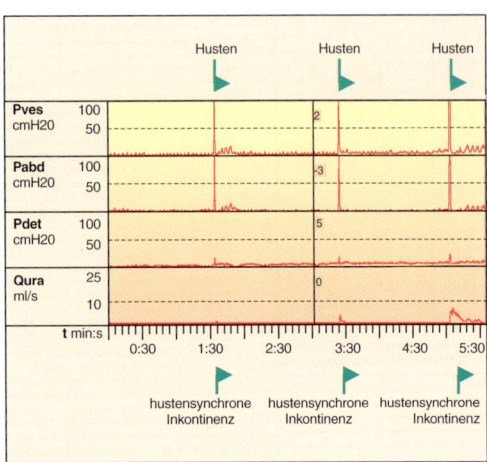

Abb. 4.45: Direkter Nachweis von Streßinkontinenz während der Zystometrie durch hustensimultanen Urinverlust.

4.4.4.2. Nachweis im Urethradruckprofil

Da es sich bei der Streßinkontinenz um eine urethrale Verschlußinsuffizienz handelt, ist das Urethradruckprofil eine wichtige Untersuchung zur Dokumentation der urethralen Funktion in Ruhe und unter Streßbedingungen.

Über die Kompetenz des urethralen Verschlusses entscheidet letztlich der Druckgradient zwischen Blase und Urethra und wird mit dem Differenzdruckprofil, d.h. der Subtraktion von Urethra- minus Blasendruck dokumentiert. Normalerweise ist dieses Differenzdruckprofil auch unter Streßbedingungen positiv (Abb. 4.42a). Streßinkontinenz liegt dann vor, wenn beim Husten der resultierende Verschlußdruck Null oder negativ ist (Abb. 4.42b).

Streßinkontinenz kann auch bestehen, wenn bereits in Ruhe der urethrale Verschluß insuffizient ist, was einer hypotonen Urethra (maximaler Urethraverschlußdruck < 30 cmH$_2$O entspricht. Abb. 4.46 zeigt einen solchen Befund. Bei der Patientin besteht eine Streßinkontinenz, obwohl das Urethradruckprofil, das im Beispiel im Sitzen abgeleitet wurde, einen positiven Druckgradienten im Verschlußdruckprofil (pclo) dokumentiert.

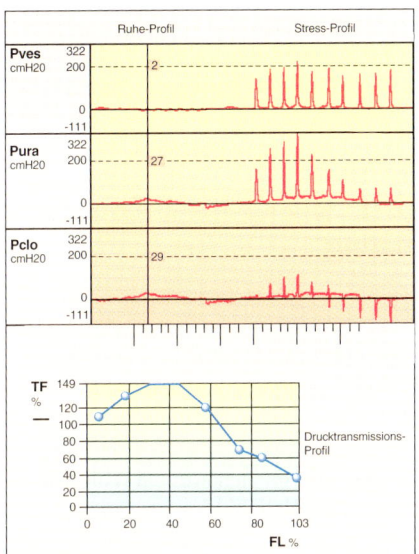

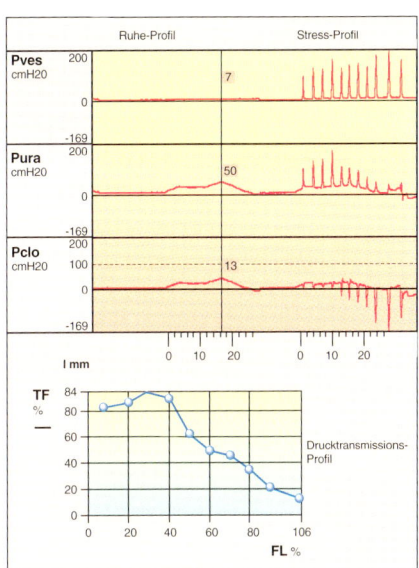

Abb. 4.46: Streßinkontinenz bei hypotoner Urethra (maximaler Urethraverschlußdruck in Ruhe: 27 cmH$_2$O). Im Streßprofil im Sitzen gelingt der Nachweis einer Streßinkontinenz nicht, da der Druckgradient in den proximalen zwei Dritteln des Streßprofils positiv bleibt. Dem entspricht auch das normale Drucktransmissionsprofil, das bis ca. 65 % der funktionellen Urethralänge einen Transmissionsfaktor (TF) über 100 % zeigt.

Wie bereits im Kap. 3.1. Pathophysiologie der Streßinkontinenz beschrieben, liefert das 1979 von Heidler et al. beschriebene Transmissionsprofil bei Streßinkontinenz zusätzliche Informationen über den urethralen Verschlußmechanismus [6]. Abb. 4.47 zeigt ein typisches Drucktransmissionsprofil bei Streßinkontinenz, wobei die funktionelle Urethralänge in Ruhe annähernd normal ist. Das Drucktransmissionsprofil weist einen kontinuierlichen Abfall ab 40 % der funktionellen Urethralänge auf.

Abb. 4.47: Streßinkontinenz mit normaler funktioneller Urethralänge und Insuffizienz der aktiven Drucktransmission.

Ein erneuter Anstieg als Ausdruck einer Reflexkontraktion des externen Sphinkters/Beckenbodens fehlt und wird als Insuffizienz der aktiven Drucktransmission bezeichnet. Einen ähnlichen Verlauf des Drucktransmissionsprofils zeigt die Abb. 4.48, wo zusätzlich zur insuffizienten aktiven Drucktransmission eine verkürzte funktionelle Urethralänge auf ca. 11 mm besteht. In Abb. 4.49 ist die Streßinkontinenz mit einer Insuffizienz der passiven Drucktransmission (sichtbar an einer Reduktion des Drucktransmissionsprofils im ersten Drittel der funktionellen Urethralänge) verbunden.

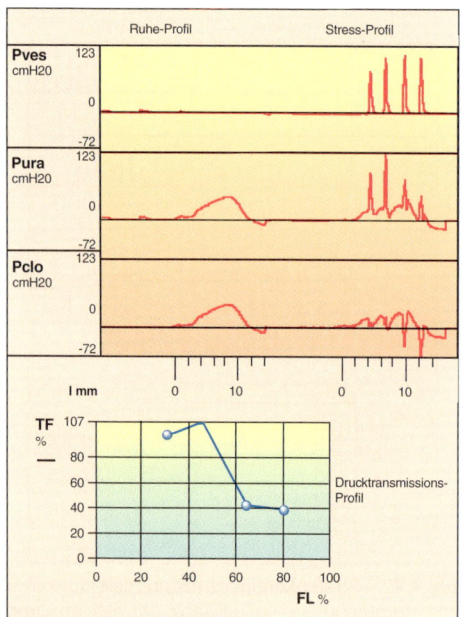

Abb. 4.48: Streßinkontinenz mit verkürzter funktioneller Urethralänge und Insuffizienz der aktiven Drucktransmission.

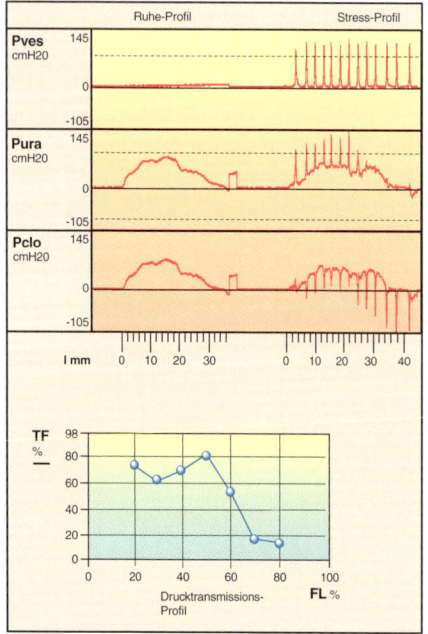

Abb. 4.49: Streßinkontinenz mit normaler funktioneller Urethralänge und Insuffizienz der passiven Drucktransmission.

Messungen nach Streßinkontinenzoperationen haben gezeigt, daß sich ausschließlich die Druck-

transmission unabhängig von allen anderen Parametern des Urethradruckprofils ändert und somit neben dem Differenzdruckprofil das einzige verläßliche urodynamische Kriterium zur Einschätzung des Operationserfolges ist (2).

4.4.4.3. Nachweis in der CLPP-Messung

Bei der Messung des CLPP wird urodynamisch der klinische Inkontinenztest simuliert. Der Vorteil der Methode besteht darin, daß ohne transurethralen Katheter gemessen wird und dadurch kein Hindernis für das Auslösen der Inkontinenz wie bei der Zystometrie besteht. Die Messung wird bei gefüllter Blase und im Stehen durchgeführt, um möglichst günstige Bedingungen für den Nachweis einer Harninkontinenz zu schaffen. Abb. 4.50 zeigt die CLPP-Messung bei Streßinkontinenz Grad 1. Beim ersten und dritten Hustenstoß kommt es zur Inkontinenz. Die geringe Verzögerungszeit von 0,5 s zeigt, daß das Inkontinenzergebnis hustensimultan auftritt. Der Inkotinenzgrad 1 zeigt sich im geringen Maximalwert des Leak-Flows von nur 1,2 ml/s. Der CLPP ist mit 141,9 cm H_2O relativ hoch. In der CLPP-Messung bei Streßinkontinenz Grad 2 (Abb. 4.51) führt der zweite und dritte Hustenstoß hustensimultan zur Inkontinenz (Verzögerungszeit 0,9 s). Der höhere Inkontinenzgrad zeigt sich im höheren Qmax des Leaks (6,9 ml/s). Der CLPP liegt mit 18,7 cm H_2O ebenfalls wesentlich niedriger.

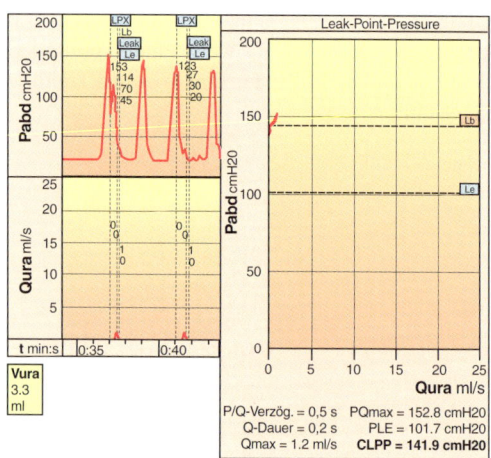

Abb. 4.50: CLPP-Messung bei Streßinkontinenz Grad I.

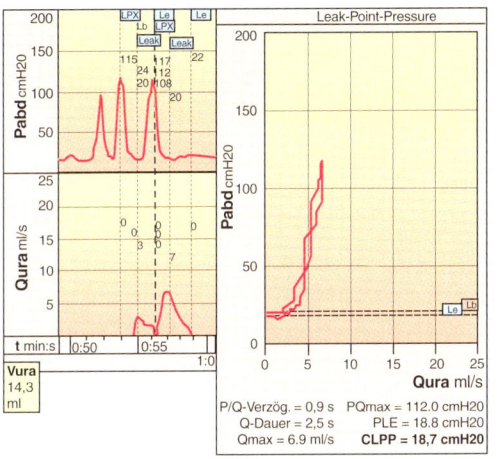

Abb. 4.51: CLPP-Messung bei Streßinkontinenz Grad 2.

4.4.5. Detrusorhyperaktivität und Dranginkontinenz

Die Dranginkontinenz ist eine Störung der Reservoirfunktion des Detrusors und nach den neueren Klassifikationen der ICS urodynamisch in den Formenkreis der Detrusorhyperaktivität einzuordnen (1), wobei der urethrale Verschluß intakt ist. Liegt eine neurogene Ursache für die Hyperaktivität vor, wird diese Störung als Hyperreflexie bezeichnet. Das klinische Substrat der Hyperaktivität ist bei erhaltener Sensibilität die Trias Pollakisurie, imperativer Harndrang und Nykturie. Klinisch kann zwischen Drangsymptomatik und Dranginkontinenz unterschieden werden, wobei die Übergänge fließend sind. Urodynamisch ist eine Unterscheidung in motorische und sensorische Dranginkontinenz sinnvoll, wobei letztere teilweise auch als urethrale Instabilität bezeichnet wird. Auch die funktionelle Einschränkung der Detrusordehnbarkeit (low compliance bladder) ist in den Formenkreis der Detrusorhyperaktivität einzuordnen, obwohl die Ursachen für Instabilität und Einschränkung der Dehnbarkeit des Detrusors mit hoher Wahrscheinlichkeit different sind.

4.4.5.1. Motor-Urge-Inkontinenz

Normalerweise treten während einer Füllungszystometrie weder spontan noch provoziert Kontraktionen des Detrusors auf, der Druckanstieg intravesikal liegt bei normaler Dehnbarkeit der Blase durchschnittlich nicht über 4 cm H_2O pro 100 ml Füllungszunahme (Compliance = $\Delta V/\Delta P$ - Grenz-

wert 25 ml/cm H_2O) (Abb. 4.52). Eine Motor-Urge-Inkontinenz liegt dann vor, wenn in der Zystometrie (spontan oder provoziert) nicht unterdrückbare Detrusorkontraktionen nachzuweisen sind (Abb. 4.53).

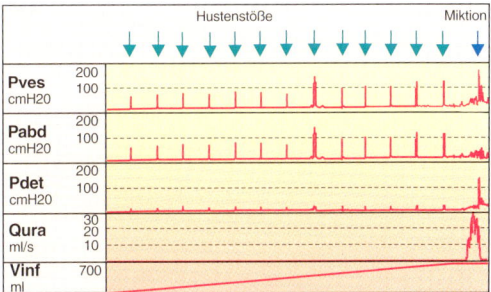

Abb. 4.52: Normale Zystometrie.

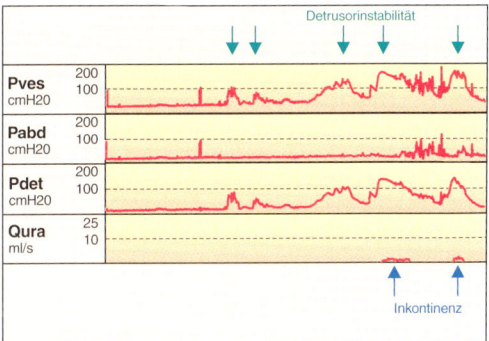

Abb. 4.53: Motorische Dranginkontinenz: Urinverlust simultan mit Detrusorinstabilität, wobei erst die vierte Kontraktion mit zunehmender Blasenfüllung zur Inkontinenz führt, diese dann aber bei jeder erneuten Kontraktion reproduzierbar ist. Bei erhaltener Blasensensitivität entspricht diese motorische Dranginkontinenz einer Detrusorhyperaktivität.

Während bei Frauen der simultan zur Detrusorinstabilität nachweisbare Urinverlust nahezu immer als Nachweis für eine Dranginkontinenz gelten kann, ist dieser urodynamische Befund beim Mann ohne Zuordnung zum Beschwerdekomplex des Patienten zweifelhaft. Oft ist es ein Befund, der vor allem bei bestehender benigner Prostatahyperplasie durch die Katheterirritation der hinteren Urethra während der Messung ausgelöst wird, obwohl nur eine Urgency und keine Dranginkontinenz besteht.

Eine Einschränkung der Dehnbarkeit des Detrusors kann allein (Abb. 4.54) oder in Kombination mit Detrusorinstabilität festgestellt werden, wobei

eine low compliance bladder und/oder kumulie-
rende Detrusorkontraktionen Ursache für ein
Hochdrucksystem der Harnblase sein können.
Dieses Hochdrucksystem der Harnblase beinhaltet
die Gefahr von Reflux und/oder Stauung im oberen Harntrakt und kann somit ein entscheidender
Prognosefaktor für die Dekompensation des oberen Harntraktes sein [14].

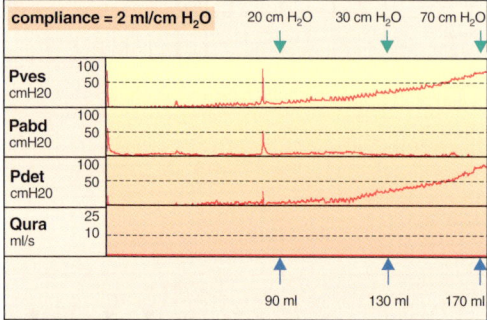

Abb. 4.54: Low Compliance Bladder. Die Einschränkung der Blasendehnbarkeit beginnt bei einem Bla-
senfüllvolumen von 90 ml und nimmt kontinuierlich ab
bis zur maximalen Blasenkapazität bei 170 ml. Der
Druck beträgt zu diesem Zeitpunkt 70 cmH_2O intravesikal. Die Compliance über den gesamten Füllbereich
der Harnblase ist mit 2 ml/cmH_2O erheblich eingeschränkt.

4.4.5.2. Sensory-Urge-Inkonti-nenz bzw. Urethrale Instabilität

Sensorische Urge-Inkontinenz und urethrale Instabilität werden von manchen Autoren als Synony-
me angesehen. In der Zystometrie zeigt sich ein
mit dem Uroflow nachweisbarer Urinverlust, der
ohne Detrusorinstabilitäten auftritt. Als Ursache
wird eine reflektorische Relaxation des Urethra-
drucks unter den der Harnblase angesehen, so daß
durch den Druckausgleich zwischen Blase und
Urethra Harninkontinenz eintreten kann [10, 22].
Gleichzeitig besteht meist ein sogenannter sensorischer Füllungsblock der Harnblase, wo bereits
bei geringsten Füllmengen Urin ohne oder mit nur
geringer Detrusorkontraktion entleert wird (Abb.
4.55).

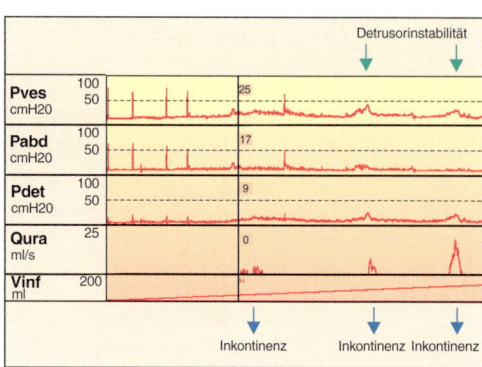

Abb. 4.55: Sensorische Dranginkontinenz: Inkontinenz bereits bei 44 ml Blasenfüllung ohne wesentliche
Detrusorkontraktion (1. Inkontinenzereignis). Bei weiterer Harnblasenfüllung sind Detrusorkontraktionen
mit geringer Amplitude nachweisbar, wobei die maximale Blasenkapazität nur ca. 70 ml beträgt (sensorischer Füllungsblock).

4.4.5.3. Nachweis in der CLPP-Messung

Obwohl die CLPP-Messung primär für den Nachweis der Streßinkontinenz konzipiert ist, hat sich
gezeigt, daß auch Dranginkontinenz mit dieser
Meßmethode nachweisbar ist. Abb. 4.56 zeigt die
CLPP-Messung bei einer dranginkontinenten Patientin. Auch für den Nichtexperten ist erkennbar,
daß der im Abdominaldruck (pabd) sichtbare Hustenstoß eine Inkontinenz auslöst, die erst nach ca.
1,8 Sekunden beginnt und eine Dauer von 45 Sekunden aufweist. Bei diesem Inkontinenz-
Ereignis wirkt der Hustenstoß als Trigger für eine
Detrusorkontraktion oder urethrale Instabilität und
entspricht damit einer Dranginkontinenz.

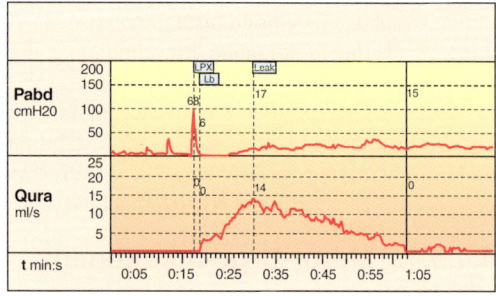

Abb. 4.56: Nachweis einer Dranginkontinenz mittels
CLPP-Messung.

4.4.6. Reflexinkontinenz

Die Reflexinkontinenz ist rein urodynamisch kaum von der motorischen Urge-Inkontinenz zu unterscheiden, tritt jedoch nur bei neurologischen Erkrankungen als neurogene Harninkontinenz auf und ist durch die fehlende Sensitivität für die Blasenfüllung und die Miktion gegenüber der Urge-Inkontinenz zu unterscheiden. Sie ist mit dem Begriff der Detrusorhyperreflexie identisch. Abb. 4.57 zeigt eine Detrusorhyperreflexie mit Reflexinkontinenz. Im Vergleich mit Abb. 4.53 zeigt sich, daß urodynamisch kaum Unterschiede bestehen, so daß die Definition der Reflexinkontinenz ausschließlich durch die fehlende Sensitivität bei Querschnittlähmung bestimmt ist. Die Reflexinkontinenz übernimmt beim kompletten Querschnitt oberhalb S2 die Funktion der Blasenentleerung nach willkürlicher Triggerung des Reflexes und besitzt deshalb nur begrenzten Krankheitswert. Obwohl die Patienten wegen gleichzeitig bestehender funktioneller Obstruktion die Harnblase selten restharnfrei entleeren, können sie eine befriedigende Kontrolle über den Miktionsreflex und die Harninkontinenz durch regelmäßiges Triggern erreichen.

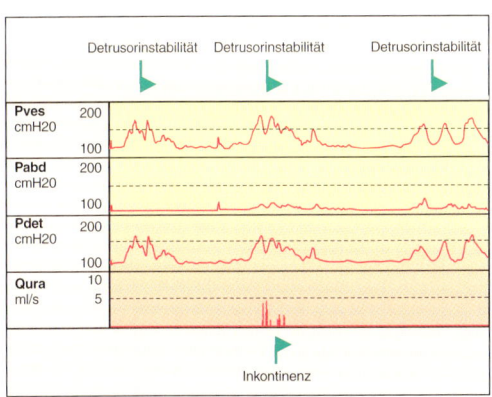

Abb. 4.57: Detrusorhyperreflexie mit Reflexinkontinenz.

4.4.7. Überlaufinkontinenz

Urodynamisch liegt eine Überlaufinkontinenz dann vor, wenn der intravesikale Druck den der Urethra infolge einer Überdehnung des Detrusors übersteigt. Bei einer Überlaufinkontinenz finden sich deshalb zum einen Hinweise für eine mechanische Obstruktion mit hohen Restharnmengen, bei denen pathologisch hohe intravesikale Druckwerte im Bereich der effektiven Blasenkapazität erreicht werden. Zum zweiten kann ein Überlaufmechanismus auch dann eintreten, wenn bei meist neurogenen Blasen eine eingeschränkte Dehnbarkeit (low compliance bladder) in Kombination mit Restharn besteht (Abb. 4.54). Nicht selten tritt hier die Überlaufinkontinenz maskiert als Enuresis nocturna auf.

4.4.8. Kombinierte Inkontinenz

Eine Streß-Dranginkontinenz wird als kombinierte Inkontinenz bezeichnet. Urodynamisch sind gleichzeitig Detrusorinstabilitäten mit Inkontinenz in der Zystometrie und eine Streßinkontinenz im Urethradruckprofil oder in der CLPP-Messung nachweisbar. Ist eine hochgradige Streßinkontinenz mit einer Detrusorinstabilität mit Dranginkontinenz verbunden, läßt sich die kombinierte Inkontinenz manchmal auch in der Zystometrie nachweisen (Abb. 4.58).

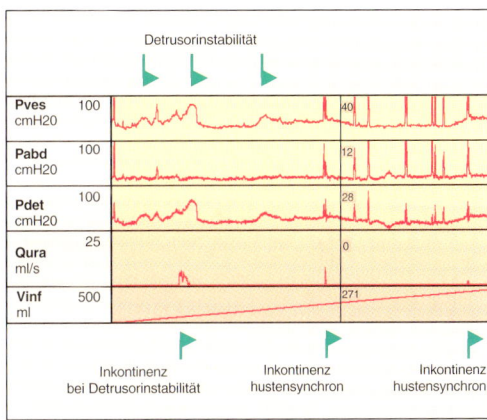

Abb. 4.58: Nachweis einer kombinierten Inkontinenz in der Zystometrie: Das erste Inkontinenzereignis entsteht als Folge einer Detrusorinstabilität, während der zweite und dritte Urinabgang hustensynchron auftritt.

Literatur

1. Abrams P, Blaivas JG, Stanton SL, Andersen JT (1988) The standardisation of terminology of lower urinary tract function. The International Continence Society Committee on Standardisation of Terminology. Neurourol Urodyn 7:403-427

2. Bump RC, Elser DM, Theofrastous JP, McClish DK (1995) Valsalva leak point pressures in women with genuine stress incontinence: reproducibility, effect of ca-

theter caliber, and correlations with other measures of urethral resistance. Continence Program for Women Research Group. Am J Obstet Gynecol 173:551-557

3. Decter RM, Harpster L (1992) Pitfalls in determination of leak point pressure. J Urol 148:588-591

4. Eberhard J (1986) Standardisierte Urethradruckmessung mit Normwerten zur Streßinkontinenzdiagnostik. Geburtsh. Frauenheilk. 46:145-150

5. Faerber GJ, Vashi AR (1998) Variations in Valsalva leak point pressure with increasing vesical volume. J Urol 159:1909-1911

6. Heidler H, Wölk H, Jonas U (1979) Urethral closure mechanism under stress conditions. Eur Urol 5:110-112

7. Höfner K, Kramer AEJL, Allhoff EP, Jonas U (1992) A new uroflow-index - clinical experience. J Urol 147:269 A

8. Höfner K, Oelke M, Wagner T, Wefer J, Jonas U (1999) Computerunterstützte Messung und Standardisierungen des Leak-Point-Pressure beim Husten (Cough Leak Point Pressure - CLPP) zur Diagnostik der Streßinkontinenz. Akt Urol: 30:321-328

9. Ingelmann-Sundberg A (1952) Urinary incontinence in women, excluding fistulas. Acta obstet Scand 31:266 .

10. Kulseng HS, Kristoffersen M (1988) Urethral pressure variations in females with and without neurourological symptoms. Scand J Urol Nephrol Suppl 114:48-52

11. McGuire EJ (1995) Urodynamic evaluation of stress incontinence. Urol Clin North Am 22:551-555

12. McGuire EJ, Cespedes RD, HE OC (1996) Leak-point pressures. Urol Clin North Am 23:253-262

13. McGuire EJ, Fitzpatrick CC, Wan J, Bloom D, Sanvordenker J, Ritchey M, Gormley EA (1993) Clinical assessment of urethral sphincter function. J Urol 150:1452-1454

14. McGuire EJ, Woodside JR, Borden TA, Weiss RM (1981) Prognostic value of urodynamic testing in myelodysplastic patients. J Urol 126:205-209

15. Miklos JR, Sze EH, Karram MM (1995) A critical appraisal of the methods of measuring leak-point pressures in women with stress incontinence. Obstet Gynecol 86:349-352

16. Nitti VW, Combs AJ (1996) Correlation of Valsalva leak point pressure with subjective degree of stress urinary incontinence in women. J Urol 155:281-285

17. Siroky MB, Olsson CA, Krane RJ (1979) The flow rate nomogram: I. Development. J Urol 122:665-668

18. Siroky MB, Olsson CA, Krane RJ (1980) The flow rate nomogram: II. Clinical correlation. J Urol 123:208-210

19. Song JT, Rozanski TA, Belville WD (1995) Stress leak point pressure: a simple and reproducible method utilizing a fiberoptic microtransducer. Urology 46:81-84

20. Swift SE, Ostergard DR (1995) A comparison of stress leak-point pressure and maximal urethral closure pressure in patients with genuine stress incontinence. Obstet Gynecol 85:704-708

21. Theofrastous JP, Bump RC, Elser DM, Wyman JF, McClish DK (1995) Correlation of urodynamic measures of urethral resistance with clinical measures of incontinence severity in women with pure genuine stress incontinence. The Continence Program for Women Research Group. Am J Obstet Gynecol 173:407-412

22. Ulmsten U, Henriksson L, Iosif S (1982) The unstable female urethra. Am J Obstet Gynecol 144:93-97

Weiterführende Literatur

1. Blaivas J, Chancellor M. (1996) Atlas of Urodynamics. Williams & Wilkins, Baltimore Philadelphia London Paris

2. Füsgen I, Melchior H (1997) Inkontinenz Manual. Springer, Berlin Heidelberg New York

3. Jonas U, Heidler H, Höfner K, Thüroff JW (1998) Urodynamik. Diagnostik der Funktionsstörungen des unteren Harntraktes. Ferdinand Enke, Stuttgart

4. Stöhrer M, Madersbacher H, Palmtag H (1997) Neurogene Blasenfunktionsstörung. Neurogene Sexualstörung. Springer, Berlin Heidelberg New York

5. Therapie

5.1. Konservative Maßnahmen

5.1.1. Konservative Maßnahmen bei der Streßinkontinenz

Im folgenden werden die konservativen Behandlungsmöglichkeiten bei der Streßinkontinenz mit Ausnahme der medikamentösen Therapie und der Therapie mit Hilfsmitteln beschrieben, denen eigene Kapitel gewidmet sind.

5.1.1.1. Allgemeine Maßnahmen

Dabei handelt es sich überwiegend um Begleitmaßnahmen, die die Erfolgsaussicht einer gezielten konservativen oder operativen Therapie erhöhen. Gewichtsreduktion, Verhaltensschulung bei Aktivitäten des täglichen Lebens wie z.B. Heben schwerer Lasten, korrekte Haltungs- und Atemtechnik sowie Stuhlregulierung können sich positiv auswirken. Im Falle der Einnahme von Medikamenten, die den Harnröhrenverschlußdruck reduzieren, insbesondere Alpha-Blocker, sollten diese Medikamente nach Möglichkeit abgesetzt werden.

5.1.1.2. Beckenboden-Training

Das Beckenboden-Training ist laut ICS (International Continence Society) definiert als wiederholte selektive willkürliche Kontraktion und Relaxation spezifischer Beckenbodenmuskeln. Dies setzt eine sichere Muskelbeherrschung voraus, so daß die richtigen Muskeln aktiviert werden und unbeabsichtigte Kontraktionen benachbarter Muskelgruppen vermieden werden. Das Beckenboden-Training kann in die Muskelbeherrschung und das Muskeltraining unterteilt werden.

Die *Muskelbeherrschung* bedeutet kontrollierte Beckenboden-Kontraktionen und Relaxationen. Dabei können EMG-Registrierungen der Beckenboden-Muskulatur, des Anal-Sphinkters oder der vorderen Bauchwandmuskulatur nötig sein, um die Muskelbeherrschung zu erreichen. Zusätzlich oder stattdessen können Messungen der abdominellen (intravesikal, intrarektal), und vaginalen bzw. urethralen Drücke zum gleichen Zweck erfolgen, z. B. ermöglicht ein intravaginal eingeführter Ballonkatheter eine verläßliche Messung der

intravaginalen Druckerhöhung bei richtig durchgeführten Beckenboden-Kontraktionen (Abb. 5.1). Bei richtiger Durchführung zeigt sich eine intravaginale Druckerhöhung gleichzeitig mit der Beobachtung, daß der Ballonkatheter nach oben wandert. Dieser Effekt wird dann erreicht, wenn lediglich isolierte Beckenboden-Kontraktionen ohne simultane Bauchdecken-Kontraktionen stattfinden. Bei falscher Durchführung kommt es entweder zu gar keinem intravaginalen Druckanstieg oder zwar zu einem intravaginalen Druckanstieg, aber ohne Hochwandern des Ballonkatheters, wenn die Patientin simultan zur Beckenboden-Kontraktion auch die Bauchdeckenmuskulatur anspannt.

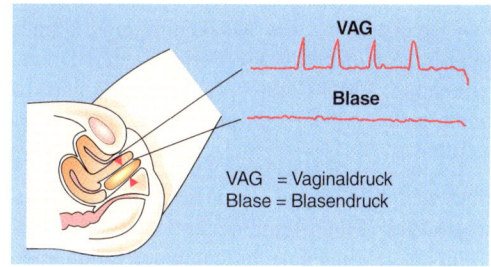

Abb. 5.1: Schematische Darstellung der urodynamischen Meßanordnung mit intravaginaler und intravesikaler Druckregistrierung zur Überprüfung der richtigen Durchführung der Beckenbodenkontraktionen.

Eine analoge Überprüfungsmöglichkeit der richtigen Muskelbeherrschung ergibt sich mit tamponförmigen Vaginalelektroden zur Abnahme des Beckenboden-EMG, auch hier muß die Elektrode bei richtig durchgeführter Beckenboden-Kontraktion ohne simultane Bauchdecken-Kontraktion nach oben wandern.

Eine weitere Überprüfungsmöglichkeit der richtigen Durchführung besteht in der zusätzlichen Registrierung eines Bauchdecken-EMG mit Klebeelektroden. Hier werden über ein Zweikanalgerät die EMG-Aktivitäten des Beckenbodens sowie der Bauchdecke registriert. Eine richtige Durchführung liegt dann vor, wenn bei starken Beckenboden-EMG-Aktivitäten eine weitgehende Stille im Bauchdecken-EMG vorliegt.

Nach dem Erlernen der Muskelbeherrschung folgt das *Muskeltraining* als zweiter Schritt. Trainingsmodalitäten wie Dauer der Kontraktion, Dauer der Intervalle, Anzahl der Kontraktionen pro Übung, Anzahl der Kontraktionen pro Tag sowie die Gesamttrainingsdauer müssen der Patientin exakt vorgegeben werden. Zu empfehlen sind täglich 3 Trainingseinheiten mit jeweils 10 Kontraktionen, wobei diese maximalen Kontraktionen über 6 Sekunden gehalten werden sollen und von einer mindestens 6 Sekunden währenden Pause gefolgt sind. Diese täglichen Übungen sind zumindest über 6 Monate in dieser Intensität fortzusetzen. Dieses Beckenboden-Training zu Hause soll einmal pro Woche durch ein Beckenboden-Training unter physiotherapeutischer Kontrolle und Anleitung ergänzt werden. Dieses Training umfaßt eine Einheit von 45 Min., wobei hier neben den maximalen langen Kontraktionen über 6 Sekunden insbesondere frequente, schnelle Kontraktionen geübt werden sollen.

Zur Unterstützung des Muskeltrainings können *technische Hilfsmittel* wie Perineometer, Druckaufnehmer, EMG-Geräte, Vaginalkonen und die funktionelle Elektrostimulation herangezogen werden.

Eine weitere wichtige Voraussetzung für ein erfolgreiches Muskeltraining ist die Patienten-Compliance. Eine gute Patientenmotivation und -mitarbeit kann durch ausreichendes Verständnis der Anweisungen und der Technik erzielt werden. Darüber hinaus sind natürlich die Fähigkeiten, die Übungen durchzuführen und die Einhaltung des Trainingsplanes von großer Bedeutung. Es muß hier betont werden, daß die alleinige Verordnung des Arztes und die Mitgabe von Faltblättern mit Übungsanleitungen in keinster Weise diese zuvor dargestellten Voraussetzungen erfüllen und damit auch nicht erfolgreich sein können. Ohne fachliche Anleitung sollte kein Beckenboden-Training begonnen werden.

Das Ergebnis eines Beckenboden-Trainings kann bei intensiv erfolgten Übungen frühestens nach 6 Wochen bestimmt werden. Bei der Bewertung eines Behandlungserfolges sind die subjektiven Angaben der Patientinnen von objektiven Untersuchungsergebnissen oder urodynamischen Untersuchungsergebnissen streng auseinanderzuhalten. Die subjektiven Ergebnisse werden meist in Form eines Fragebogens ermittelt, für das objektive Ergebnis dient in erster Linie der Vorlagentest. Eine

weitere objektive Möglichkeit des Behandlungsfortschrittes bzw. Behandlungserfolges besteht in der Messung des intravaginalen Kontraktionsdruckes, wobei hier bei erfolgreichem Training eine Steigerung um 25 cm H_2O gegenüber dem Ausgangswert erzielt werden kann. Eine weitere Untersuchungsmöglichkeit stellt das Harnröhrenstreßprofil dar, wobei unter Hustenstößen eine Zunahme der reflektorischen Kontraktionsleistung der quergestreiften Sphinkter- und Beckenboden-Muskulatur nachgewiesen werden kann. An der funktionellen Harnröhrenlänge und am Harnröhrenverschlußdruck in Ruhe sind keine Änderungen durch das Beckenboden-Training zu erwarten.

In der Literatur schwanken die Erfolgszahlen des Beckenboden-Trainings zwischen 32 und 93 %. Eine Erklärung für die große Schwankungsbreite kann darin zu finden sein, daß einerseits keine entsprechende *Patientenselektion* durchgeführt wurde und andererseits geeignete Maßnahmen zur Überprüfung der *richtigen Durchführung* fehlten.

Das *funktionelle Konzept* des Beckenboden-Trainings besteht darin, daß nur der Einsatz von Muskeln deren Inaktivitätsatrophie verhindern bzw. beheben kann und die Muskeln des Beckenbodens häufig unter Mangel an bewußter Betätigung leiden.

Das *Ziel* liegt im Erlernen eines Kontraktionstrainings mit zu erwartenden verstärkten reflektorischen Beckenboden-Kontraktionen unter Hustenstößen, die wiederum eine verbesserte aktive (reflektorische) Drucktransmission mit Aufbau eines adäquaten intraurethralen Verschlußdruckes herbeiführen und somit Kontinenz unter Belastung erzielen.

Für ein erfolgreiches Beckenboden-Training bestehen folgende Selektionskriterien:

• *Ausschluß eines ausgeprägten Descensus*: die Streßinkontinenz als Ausdruck einer Beckenbodenschwäche im Sinne einer verminderten Kontraktionsfähigkeit läßt sich physikalisch behandeln, wenn es sich nicht um gröbere pathologische Veränderungen der topographischen Anatomie des Beckenbodens wie Descensus handelt. Der Schweregrad der Streßinkontinenz ist primär nicht ausschlaggebend. Im Falle eines ausgeprägten Descensus hat sich gezeigt, daß die überaus schlechte passive Drucktransmission auf die proximale Harnröhre durch eine gute reflektorische Drucktransmission auch nicht mehr kompensiert werden kann. Hier ist unbedingt die operative Korrektur indiziert.

- *Ausschluß einer Harnröhrenhypotonie*: Zeigt das Harnröhrendruckprofil einen maximalen Harnröhrenverschlußdruck von weniger als 30 cm H_2O, so liegt eine Harnröhrenhypotonie vor, wobei passive und aktive Drucktransmission normal sein können. Dieser Defekt des Harnröhrentonus kann hier nicht durch ein Beckenboden-Training verbessert oder behoben werden. Dieser Defekt wäre die Domäne einer konservativ medikamentösen Therapie mit Alpha-Sympathomimetika.

- *Nachweis einer Beckenboden-Hyporeaktivität*: dies bedeutet, daß z.B. beim Husten, Niesen es zu einer verminderten reflektorischen Kontraktionsleistung der quergestreiften Sphinkter- und Beckenboden-Muskulatur und somit zu einem verminderten intraurethralen Druckaufbau kommt. Es besteht somit ein Defizit an Kontraktionsleistung des Beckenbodens während der Hustenstöße. Dieses Defizit kann durch das Beckenboden-Training behoben werden (Abb. 5.2).

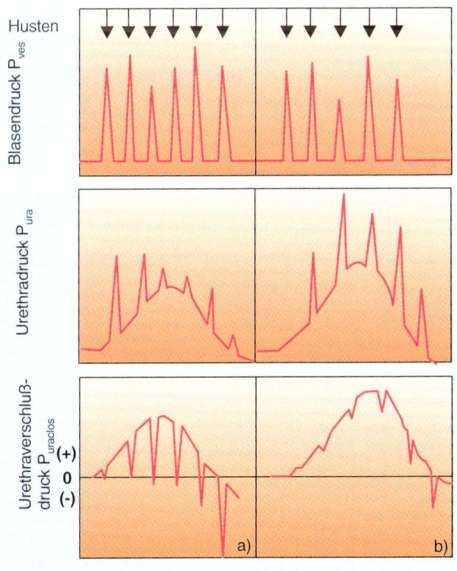

Abb. 5.2: Harnröhrenstreßprofil bei a) verminderter aktiver Drucktransmission (= Hyporeaktivität; vor Therapie), b) adäquater aktiver Drucktransmission (nach Therapie).

Das Ziel des Beckenboden-Trainings und gleichzeitig der Angriffspunkt stellt die Beckenboden-Hyporeaktivität dar. Bei Anwendung der vorgestellten Selektionskriterien sowie bei richtiger Durchführung lassen sich gute Ergebnisse erwarten, wobei hier der Schweregrad der Streßinkontinenz keine Rolle spielt und das Beckenboden-Training auch für höhergradige Inkontinenzformen infrage kommt.

Die **funktionelle Elektrostimulation** wird in einem späteren Kapitel ausführlich besprochen und soll hier nur als Initialtherapie beim Beckenboden-Training erwähnt werden, da etwa ein Drittel der streßinkontinenten Frauen primär nicht in der Lage sind, ihre Beckenbodenmuskulatur zu identifizieren. Hier ist die Elektrostimulation die Anwendung elektrischen Stroms zur Stimulation des Nervus pudendus, wobei über die Reizung der afferenten Fasern einerseits der Ort der Beckenbodenmuskeln verspürt wird, andererseits über die Reizung der afferenten Fasern auch eine Kontraktion der quergestreiften Sphinkter-Beckenboden-Muskulatur erzielt werden kann.

5.1.1.3. Biofeedback

Biofeedback ist eine Technik, die dem Patienten und Therapeuten Informationen über normalerweise unbewußt ablaufende physiologische Prozesse durch visuelle, auditive oder taktile Signale liefert. Das Signal wird durch Ableitung eines meßbaren physiologischen Parameters erzeugt und wird dann in einem Erziehungsprozeß genutzt, um ein spezifisches therapeutisches Ziel zu erreichen. Das Signal wird quantitativ dargestellt und der Patient wird angeleitet, die physiologischen Abläufe zu beeinflussen und damit zu kontrollieren.

Als Techniken stehen Registrierung von Druck und EMG als physiologische Parameter zur Verfügung. Auch hier sind ausführliche Instruktionen des Patienten, wie das Signal beeinflußt werden kann, von großer Wichtigkeit.

Ziel des Biofeedback ist es, eine spezifische Dysfunktion des unteren Harntraktes, hier die Hyporeaktivität der Sphinkter-Beckenboden-Muskulatur im Rahmen des Hustenreflexes, durch zunehmende Bewußtmachung und Beeinflussung der meßbaren physiologischen Parameter zu verbessern. Bei der Streßinkontinenz bedeutet dies, auf indirektem Weg über Training der Kontraktionsschnelligkeit und -kraft die reflektorische Kontraktionsleistung zu verbessern bzw. zu erlernen, im richtigen Moment (Bedarfsfall) zu reagieren.

Beckenboden-Training mit Biofeedback als Kombinationstherapie hat sich gegenüber dem Beckenboden-Training alleine als deutlich überlegen erwiesen. Sowohl bei Anwendung des Druckparameters als auch des EMG-Parameters besteht die Möglichkeit, der Patientin die *Effizienz der Übungen*, den *Fortschritt* und die *Steigerung* aufzuzeigen und damit wieder den Trainingseifer, die Compliance, zu verbessern. Des weiteren bietet die Biofeedback-Technik auch eine Kontrolle über die richtige Durchführung des Beckenboden-Trainings.

Kegel kann mit seiner 1949 veröffentlichten Trainingsanordnung als Vater des Biofeedback bezeichnet werden. Für das apparativ unterstützte Beckenbodentraining stehen heute mehrere Trainingsprogramme über Drücke oder EMG zur Verfügung. Voraussetzung stellt wieder die Fachanleitung durch eine Physiotherapeutin dar.

5.1.2. Konservative Maßnahmen bei der Dranginkontinenz

In diesem Kapitel wird die *Verhaltenstherapie im weiteren Sinne* ausgeführt. Die medikamentöse Therapie und Elektrostimulation bei der Dranginkontinenz werden in eigenen Kapiteln abgehandelt.

Die meisten Funktionsstörungen, die mit diesen Rehabilitationstechniken behandelbar sind, haben eine subjektive und objektive Komponente. In vielen Fällen führt die Behandlung lediglich zu einer Besserung der Symptomatik, ohne die Grunderkrankung heilen zu können.

Die *Verhaltenstherapie* beinhaltet Analyse und Beeinflussung der Wechselwirkungen zwischen den Symptomen des Patienten und seinem Umfeld zur Behandlung eines gestörten Miktionsverhaltens. Dies wird durch Beeinflussung des Verhaltens und/oder des Umfeldes erreicht.

Die Verhaltenstherapie erfordert eine genaue Analyse der möglichen Zusammenhänge zwischen den Symptomen des Patienten, seinem Allgemeinzustand und seinem Umfeld.

Als Anwendungsbereiche bei Patienten mit gestörtem Miktionsverhalten kommen infrage:

- die sensorische Dranginkontinenz ohne faßbare Ursache
- die Detrusor-Sphinkter-Dysfunktionen
- Hirnleistungsstörungen
- die Enuresis
- und Symptome als Folge psychischer Probleme

als Mono- oder Kombinationstherapie.

Als Voraussetzungen dafür gelten:

- richtige Diagnosestellung der Inkontinenzform und der Störungsursache
- Vorliegen eines Miktionsprotokolls
- Erstellen eines Miktionsschemas
- ein in der aktivierenden Pflege geschultes und motiviertes Personal
- Infektfreiheit

5.1.2.1. Das Miktionsprotokoll

Das Miktionsprotokoll besteht in der Erfassung von Zeit der Blasenentleerung, entleerter Harnmenge, Inkontinenzfrequenz, -intensität, besonderem Anlaß, besonderen Umständen, die zum Einnässen geführt haben, ggfs. Zeit und Menge der Flüssigkeitszufuhr sowie die Angabe, ob zum Zeitpunkt der Blasenentleerung der Patienten noch trocken war oder bereits eingenäßt hat (Abb. 5.3).

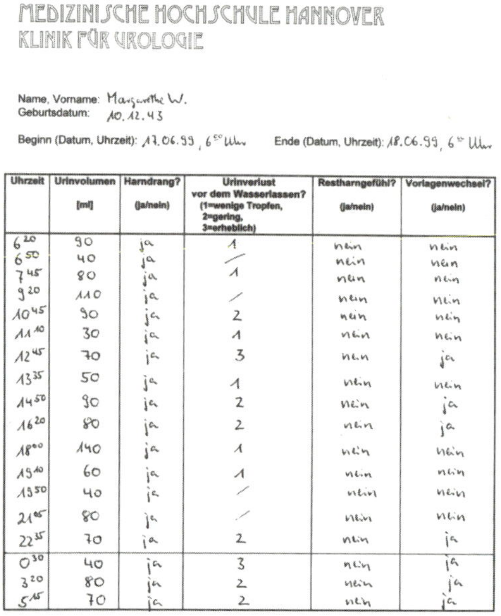
MEDIZINISCHE HOCHSCHULE HANNOVER
KLINIK FÜR UROLOGIE

Name, Vorname: Margarethe W.
Geburtsdatum: 10.12.43

Beginn (Datum, Uhrzeit): 17.06.99, 6^{50} Uhr   Ende (Datum, Uhrzeit): 18.06.99, 6^{40} Uhr

Uhrzeit	Urinvolumen [ml]	Harndrang? (ja/nein)	Urinverlust vor dem Wasserlassen? (1=wenige Tropfen, 2=gering, 3=erheblich)	Restharngefühl? (ja/nein)	Vorlagenwechsel? (ja/nein)
6^{20}	90	ja	1	nein	nein
6^{50}	40	ja	/	nein	nein
7^{45}	80	ja	1	nein	nein
9^{20}	110	ja	/	nein	nein
10^{45}	90	ja	2	nein	nein
11^{10}	30	ja	1	nein	nein
12^{45}	70	ja	3	nein	ja
13^{35}	50	ja	1	nein	nein
14^{50}	90	ja	2	nein	ja
16^{20}	80	ja	2	nein	ja
18^{00}	140	ja	1	nein	nein
19^{40}	60	ja	1	nein	nein
19^{50}	40	ja	/	nein	nein
21^{05}	80	ja	/	nein	nein
22^{35}	70	ja	2	nein	ja
0^{30}	40	ja	3	nein	ja
3^{20}	80	ja	2	nein	ja
5^{15}	70	ja	2	nein	ja

Abb. 5.3: Beispiel eines Miktionsprotokolls.

Die gewonnenen Parameter werden nun als Grundlage für den Reedukationsprozeß verwendet und den Patienten gelehrt, wie er sie verändern kann, um den physiologischen Prozeß zu kontrollieren.

Die Erstellung des Miktionsprotokolls alleine kann jedoch auch schon als Therapie dadurch wirken, daß dem Betroffenen zwanghafte Miktionsgewohnheiten bewußt werden. Unter diesen Umständen kann alleine das Führen eines Miktionsprotokolls bereits gute Erfolge erzielen. Ansonsten individualisiert das Miktionsprotokoll das durchzuführende Kontinenztraining.

5.1.2.2. Miktionstraining

Das Miktionstraining ist die aktive Verlängerung von zu kurzen, ggf. auch die Verkürzung von zu langen Miktionsintervallen durch Training mit dem Ziel, dadurch ein altersentsprechend normales Miktionsvolumen, eine Senkung des Restharns sowie Kontinenz zu erzielen.

Ergibt die Auswertung des Miktionsprotokolls z.B., daß eine Patientin ca. alle 60 min. die Blase entleert und das Miktionsvolumen etwa 80 ml beträgt und hat die urologische Durchuntersuchung keine faßbaren Ursachen ergeben, so ist ein Miktionstraining mit aktiver Verlängerung der Intervalle indiziert.

Die *aktive Verlängerung* von zu kurzen Miktionsintervallen erfolgt durch Unterdrücken von imperativem Harndrang und stufenweiser Intervallverlängerung. Bei Auftreten von imperativem Harndrang wird die Patientin angewiesen, durch Kneifen des Beckenbodens (= Beckenboden-Kontraktionen) den Harndrang zu unterdrücken. Über afferente Impulse des Nervus pudendus während des Kneifens kommt es zur Hemmung des Nervus pelvicus und damit zur Hemmung von Detrusor-Kontraktionen, wobei manchmal auch mehrmaliges Kneifen erforderlich ist. Eine wichtige Anweisung für die Patientin besteht darin, daß diese Kneifübungen in einer Ruheposition, z.B. im Sitzen durchgeführt werden. Wenn dann der Harndrang wieder abgeklungen ist, dann soll in Ruhe die Toilette aufgesucht werden. Kneifübungen zur Unterdrückung des Harndranges bei gleichzeitiger körperlicher Bewegung wie Gehen, sind meist nicht erfolgreich und erreichen nicht ihre Zielsetzung.

Die Fähigkeit, adäquat den Beckenboden zu kontrahieren, ermöglicht somit dem dranginkontinenten Patienten, bei imperativem Drang den Beckenboden zu kontrahieren, sich auf die Unterdrückung des Dranges zu konzentrieren, zu warten bis dieser abklingt und dann erst die Blase zu entleeren.

Dadurch läßt sich eine Verlängerung der Miktionsintervalle von Woche zu Woche durchschnittlich um 10 min., somit nur in kleinen Schritten, erreichen. Des weiteren muß betont werden, daß diese aktive Form des Trainings nur bei leichteren Formen der Dranginkontinenz und Hirnleistungsstörungen eingesetzt werden soll.

Die *Verkürzung* von zu langen Miktionsintervallen als weitere Facette des Miktionstrainings ist dann indiziert, wenn z.B. aus dem Miktionsprotokoll hervorgeht, daß eine Patientin lange Miktionsintervalle von z. B. 7 Stunden aufweist und das Miktionsvolumen dann jeweils über 600 ml beträgt. Hier handelt es sich um ein pathologisches Miktionsverhalten, das durch meist unbewußte Unterdrückung des Harndranges zu Restharn und rezidivierenden Harnwegsinfekten führen kann. Das Miktionstraining besteht nun darin, die Patientin zu regelmäßigen Blasenentleerungen zu vorgegebenen Zeiten anzuhalten. Die Anweisung für die Patientin kann z.B. darin bestehen, daß sie alle 3 Stunden ihre Blase entleeren soll. Mit diesem Vorgehen können Restharn, rezidivierende Harnwegsinfekte und Inkontinenz erfolgreich therapiert werden.

5.1.2.3. Toilettentraining

Im Gegensatz zum Miktionstraining wird das Toilettentraining dann eingesetzt, wenn eine aktive Mitarbeit des Betroffenen nicht in ausreichendem Maß mehr möglich oder vorhanden ist. Dies gilt insbesondere für ein gröberes Defizit an Hirnleistung. Auch hier stellt ein möglichst exakt geführtes Miktionsprotokoll die Grundlage dar, wobei insbesondere die Erfassung der Einnäßzeiten von Bedeutung ist. Daraus erfolgt die Anpassung des Entleerungsrhythmus an die individuelle Blasenkapazität und das Wiedererlangen der Kontrollfunktion durch rechtzeitige Blasenentleerung. Die individuelle Anpassung der Miktionszeit ergibt sich entsprechend den Einnäßzeiten bzw. auch dem Blasenfüllungsvolumen. Auch hier ist es natürlich wichtig, vor Therapie einen Harnwegsinfekt auszuschließen.

Ergibt z.B. bei einem älteren Patienten das Miktionsprotokoll, daß er alle 2 Stunden plötzlich starken Harndrang verspürt, jedoch auf dem Weg zur Toilette den Harn nicht mehr halten kann und es zum Einnässen mit kompletter Blasenentleerung im Sinne einer cerebral enthemmten Blase kommt, so besteht das Toilettentraining hier darin, daß der Patientin von Seiten der Pflege alle 1 ½ Stunden aufgefordert wird, auf die Toilette zu gehen und die Blase zu entleeren, um dem imperativen Harndrang mit Dranginkontinenz zuvorzukommen.

Durch spezielle Trainingsmaßnahmen unter Berücksichtigung der vorhandenen Ressourcen kann in vielen Fällen Kontinenz erreicht werden.

Invasive Eingriffe und aufwendige Operationen können dem Betroffenen oft erspart werden, Inkontinenzhilfsmittel auf das notwendige reduziert und die Lebensqualität deutlich verbessert werden.

Anticholinergica können das Miktions- und Toilettentraining wirkungsvoll unterstützen. Ein Auskommen gänzlich ohne *Inkontinenzhilfsmittel* ist meist nicht erreichbar, wobei die Verwendung von Vorlagen z.B. vielfach nur aus Sicherheitsgründen erfolgt.

Für das Miktions- und Toilettentraining spielt selbstverständlich auch die Umgebung des Betroffenen eine wichtige Rolle. Dabei stehen Umstände im Vordergrund, die eine Toilette zum Problem werden lassen. Dazu zählt eine Toilette, die dauernd besetzt ist, schwierig zu erreichen ist, kaum leserlich markiert ist, nicht abschließbar ist, wo der Sitz zu niedrig ist und für Patienten mit Hüft- oder Knieleiden nur schwer benutzbar ist, die zum Umdrehen zu eng ist und wo keine Haltegriffe vorhanden sind. Wie eingangs erwähnt, ist es verständlicherweise für eine erfolgreiche Verhaltenstherapie nötig, adaptierte Umgebungsbedingungen den Betroffenen zu bieten.

5.1.2.4. Entspannungstraining des Beckenbodens mit Biofeedback

Die Dranginkontinenz bzw. das Drangsyndrom kann des weiteren durch einen hyperaktiven Harnröhrenverschlußmechanismus verursacht sein. Dabei kann in der Speicherphase der Blase eine Sphinkter-Spastik oder Beckenboden-Hyperreak-

tivität, in der Entleerungsphase eine Detrusor-Sphinkter-Dysfunktion vorliegen. Es handelt sich dabei somit um einen stark erhöhten Grundtonus der quergestreiften Sphinkter- und Beckenboden-Muskulatur und um eine gesteigerte Kontraktionsleistung im Rahmen des Hustenreflexes oder es ist das synerge Verhalten von Detrusor- und Sphinkter-Muskulatur während der Blasenentleerung in dem Sinne gestört, daß es während der Detrusorkontraktion nicht zu einer kompletten Relaxierung der quergestreiften Sphinkter- und Beckenboden-Muskulatur kommt und somit die Miktion gegen einen erhöhten Auslaßwiderstand erfolgt. In diesen Fällen treten vermehrt Harndrangimpulse auf, die zu einer verstärkten Afferentierung und letztendlich zur Dranginkontinenz führen können.

Da die quergestreifte Sphinkter- und Beckenboden-Muskulatur einer willkürlichen Beeinflussung zugänglich ist, ergibt sich hier eine weitere Möglichkeit des Beckenboden-Trainings mit Biofeedback.

Angriffspunkt der Therapie stellen hier somit die Sphinkter-Spastik und die Detrusor-Sphinkter-Dysfunktion dar. *Das funktionelle Konzept* zielt darauf, durch Erlernen eines Entspannungstrainings unter Beckenboden-EMG-Kontrolle eine Normalisierung der Blasenfunktion zu erreichen.

Die *Indikation* für ein Entspannungstraining des Beckenbodens liegt somit dann vor, wenn bei der Symptomatik der Dranginkontinenz die klinische Untersuchung keine organische Ursache erkennen läßt und die urodynamische Untersuchung neben den Befunden der Dranginkontinenz das Vorliegen eines erhöhten Harnröhrendruckprofils als Ausdruck der Sphinkter -Spastik (Abb. 5.4) und einer gesteigerten reflektorischen aktiven Drucktransmission als Ausdruck einer Beckenboden-Hyperreaktivität ergibt. Die weitere urodynamische Untersuchung in der Entleerungsphase zeigt typischerweise starke Beckenboden-EMG-Aktivitäten während der Detrusorkontraktion (Abb. 5.5).

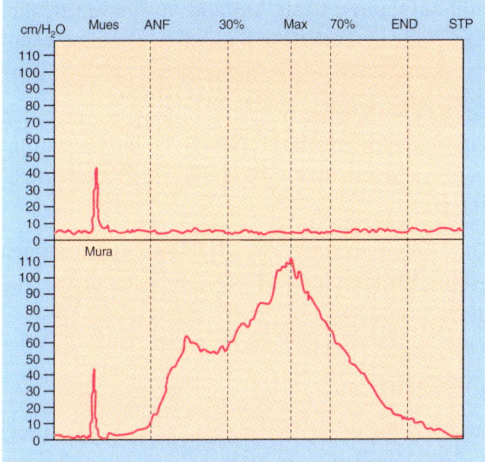

Abb. 5.4: Harnröhrendruckprofil in Ruhe bei Sphinkter-Spastik.

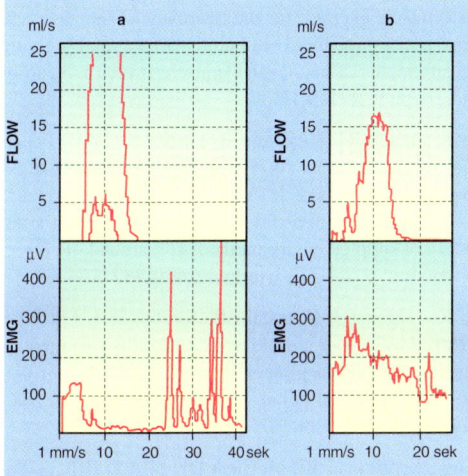

Abb. 5.5a+b: a: Normale Miktion mit EMG-Stille während der Detrusorkontraktion
b: Detrusor- Sphinkter- Dysfunktion mit starker EMG-Aktivität während der Miktion.

Das *Beckenboden-Training* beinhaltet hier somit lediglich *Entspannungsübungen* des Beckenbodens unter EMG-Kontrolle (Abb. 5.6) mit optischen und akustischen Signalen im Liegen, im Sitzen und besonders während der Miktion.

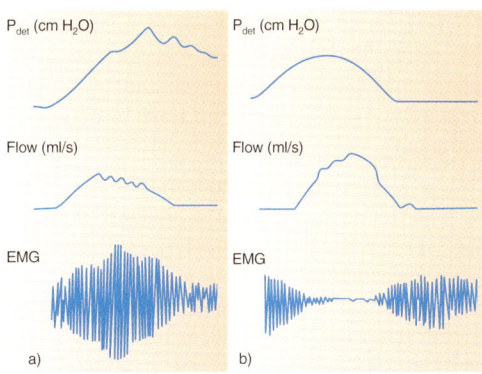

Abb. 5.6a+b: a: Flow- EMG-Untersuchung vor Therapie: Kontraktion (Hyperreaktivität) des Beckenbodens während der Miktion mit verzögertem Anstieg der Flow-Kurve.
b: Flow- EMG- Untersuchung nach Therapie: sofortige Stille im Beckenboden- EMG bei Miktionsbeginn, hoher Maximalflow und postmiktionelle EMG- Aktivitäten.

Das *Ziel* liegt in einer Normalisierung der Beckenboden-Hyperreaktivität und einer generellen Tonusverminderung der quergestreiften Muskulatur mit verminderter Spannung an den Sehnenansätzen mit Reduzierung der Druck- bzw. Spontanbeschwerden. Des weiteren liegt das Ziel in der Verminderung der in den spinalen Reflexbogen einströmenden afferenten Impulse von der Harnröhre und somit einer Normalisierung der Drangsymptomatik bzw. der Dranginkontinenz.

Das Beckenboden-EMG wird über 2 positive und 1 negative Klebeelektrode perineal abgeleitet und die pathologischen Aktivitäten als Rauschen oder als Lichtstreifen kenntlich gemacht. Das dadurch erkenntlich gemachte Fehlverhalten der Patientin kann nun durch gezielte Beeinflussung dieses Funktionsmusters bis zur Normalisierung gebracht werden. Zum leichteren Erlernen und zur richtigen Handhabung wird ein Stufenplan erstellt, der drei Schwierigkeitsgrade aufweist:

Beckenbodenentspannung im Liegen, im Sitzen und bei der Einleitung und Fortdauer der Miktion. Zum leichteren Erlernen des Entspannungstrainings empfiehlt sich der Umweg über eine kurze Kontraktion des Beckenbodens. Das Training soll laut Stufenplan täglich mehrmals über 10 min. sowie nach Möglichkeit bei jeder Miktion über 4 Wochen insgesamt durchgeführt werden. Bei der Miktion wird der Patientin ebenfalls empfohlen, auf der Toilette kurz vor Einleitung wieder die Beckenbodenentspannung mit einer kurzen Kontraktion einzuleiten. Das Anbringen der Klebeelektroden gelingt den Patientinnen meist leicht, wobei darauf zu achten ist, daß sie während der Miktion wegen der Artefakte nicht mit Harn in Berührung kommen.

Dieses Fehlverhalten der quergestreiften Sphinkter- und Beckenbodenmuskulatur läßt sich auf diese Weise bei Kindern in einem hohen Prozentsatz erfolgreich behandeln, bei Frauen reduziert sich die Erfolgsrate auf etwa 50 %. Des weiteren hat sich gezeigt, daß insbesondere bei Erwachsenen häufiger Rückfälle auftreten, die daher eine intermittierende Therapie erforderlich machen

5.1.3. Konservative Maßnahmen bei der Blasenentleerungsstörung

Blasenentleerungsstörung bedeutet ein Mißverhältnis von Detrusorleistung und Blasenauslaß-Widerstand und äußert sich in einer erschwerten, verlängerten und/oder unvollständigen Entleerung der Harnblase. Leitsymptome sind daher rezidivierende Harnwegsinfekte, Pollakisurie, Miktionserschwernis und Restharngefühl.

Ursächlich kommen eine gestörte Detrusorkontraktilität oder Blasensensitivität oder eine intravesikale Obstruktion infrage.

Blasenentleerungsmanöver erleichtern oder ermöglichen die Entleerung der Blase. Zur Rehabilitation des unteren Harntraktes können Blasenentleerungsmanöver alleine oder in Kombination mit anderen Techniken wie z.B. Biofeedback und Verhaltenstherapie eingesetzt werden. Das *Ziel* ist eine vollständige Entleerung der Blase bei möglichst niedrigem intravesikalen Druck.

Nach den üblichen diagnostischen Maßnahmen stellt auch hier das Miktionsprotokoll, ergänzt durch periodische Restharnbestimmungen die Grundlage der Verhaltenstherapie dar. Daraus ergibt sich häufig die Anweisung zur Verkürzung der Miktionsintervalle auf 2 bis 3 Stunden mit Konzentration auf die Blasenentleerung und möglichst kompletter Relaxierung des Beckenbodens, ggf. unter Mithilfe der Bauchpresse, sofern eine komplette Relaxierung des Beckenbodens gelingt. Eine weitere wesentliche Möglichkeit zur Rehabilitation besteht in der Durchführung von Mehrfachmiktionen (Double voiding, triple voiding). Hier wird die Patientin nach Beendigung der Mik-

tion aufgefordert, im Abstand von etwa 10 min. neuerlich die Toilette aufzusuchen und eine weitere Blasenentleerung zu induzieren.

Je nach vorliegenden Restharnmengen ergibt sich eine unterschiedliche Frequenz von intermittierendem Katheterismus zur kompletten Blasenentleerung.

Die *Durchführung* des Entspannungstrainings wurde im einzelnen im vorigen Kapitel besprochen.

Literatur

Andersen JT, Blaivas JG, Cardozo G, Thüroff J (1992) Lower urinary tract rehabilitation techniques. Seventh report on the standardisation of terminology of lower urinary tract function. Int Urogynecol J 3: 75-80

Bo K, Hagen RJ, Kvarstein B, Larsen S (1990) Pelvic floor muscle exercise for the treatment of female stress urinary incontinence: I. Reliability of vaginal pressure measurements of pelvic floor muscle strength. Neurourol Urodyn 9: 471- 477

Bo K, Hagen RJ, Kvarstein B, Larsen S (1990) Pelvic floor muscle exercise for the treatment of female stress urinary incontinence: II. Validity of vaginal pressure measurements of pelvic floor muscle strength and the necessity of supplementary methods for control of correct contraction. Neurourol Urodyn 9: 479-487

Bo K, Hagen RJ, Kvarstein B, Jorgensen J, Larsen S (1990) Pelvic floor muscle exercise for the treatment of female stress urinary incontinence: III. Effects of two different degrees of pelvic floor muscle exercises. Neurourol Urodyn 9: 489-502

Fantl JA, Wyman JF, McClish DK (1997) Efficacy of bladder training in older women with urinary incontinence. JAMA 265:203-207

Frewen K (1970) Urge and stress incontinence: fact and fiction. J Obstet Gynecol 77: 932- 934

Heidler H (1986) Die Beeinflußbarkeit der Dranginkontinenz durch Biofeed-back-Mechanismen.Urologe A 25:267- 270

Heidler H (1987) Die Beeinflußbarkeit der Streßinkontinenz durch Biofeed- back- Mechanismen. Akt Urol 18: 3- 6

Jarvis GJ (1987) A controlled trial of bladde drill and drug therapy in the management of detrusor instability. Br J Urol 53: 565- 566

Jeffcate TNA, Francis WJA (1966) Urgency incontinence in the female. Am J Obstet Gynecol 94: 604- 618

5.2. Medikamentöse Therapie

5.2.1. Einführung

Die Grundfunktionen des unteren Harntrakts sind Harnspeicherung und Harnentleerung. Harnspeicherung ist nur dann möglich, wenn Kontinenz durch Harnblase und Urethra bis zur willkürlichen Auslösung der Miktion aufrecht erhalten wird. Neben einer auf diese Funktionen abgestimmten Morphologie werden Kontinenz und Miktion durch ein komplexes Netzwerk aus zentralem und peripherem Nervensystem gewährleistet, das aus parasympathischen, sympathischen und somatischen Anteilen besteht. Der überwiegende Anteil heute gebräuchlicher Medikamente zur Therapie der Inkontinenz findet seinen Angriffspunkt im Nervensystem, wobei die zugrundeliegende Inkontinenzform für die Wahl des Präparates entscheidend ist. Bei Dranginkontinenz wird der Urin durch unwillkürlich ausgelöste (instabile) Detrusorkontraktionen trotz eines intakten urethralen Verschlusses entleert. Ziel der medikamentösen Therapie ist die Blockierung oder Verminderung dieser instabilen Kontraktionen. Bei Streßinkontinenz besteht eine Störung des urethralen Verschlusses bei normaler Detrusoraktivität. Der Einsatz von Medikamenten ist deshalb auf die Verbesserung der Funktion der urethralen Schließmuskulatur bzw. der urethralen Schleimhaut (Durchblutung, Elastizität) gerichtet.

Es sind zahlreiche Medikamente mit vielfältigen Wirkungsmechanismen bei nahezu allen Inkontinenzformen entwickelt und getestet worden. Das vorliegende Kapitel beschränkt sich auf in Deutschland zugelassene Substanzen, deren Wirkung in klinisch randomisierten Studien belegt ist oder sich durch jahrelangen Einsatz in der Praxis bewährt haben [5, 79] (Tab. 5.1).

Medikament	Pharmakologische u./o. Physiologische Evidenz	Klinische Evidenz	Einschätzung
Muscarin-Rezeptor-Antagonisten (Anticholinergika)			
Emepronium-bromid	W	A/B	E
Trospium-chlorid	W	A	E
Tolterodin	W	A	E
Medikamente mit gemischter Wirkung			
Oxybutynin	W	A	E
Propiverin	W	A	E
Flavoxat	N	B/C	
Antidepressiva			
Imipramin	W	A	E
Vasopressin-Analoga			
Desmopressin	W	A	E

Tab. 5.1: Medikamente zur Behandlung von Drangsyndrom/Dranginkontinenz (modifiziert nach [5]). W = wirksam; N = Wirksamkeit nicht bewiesen; A = gute randomisierte klinische Studien; B = klinische Studien; C = Expertenmeinung; E = empfohlen.

5.2.2. Drangsyndrom und Dranginkontinenz

Drangsyndrom und Dranginkontinenz werden heute gemeinsam unter der Definition "überaktive Blase" oder "instabile Blase" zusammengefaßt, wobei zwischen Drangsyndrom (Pollakisurie, Nykturie und imperativer Harndrang) und Dranginkontinenz fließende Übergänge bestehen können. Entscheidend für die medikamentöse Therapie ist die Tatsache, daß bei Überaktivität der Harnblase unwillkürliche Detrusorkontraktionen bestehen, die je nach klinischer Ausprägung Ursache für Drangsymptomatik und/oder Dranginkontinenz sind. Ziel der medikamentösen Therapie ist deshalb die Absenkung der Überaktivität des Detrusors durch Blockierung oder Verminderung unwillkürlicher Detrusorkontraktionen.

Die Kontraktion der glatten Muskelzellen des Detrusors ist an den Neurotransmitter Acetylcholin gebunden, der an den Nervenendigungen vegetativer Nerven ausgeschieden wird und sich anschlie-

ßend an die muskarinergen Rezeptoren (M2- und
M3-Rezeptoren) der Zellmembranen der glatten
Muskelzelle des Detrusors anlagert (Abb. 5.7). Die
Kopplung von Acetylcholin und Muscarin-
Rezeptoren bewirkt intrazellulär eine Freisetzung
von Kalziumionen aus dem sarkoplasmatischen
Retikulum in das Sarkoplasma, was letztlich die
entscheidende Voraussetzung zur Kontraktion der
glatten Detrusorzelle ist. Auch ein direkter Trans-
port von Kalziumionen in die Zelle durch Kalziumkanäle in der Zellmembran führt zu einer Erhöhung des freien intrazellulären Kalziums und damit zur Kontraktion. Die pharmakologische Wirkung der modernen Präparate besteht darin, die
muskarinergen Rezeptoren M2 bzw. M3 zu blockieren und damit ein Ankoppeln des Acetylcholins an diese Rezeptoren zu verhindern, was letztlich zur fehlenden Freisetzung von Kalziumionen
aus dem sarkoplasmatischen Retikulum führt und
damit die Kontraktion des Muskels abschwächt
oder verhindert. Diese Medikamentengruppe wird
heute als Muscarin-Rezeptorantagonisten oder
Anticholinergika (Abschwächung der Wirkung
des Acetylcholins) bezeichnet. Weitere Präparate
blockieren über die Muscarin-Rezeptoren hinaus
auch direkt die Kalziumkanäle in der Zellmembran (kalziumantagonistische Wirkung) (Abb.
5.7), was ebenfalls zu einer wirksamen Reduktion
des freien intrazellulären Kalziums führt. Diese
Substanzen werden als Medikamente mit ge-
mischter Wirkung eingestuft.

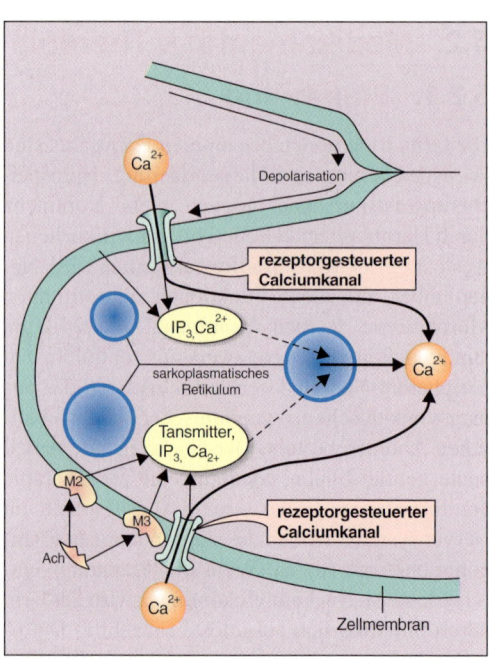

Abb. 5.7: Steuerung des intrazellulären Calciums
durch Acetylcholin und Muskarinrezeptoren M2 und
M3.

5.2.2.1. Muscarin-Rezeptor-antagonisten (Anticholinergika)

Es entspricht dem Prinzip der Muscarin-
Rezeptorantagonisten, daß nicht nur in der Muskulatur des Detrusors, sondern auch in der anderer
Organsysteme eine Muscarin-Rezeptorblockade
ausgelöst wird, so daß mit Nebenwirkungen am
Auge (Akkomodationsstörungen), an den Speicheldrüsen (Mundtrockenheit), am Herzen (Tachykardie) und dem Gastrointestinaltrakt (Obstipation) zu rechnen ist. Für die Nebenwirkungen einer bestimmten Substanz sind darüber hinaus die
Resorptionsrate bzw. die Passage der Blut-Hirn-
Schranke entscheidend. Tertiäre Amine (Oxybutynin, Propiverin, Tolterodin) werden gut im
Gastrointestinaltrakt resorbiert und passieren die
Blut/Hirnschranke, wobei die Ausprägung durch
die Fettlöslichkeit der Sustanzen beeinflußt wird.
Quarternäre Ammoniumverbindungen (Emeproniumbromid, Trospiumchlorid) werden schlechter
resorbiert, passieren jedoch kaum die Blut/Hirn-
schranke und haben deswegen weniger zentrale
Nebenwirkungen.

■ Emeproniumbromid (Emeproniumcarrageenat, Uro-Ripirin®)

Emeproniumbromid (-carrageenat) ist eine quarternäre Ammoniumverbindung, die keine besondere Selektivität für die Muscarin-Rezeptorsubtypen besitzt. Um einen optimalen Effekt des Präparates zu erreichen, ist eine stufenförmige Dosissteigerung erforderlich, bis die Inkontinenz beseitigt ist oder die Nebenwirkungen keine weitere Dosissteigerung ermöglichen. Die zunächst verwendete Substanz Emeproniumbromid wurde wegen der hohen Inzidenz von Ösophagusulzerationen vom Markt genommen und ist heute nur noch als Emeproniumcarrageenat im Handel.

Emeproniumbromid wurde in insgesamt acht randomisierten kontrollierten Studien bei insgesamt 205 Patienten untersucht (Tab. 5.2). In sechs Studien wurden Patienten mit Detrusorinstabilität behandelt [3, 51, 64, 68, 83, 90]. In zwei Studien lag sowohl Detrusorinstabilität als auch Detrusorhyperreflexie vor [70, 92]. Eine Studie untersuchte Emeproniumbromid im Vergleich zu Flavoxat [64].

	Anzahl Studien	Anzahl Patienten	Veränderung
Pollakisurie	1	19	7 %
Nykturie	1	19	-17 %
Miktionen/ 24h	4	109	-19 %
Inkontinenz	3	97	-27 %
subj. Besserung	3	90	49 %
Restharn	2	40	0
Blasenkapazität	4	128	25 ml
Nebenwirkungen	7	169	39 %
Gesamt	8	205	

Tab. 5.2: Wirkung von Emeproniumbromid (-carrageenat): Daten aus randomisierten Studien des Verum-Arms.

Günstige Effekte sind bei Symptomen wie Pollakisurie, Nykturie, Anzahl der Miktionen pro 24 Stunden und Anzahl der Inkontinenzepisoden bei Patienten mit Urgeinkontinenz dokumentiert. Eine Besserung der klinischen Symptomatik trat in durchschnittlich 49 % ein. 39 % der Patienten berichteten über systemische Nebenwirkungen, wobei Mundtrockenheit und verschwommenes Sehen am häufigsten auftraten. Über die Bildung von Restharn wurde bei der Gabe von Emeproniumbromid nicht berichtet. Die durchschnittliche Vergrößerung der Blasenkapazität erscheint mit durchschnittlich 25 ml vergleichsweise gering. In einer Studie bei Frauen mit Detrusorinstabilität war die Verbesserung der Symptome und auch der Miktionsparameter dosisabhängig [46]. Andere Autoren fanden bei oraler Gabe des Medikamentes keinen signifikanten Effekt auf die Blase [87].

■ Trospiumchlorid (Spasmo-lyt®, Spasmex®, Spasmo-Rhoival TC®, Spasmo-Urgenin TC®, Trospi-forte®)

Trospiumchlorid ist eine quarternäre Ammoniumverbindung mit anticholinerger Aktivität mit antimuscarinerger und direkt myotrop relaxierender Wirkung und zusätzlichem Effekt auf die Ganglien [6], wobei in der klinischen Anwendung die anticholinerge Aktivität dominiert. Es besteht keine Selektivität für die Rezeptorsubtypen. Die Bioverfügbarkeit ist gering [66]. Sowohl offene Studien [38, 43] als auch placebo-kontrollierte doppelblinde Studien in bei Patienten mit Detrusorhyperaktivität und Detrusorhyperreflexie haben die Wirksamkeit der Substanz gegenüber Placebo zeigen können. Trospiumchlorid wurde bisher in insgesamt fünf randomisierten doppelblinden Studien in der Dosierung 2 x 20 mg an 424 Patienten untersucht [2, 9, 42, 59, 71], wobei zwei Studien bei Detrusorhyperreflexie bei querschnittgelähmten Patienten [42, 71] und zwei Studien bei Patienten mit urodynamisch gesicherter Detrusorinstabilität [2, 9] durchgeführt wurden. Zwei Studien bei Patienten mit Hyperreflexie wurden als Vergleichsstudie zu Oxybutynin durchgeführt [42,59] (Tab. 5.3).

	Anzahl Studien	Anzahl Patienten	Veränderung
Pollakisurie	-	-	-
Nykturie	-	-	-
Miktionen/24h	-	-	-
Inkontinenz	-	-	-
subj. Besserung	3	234	72 %
Restharn	4	281	28 ml
Blasenkapazität	5	313	84 ml
Nebenwirkungen	4	261	29 %
Gesamt	5	424	

Tab. 5.3: Wirkung von Trospiumchlorid: Daten aus randomisierten Studien des Verum-Arms.

In allen fünf Studien wurde bei insgesamt 313 Patienten über eine Erhöhung der maximalen Blasenkapazität von insgesamt 84 ml berichtet. Die Zunahme des Restharns wurde in vier Studien bei 281 Patienten mit 28 ml angegeben. In drei Studien wurde über eine durchschnittliche subjektive Verbesserung bei 72 % der 234 Patienten berichtet. 261 Patienten in vier Studien berichteten in 29 % über Nebenwirkungen.

In einer doppel-blinden placebo-kontrollierten Studie bei Patienten mit Detrusorhyperreflexie infolge Rückenmarkverletzung konnte eine Vergrößerung der Blasenkapazität um 138 ml, eine Senkung des maximalen Detrusordrucks um 38 cm H_2O sowie eine Verbesserung der Harnblasendehnbarkeit (Compliance) in allen Fällen signifikant gegenüber Placebo festgestellt werden [71]. Diese Veränderungen der Urodynamik des Detrusors konnten in zwei randomisierten doppelblinden Multizenterstudien bei insgesamt 271 Patienten der Trospiumchlorid-Gruppe mit Detrusorinstabilität bestätigt werden: Das Volumen der ersten instabilen Detrusorkontraktion vergrößerte sich um 74 ml bzw. 98 ml, die maximale Blasenkapazität um 27 ml bzw. 79 ml signifikant gegenüber Placebo. Die Besserung der subjektiven Beschwerden war dementsprechend signifikant ausgeprägter bei Trospiumchlorid gegenüber Placebo (60 % vs. 40 % bzw. 58 % vs. 28 %) [2, 9]. Die Rate von Gesamt-Nebenwirkungen wurden in den Studien bei Patienten mit Detrusorinstabilität mit 19 % bzw. 68 %, die Rate der Mundtrockenheit mit 3 % bzw. 41 % angegeben, wobei sich diese hohe Differenz aus unterschiedlichem Studiendesign ergibt. In zwei randomisierten doppelblinden Multizenterstudien bei Patienten mit Detrusorhyperreflexie wurden Trospiumchlorid und Oxybutynin verglichen. Trospiumchlorid besaß im Vergleich zu Oxybutynin die gleiche Wirksamkeit, wies jedoch geringere Nebenwirkungen auf [42,59].

■ Tolterodin (Detrusitol®)

Tolterodin ist ein tertiäres Amin und ein neuer potenter Muscarin-Rezeptorantagonist. Die Substanz besitzt keine Selektivität für die muscarinergen Rezeptorsubtypen. Für Tolterodin ist eine höhere Wirkung an der Harnblase als an den Speicheldrüsen im Tiermodell nachgewiesen worden [58], was möglicherweise auch für den Menschen zutrifft [69]. Bei der Verstoffwechselung von Tolterodin wird ein aktiver Metabolit gebildet, der ein ähnliches pharmakologisches Profil besitzt und ähnlich wie die Ausgangssubstanz für die Wirkung verantwortlich ist.

Es wurden vier Phase II-Dosisfindungsstudien durchgeführt, wobei zwei Studien bei Detrusorinstabilität und zwei Studien bei Detrusorhyperreflexie jeweils über zwei Wochen in den Dosierungen 0,5, 1, 2 oder 4 mg 2 x täglich durchgeführt wurden. Die Phase-II-Studien zeigen, daß unter Tolterodin mit einer dosisabhängigen Reduktion der Miktionsfrequenz und der Inkontinenzepisoden pro 24 Stunden zu rechnen ist. Unter der empfohlenen Dosierung von 2 x 2 mg täglich wurde eine Reduktion der Inkontinenzepisoden um 38 % und die der Miktionsfrequenz um 15 % beobachtet. Die Parameter der Urodynamik wie Volumen bei erstem Harndrang, Volumen bei der ersten instabilen Detrusorkontraktion, maximale zystometrische Kapazität und der Restharn, verändert sich ebenfalls dosisabhängig. Die Dosierung von 2 x täglich 0,5 mg konnte als unwirksam und die Dosis von 2 x 4 mg täglich als zu hoch eingestuft werden.

Es wurden insgesamt acht doppelblinde, randomisierte Phase-III-Studien mit mehr als 2.000 Patienten mit urodynamisch bestätigten instabilen Blasen und typischen Symptomen wie imperativer Harndrang, Pollakisurie oder Dranginkontinenz durchgeführt. Die Tabellen zeigen die Ergebnisse von jeweils vier Studien über vier bzw. zwölf Wochen Dauer (Tab. 5.4, 5.5).

In den Studien mit vier Wochen Dauer [21, 33, 34, 44] konnte eine Reduktion der Miktionsfrequenz und der Inkontinenzepisoden signifikant größer als in der Placebogruppe festgestellt werden. In den Studien mit zwölf Wochen Dauer [1, 16, 55, 81] sind die Ergebnisse deutlicher, da das Erreichen der maximalen Wirksamkeit erst fünf bis acht Wochen nach Behandlungsbeginn eintritt. Die Prüfung der wesentlichen urodynamischen Parameter wurde in einer Studie über vier Wochen getestet und eine signifikant höhere Veränderung des Volumens der ersten instabilen Kontraktion und der maximalen Blasenkapazität festgestellt [34].

Die Gesamt-Nebenwirkungsrate der mit Tolterodin behandelten Patienten war mit der Placebogruppe vergleichbar. Entsprechend der anticholinergen Aktivität war Mundtrockenheit die am häufigsten angegebene Nebenwirkung. Sie lag in der 12wöchigen Behandlungszeit bei 24 % (2 x 1 mg) bzw. 39 % (2 x 2 mg), in der Placebogruppe bei 16 %.

In drei Studien wurde die Wirksamkeit und Verträglichkeit von Tolterodin 2 x 2 mg gegenüber Oxybutynin 3 x 5 mg getestet [1, 16, 81]. Während die Wirksamkeit anhand der Reduktion der Anzahl Miktionen und der Inkontinenzepisoden pro 24 Stunden und der Zunahme des Miktionsvolumens als vergleichbar zu Oxybutynin eingestuft werden

	Anzahl Studien	Anzahl Patienten		Veränderung	
		2x1 mg	2x2 mg	2x1 mg	2x2 mg
Pollakisurie	-	-	-	-	-
Nykturie	-	-	-	-	-
Miktionen/24h	4	371	392	-1,7	-1,6
Inkontinenz	4	291	288	-1,2	-1,3
subj. Besserung	-	-	-	-	-
Restharn	1	99	98	10 ml	18 ml
Blasenkapazität	1	98	98	18 ml	44 ml
Nebenwirkungen	1	98	99	31 %	32 %
Gesamt	4	374	394		

Tab. 5.4: Wirkung von Tolterodin: Daten aus randomisierten Studien des Verum-Arms (Dauer der Behandlung: 4 Wochen).

	Anzahl Studien	Anzahl Patienten		Veränderung	
		2x1 mg	2x2 mg	2x1 mg	2x2 mg
Pollakisurie	-	-	-	-	-
Nykturie	-	-	-	-	-
Miktionen/24h	4	123	473	-2,4	-2,2
Inkontinenz	4	108	392	-1,7	-1,6
subj. Besserung	4	123	474	41 %	52 %
Restharn	-	-	-	-	-
Blasenkapazität	-	-	-	-	-
Nebenwirkungen	4	121	474	64 %	78 %
Gesamt	4	123	474		

Tab. 5.5: Wirkung von Tolterodin: Daten aus randomisierten Studien des Verum-Arms (Dauer der Behandlung: 12 Wochen).

konnte, war die Nebenwirkungsrate unter Oxybutynin signifikant höher. Die Gesamt-Nebenwirkungsrate betrug unter Oxybutynin 93 % gegenüber Tolterodin 64 % (2 x 1 mg) bzw. 78 % (2 x 2 mg). Dementsprechend war die Mundtrockenheit für Oxybutynin 78 % bzw. für Tolterodin 24 % (2 x 1 mg) und 39 % (2 x 2 mg).

5.2.2.2. Medikamente mit gemischter Wirkung

Die in dieser Medikamentengruppe aufgeführten Substanzen Oxybutynin, Propiverin und Flavoxat sind Medikamente, die neben der muscarinrezeptorblockierenden Wirkung weitere, oft nicht genauer definierte Wirkungen auf die Blasenmuskulatur besitzen. Es werden eine Blockade des spannungsgesteuerten Kalziumkanals (Abb. 5.7) oder auch lokalanästhetische Effekte diskutiert.

■ **Oxybutynin (Dridase®)**

Oxybutynin ist ein tertiäres Amin mit sowohl antimuscarinerger als auch direkt muskelrelaxierender und lokalanästhetischer Wirkung [91]. Der lokalanästhetische Effekt ist nur bei intravesikaler Applikation und nicht bei oraler Gabe von Bedeutung. Oxybutynin ist in insgesamt fünfzehn randomisierten kontrollierten Studien bei 476 Patienten untersucht worden [10, 20, 25, 31, 40, 42, 56, 74, 76-78, 86, 92, 93] (Tab. 5.6).

	Anzahl Studien	Anzahl Patienten	Veränderung
Pollakisurie	4	143	-33 %
Nykturie	2	62	-39 %
Miktionen/24h	6	229	-33 %
Inkontinenz	7	188	-52 %
subj. Besserung	9	260	74 %
Restharn	8	319	53 ml
	6	219	150 %
Blasenkapazität	11	373	114 ml
	11	351	47 %
Nebenwirkungen	11	335	70 %
Gesamt	15	476	

Tab. 5.6: Wirkung von Oxybutynin: Daten aus randomisierten Studien des Verum-Arms.

Die Studien beinhalten Patienten mit reiner Detrusorinstabilität, aber auch Patienten mit Detrusorhyperreflexie und spezielle Studien bei älteren Patienten. Insgesamt ist die klinische Wirkung hinsichtlich der Reduktion von Pollakisurie, Nykturie, der Miktionsfrequenz und der Inkontinenzepisoden gut dokumentiert. Auffällig ist die hohe Rate an Nebenwirkungen, die vor allem Mundtrockenheit beinhalten. In sieben Studien lag die Abbruchrate bei 19 %. In Vergleichsstudien mit Trospiumchlorid [42, 59], Propiverin [39, 86] und Tolterodin [1, 16, 81] war die Nebenwirkungsrate von Oxybutynin bei vergleichbarer Wirkung stets höher. Die Nebenwirkungen können bei intravesikaler Applikation deutlich reduziert werden [7, 8, 20, 35, 36, 40, 41, 53, 61, 73]. Sowohl bei Hyperreflexie als auch anderen Formen hyperaktiver Blase sind die Vergrößerung der Blasenkapazität und die Besserung der Symptomatik bei Kindern und Erwachsenen vergleichbar der oralen Applikation. Die intravesikale Applikation kommt vor allem bei Patienten mit neurogener Blasenentleerungsstörung in Betracht, wo sowieso ein intermittierender Katheterismus wegen Restharn und nicht nur aus Gründen der Instillation von Oxybutynin erforderlich ist.

■ **Propiverin (Mictonorm®, Mictonetten®)**

Propiverin ist ein tertiäres Amin mit kombiniert anticholinerger, kalziumantagonistischer und lokalanästhetischer Wirkung, wobei in der Klinik die anticholinerge Aktivität überwiegt [28, 80, 82]. Die Substanz wird schnell resorbiert und es werden verschiedene aktive Metaboliten gebildet [57].

Die absolute Bioverfügbarkeit für Propiverin liegt durchschnittlich bei 40 %. Maximale Blutspiegel werden innerhalb von 2,3 Stunden und ein steady state nach vier Tagen erreicht.

Die Wirksamkeit von Propiverin wurde in insgesamt neun randomisierten kontrollierten Studien bei insgesamt 230 Patienten gegenüber Placebo und Referenzsubstanzen geprüft [27, 39, 48, 49, 60, 72, 75, 85, 86] (Tab. 5.7).

	Anzahl Studien	Anzahl Patienten	Veränderung
Pollakisurie	1	25	-30 %
Nykturie	-	-	-
Miktionen/24h	4	66	-17 %
Inkontinenz	-	-	-
subj. Besserung	7	189	77 %
Restharn	2	113	0
Blasenkapazität	8	166	64 ml
Nebenwirkungen	8	205	14 %
Gesamt	9	230	

Tab. 5.7: Wirkung von Propiverin: Daten aus randomisierten Studien des Verum-Arms.

Die Studien beinhalten Behandlungen bei Patienten mit instabilem Detrusor, Detrusorhyperreflexie und älteren Patienten. Die Reduktion von Pollakisurie und Miktionsfrequenz bzw. die Erhöhung der maximalen Blasenkapazität ist mit anderen Anticholinergika vergleichbar. Die Besserung der klinischen Symptomatik konnte in sieben Studien für insgesamt 77 % der Patienten dokumentiert werden. Die Nebenwirkungsrate liegt bei 14 % und betrifft die typischen anticholinergen Nebenwirkungen wie Mundtrockenheit und Akkomodationsstörungen.

Eine Placebo-kontrollierte Studie bei Patienten mit Reflex-Inkontinenz infolge Querschnittlähmung [72] zeigten einen gegenüber Placebo signifikanten Anstieg der maximalen Blasenkapazität um 30 %. Eine Besserung der klinischen Symptomatik (Verlängerung der Miktionsintervalle und Erhöhung der trockenen Perioden zwischen den Entleerungsphasen) wurde unter Propiverin bei 63 % der Patienten (23 % unter Placebo) erreicht. Die Haupt-Nebenwirkungen waren Mundtrockenheit (37 % Propiverin, 8 % Placebo) und Akkomodationsstörungen (28 % bzw. 2 %).

Eine doppel-blinde Studie bei Patienten mit Urge-Inkontinenz [39] zeigte eine vergleichbare Wirkung von Propiverin im Vergleich zu Oxybutynin (Steigerung der zystometrischen Blasenkapazität bei erstem und bei maximalem Harndrang, Besserung der klinischen Symptome). Die Rate der Nebenwirkungen war im Vergleich zu Oxybutynin signifikant niedriger (Propiverin gegenüber Oxybutynin bei 64 % bzw. 73 %, Mundtrockenheit bei 53 % gegenüber 67 %) und der Schweregrad signifikant geringer (ausgeprägte Mundtrockenheit: Propiverin 12,3 %, Oxybutynin 24,6 %; ausgeprägte Akkommodationsstörungen: Propiverin 2,1 %, Oxybutynin 2,8 %). Die Nebenwirkungen verminderten sich im vierwöchigen Studienverlauf nur unter Propiverin. Die Ergebnisse konnten in einer weiteren Vergleichsstudie beider Substanzen bestätigt werden [86].

■ Flavoxat (Spasuret 200®)

Flavoxat ist ein tertiäres Amin, wirkt über eine kalziumantagonistische Wirkung direkt muskelrelaxierend und besitzt lokalanästhetische Eigenschaften. Eine anticholinergischer Effekt konnte nicht bewiesen werden. Flavoxat wurde in insgesamt sieben randomisierten kontrollierten Studien bei 153 Patienten untersucht [11, 14, 26, 51, 70, 85, 92] (Tab. 5.8).

	Anzahl Studien	Anzahl Patienten	Veränderung
Pollakisurie	2	40	-10 %
Nykturie	1	19	0
Miktionen/24h	3	65	-6 %
Inkontinenz	1	19	-50 %
subj. Besserung	2	40	44 %
Restharn	1	19	0
Blasenkapazität	4	99	55 ml
Nebenwirkungen	5	122	25 %
Gesamt	7	153	

Tab. 5.8: Wirkung von Flavoxat: Daten aus randomisierten Studien des Verum-Arms.

Die Studien beinhalten Patienten mit Detrusorinstabilität und Detrusorhyperreflexie. Flavoxat reduziert in geringem Maße Pollakisurie und Miktionsfrequenz und klinisch deutlicher die Inkontinenzepisoden. Eine Verbesserung der subjektiven Symptome wird von 44 % der Patienten angegeben. Die Nebenwirkungsrate beträgt 25 %, wobei hauptsächlich gastrointestinale Nebenwirkungen auftraten. Mundtrockenheit und Sehstörungen werden vergleichsweise selten berichtet. Die mittlere Vergrößerung der Blasenkapazität um 55 ml war in keiner der Studien signifikant gegenüber Placebo.

5.2.2.3. Antidepressiva

Von den Antidepressiva hat sich nur *Imipramin (Pryleugan®, Tofranil®)* in einem breiteren klinischen Einsatz zur Behandlung der hyperaktiven Blase durchgesetzt. Imipramin besitzt sehr komplexe pharmakologische Effekte aus einer Kombination von zentralnervösen, direkt muskelrelaxierenden, anticholinergen und möglicherweise auch alpha-adrenergen Effekten. Die klinischen Ergebnisse vom Imipramin sind sehr kontrovers berichtet worden, insbesondere konnte eine Wirkung bei Blasenüberaktivität nicht bewiesen werden [88]. Während bei intramuskulärer Injektion des Medikamentes keinerlei Wirkungen nachweisbar waren [15], haben andere Autoren bei Patienten mit Detrusorinstabilität und oraler Gabe von Imipramin gute Erfolge dokumentieren können [12, 13, 62]. Es ist lange Zeit bekannt, daß Imipramin eine gute Wirkung in der Behandlung der Enuresis nocturna bei Kindern besitzt [52]. In der Anwendung von Imipramin muß beachtet werden, daß schwere toxische Effekte im kardiovaskulären System (orthostatische Hypotension, ventrikuläre Arrhythmie) auch bei Kindern auftreten können [5]. Die Untersuchung von Risiko und Nutzen des Imipramin in der Behandlung der überaktiven Blase ist bisher nicht ausreichend untersucht.

5.2.2.4. Vasopressin-Analoga

Desmopressin (DDAVP®, Minirin®, Nocutil®) besitzt einen ausgeprägten antidiuretischen Effekt und findet breite Anwendung in der Behandlung der primären Enuresis nocturna. In einem bestimmten Prozentsatz von Patienten mit dieser Erkrankung fehlt der normale Anstieg des Plasma-Vasopressins in der Nacht, was zu einer hohen nächtlichen Urinproduktion führt [47, 63]. Desmopressin ist in kontrollierten doppelblinden Studien untersucht worden und es konnte gezeigt werden, daß die intranasale Gabe von Desmopressin in der Behandlung der Enuresis nocturna beim Kind effektiv ist [52, 54]. Es wird über eine additive

Wirkung von Oxybutynin und Desmopressin bei monosymptomatischer Enuresis berichtet [50]. Desmopressin ist auch zur Behandlung der Nykturie bei Erwachsenen eingesetzt worden, die Effekte waren jedoch weniger deutlich [45]. Es ist dokumentiert, daß Desmopressin bei Patienten mit multipler Sklerose die Nykturie und die Miktionsfrequenz signifikant gegenüber Placebo reduzieren kann [17, 29, 37].

Für die definitive Einordnung der Wirkung von Desmopressin bei Harnblasenüberaktivität sind weitere Untersuchungen erforderlich. Werden ältere Patienten mit Desmopressin behandelt, muß auf die Möglichkeit der Wasserintoxikation und der Hyponatriämie vor allem bei Patienten mit Herzinsuffizienz geachtet werden [65, 67].

5.2.3. Streßinkontinenz

Es sind viele Faktoren diskutiert worden, die in der Pathogenese der Streßinkontinenz von Bedeutung sind: Die regelrechte Lage der Urethra, die Funktion des Blasenhalses und die Funktion der urethralen Muskulatur. Anatomische Lageveränderungen der Harnröhre können nicht pharmakologisch behandelt werden. Es ist jedoch bekannt, daß streßinkontinente Frauen einen geringeren intraurethralen Druck aufweisen, so daß ein Ziel der medikamentösen Therapie die Verbesserung des intraurethralen Druckes ist. Vor allem bei älteren Frauen mit Östrogendefizit besteht eine Funktionsstörung der Urethralschleimhaut, die normalerweise einen zusätzlichen Abdichtungsfaktor der Urethra gegenüber der Harnblase darstellt. Zur Anhebung des intraurethralen Druckes dient die Verbesserung des Tonus der glatten urethralen Muskulatur. Obwohl viele verschiedene Medikamente versucht worden sind, haben sich nur Alphaadrenozeptor-Agonisten gewährt. Für die Verbesserung der Funktion der urethralen Schleimhaut sind Östrogene eingesetzt worden, so daß medikamentös zur Behandlung der Streßinkontinenz Alphaadrenozeptor-Agonisten und Östrogene allein oder gemeinsam eine gewisse Rolle in der Behandlung dieser Erkrankung darstellen.

5.2.3.1. Alphaadrenozeptor-Agonisten

Die Substanzen Ephedrin, Pseudoephedrin und Midodrin sind für die Behandlung der Streßharnkontinenz bei Frauen untersucht worden. Randomisierte kontrollierte Studien liegen jedoch nur für Pseudoephedrin und Phenylpropanolamin an 158 Patienten vor [18, 19, 24, 30, 84, 89] (Tab. 5.9).

	Anzahl Studien	Anzahl Patienten	Veränderung
Pollakisurie	3	50	0
Nykturie	-	-	-
Miktionen/24h	3	-	-
Inkontinenz	2	25	-32 %
subj. Besserung	5	148	69 %
Restharn	1	-	-
Blasenkapazität	-	-	-
Nebenwirkungen	2	35	26 %
Gesamt	6	158	

Tab. 5.9: Wirkung von Phenylpropanolamin: Daten aus randomisierten Studien des Verum-Arms.

Alle angewandten Medikamente besitzen keine Selektivität für die menschliche Urethralmuskulatur und können zu kardiovaskulären Nebenwirkungen wie Hypertonie, Tachykardie und Arrhythmie führen. Außerdem sind Nebenwirkungen wie Schlafstörungen, Kopfschmerzen und Tremor beobachtet worden [4]. Alphaadrenozeptor-Agonisten sind auch in Verbindung mit Östrogenen verwendet worden [30, 84]. Insgesamt bleibt der Einsatz von Alphaadrenozeptor-Agonisten für geringgradige Streßinkontinenz vorbehalten. Langzeitergebnisse in der Therapie mit Alphaadrenozeptor-Agonisten fehlen völlig.

5.2.3.2. Östrogene

Oestrogene finden vor allem Anwendung in der Behandlung von streßharninkontinenten Frauen in der Postmenopause und haben die Verbesserung der Proliferation des urethralen Epithels, der urethralen Durchblutung und eine Sensibilisierung für Alpharezeptoren in der glatten Muskulatur des Blasenhalses und der Urethra zum Ziel. Östrogene können oral, transdermal, parenteral und lokal (intravaginal) appliziert werden. Wenn Östrogene systemisch verabreicht werden, sollten sie mit Progesteron kombiniert werden, um eine Stimulation

des Endometriums zu verhindern. Bekannte Nebenwirkungen von Östrogenen sind Wasser- und Salzretention, Brustschwellungen und postmenopausale Blutungen. Als Kontraindikation gelten Embolien, chronisches Leberversagen, Endometriose und Oestrogen-Rezeptor-positive Mamma- oder Uteruskarzinome.

Es sind nur wenige kontrollierte randomisierte Studien mit Östriol durchgeführt worden, die nur geringe Effekte bei Streßinkontinenz nachweisen konnten [22, 23, 32]. In einer Studie konnte gezeigt werden, daß die Kombination von Östrogenen und einem Alphaadrenozeptor-Agonisten bessere Ergebnisse als Östriol allein erzielen konnte [30, 84]. Die Unterschiede zu Placebo waren generell entweder gering oder nicht signifikant unterschiedlich.

5.2.4. Zusammenfassung

Es kann heute als gesichert gelten, daß die Symptome der hyperaktiven Blase wie Pollakisurie, imperativer Harndrang und Dranginkontinenz mit anticholinergen Medikamenten wirksam behandelt werden können. Das ist in doppelblinden placebo-randomisierten Studien mit Tausenden von Patienten wissenschaftlich gut dokumentiert. Die Substanzen Oxybutynin, Propiverin, Tolterodin und Trospiumchlorid sind annähernd vergleichbar wirksam und deshalb sämtlich für die Behandlung der hyperaktiven Blase zu empfehlen. Alle Anticholinergika weisen typische Nebenwirkungen auf, wobei die Mundtrockenheit bei allen Präparaten die dokumentierte Haupt-Nebenwirkung ist. Randomisierte Vergleichsstudien aller Substanzen mit Oxybutynin zeigen, daß die Nebenwirkungsrate von Oxybutynin vergleichbar höher ist. Die Wirksamkeit und Sicherheit im Vergleich von Propiverin, Tolterodin und Trospiumchlorid untereinander ist bisher wegen des Fehlens randomisierter, placebo-kontrollierter Vergleichsstudien nicht abschließend einzuschätzen. Insbesondere die Selektion von Patienten für die verschiedenen Substanzen bleibt weiteren Untersuchungen vorbehalten.

Die medikamentöse Therapie der Streßinkontinenz ist bisher noch immer unbefriedigend. Die fehlende Spezifität der verfügbaren Medikamente für die urethrale Muskulatur und die unzureichende Wirkung von Hormonpräparaten bedingen die begrenzten Möglichkeiten einer medikamentösen Behandlung streßinkontinenter Patienten.

Literatur

1. Abrams P, Freeman R, Anderstrom C, Mattiasson A (1998) Tolterodine, a new antimuscarinic agent: as effective but better tolerated than oxybutynin in patients with an overactive bladder. Br J Urol 81:801-810

2. Alloussi S, Laval K-U, Eckert R, Ballering-Brühl B, Große-Freese M, Bulitta M, Schäfer M (1998) Trospium chloride in patients with motor urge syndrome (detrusor instability): a double-blind randomised, multicenter, placebo-controlled study. J Clin Res 1:439-451

3. Andersen JR, Lose G, Norgaard M, Stimpel H, Andersen JT (1988) Terodiline, emepronium bromide or placebo for treatment of female detrusor overactivity? A randomised, double-blind, cross-over study. Br J Urol 61:310-313

4. Andersson KE (1988) Current concepts in the treatment of disorders of micturition. Drugs 35:477-494

5. Andersson KE, Appell R, Cardozo L, Chapple C, Drutz H, Finkbeiner A, Haab F, Vela Navarette R (1999) Pharmacological treatment of urinary incontinence. In: Abrams P, Khoury S, Wein A (eds) Incontinence. 1st International Consultation on incontinence. June 28 - Juli 1, 1998. Health Publication Ltd., Plymouth, pp 449-486

6. Antweiler H (1966) Zur Pharmakologie und Toxikologie von Azoniaspiranen in der Nortropin- bzw. Pseudonortropin-Reihe. Arzneimittel Forsch/Drug Res 16:1581-1583

7. Brendler CB, Radebaugh LC, Mohler JL (1989) Topical oxybutynin chloride for relaxation of dysfunctional bladders. J Urol 141:1350-1352

8. Buyse G, Verpoorten C, Vereecken R, Casaer P (1995) Treatment of neurogenic bladder dysfunction in infants and children with neurospinal dysraphism with clean intermittent (self)catheterisation and optimized intravesical oxybutynin hydrochloride therapy. Eur J Pediatr Surg 5 Suppl 1:31-34

9. Cardozo L, Chapple R, Toozs-Hobson P, Grosse-Freese M, Bolita M, Lehmacher W, Strösser W, Brühl B, Schäfer M (2000) Efficacy of trospium chloride (Spasmolyt) in patients with detrusor instability - a placebo-controlled, randomised double-blind, multi-centre trial. BJU International 85:1-6

10. Cardozo LD, Cooper D, Versi E (1987) Oxybutynin chloride in the management of idiopathic detrusor instability. Neurourol Urodyn 6:256-257

11. Cardozo LD, Stanton SL (1979) An objective comparison of the effects of parenterally administered drugs in patients suffering from detrusor instability. J Urol 122:58-59

12. Castleden CM, Duffin HM, Asher MJ, Yeomanson CW (1985) Factors influencing outcome in elderly patients with urinary incontinence and detrusor instability. Age Ageing 14:303-307

13. Castleden CM, Duffin HM, Gulati RS (1986) Double blind study if imipramine and placebo for incontinence due to bladder instability. Age ageing 15:299-303

14. Chapple CR, Parkhouse H, Gardener C, Milroy EJ (1990) Double-blind, placebo-controlled, cross-over study of flavoxate in the treatment of idiopathic detrusor instability. Br J Urol 66:491-494

15. Diokno AC, Hyndman CW, Hardy DA, Lapides J (1972) Comparison of action of imipramine (Tofranil) and propantheline (Probanthine) on detrusor contraction. J Urol 107:42-43

16. Drutz H, Appell RA (1997) Clinical efficacy and safety of tolterodine vs. oxybutynin and placebo in patients with unstable bladder. Acta Obstet Gynecol 76:24

17. Eckford SD, Swami KS, Jackson SR, Abrams PH (1994) Desmopressin in the treatment of nocturia and enuresis in patients with multiple sclerosis. Brit J Urol 74:733-735

18. Ek A, Andersson KE, Gullberg B, Ulmsten U (1978) The effect of long term treatment with norephedine on stress incontinence and urethral closure profile. Scand Urol Nephrol 12:105-110

19. Ek A, Andersson KE, Gullberg B, Ulmsten U (1980) Effects of oestradiol treatment on female stress incontinence. Zbl Gynäkol 102:839-844

20. Enzelsberger H, Helmer H, Kurz C (1995) Intravesical instillation of oxybutynin in women with idiopathic detrusor instability: a randomised trial. Br J Obstet Gynaecol 102:929-930

21. Eriksson H, Holgersson M (1996) Clinical efficacy and safety of two doses of tolterodine compared to placebo: a phase III-randomised double blind, multinational study in patients with detrusor overactivity and symptoms of frequency, urge incontinence and urgency. Pharmacia & Upjohn document 9600298

22. Fantl JA, Bump RC, Robinson D, McClish DK, Wyman JF (1996) Efficacy of estrogen supplementation in the treatment of urinary incontinence. The Continence Program for Women Research Group. Obstet Gynecol 88:745-749

23. Fantl JA, Wyman JF, Anderson RL, Matt DW, Bump RC (1988) Postmenopausal urinary incontinence: comparison between non-estrogen- supplemented and estrogen-supplemented women. Obstet Gynecol 71:823-828

24. Fossberg E, Beisland HO, Lundgren RA (1983) Stress incontinence in females: treatment with phenylpropanolamine. A urodynamic and pharmacological evaluation. Urol Int 38:293-299

25. Gajewski JB, Awad SA (1986) Oxybutynin versus propantheline in patients with multiple sclerosis and detrusor hyperreflexia. J Urol 135:966-968

26. Grüneberger A (1984) Treatment of motor urge incontinence with clenbuterol and flavoxate hydrochloride. Br J Obstet Gynaecol 91:275-278

27. Halaska M, Dorschner W, Frank M (1994) Treatment of urgency and incontinence in elderly patients with propiverine hydrochloride. Neurourol Urodyn 13:428-430

28. Haruno A (1992) Inhibitory effects of propiverine hydrochloride on the agonist-induced or spontaneous contractions of various isolated muscle preparations. Arzneimittelforschung 42:815-817

29. Hilton P, Hertogs K, Stanton SL (1983) The use of desmopressin (DDAVP) for nocturia in women with multiple sclerosis. J Neurol Neurosurg Psych 46:854-855

30. Hilton P, Tweddell AL, Mayne C (1990) Oral and intravaginal estrogens alone and in combination with alpha-adrenergic stimulation in genuine stress incontinence. Int Urogynecol J 1:80-86

31. Holmes DM, Montz FJ, Stanton SL (1989) Oxybutinin versus propantheline in the management of detrusor instability. A patient-regulated variable dose trial. Br J Obstet Gynaecol 96:607-612

32. Jackson S, Shepherd A, Abrams P (1996) The effect of estradiol on objective urinary leakage on postmenopausal stress incontinence: a double blind placebo controlled trial. Neurourol Urodyn 15:322-323

33. Jacquetin B, Wyndaele JJ (1997) Tolterodine reduces the number of incontinence episodes in patients with detrusor overactivity. Int Urogynecol J 8:30

34. Jonas U, Höfner K, Madersbacher H, Holmdahl TH (1997) Efficacy and safety of two doses of tolterodine versus placebo in patients with detrusor overactivity and symptoms of frequency, urge incontinence, and urgency: urodynamic evaluation. The International Study Group. World J Urol 15:144-151

35. Kaplinsky R, Greenfield S, Wan J, Fera M (1996) Expanded followup of intravesical oxybutynin chloride use in children with neurogenic bladder. J Urol 156:753-756

36. Kasabian NG, Vlachiotis JD, Lais A, Klumpp B, Kelly MD, Siroky MB, Bauer SB (1994) The use of intravesical oxybutynin chloride in patients with detrusor hypertonicity and detrusor hyperreflexia. J Urol 151:944-945

37. Kinn A-C, Larsson PO (1990) Desmopressin: A new principle for symptomatic treatment of urgency and incontinence in patients with multiple sclerosis. Scan J Urol Nephrol 24:109-112

38. Lux G, Fruhmorgen P (1978) Inhibition of gastric acid secretion and motility with trospium chloride. Fortschr Med 96:2113-2116

39. Madersbacher H, Halaska M, Voigt R, Alloussi S, Höfner K (1999) A placebo-controlled, multicentre study comparing the tolerability and efficacy of propiverine and oxybutynin in patients with urgency and urge incontinence. BJU International 84:646-651

40. Madersbacher H, Jilg G (1991) Control of detrusor hyperreflexia by the intravesical instillation of oxybutynine hydrochloride. Paraplegia 29:84-90

41. Madersbacher H, Knoll M (1995) Intravesical application of oxybutynine: mode of action in controlling detrusor hyperreflexia. Preliminary results. Eur Urol 28:340-344

42. Madersbacher H, Stöhrer M, Richter R, Burgdorfer H, Hachen HJ, Mürtz G (1995) Trospium chloride versus oxybutynin: a randomized, double-blind, multicentre trial in the treatment of detrusor hyper-reflexia. Br J Urol 75:452-456

43. Madersbacher H, Stöhrer M, Richter R, Giannetti BM, Mürtz G (1991) High-dose trospium chloride in therapy of detrusor hyperreflexia. Urologe [A] 30:260-263

44. Malone-Lee J, Maugourd MF, Walsh B (1997) Clinical efficacy and safety of tolterodine vs. placebo in elderly patients with unstable bladder: a randomised, double-blind, multinational study. 27th Annual Meeting of the ICS Yokohama.

45. Mansson W, Sundin T, Gullberg B (1980) Evaluation of a synthetic vasopressin analogue for treatment of nocturia in benign prostatic hypertrophy. Scand J Urol Nephrol 14:139-141

46. Massey JA, Abrams P (1986) Dose titration in clinical trials. An example using emepronium carrageenate in detrusor instability. Br J Urol 58:125-128

47. Matthiesen TB, Rittig S, Norgaard JP, Pedersen EB, Djurhuus JC (1996) Nocturnal polyuria and natriuresis in male patients with nocturia and lower urinary tract symptoms. J Urol 156:1292-1299

48. Mazur D, Göcking K, Wehnert J, Schubert G, Herfurth G, Alken RG (1994) Clinical and urodynamic effects of oral propiverine therapy in neurogenic urinary incontinence. A multicenter study for optimizing dosage. Urologe A 33:447-452

49. Mazur D, Wehnert J, Dorschner W, Schubert G, Herfurth G, Alken RG (1995) Clinical and urodynamic effects of propiverine in patients suffering from urgency and urge incontinence. A multicentre dose-optimizing study. Scand J Urol Nephrol 29:289-294

50. Medel R, Dieguez S, Brindo M, Ayuso S, Canepa C, Ruarte A, Podesta ML (1998) Monosymptomatic primary enuresis: differences between patients responding or

not responding to oral desmopressin. Br J Urol 81 Suppl 3:46-49

51. Meyhoff HH, Gerstenberg TC, Nordling J (1983) Placebo-the drug of choice in female motor urge incontinence? Brit J Urol 55:34-37

52. Miller K, Atkin B, Moody ML (1992) Drug therapy for nocturnal enuresis. Drugs 44:47-56

53. Mizunaga M, Miyata M, Kaneko S, Yachiku S, Chiba K (1994) Intravesical instillation of oxybutynin hydrochloride therapy for patients with a neuropathic bladder. Paraplegia 32:25-29

54. Moffat ME, Harlos S, Kirshen AJ, Burd L (1993) Desmopressin acetate and nocturnal enuresis: How much do we know. Pediatrics 92:420-425

55. Moore K, Millard R, Dwyer P (1997) A randomized controlled multicenter trial of tolterodine in detrusor instability/hyperreflexia. Intern Urogynecol J 8:129

56. Moore KH, Hay DM, Imrie AE, Watson A, Goldstein M (1990) Oxybutynin hydrochloride (3 mg) in the treatment of women with idiopathic detrusor instability. Br J Urol 66:479-485

57. Muller C, Siegmund W, Huupponen R, Kaila T, Franke G, Iisalo E, Zschiesche M (1993) Kinetics of propiverine as assessed by radioreceptor assay in poor and extensive metabolizers of debrisoquine. Eur J Drug Metab Pharmacokinet 18:265-272

58. Nilvebrant L, Andersson KE, Gillberg PG, Stahl M, Sparf B (1997) Tolterodine—a new bladder-selective antimuscarinic agent. Eur J Pharmacol 327:195-207

59. Osca-Garcia JM, Martinez Agullo E, Conejero Sugranes J, Jiminez Cruz JF (1997) Trospiumchlorid versus Oxybutynin in der Behandlung der hyperaktiven Blase-eine randomisierte doppelblinde Studie. Jatros Uro 13:35-39

60. Otto-Unger G (1985) Treatment of the unstable bladder in children with the anticholinergic agent propiverin hydrochloride (mictonorm/mictonets). Z Urol Nephrol 78:145-152

61. Palmer LS, Zebold K, Firlit CF, Kaplan WE (1997) Complications of intravesical oxybutynin chloride therapy in the pediatric myelomeningocele population. J Urol 157:638-640

62. Raezer DM, Benson GS, Wein AJ, Duckett JR (1977) The approach to the management of the pediatric neurogenic bladder. J Urol 177:649-654

63. Rittig S, Knudsen UB, Norgaard JP, Pedersen EB, Djurhuus JC (1989) Abnormal diurnal rhythm of plasma vasopressin and urinary output in patients with enuresis. Am J Physiol 256:664-671

64. Robinson JM, Brocklehurst JC (1983) Emepronium bromide and flavoxate hydrochloride in the treatment of urinary incontinence associated with detrusor instability in elderly women. Br J Urol 55:371-376

65. Robson WL, Norgaard JP, Leung AK (1996) Hyponatremia in patients with nocturnal enuresis treated with DDAVP. Eur J Pediatr 155:959-962

66. Schladitz-Keil G, Spahn H, Mutschler E (1986) Determination of the bioavailability of the quaternary compound trospium chloride in man from urinary excretion data. Arzneimittelforschung 36:984-987

67. Schwab M, Ruder H (1997) Hyponatraemia and cerebral convulsion due to DDAVP administration in patients with enuresis nocturna or urine concentration testing. Eur J Pediatr 156:668

68. Sole GM, Arkell DG (1984) A symptomatic and cystometric comparison of terodiline with emepronium in the treatment of women with frequency, urgency and incontinence. Scand J Urol Nephrol (Suppl) 87:55-57

69. Stahl MM, Ekstrom B, Sparf B, Mattiasson A, Andersson KE (1995) Urodynamic and other effects of tolterodine: a novel antimuscarinic drug for the treatment of detrusor overactivity. Neurourol Urodyn 14:647-655

70. Stanton SL (1973) A comparison of emepronium bromide and flavoxate hydrochloride in the treatment of urinary incontinence. J Urol 110:529-532

71. Stöhrer M, Bauer P, Giannetti BM, Richter R, Burgdorfer H, Mürtz G (1991) Effect of trospium chloride on urodynamic parameters in patients with detrusor hyperreflexia due to spinal cord injuries. A multicentre placebo-controlled double-blind trial. Urol Int 47:138-143

72. Stöhrer M, Madersbacher H, Richter R, Wehnert J, Dreikorn K (1999) Efficacy and safety of propiverine in SCI-patients suffering from detrusor hyperreflexia-a double-blind, placebo-controlled clinical trial. Spinal Cord 37:196-200

73. Szollar SM, Lee SM (1996) Intravesical oxybutynin for spinal cord injury patients. Spinal Cord 34:284-287

74. Szonyi G, Collas DM, Ding YY, Malone-Lee JG (1995) Oxybutynin with bladder retraining for detrusor instability in elderly people: a randomized controlled trial. Age Ageing 24:287-291

75. Takayasu H, Ueno A, Tsuchida S, Koiso K, Kurita T, Kawabe K, Hanaoka K (1990) Clinical evaluation of propiverine hydrochloride (P4) against pollakisuria and urinary incontinence - a multi-center, placebo-controlled double-blind study. Igaku no Ayumi 153:459-471

76. Tapp AJ, Cardozo LD, Versi E, Cooper D (1990) The treatment of detrusor instability in post-menopausal women with oxybutynin chloride: a double blind placebo controlled study. Br J Obstet Gynaecol 97:521-526

77. Thompson IM, Lauvetz R (1976) Oxybutynin in bladder spasm, neurogenic bladder, and enuresis. Urology 8:452-454

78. Thüroff JW, Bunke B, Ebner A, Faber P, de Geeter P, Hannappel J, Heidler H, Madersbacher H, Melchior H, Schäfer W, et al. (1991) Randomized, double-blind, multicenter trial on treatment of frequency, urgency and incontinence related to detrusor hyperactivity: oxybutynin versus propantheline versus placebo. J Urol 145:813-817

79. Thüroff JW, Chartier-Kastler E, Corcus J, Humke J, Jonas U, Palmtag H, Tanagho EA (1998) Medical treatment and medical side effects in urinary incontinence in the elderly. World J Urol 16 (Suppl 1):48-61

80. Tokuno H, Chowdhury JU, Tomita T (1993) Inhibitory effects of propiverine on rat and guinea-pig urinary bladder muscle. Naunyn Schmiedebergs Arch Pharmacol 348:659-662

81. van Kerrebroeck PEVA, Serment G, Dreher E (1997) Clinical efficacy and safety of tolterodine compared to oxybutynin in patients with overactive bladder. Neurourol Urodyn 16:478-479

82. Wada Y, Yoshida M, Kitani K, Kikukawa H, Ichinose A, Takahashi W, Gotoh S, Inadome A, Machida J, Ueda S (1995) Comparison of the effects of various anticholinergic drugs in human isolated urinary bladder. Arch int Pharmacodyn 330:76-89

83. Walter S, Hansen J, Hansen L, Maegaard E, Meyhoff HH, Nordling J (1982) Urinary incontinence in old age. A controlled clinical trial of emepronium bromide. Brit J Urol 54:249-251

84. Walter S, Kjaergaard B, Lose G, Andersen JT, Heisterberg L, Jacobsen H, Clarskov P, Moller-Hansen K, Lindskog M (1990) Stress urinary incontinence in postmenopausal women treated with oral estrogen (estriol) and an alpha-adrenoceptor stimulating agent (phenylpranolamine): a randomized double-blind placebo-controlled study. Int Urogynecol J 1:74-79

85. Wehnert J, Sage S (1989) Comparative studies of the effect of mictonorm (propiverin hydrochloride) and Spasuret (flavoxate hydrochloride) on the bladder detrusor muscle. Z Urol Nephrol 82:259-263

86. Wehnert J, Sage S (1992) Therapie der Blaseninstabilität und Urge-Inkontinenz mit Propiverin (Mictonorm) und Oxybutyninchlorid (Dridase) - eine randomisierte cross-over Vergleichsstudie. Akt Urol 23:7-11

87. Wein AJ (1990) Pharmacological treatment of incontinence. Am Geriatr Soc 38:317-325

88. Wein AJ (1995) Pharmacology of incontinence. Urol Clin N Am 22:557-577

89. Wells TJ, Brink CA, Diokno AC, Wolfe R, Gillis GL (1991) Pelvic muscle exercise for stress urinary incontinence in elderly women. J Am Geriatr Soc 39:785-791

90. Williams AJ, Prematalake JKTG, Palmer RL (1987) A trial of emepronium bromide for the treatment of urinary incontinence in the elderly mentally ill. Pharmacotherapeutica 2:539-542

91. Yarker YE, Goa KL, Fitton A (1995) Oxybutynin. A review of its pharmacodynamic and pharmacokinetic properties, and its therapeutic use in detrusor instability. Drugs Aging 6:243-262

92. Zeegers AGM, Kiesswetter H, Kramer AEJL, Jonas U (1987) Conservative therapy of frequency, urgency and urge incontinence. A double-blind clinical trial of flavoxate hydro-chloride, oxybutynin chloride, emepronium bromide and placebo. World J Urol 5:57-61

93. Zorzitto ML, Jewett MAS, Fernie GR, Holliday PJ, Bartlett S (1986) Effectiveness of propantheline bromide in the treatment of geriatric patients of detrusor instability. Neurourol Urodyn 5:133-140

5.3. Elektrostimulation, -modulation

5.3.1. Formen und Entwicklung elektrischer Stimulationsverfahren

Bereits in den 50er Jahren begann man Harnspeicherstörungen und Blasenentleerungsstörungen mit Hilfe elektrischer Stimulationsverfahren zu behandeln. Zur Therapie der Detrusorhypo- oder atonie führte Katona 1959 die transurethrale intravesikale Elektrotherapie ein. Andere Autoren versuchten bei der gleichen Funktionsstörung eine Miktion durch direkt am Detrusor implantierte Elektroden zu erzielen oder streßinkontinente Patienten mit im Beckenboden implantierten Stimulationselektroden zu behandeln. Wegen Migration und Fibrosierung der Elektroden sowie einer unkontrollierten Stromausbreitung konnte sich die direkte Implantation von Elektroden am Erfolgsorgan nicht durchsetzen, während die von Katona beschriebene Methode der intravesikalen Stimulation bei erhaltener Sensibilität der Blase auch heute noch bei Blasenentleerungsstörungen eingesetzt wird.

In der Folgezeit wurden zur Therapie der Harninkontinenz intravaginale und/oder intraanale Stimulationsprothesen (Stöpsel oder Plug-Elektroden) eingesetzt (Abb. 5.8), die aufgrund guter Ergebnisse, geringer Komplikationen und geringer Invasivität bis heute in modifizierter Form angewendet werden. Tab. 5.10 gibt eine Übersicht über die gegenwärtig klinisch angewendeten temporären Elektrostimulationsverfahren.

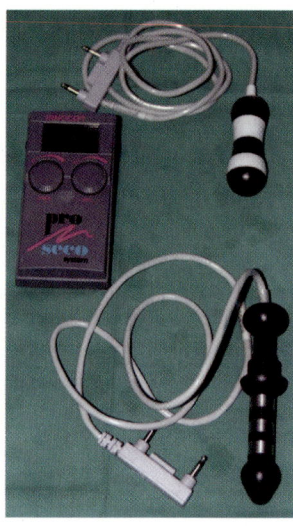

Abb. 5.8: Temporäre Elektrostimulation: Externes Stimulationssystem zur intravaginalen oder intraanalen Elektrostimulation.

Verfahren	Elektrode	Applikations-ort
Vaginal (Maximal/Langzeit)	vag. Plug	intravaginal
Anal (Maximal/Langzeit)	anal. Plug	intraanal
N. dorsalis penis/clitoridis	Ring/Clip	Penis/Clitoris
TENS	Oberfl. El.	S3 Dermatom
SANS	Nadelelek.	N. tibialis post.

Tab. 5.10: Temporäre Elektrostimulation: derzeit klinisch angewandte Verfahren bei Harninkontinenz.

Das Verfahren der externen intermittierenden intravaginalen oder analen Elektrostimulation wurde ursprünglich für die Behandlung der Streßharninkontinenz entwickelt. Es zeigte sich jedoch sehr bald, daß von dieser Stimulationsmethode mehr Patienten mit Urge-Inkontinenz bei Detrusorinstabilität profitierten als Patienten mit reiner Streßinkontinenz. Die Ergebnisse intraanaler oder intravaginaler Elektrodenapplikation unterschieden sich hierbei nicht wesentlich.

Während in der Anfangsphase eine täglich mehrstündige Langzeitstimulation bei niedrigen Stromstärken durchgeführt wurde, die sich für die Patienten als sehr zeitaufwendig erwies, wurde 1978 von Godec und Cass [6] für die Behandlung der Urge-Inkontinenz eine Kurzzeitstimulation mit maximal tolerablen Stromstärken vorgeschlagen. Durch diese Stimulationsart konnten in der Folgezeit mit der Langzeitstimulation vergleichbar gute Ergebnisse erzielt werden.

Basierend auf langjährigen elektrophysiologischen Untersuchungen zur Entwicklung eines "Blasenschrittmachers" für querschnittgelähmte Patienten (sakrale Vorderwurzelstimulation) wurde von der Arbeitsgruppe um E.A. Tanagho und R.A. Schmidt in San Francisco ein chronisches Neuromodulationsverfahren entwickelt, daß seit 1981 zur Behandlung einer Vielzahl neurogener und nicht-neurogener Funktionsstörungen des unteren Harntraktes bei nicht querschnittgelähmten Patienten mit erhaltener Sensorik klinisch angewendet wurde (Abb. 5.9).

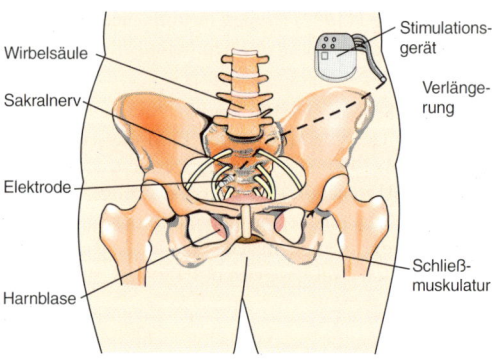

Abb. 5.9: Implantiertes Sakralnerven-Stimulationssystem (Medtronic Inc., Minneapolis, U.S.A.).

Für die Stimulation wird im Sakralforamen, in der Regel bei S3, eine dem Spinalnerven anliegende Elektrode (PISCES QUAD LEAD, Firma Medtronic, Minneapolis, U.S.A) permanent implantiert (Abb. 5.10). Vor der Implantation wird in Lokalanästhesie eine perkutane Teststimulation durchgeführt (Abb. 5.11), um die Integrität der einzelnen Spinalnerven und die muskuläre Reflexantwort zu überprüfen. Zeigt sich bei der anschließenden dreitägigen Teststimulation eine mindestens 50 %ige Besserung der Blasenfunktionsstörung, wird nach einigen Wochen die aus vier Kontaktpunkten bestehende Platin-Iridium-Elektrode in dem entsprechenden Sakralforamen plaziert (Abb. 5.12) und mit einem Verbindungskabel an einen subkutan im Unterbauch inplantierten telemetrisch programmierbaren Impulsgenerator (ITREL II, Firma Medtronic, Minneapolis, U.S.A) (Abb. 5.13) angeschlossen. Die Lithiumbatterie des Impulsgenerators hat je nach Benutzungshäufigkeit eine Lebensdauer von 5 bis 8 Jahren. Mit Hilfe einer telemetrischen Programmiereinheit können transkutan die Stimulationsparameter den individuellen Erfordernissen des einzelnen Patienten angepaßt werden.

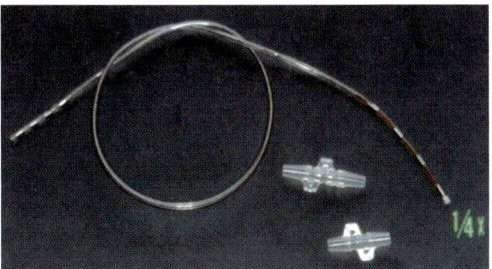

Abb. 5.10: Foramenlektrode PISCES Quad Lead (Medtronic Inc., U.S.A.) mit Plastikfixationshülsen zur Fixation am Periost.

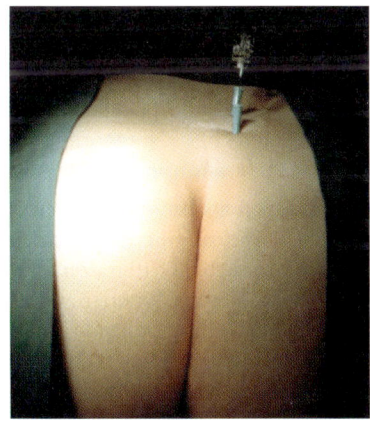

Abb. 5.11: Perkutane Neurostimulationstestung: mit Angiocath-Hülsen isolierte Spinalnadeln in den Sakralforamina S2 und S3 rechts in situ.

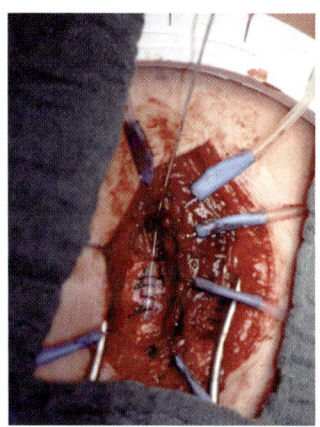

Abb. 5.12: Foramenelektrode nach Fixation am Sakrum-Periost bei S3 rechts in situ (Bildoberrand = kranial, Bildunterrand = kaudal).

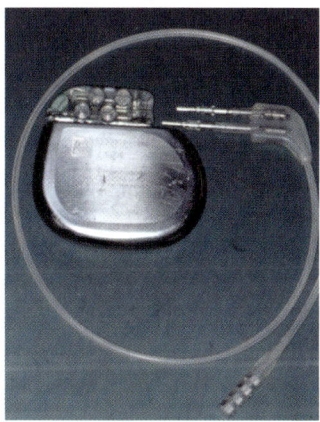

Abb. 5.13: Impulsgenerator ITREL II (Medtronic Inc., U.S.A.) mit Verlängerungskabel.

Das Indikationsspektrum der chronischen Neuromodulation mit Hilfe von Implantaten umfaßt neben der Harninkontinenz infolge neurogener und nicht-neurogener Detrusor- oder Sphinkterinstabilität, die sensorische Dranginkontinenz sowie funktionelle und neurogene Blasenentleerungsstörungen infolge Detrusor-Sphinkter-Dyssynergie oder Beckenbodenspastik.

5.3.2. Wirkungsmechanismus der Elektrostimulation

5.3.2.1. Dranginkontinenz

Als Ursache des Auftreten willkürlich nicht unterdrückbarer Detrusorkontraktionen wird von verschiedenen Autoren eine Imbalanz zwischen exzitatorischen positiven Feedback Mechanismen und inhibitorischen Kontrollmechanismen angenommen [5,10]. Eine derartige Imbalanz kann durch Läsionen unterschiedlicher neurogener Strukturen des zentralen und peripheren Nervensystems oder durch funktionelle Störungen der neuronalen Integrität innerhalb der exzitatorischen oder inhibitorischen Regelkreise hervorgerufen werden.

Schon 1972 konnte de Groat [2] durch elektrische Stimulation afferenter Fasern des N. pudendus einen hemmenden Effekt auf die Entladung parasympathischer Neurone nachweisen.

Nach Sundin und Mitarbeitern [13,14] wird der über stimulierte Afferenzen des N. pudendus hervorgerufene inhibitorische Effekt einerseits über eine Aktivierung des N. hypogastricus (Sympathicus) andererseits über eine Inhibition des N. pelvicus (Parasympathicus) vermittelt.

Lindström und Fall [9,10] konnten tierexperimentell zeigen,daß die efferente Aktivität der Nn. pelvici, die für die Detrusorkontraktion verantwortlich sind, von afferenten Impulsen und einer zentralen Hemmung über die Nn. hypogastrici und Interneurone mit inhibitorischer Wirkung direkt auf die Nn. pelvici reguliert wird.

Eine fehlende zentrale Hemmung kann durch elektrische Stimulation von Afferenzen via Beckenboden, N. pudendus, N. dorsalis penis, N. clitoridis, sakrale Spinalnerven oder sakrale Nervenwurzel kompensiert werden. Dies konnte auch in urodynamischen Untersuchungen (Abb. 5.14 und 5.15) nachgewiesen werden.

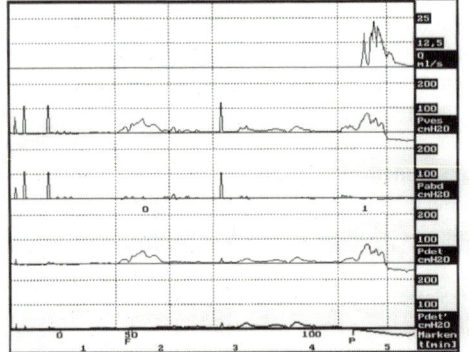

Abb. 5.14: Cystomanometrie bei 28 Jahre alter Patientin mit idiopathischer Dranginkontinenz: Instabile Detrusorkontraktionen ab 40 ml Blasenfüllung bis 49 cm H_2O. Unwillkürlicher Urinabgang bei Blasenfüllung mit 111 ml und einer Detrusorkontraktionsamplitude bis 75 cm H_2O.

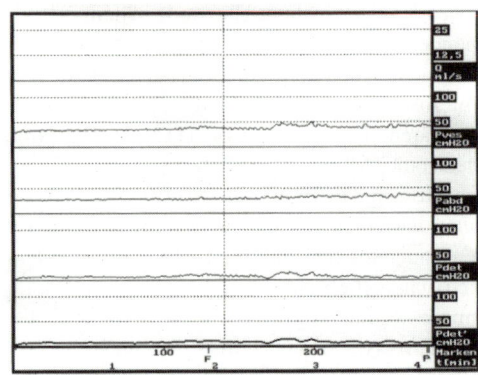

Abb. 5.15: Cystomanometrie bei gleicher Patientin 6 Monate nach Foramenelektrodenimplantation: Keine Instabilitäten, funktionelle Blasenkapazität 266 ml während Stimulation. Klinisch keine Harninkontinenz mehr nachweisbar.

Nach Vodusek und Mitarbeiter [18] ist die Unterdrückung unwillkürlicher Detrusorkontraktionen um so effektiver, je direkter die Afferenzen stimuliert werden.

Für die Inhibition von Detrusorinstabilitäten haben sich niederfrequente Rechteckimpulse einer Frequenz zwischen 5 und 20 Hz bei einer Impulsbreite von 150 bis 500 μsec als am wirkungsvollsten erwiesen. Die erforderliche Stromstärke variiert stark in Abhängigkeit vom Ort der Stimulation. So wird für die Stimulation der Spinalnerven oder Nervenwurzeln eine Stromstärke von 2-4 mA benötigt, für die indirekte N. pudendus Stimulation via N. dorsalis penis bzw. N. clitoridis ca. 20-30 mA.

Durch die niedrige Impulsamplitude werden in erster Linie somatische, aufgrund ihrer starken Myelinisierung leicht erregbare Afferenzen in A- alpha und A- delta Nervenfasern stimuliert, während parasympathische und schmerzleitende Typ B und C Fasern der Spinalnerven nur unterschwellig erregt werden. Inwieweit durch die Stimulation die Ausschüttung nicht-adrenerger und nicht-cholinerger Neurotransmittersubstanzen (NANC) beeinflußt wird, ist gegenwärtig noch nicht bekannt.

5.3.2.2. Streßinkontinenz/Sphinkterinsuffizienz

Bei der elektrischen Stimulation des Beckenbodens wird die quergestreifte Muskulatur frequenzabhängig kontrahiert und relaxiert, und somit ein passives Beckenbodentraining durchgeführt. Diskutiert wird zusätzlich eine Reinnervation zum Beispiel durch geburtsbedingte Beckenbodentraumen denervierter Muskelanteile [5]. Durch die chronische Elektrostimulation kommt es desweiteren zu einer histomorphologisch und biochemisch nachweisbaren Umwandlung der periurethralen sogenannten "fast-twitch" in "slow twitch" Muskelfasern [1]. Die "slowtwitch" Fasern finden sich vornehmlich in Muskeln, die über lange Zeiträume Kräfte aufbringen müssen. Diese Muskelfasern besitzen einen aeroben, oxidativen Stoffwechsel und sind reich an Mitochondrien. Die "fast-twitch" Fasern werden bei kurzzeitigen sehr starken Kontraktionen eingesetzt, da sie aufgrund ihres nicht oxidativen glykolytischen Stoffwechsels rasch ermüden.

In der Behandlung der Streßharninkontinenz mit Elektrostimulationsverfahren werden im Vergleich zur Dranginkontinenz deutlich höhere Stimulationsfrequenzen (50 Hz und mehr) eingesetzt. Bei der gemischten Streß/Urge-Inkontinenz kommen gewissermaßen als Kompromiß überwiegend Frequenzen um 20 Hz zur Anwendung (Tab. 5.11).

Diagnose	Verfahren	Stim. Parameter
Streßinkontinenz	Langzeit	50 Hz
Urge-Inkontinenz	Max. oder Langzeit	5-10 Hz
Streß/Urge-Inkontinenz	Max. oder Langzeit	20 Hz

Tab. 5.11: Temporäre Elektrostimulation: Verfahrenswahl und Stimulationsparameter bei Harninkontinenz.

5.3.3. Behandlungsergebnisse der Neuromodulationsverfahren

Neuromodulationsverfahren wurden in der Vergangenheit überwiegend zur Behandlung nichtneurogener oder "idiopathischer" Funktionsstörungen des unteren Harntraktes eingesetzt. Weder aufgrund der klinischen Symptomatik noch durch eine urodynamische Untersuchung ist jedoch zwischen einer neurogenen und einer nichtneurogenen Läsion sicher zu differenzieren. Trotz unauffälliger neurologischer Untersuchung besteht jedoch die Möglichkeit, daß es sich auch bei den vermeintlich nicht-neurogenen Blasenfunktionsstörungen um Störungen auf neuronaler Ebene handelt, die aber zum jetzigen Zeitpunkt mit den zur Verfügung stehenden diagnostischen Möglichkeiten nicht erfaßt werden können. Mit Hilfe sensitiverer Untersuchungsmethoden, wie der Kernspintomographie oder der Positronenemissionsspektrographie, sowie mit speziellen neurophysiologischen Untersuchungstechniken, wie der Elektromyographie des Sphinkter urethrae und Levator ani, den somatosensorisch evozierten Potentiale und der Bulbocavernosusreflex-Latenzzeit-Messung können jedoch inzwischen auch bei einem großen Teil der bisher als idiopathisch klassifizierten Funktionsstörungen pathologische Veränderungen der neuronalen Steuerung und Koordination nachgewiesen werden.

5.3.3.1. Externe intravaginale und anale Stimulationsprothesen und transkutane Verfahren

Von Fall [4,5] wird für die intravaginale Langzeitstimulation mit niedrigen Stromstärken bei 18 von 20 Patienten (90 %) mit idiopathischer motorischer Urge-Inkontinenz eine Besserung der Inkontinenzsymptomatik angegeben. In der gleichen Serie von 20 Patienten wird vom Autor ein bis zu 5 Jahren anhaltender Effekt der Behandlung bei 50 % der behandelten Patienten mitgeteilt. Für 10 Patienten mit reiner Streßharninkontinenz wurde eine Besserung der Symptomatik in 70 % und ein anhaltender Effekt in 60 % beobachtet.

Über ähnliche Behandlungsergebnisse bei Patienten mit idiopathischer motorischer Urge-Inkontinenz berichtet Primus [11]. In dieser Untersuchung wurde die maximale intravaginale Kurzzeitstimulation über 20 Minuten an zehn aufeinanderfolgenden Tagen angewendet. Bei 17 von 19 Patienten (90 %) ließ sich eine Besserung der Symptomatik erreichen. Urodynamisch fand sich bei der Mehrzahl der Patienten eine Zunahme des cystometrischen Füllvolumens bei erstem Harndrang und der funktionellen Blasenkapazität. Bei allen erfolgreich behandelten Patienten konnten keine Instabilitäten bei der Kontrolluntersuchung mehr nachgewiesen werden.

Von Eriksen und Mitarbeitern [3] wurden 31 Patienten mit Streßinkontinenz, 20 Patienten mit kombinierter Streß/Urge-Inkontinenz und 19 Pa tienten mit reiner motorischer Urge-Inkontinenz mit intraanaler Stimulation behandelt. Eine Besserung der Symptomatik fand sich bei 84 % der streßinkontinenten Patienten, bei 65 % der Patienten mit kombinierten Störungen, sowie bei 79 % der Patienten mit motorischer Urge-Inkontinenz. Diese erfolgreich behandelten Patienten wurden zu unterschiedlichen Zeitpunkten urodynamisch nachuntersucht. Für das Gesamtkollektiv sowie für die Gruppe aller Patienten mit Detrusorinstabilität, fand sich eine statistisch signifikante Zunahme des cystometrischen Füllvolumens bei erstem Harndrang, sowie eine gleichfalls signifikante Zunahme der funktionellen Kapazität. 45 % der Patienten mit Detrusorinstabilität zeigten bei der Kontrolluntersuchung eine Normalisierung des Detrusorverhaltens. Bei Patienten mit Streßinkontinenz oder kombinierter Streß/Urge-Inkontinenz ließ sich eine statistisch signifikante Zunahme der funktionellen Urethralänge nachweisen, der maximale Urethraverschlußdruck zeigte keine signifikanten Veränderungen.

Von Knoll, Madersbacher und Mitarbeitern [8] wurde ein Elektrostimulationsverfahren vorgestellt, bei dem Afferenzen des N. pudendus über den N. dorsalis penis bzw. clitoridis mit Hilfe von Oberflächenelektroden stimuliert werden. Das Verfahren wurde an 15 Patienten mit neurogener und 6 Patienten mit idiopathischer Dranginkontinenz eingesetzt, und die Ergebnisse anhand urodynamischer Daten evaluiert. Von 15 Patienten mit neurogener Detrusorhyperreflexie profitierten alle, klinisch signifikant 12 Patienten (80 %). Bei jedem der 15 Patienten fand sich eine statistisch signifikante Zunahme der funktionellen Blasenkapazität sowie des cystometrischen Volumens bis zum Auftreten der ersten Detrusorkontraktion. Ein anhaltender Effekt fand sich nur bei 4 Patienten, die die Behandlung auch zu Hause mit einem Heimtrainer fortführten. Bei allen 11 anderen Patienten ließ der Therapieeffekt zwischen 6 Wochen und 4 Monaten nach Beendigung der Stimulation nach. Während die Patienten mit idiopathischer Dranginkontinenz gut auf die Methode ansprachen, konnte keine wesentliche Besserung der Symptomatik bei Patienten mit sensorischer Urge-Inkontinenz erzielt werden. Zu ähnlichen Ergebnissen kommen auch Wheeler und Mitarbeiter, die die Methode bei querschnittgelähmten Patienten anwendeten [20].

Webb und Mitarbeiter [19] konnten mit Hilfe von an TENS Geräten angeschlossenen Oberflächenelektroden durch Stimulation des S3 Dermatoms bei 24 Patienten mit idiopathischer Detrusorinstabilität eine Besserung der Inkontinenzsymptomatik in allen Fällen erreichen. 11 Patienten wurden beschwerdefrei (46 %). Auch in dieser Untersuchung ließen sich eine statistisch signifikante Zunahme der Blasenkapazität, sowie des cystometrischen Füllungsvolumens bis zum Auftreten der ersten unwillkürlichen Kontraktion nachweisen. Ein anhaltender Therapieeffekt wurde allerdings nicht beobachtet.

Zusammenfassend läßt sich mit den externen temporären Stimulationsverfahren unabhängig vom Ort der Applikation oder vom Stimulationsmodus bei der Dranginkontinenz eine während der Dauer der Stimulationsbehandlung ähnliche Effektivität wie bei chronischen Stimulationsverfahren mit permanent implantierten Systemen nachweisen, wobei allerdings einschränkend erwähnt werden muß, daß letztere bisher nur bei konservativ therapierefraktären Blasenfunktionsstörungen angewendet wurden, so daß von einer negativen Selektion der behandelten Patientenkollektive ausgegangen werden muß. Ein lang über das Therapieende anhaltender therapeutischer Effekt der temporären Elektrostimulationsverfahren wird nur von einzelnen Autoren berichtet [4,5].

Die hier zitierten Arbeiten zeigten gute Ergebnisse auch bei der Behandlung der Streßharninkontinenz bzw. der gemischten Streß/Urge-Inkontinenz. Allerdings kommen andere Autoren zu widersprüchlichen Ergebnissen bei diesen Indikationen. Ein Grund hierfür könnte in der Patientenselektion insbesondere im Hinblick auf den Grad der Streßinkontinenz zu suchen sein.

5.3.3.2. Chronische Neuromodulation mit Hilfe von Implantaten

R.A. Schmidt [12] berichtete 1986 über eine erfolgreiche Besserung der Beschwerdesymptomatik (mindestens 50 %) bei 17 von 20 (85 %) implantierten Patienten mit motorischer Dranginkontinenz.

E.A. Tanagho publizierte 1988 [15] die Ergebnisse von 19 wegen Urge-Inkontinenz behandelter Patienten. Er fand bei 14 (74 %) eine Besserung der Beschwerdesymptomatik.

In einer aktualisierten Veröffentlichung aus dem Jahre 1990 [16] ließ sich bei einer nun etwas größeren Fallzahl bei Patienten mit Urge-Inkontinenz (n = 29) eine symptomatische Besserung bei 23 Patienten (79 %) erzielen.

Thon und Mitarbeiter [17] berichteten 1991 bei 20 Patienten mit Urge-Inkontinenz über eine symptomatische Besserung bei 17 (85 %), ferner profitierten in einer kleinen Serie von 4 wegen Streßinkontinenz behandelter Patienten 3 (75 %).

Unsere eigenen Erfahrungen mit der chronischen Neuromodulation [7] sollen im Folgenden etwas ausführlicher dargelegt werden:

Von 1990 bis Januar 1998 wurde an unserer Klinik bei insgesamt 184 Patienten mit Harninkontinenz bzw. hochgradiger Blasenentleerungsstörung eine perkutane sakrale Neurostimulationstestung mit dem Ziel durchgeführt, diejenigen Patienten zu ermitteln, die von einer späteren permanenten Sakralforamenimplantation dauerhaft profitieren würden. Bei 55 erfolgreich perkutan gescreenten Patienten (49 Frauen, 6 Männer, Alter 24-77, Mittel 49 Jahre, Follow up 1-89, Mittel 44,3 Monate) erfolgte eine Sakralforamenimplantation mit unilateraler chronischer elektrischer Stimulation des S3 oder S4 Spinalnerven mit Hilfe einer Sakralforamen Elektrode und eines batteriebetriebenen Impulsgenerators. Bei 21 Patienten erfolgte die Behandlung wegen Harninkontinenz infolge Detrusorinstabilität, 28 Patienten litten unter einer funktionellen Blasenentleerungsstörung infolge Detrusor-Sphinkter-Dyssynergie mit hochgradiger oder kompletter Retention. Desweiteren wurden 5 Patienten mit sensorischer Urge-Inkontinenz und eine Patientin mit Streßharninkontinenz implantiert. Die Implantation erfolgte in allen Fällen nach Versagen konservativer Behandlungsversuche bei anhand von Miktionsprotokollen nachweisbarer mindestens 50 %iger Besserung der klinischen Symptomatik während der dreitägigen Stimulationstestphase.

55 von 184 perkutan getesteten Patienten (29,9 %) zeigten während der dreitägigen Testphase einen mehr als 50 %igen klinischen Response. Eine anhaltende Besserung der Symptomatik um mehr als 50 % nach permanenter Foramenimplantation fand sich bei 16 von 21 Patienten mit Detrusorinstabilität (76,2 %), 6 der 21 Patienten (28,6 %) wurden komplett beschwerdefrei. In 4 Fällen

(19,0 %) ließ sich kein therapeutischer Effekt feststellen, in einem Fall wurde wegen einer Infektion das Implantat entfernt und nicht reimplantiert. Von den 28 Patienten mit Harnretention profitierten 22 (78,6 %) von der Behandlung. 18 der 28 Patienten (64,3 %) miktionierten restharnfrei. In 6 Fällen (21,4 %) war die Behandlung erfolglos. Um mehr als 50 % besserte sich die Drangsymptomatik bei 3 der 5 Patienten mit sensorischer Urge-Inkontinenz. Bei zwei Patienten war die Behandlung ohne Effekt, ebenso bei der Patientin mit Streßharninkontinenz. Operativ revisionsbedürftige Komplikationen traten bei 14 der 55 Patienten auf (25,5 %) auf und umfaßten Infektionen (5 Fälle), Elektrodendislokationen (2 Fälle), Schmerzen im Bereich des Impulsgebers (3 Fälle), sowie in je einem Fall ein Bruch des Verbindungskabels, eine Hautarrosion im Bereich des Impulsgenerators, einen Isolationsdefekt im Bereich der Elektrode und eine Polyurethan-Allergie. Die initial hohe komplikationsbedingte Reoperationsrate (1990 bis 1995: 29,7 %) ließ sich durch Modifikation der Hardware und zunehmende Erfahrung in den letzten Jahren signifikant reduzieren (1996 bis 1998: 16,6 %).

Zusammenfassend lassen sich zu den Behandlungsergebnissen der chronischen Elektrostimulation mit Hilfe von Implantaten bei gleicher Technik und gleichen Erfolgskriterien durch unterschiedliche Arbeitsgruppen in der Behandlung der Dranginkontinenz ähnliche Ergebnisse zumindest im kurzzeitigen Follow-up nachweisen. Die zweifellos vorhandene Effektivität dieses Behandlungskonzeptes konnte darüber hinaus im Rahmen einer umfangreichen randomisierten Multicenterstudie belegt werden. Gesicherte Erkenntnisse zu den Ergebnissen dieses Behandlungsverfahrens bei anderen Formen der Harninkontinenz, insbesondere der Streßharninkontinenz oder der gemischten Inkontinenzformen lassen sich aus der Literatur bisher nicht ableiten.

5.3.4. Diskussion und Wertung der Anwendung von Elektrostimulationsverfahren in der Behandlung der Harninkontinenz

Gegenüber den temporären Neuromodulationsverfahren hat die chronische Neuromodulation der sakralen Spinalnerven mit Hilfe von Implantaten den Vorteil, daß nach der Implantation eine kontinuierliche Stimulation zu jeder Zeit möglich ist, und somit ein anhaltender therapeutischer Effekt erzielt werden kann. Die Ergebnisse des Verfahrens in der Behandlung der Detrusorinstabilität sind denen temporärer Stimulationsverfahren gleichwertig. Bei den temporären Stimulationsverfahren kann es im stimulationsfreien Intervall erneut zum unwillkürlichen Harnverlust kommen, auch wenn einzelne Autoren über längere "Reedukationen" von einzelnen Patienten berichten. Ein weiterer Nachteil der temporären Neuromodulationsverfahren ist die Akzeptanz der Methode durch den Patienten selbst. Viele Patienten sind nicht in der Lage oder bereit, sich täglich eine Stimulationsprothese anal oder intravaginal einzuführen und eine niedrig dosierte Langzeitstimulation bzw. maximale, zum Teil schmerzhafte Kurzzeitstimulation durchzuführen. Dafür sind diese Verfahren wesentlich geringer invasiv und beinhalten keine operativen Risiken.

Nachteile der chronischen Neuromodulation mit Hilfe von Implantaten sind die operativen Risiken (in erster Linie Infektionen), materialtechnisch bedingte Komplikationsmöglichkeiten (Kabelbruch, Elektrodendislokation, Allergie, Abstoßung etc.) und die Notwendigkeit, den Impulsgeber bei erschöpfter Batterie in einem erneuten, allerdings kleinen operativen Eingriff nach einigen Jahren austauschen zu müssen. Hinsichtlich der Invasivität der Methode muß allerdings berücksichtigt werden, daß in erster Linie konservativ therapierefraktäre Blasenfunktionsstörungen eine Indikation zur Behandlung darstellen, für die insbesondere bei Vorliegen schwerwiegender Harnspeicherstörungen mit Inkontinenz lediglich unvergleichlich invasivere operative Verfahren, wie Blasenaugmentation oder supravesikale Harnableitung als verbleibende alternative Behandlungsverfahren in Frage kommen.

Auch im Hinblick auf die Kosten ist unseres Erachtens eine differenziertere Betrachtungsweise erforderlich. Wir haben daher eine theoretische Kostenanalyse verschiedener Behandlungsverfahren für Behandlungen der Dranginkontinenz durchgeführt [7]. Auf der Basis der an unserer Klinik Ende 1996 geltenden Pflegesätze bzw. Fallpauschalen/Sonderentgelte und Einkaufspreise sowie der Medikamentenpreise lt. Roter Liste 1996 wurden die für einen angenommenen Behandlungszeitraum von 30 Jahren entstehenden Kosten

für je drei unterschiedliche theoretische medikamentös-konservative Behandlungskonstellationen bei Harninkontinenz (Tab. 5.12) sowie für die chronische sakrale Neuromodulation (Tab. 5.13), die temporäre Elektrostimulation und die kontinente bzw. inkontinente supravesikale Harnableitung errechnet. Die Folgekosten der sakralen Neuromodulation ergaben sich unter Zugrundelegung einer durchschnittlichen Batterielebensdauer von 6 Jahren mit über 30 Jahre dann vier mal erforderlichem ambulanten Wechsel des Impulsgenerators zum Stückpreis von 9.100 DM.

Behandlung	Kosten/ Tg. (DM)	Kosten/ 1 J. (DM)	Kosten/ 30 J. (DM)
Dridase 2 x 5 mg	2,92	1.065,80	31.974,00
Dridase 2 x 5 mg + 5 Vorlagen/Tag	6,67	2.434,55	73.036,50
Nur Vorlagen (10/Tag)	7,50	2.737,50	82.125,00

Tab. 5.12: Therapiekosten drei verschiedener Konstellationen konservativer Therapie bei Dranginkontinenz.

Kosten Implantat (DM)	Kosten/ OP (DM)	Folgekosten/30 J. (DM)	Kosten/ 30 J. (DM)
12.090,00	8.085,24 (MHH, OP + 12 Tg. stat. Beh.)	36.400,00	56.575,24

Tab. 5.13: Therapiekosten des Medtronic Sakralnervenstimulationssystems bei Dranginkontinenz bzw. Blasenentleerungsstörung.

Zusammenfassend ergab unsere Analyse für die temporäre Elektrostimulation die niedrigsten Kosten (ca. 2.500 DM), gefolgt von harnableitenden Operationstechniken ohne erforderliche Stomaversorgung oder intermittierenden Katheterismus (ca. 20.000 DM) sowie einer effektiven isolierten Pharmakotherapie mit Kosten in einer Größenordnung von 30.000 bis 40.000 DM, die sich bei alleiniger oder zusätzlich erforderlicher Anwendung von Inkontinenzhilfsmitteln deutlich erhöhten und bei harnableitenden Operationen mit erforderlicher Stomaversorgung oder intermittierendem Katheterismus eine Größenordnung von über 200.000 DM erreichten.

Im Vergleich hierzu lagen die für die sakrale Neuromodulation aufzuwendenden Kosten von etwa 60.000 DM in einem durchaus ökonomisch vertretbaren Bereich.

Im Sinne eines Stufenkonzeptes sollten bei den Harnspeicherstörungen temporäre Verfahren vor den chronischen Verfahren eingesetzt werden. Vor der permanenten Implantation sollte eine individuelle Überprüfung des klinischen und urodynamischen Responses während einer perkutanen Stimulationstestphase erfolgen.

Die Indikation zur Behandlung der Dranginkontinenz mit chronisch implantierten Systemen ergibt sich nach unserer Auffassung gegenwärtig in erster Linie bei konservativ-pharmakologisch nicht behandelbaren oder nicht effektiv behandelbaren Patienten, sowie in Fällen, in denen eine Neuromodulation mit temporären Verfahren abgelehnt wird bzw. zur Aufrechterhaltung eines therapeutischen Effektes einen unverhältnismäßig großen Aufwand erfordert. Leider ist gegenwärtig ungeklärt, ob chronische Neuromodulationsverfahren auch im Falle eines Versagens temporärer Verfahren als Alternative in Frage kommen. Man sollte bei der Indikationsstellung weiter berücksichtigen, daß eine bei bestimmten neurologischen Erkrankungen eventuell erforderliche Kernspintomographie nach der Implantation nicht mehr möglich ist, und sich die Art der Blasenfunktionsstörung z.B. bei Multipler Sklerose im Laufe der Zeit ändern kann, so daß ein initial vorhandener therapeutischer Effekt verlorengehen kann.

Während die Effizienz von Elektrostimulationsverfahren in der Behandlung der Dranginkontinenz als gesichert angesehen werden kann, sind die berichteten Ergebnisse bei anderen Formen der Harninkontinenz wie der Streßharninkontinenz oder den gemischten Inkontinenzformen widersprüchlich. Insbesondere für die chronischen Verfahren liegen eindeutig bewertbare Erfahrungen an ausreichenden Patientenzahlen bisher nicht vor.

Zusammengefaßt erweitern Neuromodulationsverfahren das zur Verfügung stehende Behandlungsspektrum idiopathischer und neurogener Harnspeicher- und Entleerungsstörungen. Insbesondere bei Patienten mit schweren Harnspeicherstörungen läßt sich mit ihrer Hilfe eine sonst als ultima ratio in Frage kommende Blasenaugmentation oder supravesikale Harnableitung vermeiden.

Literatur

1. Bazeed M.A., J.W.Thüroff, R.A.Schmidt, D.W.Wiggin, E.A.Tanagho: Effects of chronic electrostimulation of the sacral roots on the striated urethral sphincter. J.Urol. 128, 1357 (1982)

2. De Groat W.C., W.R.Saum: Sympathetic inhibition of the urinary bladder and of pelvic ganglionic transmission in the cat. J.Physiol. 214, 297 (1972)

3. Eriksen B.C., O.K. Mjölneröd: Changes in urodynamic measurements after successful anal electrostimulation in female urinary incontinence. Br.J.Urol. 59, 45 (1987)

4. Fall M.: Does electrostimulation cure urinary incontinence? J.Urol. 131, 664 (1984)

5. Fall M., S. Lindström: Electrical stimulation. A physiologic approach to the treatment of urinary incontinence. Urologic Clinics of North America 18, 2, 393 (1991)

6. Godec C., A.S. Cass: Acute electrical stimulation for urinary incontinence. Urology 12, 340 (1978)

7. Grünewald, V., K. Höfner, W.F. Thon, M.A. Kuczyk, U. Jonas: Sacral electrical neuromodulation as an alternative treatment option for lower urinary tract dysfunction. Rest. Neurol. Neurosc. 14, 189-193 (1999)

8. Knoll M., H. Madersbacher, A. Ebner: Therapie der Detrusorhyperaktivität durch perkutane Elektrostimulation des Nervus pudendus. Akt.Urol. 23, 89 (1992)

9. Lindström S., M. Fall, C.-A. Carlsson, B.E. Erlandson: The neurophysiological basis of bladder inhibition in Response to intravaginal electrical stimulation. J.Urol 129, 405 (1983)

10. Lindström S., M. Fall, C.-A. Carlsson, B.E. Erlandson: Rhythmic activity in pelvic efferents to the bladder: an experimental study in the cat with reference to the clinical condition "unstable bladder". Urologia internatonalis 39, 272 (1984)

11. Primus G.: Detrusorinhibition durch intravaginale Stimulation des Nervus pudendus. Erfahrungen bei der idiopathischen Detrusorhyperaktivität. Akt.Urol. 23, 70 (1992)

12. Schmidt R.A.: Advances in genitourinary neurostimulation. Neurosurg. 18;6, 1041 (1986)

13. Sundin T., C.-A. Carlsson: Reconstruction of several dorsal roots innervating the urinary bladder. An experimental study in cats. I. Studies on the normal afferent

pathways in the pelvic and pudendal nerves. Scand.J.Urol.Nephrol. 6, 176 (1972)

14. Sundin T., C.-A. Carlsson, N.G. Kock: Detrusor inhibition induced from mechanical stimulation of the anal region and from electrical stimulation of pudendal nerve afferents. Invest.Urol. 11, 374 (1974)

15. Tanagho E.A., R.A.Schmidt: Electrical stimulation in the clinical management of the neurogenic bladder. J.Urol. 140, 1331 (1988)

16. Tanagho E.A.: Prinzipien und Indikationen der Elektrostimulation der Harnblase. Urologe A 29, 185 (1990)

17. Thon W.F., L.S.Baskin, U.Jonas, E.A.Tanagho, R.A.Schmidt: Neuromodulation of voiding dysfunction and pelvic pain. World J Urol 9, 138 (1991)

18. Vodusek D.B., K,J. Light., J.M. Libby: Detrusor inhibition induced by stimulation of pudendal nerve afferents. Neurourol. Urodyn. 5, 381 (1986)

19. Webb R.J, P.H. Powell: Transcutaneous electrical nerve stimulation in patients with idiopathic detrusor instability. Neurourol.Urodyn. 11, 4, 327 (1992)

20. Wheeler J.S., J.S. Walter, P.J. Zaszczurynski: Bladder inhibition by penile nerve stimulation in spinal cord injury patients. J.Urol. 147, 100 (1992)

Weiterführende Literatur

1. Eriksen B.C., S. Bergmann, O.K. Mjölneröd: Effect of anal electrostimulation with the "Incontan" device in women with urinary incontinence. Br.J.Obstet.Gynaecol. 94, 147 (1987)

2. Eriksen B.C., S.H. Eik-Nes: Long-term electrostimulation of the pelvic floor: primary therapy in female stress incontinence? Urol.Int. 44, 90 (1989)

3. Grünewald, V., U. Jonas: Neuromodulation bei Blasendysfunktion. in: Schreiter, F. (Hrsg): Plastischrekonstruktive Chirurgie in der Urologie. Georg Thieme Verlag, Stuttgart New York, 282-289 (1998)

4. Hohenfellner M., J.W. Thüroff, D. Schultz-Lampel, R.A. Schmidt, E.A. Tanagho: Sakrale Neuromodulation zur Therapie von Miktionsstörungen. Akt.Urol. 23 (1992)

5. Siegel S.W.: Management of voiding dysfunction with an implantable neuroprosthesis. Urologic Clinics of North America 19, 1, 163 (1992)

6. Thon W.F., R.A. Schmidt, U.Jonas, E.A. Tanagho: Neurostimulation der sakralen Spinalnerven bei Blasenfunktionsstörungen. Akt.Urol. 22, 41 (1991)

7. Weil, E.H.J., J.L. Ruiz-Cerda´, P.H.A. Eerdmans, R.A. Janknegt, P.E.V.A. van Kerrebroeck: Clinical results of sacral neuromodulation using unilateral sacral foramen electrodes. World J. Urol. 16, 313-321 (1998)

5.4. Chirurgische Therapie

5.4.1. Streßinkontinenz

5.4.1.1. Indikationen zur Operation

Die Indikation zur operativen Therapie einer Streßinkontinenz ergibt sich aus:

• der subjektiven Beeinträchtigung der Patientin

• dem objektiven Grad des unwillkürlichen Urinverlustes

• der individuellen Risikoabwägung

Die subjektive Beeinträchtigung der Patientin korreliert in der Regel mit der Schwere der Inkontinenz, die sich klinisch durch den Pad-Test objektivieren läßt. Die auf Ingelman-Sundberg [3] zurückgehende Einteilung der Streßinkontinenz unterscheidet drei Grade:

• Grad I   Urinverlust beim Husten, Pressen, Niesen und schwerem Heben

• Grad II   Urinverlust beim Gehen, Bewegen und Aufstehen

• Grad III Urinverlust bereits im Liegen

Die junge, am gesellschaftlichen Leben teilnehmende, sexuell aktive Patientin wird bereits durch eine geringgradige Streßinkontinenz in ihrer Lebensführung und ihrem psychosozialen Wohlbefinden eingeschränkt sein, so daß der erstgradigen Streßinkontinenz nach WHO-Definition Krankheitswert zukommt. Hingegen kann die demente alte Patientin eine drittgradige Streßinkontinenz möglicherweise gar nicht wahrnehmen und als Problem auffassen. Die Indikationsstellung zu einer Inkontinenzoperation sollte unter Berücksichtigung der psychosozialen Situation erfolgen. Der Leidensdruck ist häufig an der Intensität, mit der eine Patientin auf die Lösung des Problems drängt, erkennbar.

Vor jeder Operation sollten konservative Maßnahmen voll ausgeschöpft sein. Die zur Verfügung stehenden Operationsverfahren haben unterschiedliche Risiken, Erfolgsraten und je nach Ursache der Streßinkontinenz verschiedenen Stellenwert.

 Indikationsstellung u. Urgeinkontinenz

Die operative Therapie der Inkontinenz war lange der reinen Streßinkontinenz vorbehalten. Durch

eine motorische Urgekomponente sah man den Erfolg der Inkontinenzoperation in Frage gestellt.
Heute bestehen gut verträgliche, medikamentöse
Möglichkeiten eine Urgekomponente zu beeinflussen. Eine vorbestehende Urgekomponente
kann auch durch Inkontinenzoperationen beseitigt
werden, was auf eine Reduktion der Afferenzen
zurückgeführt werden kann (z.B. Blasenhalsinsuffizienz). Auf der anderen Seite kann nach Operationen auch neu eine Urgesymptomatik auftreten
(new-onset-urge). Somit steht bei jedem Verfahren das Verschwinden einer Urgesymptomatik einem möglichen new-onset-urge gegenüber. Eine
vorbestehende Detrusorinstabilität kann das Risiko eines Mißerfolges erhöhen und sollte präoperativ durch eine Zystometrie verifiziert/ausgeschlos-
sen werden.

5.4.1.2. Ursachen der Streßinkontinenz

Die Harnblase sammelt als glattmuskuläres Hohl-
organ Urin über einen längeren Zeitraum (Reser-
voir-Funktion) ohne wesentliche Druckerhöhung.
Mit Hilfe der Zystometrie läßt sich eine Dranginkontinenz ausschließen. Für die Speicherfunktion
sind aber nicht nur eine ausreichende Plastizität
der Muskulatur (Blasendehnbarkeit; Compliance)
sondern auch entsprechende Verschlußmechanismen (Sphinkter) der Harnröhre nötig.

Der Verschlußdruck setzt sich aus verschiedenen
Komponenten zusammen, wobei dem glattmuskulären inneren Sphinkter, der quergestreiften Beckenbodenmuskulatur und dem äußeren Sphinkter
wohl die größte Bedeutung zukommen. Gerade bei
der Frau sind jedoch der submuköse Venenplexus,
die elastische Wandspannung der Harnröhre selbst
und die Drucktransmission unter Belastung weitere Faktoren des Kontinenzmechanismus. Die
Drucktransmission besteht aus einer passiven und
einer wahrscheinlich funktionell bedeutsameren
aktiven, reflektorischen Komponente [9]:

- Die passive Drucktransmission ist nur bei anato-
  misch korrekter Position des urethro-vesikalen
  Überganges möglich
- Die aktive Drucktransmission als reflektori-
  sches Geschehen ist nur bei intakter nervaler
  Versorgung möglich

Die Streßinkontinenz ist eine urethrale Inkontinenz. Bei intraabdominellem Druckanstieg

("Streß") übersteigt der intravesikale Druck den
urethralen Verschlußdruck. Es kommt zum unwillkürlichen Urinverlust (Abb. 5.16).

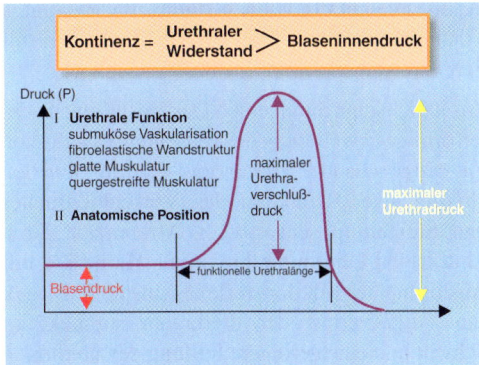

Abb. 5.16: Urethradruckprofil.

Mögliche *pathophysiologische Mechanismen* der
Streßinkontinenz sind

- die Hypermobilität und/oder
- die Hypotonie der Harnröhre
- die Blasenhalsinsuffizienz

Normalerweise befindet sich der Blasenhals hinter
der Symphyse. Der Winkel zwischen Blasenhals-
ebene und Urethra beträgt 90°, zwischen Urethra
und Sagitalebene 35° (Abb. 5.17).

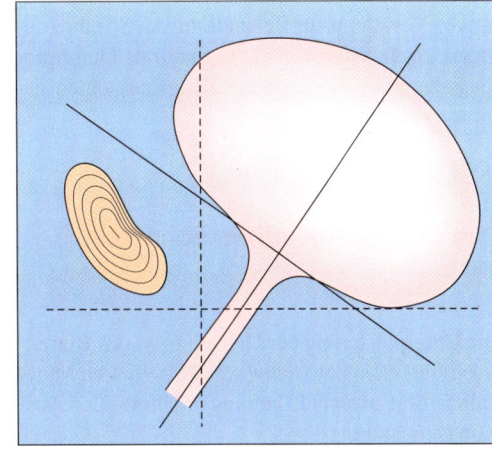

Abb. 5.17 Anatomisch korrekte Position des urethrovesikalen Überganges.

Schädigungen des Beckenbodens durch Geburten
selbst oder durch begleitende Dammrisse oder
–schnitte, zunehmende Bindegewebsschwäche
und muskuläre Insuffizienz im Alter führen zu ei-

ner Dislokation der Blase. Bei einem Deszensus der Blase verlagert sich der urethro-vesikale Übergang nach kaudal und kommt dann nicht mehr im abdomino-pelvinen Druckübertragungsbereich zu liegen. Gleichfalls können durch die genannten Traumata neurogene Defizite auftreten. Es resultiert eine verminderte Drucktransmission.

Zusätzlich kann durch einen Deszensus eine trichterförmige Erweiterung des Blasenhalses auftreten mit entsprechender Verkürzung der funktionellen Urethralänge, Reduktion des Verschlußdruckes und Steigerung sensorischer Afferenzen durch Eintritt von Urin in die proximale Harnröhre mit Auslösung des Miktionsreflexes (instabile Blase). Ein Turgorverlust der urethralen submukösen Schicht und eine geringere Füllung des urethralen vaskulären Plexus sind Folge eines hormonellen Defizites, was zu einer "hypotonen Urethra" mit vermindertem Verschlußdruck führt.

> *Zielsetzung* von Inkontinenzoperationen ist die Herstellung einer "normalen Beckenbodenanatomie" zur
> * Verbesserung der passiven (aktiven) Drucktransmission
>   und/oder
> * Erhöhung des Verschlußdruckes

Im Folgenden werden die unterschiedlichen operativen Verfahren zur Behandlung der Streßinkontinenz nach Wirkprinzip, Indikation, Durchführung, Komplikationen und Erfolgsaussichten zusammengestellt.

5.4.1.3. Operationen

Submuköse Injektionstechniken

 Wirkprinzip

Die Unterpolsterung der Urethra bzw. des Blasenhalses mit nicht bzw. schwer resorbierbaren Materialien führt zu einer Erhöhung des urethralen Auslaßwiderstandes.

 Indikationen

Gemäß des Wirkprinzipes stellen Patienten mit einer hypotonen Urethra ohne begleitende Hypermobilität (intrinsische Sphinkterinsuffizienz) vom pathophysiologischen Verständnis her die Zielgruppe für eine Injektionstherapie dar. Bei der leichtgradigen weiblichen Inkontinenz durch intrinsische Sphinkterinsuffizienz, wie auch nach Operationen, z. B. transurethralen Eingriffen einschließlich Urethrotomien, kann die submuköse Injektionstherapie indiziert sein. Voraussetzung ist eine Restfunktion des Sphinkters.

 Operative Technik

Die submuköse Injektion von Substanzpolstern erfolgt entweder perineal oder mittels speziell entwickelten Injektionsnadeln über den transurethralen Zugang unter Sicht. Verwendet wird Teflon, Kollagen, autologes Fett und Silikon und als Neuentwicklung expandierende Mikroballons. Die Injektionen werden zirkulär im Blasenhalsbereich durchgeführt. Die Zahl der Injektionen pro Sitzung (2-4) und die injizierten Volumina (4-25 ml) variieren. Bis zu 10 Wiederholungen der Behandlung sind beschrieben.

 Komplikationen

Von Berg (1973) und Politano (1974) wurden periurethrale Tefloninjektionen beschrieben [2,7]. Aufgrund von lokaler Migration, Granulombildung und im Tierversuch nachgewiesenen Embolien in Haut, Lunge und Gehirn [5] wurde das Material verlassen. Ebenso ist Polytetrafluoroethylen wegen seiner Migration gefährlich und wird nicht mehr verwendet. Autologes Fett muß durch subkutane Absaugung gewonnen werden, womit die minimal invasive Intention in Frage gestellt ist. Bei allen submukösen Injektionstechniken tritt postoperativ häufig (50 %) eine Drangsymptomatik auf.

 Erfolgsaussichten

In Abhängigkeit des verwendeten Materials werden Erfolgsraten nach 3 Monaten bis zu 86 % beschrieben, die nach 24 Monaten auf 68 % zurückgehen. Bei autologem Fett wurde aufgrund der Resorption nur in 36 % eine Besserung der Streßinkontinenz erreicht. Die einfache Anwendbarkeit der Injektionstherapie und die mögliche Wiederholbarkeit bei Nachlassen des Erfolges sollten nicht zu einer breiten Indikationsstellung Veranlassung geben.

Vaginale Operationsverfahren

Zu den klassischen vaginalen Operationsverfahren zählt die häufig im Rahmen anderer gynäkologischer Operationen, wie der vaginalen Hysterektomie, durchgeführte vordere Kolporraphie (Abb. 5.18).

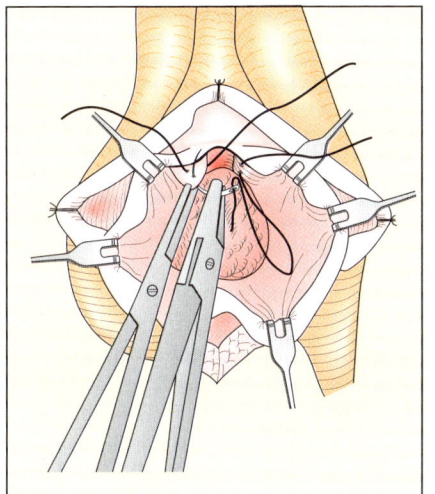

Abb. 5.18: Vordere Kolporraphie: Raffung des paraurethralen Gewebes.

 Wirkprinzip

Das Gewebe paraurethral und im Bereich des Blasenhalses wird gerafft. Eine Zystozele kann damit korrigiert werden.

 Operative Technik

Über einen sagitalen Schnitt an der Vaginalvorderwand wird der Blasenboden dargestellt, um dann die pubozervikale Faszie durch Matratzennähte zu verstärken (*Beck* und *McCormick* [1]).

 Indikation

Zur Behandlung des vaginalen Deszensus stellt das Operationsverfahren eine suffiziente Methode dar.

 Komplikationen

Infolge der vaginalen Präparation können Denervierungen von Blasenhals und Urethra zu signifikant verlängerten Latenzzeiten des urethralen Sphinkters, sowie zu einer Reduktion des urethra-

len Verschlußdruckes führen. Ein Mißerfolg ist somit prädisponiert.

 Erfolgsraten

Die Rezidivrate bezüglich der Streßinkontinenz liegt bei ca. 70 %. Die vordere Kolporraphie kann daher nicht als Verfahren zur Versorgung einer Streßinkontinenz empfohlen werden.

Suspensionsplastiken

Suspensionsplastiken werden über einen suprapubischen oder kombiniert vaginal-suprapubischen Zugang durchgeführt.

Suprapubische Operationsverfahren

 Wirkprinzip

Ziel der Suspensionsplastiken ist die Elevation sowie Fixation von Urethra und Blasenhals in einer anatomisch korrekten Position zur Optimierung der Drucktransmission. Es wird ein stabiles Widerlager geschaffen, das unter Streßbedingungen das Absinken der Blasenhalsregion und damit den Verlust der urethralen Drucktransmission verhindert.

 Operative Technik

Der Vorläufer aller suprapubischen Suspensionsplastiken ist die Operation nach *Marschall-Marchetti-Krantz* (1949). Über einen suprapubischen Zugang werden paraurethral und im Bereich des Blasenhalses zunächst Nähte vorgelegt, die dann am Periost der Symphyse fixiert werden.

Die heute am häufigsten durchgeführte Suspensionsoperation ist die Kolposuspension nach *Burch* (1961, 1968) (Abb. 5.19). Hierbei wird die Vaginalvorderwand urethrafern mit mehreren Nähten gefaßt und am Ligamentum iliopectineum fixiert. Die Operation kann auch laparoskopisch durchgeführt werden. Eine geringere narbige Konsolidierung reduziert hierbei jedoch die Erfolgsrate.

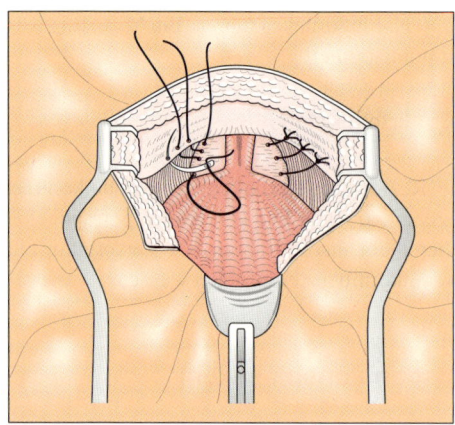

Abb. 5.19: Kolposuspension nach Burch.

Komplikationen

Eine schwerwiegende Komplikation der Operation nach *Marschall-Marchetti-Krantz* stellt die Osteitis pubis (ca. 3 %) dar. Bei regulärer Operationsdurchführung wird eine postoperative Obstruktion selten gesehen, ist aber nicht auszuschließen. Das Risiko einer Obstruktion ist um so höher, je näher die Nähte an der Urethra liegen. Bei der Operation nach *Marschall-Marchetti-Krantz* treten in 11 % [6] Blasenentleerungsstörungen auf. Durch eine vorbestehende Detrusorinstabilität ist das Risiko eines Mißerfolges deutlich erhöht. Gemeinsames Problem aller Suspensionsplastiken sind die Fixationspunkte der Fäden. Weder das Periost, noch die Vaginalvorderwand oder das Cooper´sche Ligament garantieren eine stabile Verankerung ("Durchschneiden der Fäden").

Erfolgsraten

In den ersten sechs Monaten nach der Operation verschlechtert sich die Erfolgsrate aufgrund des Durchschneidens der Fäden. Später besteht eine narbige Konsolidierung mit Langzeiterfolgsraten um 80 %.

Kombiniert vaginal - suprapubische Operationsverfahren

Kombiniert vaginal-suprapubische Operationsverfahren sind

• Nadelsuspensionsplastiken und

• Schlingenverfahren

Nadelsuspensionsplastiken

Wirkprinzip

Die Elevation und Fixation des Blasenhalses in einer anatomisch korrekten Position führt zu einer besseren Drucktransmission unter Belastung.

Indikation

Wegen der kurzen Operationszeit und geringen Invasivität und Morbidität, werden Nadelsuspensionsplastiken vor allem bei älteren Patientinnen mit hypermobiler Urethra angewendet.

Operative Technik

Stamey-Pereyra

Bei dem Operationsverfahren nach *Stamey-Pereyra* (Abb. 5.20, Abb. 5.21) werden paramedian suprapubisch zwei Schnitte gesetzt und die Rectusfaszie dargestellt. An der Vaginalvorderwand erfolgt ein Schnitt in Höhe des Blasenhalses. Eine spezielle Nadel, wird dann durch die Rectusfaszie gestochen und unter vaginal-digitaler Kontrolle neben dem Blasenhals zur vaginalen Inzision durchgeführt. Mit Hilfe der Stamey-Nadeln werden nicht resorbierbare Fäden vom Blasenhals nach ventral durchgezogen. Die Fäden sind, um ein Durchwandern des Gewebes zu vermeiden, mit Dacronpatches armiert, die in Höhe des Blasenhalses zu liegen kommen. Unter urethroskopischer Kontrolle werden die Fäden bis zu einer ausreichenden Elevation des Blasenhalses angezogen und dann über der Rectusfaszie abgeknotet.

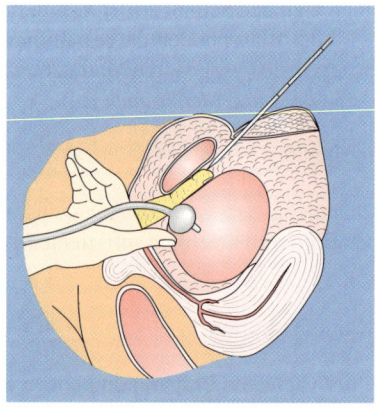

Abb. 5.20: Operation nach Stamey-Pereyra. Der über die vaginale Inzision eingeführte Finger kontrolliert die Stichrichtung.

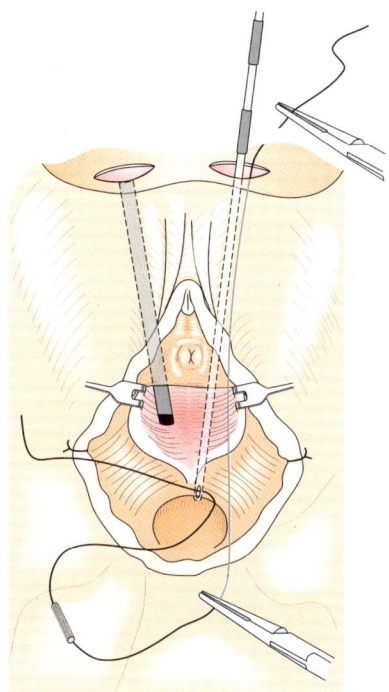

Abb. 5.21: Stamey-Pereyra. Neben dem Blasenhals plazierter Dacronpatch.

Bei der Modifikation nach *Raz* erfolgt ein invertierter U-förmiger Schnitt an der Vaginalvorderwand. Das Durchwandern des Nahtmaterials wird verhindert, indem die paravaginale Faszie und die pubourethralen Bänder helikal gefaßt werden.

Gittes beschreibt eine Modifikation ohne vaginale Inzision. Die Vaginalwand wird allschichtig mit nicht resorbierbarem Nahtmaterial gefaßt.

 Komplikationen

Eine Drangsymptomatik tritt postoperativ in 25 %, eine Dranginkontinenz in bis zu 10 % der Fälle auf. Postoperative Blasenentleerungsstörungen sind selten.

 Erfolgsraten

Die Erfolgsraten liegen bei primär 90 % und nehmen mit der Dauer des Follow-up auf 40 % ab.

Schlingenverfahren

 Wirkprinzip

Entweder auf rein suprapubischem oder auf kombiniert suprapubisch-vaginalem Weg werden Urethra und Blasenhals durch eine dorsal der Urethra verlaufende Schlinge suspendiert und dadurch, auch unter Streßbedingungen, in normaler anatomischer Position fixiert.

 Indikation

Jede Form der Inkontinenz, speziell aber bei hypotoner Urethra, höhergradiger Streßinkontinenz oder Rezidivinkontinenz.

 Operative Technik

Faszienzügelplastik (FZP)

Das Verfahren geht auf Versuche zurück, Muskelschlingen um die Urethra zu legen. Hierbei wurde erkannt, daß Faszienstreifen allein effektiver sind.

Bei der Methode nach *Narick* und *Palmrich* erfolgt über einen Pfannenstielschnitt die Darstellung der Faszie des M. obliquus externus. Vom Tuberculum pubicum ausgehend in Richtung Spina iliaca anterior superior werden beidseits ca. 2 cm breite und ca. 12 cm lange gestielte Faszienstreifen präpariert. Nach Durchstoßen der Fascia transversalis erfolgt die Präparation jeweils eines Kanals hinter dem Schambein, beidseits lateral des Blasenhalses. Von einer vaginaler Inzision ausgehend wird der Paraurethralraum bis zum Beckenboden präpariert. Nach stumpfem Durchstoßen des Beckenbodens streng hinter der Symphyse können die Faszienstreifen nach vaginal durchgezogen werden (Abb. 5.22, Abb. 5.23). Die beiden Faszienstreifen werden unterhalb der Urethra bzw. des Blasenhalses vernäht und bilden so eine Schlinge. Diese Schlinge wird durch Kletternähte angezogen. Die Ermittlung der richtigen Schlingenspannung ist diffizil. Unterschiedliche Manöver, wie die Einlage eines Q-Tip in die Harnröhre oder die manuelle Kompression der gefüllten Blase, sind hilfreich, können aber die Erfahrung des Operateurs nicht ersetzen.

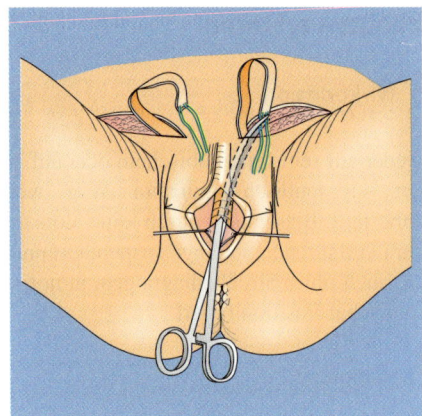

Abb. 5.22: Retrosymphysäres Durchziehen der Faszienstreifen mittels Kornzange.

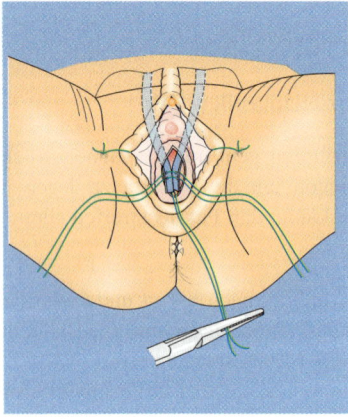

Abb. 5.23: Vereinigung der Faszienstreifen und Anziehen des Zügels durch Kletternähte.

Modifikationen des Verfahrens verwenden nur einen gestielten Faszienstreifen aus der Rectusscheide, der nach vaginal durchgezogen, um die Urethra gelegt und wieder nach ventral geführt wird. Ebenso kann ein 2 x 4 cm großer freier Faszienstreifen, z.B. aus der Fascia tensor latae, als Lager für den urethro-vesikalen Übergang dienen. Dieser freie Faszienstreifen wird hierzu an den Ecken mit je einem Faden armiert. Die Fäden werden retrosymphysär nach ventral geführt und vor der Rektusscheide verknotet.

Komplikationen

Eine vorbestehende Drangsymptomatik/-inkontinenz persistiert in 23 – 40 %. In Abhängigkeit von einer möglichen Überkorrektur kann postoperativ eine Drangsymptomatik neu auftreten (de novo oder new onset Urgesymptomatik).

Es besteht das Risiko einer postoperativen Urinretention. Passagere Blasenentleerungsstörungen treten in 30 – 50 % der Fälle auf. Eine passagere cholinerge Medikation kann hilfreich sein.

Besteht eine Überkorrektur mit hoher Schlingenspannung, die insbesondere nach Voroperationen und bei starren Gewebeverhältnissen erforderlich sein kann, ist von einer längerfristigen Blasenentleerungsstörung auszugehen. Das Risiko hierfür liegt bei ca. 2 %. Die Patientinnen müssen dennoch über einen postoperativ ggf. erforderlichen Einmalkatheterismus aufgeklärt werden. Eine persistierende Streßinkontinenz beruht meist auf einer starren Urethra nach multiplen Voroperationen.

Erfolgsraten

Bei drittgradiger Streßinkontinenz und auch bei Rezidiveingriffen können mit den Schlingenverfahren gute Kontinenzraten erzielt werden. Nach einem mittleren Follow-up von 3 Jahren können für die unterschiedlichen Inkontinenzformen Kontinenzraten bis zu 92 % erwartet werden. Pubovaginale Schlingen konnten selbst bei totaler Inkontinenz mit "low-resistance urethra" noch Erfolgsraten von 62 % erzielen. Die Langzeiterfolgsrate liegt bei ca. 80 % [4].

Heterologe Schlingen

Viele Modifikationen mit Verwendung von heterologem Material wurden entwickelt. Verwendung finden neben Lyodura alloplastische Kunststoffbänder (Zödlerband, Nylon-, Goretex- Mersilene Bänder). Besonderes Problem der Schlingenoperationen mit Fremdmaterial ist das Durchwandern der Fäden oder Bänder in Urethra/Blasenhals mit erneuter Inkontinenz bis hin zur Fistelbildung. Die Entfernung des Fremdmaterials ist durch ausgeprägte Fremdkörperreaktionen und Fibrosierungen problematisch und erschwert erforderliche Rezidiveingriffe. Die genannten Probleme können zum kompletten Verlust der funktionellen Harnröhre führen!

Aktuell gewinnt das "Tension-free Vaginal Tape" Verfahren an Popularität. Ein Proleneband wird unter Lokal- oder Regionalanästhesie mittels spezieller Nadeln von vaginal neben der Urethra hinter der Symphyse nach ventral geführt. Eine Fixation erfolgt nicht, sondern das Band hält sich selbst im Gewebe. Besonderheit dieses Verfahrens ist, wie der Name schon sagt, das spannungsfreie Umschlingen des Blasenhalses (Abb. 5.24a+b). Bei zweitgradiger Streßinkontinenz finden sich Erfolgsraten von 80 %. Langzeitergebnisse sind noch abzuwarten.

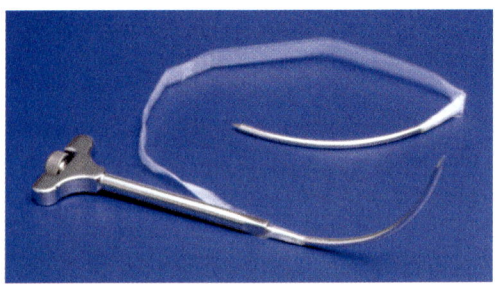

a

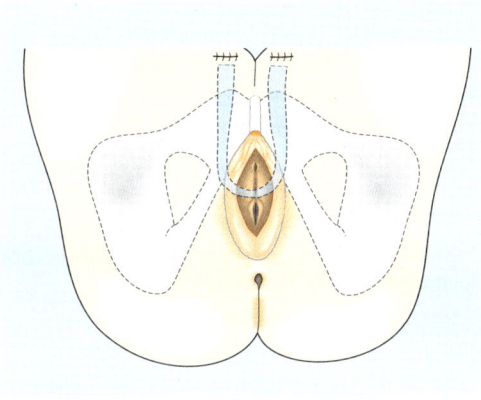

b

Abb. 5.24a+b: a: TVT (Tension Free Vaginal Tape): Proleneband mit Nadeln und Einführinstrument. b: In Situ-Lage des Implantates.

Artifizielle Sphinkter

 Wirkprinzip

Die hydraulischen Systeme bestehen aus einer Manschette (cuff), die um den Blasenhals gelegt wird. Mit einer Pumpe in den großen Labien, wird der Inhalt des "cuffs" in ein intraperitoneal liegendes Reservoir transportiert und der Innendurchmesser des "cuffs" vergrößert sich (Abb. 5.25). Der Patient kann nun miktionieren. Nach der Miktion füllt sich der "cuff" wieder durch die definier-

ten elastischen Kräfte des Reservoirs und die Kontinenz wird wieder hergestellt.

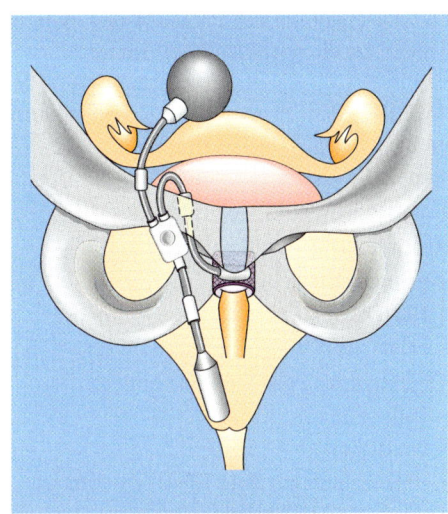

Abb. 5.25: Artifizieller Sphinkter AMS Securo-T®.

 Indikation

Die Indikation zum artifiziellen Sphinkter besteht bei hypotoner/atoner Urethra. Eine entsprechende Erfahrung mit dieser Technik sollte vorhanden sein [8].

Komplikationen

Nicht seltene Komplikationen stellen Protheseninfekte, mechanische Defekte und auch das Durchwandern des "cuffs" dar. Dementsprechend hoch liegt die Rate an Revisionseingriffen (41 %).

 Erfolgsraten

Bei hochgradiger Inkontinenz bieten diese hydraulischen Verschlußmechanismen gute Erfolgsaussichten. Die Kontinenzrate wird mit 86 % angegeben.

Supravesikale Harnableitung

Bei Verlust der funktionellen Harnröhre (z.B. nach Bestrahlungen), bei extraurethraler Inkontinenz (Fistelbildung; Kloaken) ist als "ultima ratio" die supravesikale Harnableitung indiziert. Bei totaler Inkontinenz kann selbst eine "nasse Harnableitung" im Sinne eines Ileumconduit die Lebensqualität verbessern. Insbesondere bei jungen Patienten aus dieser Indikationsgruppe erscheint die kontinente Harnableitung sinnvoll. Ein Urinreservoir aus Darmanteilen mit einem Kontinenzmechanismus, der an den Nabel angeschlossen wird, kann die soziale Integrität des Patienten bewirken und gewährleistet ein positives Body-Image.

Checkliste der Therapie der Streßinkontinenz

Diagnostik:
- Einschätzung des Leidensdruckes
- Klinische Untersuchung:
  - vaginale Einstellung
  - Hustentest
  - Bonneytest
- Objektivierung der Streßinkontinenz:
  - Padtest
  - Urodynamik:
    - Ausschluß instabile Blase: Zystometrie
    - Evaluation "Sphinkter": Urethradruckprofil
- Differenzierung hypotone oder/und hypermobile Urethra

Therapie:
- Konservative Maßnahmen ausgereizt ⇒ Auswahl des Operationsverfahrens unter Berücksichtigung der
  - Genese
  - Komorbidität des Patienten
  - und des Merksatzes: **Primärtherapie = effizienteste Therapie**

Literatur

1. Beck RP, McCormick S (1982) Treatment of urinary stress incontinence with anterior colporraphy. Obsted Gynecol 59: 269

2. Berg S (1973) Polytef augmentation urethroplasty. Arch Surg 107: 379

3. Ingelman-Sundberg A (1952) Urinary incontinence in woman, excluding fistulas. Acta obsted Scand 31: 266

4. Leach GE, Dmochowski RR, AppellRA, Blaivis JG, Hadley HR, Luber KM, Mostwin JL, O´Donnell PD, Roehrborn CG (1997) Female stress urinary incontinence clinical guidelines – Panel summary report on surgical management of female stress urinary inkontinence. J Urol 158: 875-880

5. Malizia AA, Reinman HM, Myers RP (1984) Migration and granulomatous reaction after periurethral injection of polytef (Teflon). JAMA 251: 3277

6. Parnell JP, Marshall VF, Vaughan ED (1982) Primary management of urinary stress incontinence by the Marshall-Marchetti-Krantz vesicourethropexy. J Urol 127: 679

7. Politano VA, Small MP, Harper JM, Lynn CM (1974) Periurethral teflon injection for urinary incontinence. J Urol 127: 439

8. Schreiter F, Noll F (1994) Artificial Sphinkter. In: Kursh ED, McGuire EJ (Editors) Female Urology. J.B. Lippincott Company, Philadelphia, s 259-265

9. Stein R, Müller SC (1993) Das Krankheitsbild der Harninkontinenz. Urologe[B] 33[Suppl]: 10-12

Weiterführende Literatur

10. Black NA, Downs SH (1996) The effectiveness of surgery for stress incontinence in woman: a systematic review. Brit J Urol 78: 497-510

11. Haab F, Zimmern PE, Leach GE (1996) Female stress urinary incontinence due to intrinsic sphincteric deficiency: recognition and management. J Urol 156: 3-17

12. Hohenfellner R (1994) Ausgewählte urologische OP-Techniken. Georg Thieme, Stuttgart – New York

13. Jocham D, Miller K (1994) Praxis der Urologie. Georg Thieme, Stuttgart – New York

14. Jonas U, Heidler H, Höfner K, Thüroff JW (1998) Diagnostik der Funktionsstörungen des unteren Harntraktes. Ferdinand Enke, Stuttgart

15. Kursh ED, McGuire EJ (1994) Female Urology. J.B. Lippincott Company, Philadelphia

16. Raz S (1996) Female Urology. W.B. Saunders Company

17. Schulz-Lampel D, Alloussi Sh, Müller S (Arbeitskreis Urologische Funktionsdiagnostik & Urologie der Frau) Leitlinien: Operative Therapie der Harninkontinenz der Frau

18. Stanton SL, Tanagho EA (1986) Surgery of Female Incontinence. Springer, Berlin Heidelberg New York Tokyo

19. Varner ER, Sparks JM (1991) Surgery for stress urinary incontinence. Surg Clin North Am 71-5: 1111-1134

5.4.2. Dranginkontinenz

5.4.2.1. Indikationsstellung

Die operative Therapie der Dranginkontinenz steht zwangsläufig am Ende einer Therapiekaskade. Zahlreiche konservative Behandlungsmöglichkeiten stehen zur Verfügung und müssen hinsichtlich ihrer Indikation im individuellen Fall sorgfältig geprüft werden. Die Praxis zeigt, daß ein geringer Teil von Patienten nicht auf konservative Methoden anspricht, so daß letztlich nur ein operativer Eingriff helfen kann.

Eine umfassende Diagnostik zum Nachweis von Art, Qualität und Quantität der Dranginkontinenz ist essentiell. Die Untersuchung sollte alle Formen klinisch urologischer und urogynäkologischer Untersuchungsmaßnahmen einschließlich der urodynamischen Messung beinhalten, um die Indikation zur Operation zu erhärten. Die Ineffektivität konservativer Therapiemaßnahmen muß über einen ausreichend langen Zeitraum eindeutig dokumentiert sein. Die sekundäre Dranginkontinenz bei subvesikaler Obstruktion und neurogener Blasenentleerungsstörung ist von einer primären idiopathischen Form abzugrenzen. Der Ausschluß einer subvesikalen Obstruktion muß klinisch und urodynamisch mit einer Druck-Fluß-Messung und -analyse erfolgen. Der Ausschluß einer neurogenen Genese erfordert eine neurologische Konsiliaruntersuchung.

Für alle operativen Verfahren zur Behebung der Dranginkontinenz ist eine lebenslange urologische Kontrolle erforderlich. Der Patient sollte über diese Tatsache aufgeklärt werden; eine entsprechende Patienten- Compliance ist Voraussetzung.

Innerhalb der operativen Verfahren ist individuell spezifisch die Notwendigkeit unterschiedlicher Invasivität abzuwägen. Hier sollte möglichst ein abgestuftes Vorgehen, ausgehend von Verfahren der Denervierung über Augmentation bis hin zum Blasenersatz bzw. der supravesikalen Harnableitung, erfolgen.

5.4.2.2. Behandlungsprinzipien

Eine erste Möglichkeit bietet die direkte Zerstörung oder operative Durchtrennung zu- oder abführender Nerven oder nervaler Geflechte innerhalb des Detrusors. In diese Gruppe gehören Methoden der *Denervierung* wie die Injektion von Lokalanästhetika (passagere Wirkung) oder Alkohol bzw. Phenol (permanente Wirkung), die hydraulische Blasendehnung oder die Detrusor-Transsektion und Verfahren zur gezielten Nervendurchtrennung (Deafferentierung, Durchtrennung von Nerven des Plexus pelvicus von vaginal, Cystolyse).

Auf einem völlig anderen Prinzip basiert der Einsatz der *Blasenerweiterungsplastik (Augmentation)* zur Behandlung der Dranginkontinenz. Durch das Aufnähen von detubularisierten Darmanteilen wird neben einer einfachen Erweiterung der Blasenkapazität ein Windkesselprinzip zur Kompensation der bei motorischer Urge oder low compliance bladder auftretenden hohen Drucke ausgenutzt. Durch die Präparation der Blase bzw. die Durchtrennung des Detrusors bis zum Trigonum bei der Clam-Zystoplastik wird der Augmentations-Effekt durch eine partielle Denervierung zusätzlich unterstützt. Die zum Teil schlechten Erfolge einer reinen Blasenerweiterung bei therapieresistenter Urge, der interstitiellen Zystitis [42] oder der urethralen Instabilität [55] haben zur Vorstellung geführt, daß der Detrusor teilweise (supratrigonal) oder vollständig *(Blasenersatz)* entfernt werden muß. Selbst bei kompletter Entfernung der Harnblase und orthotopem Blasenersatz kann im Einzelfall die Dranginkontinenz persistieren. Eine präzise Indikation für oder gegen die Detrusorresektion bei Dranginkontinenz ist bisher nicht erkennbar, was hauptsächlich in der heterogenen Definition und dem Fehlen exakter diagnostischer Kriterien bei urethraler Instabilität und interstitieller Zystitis begründet ist.

Die *supravesikale Harnableitung* (inkontinent, kontinent) schaltet den Detrusor vollständig aus und ist damit ohne Frage die sicherste und zugleich invasivste Methode zur operativen Therapie der Dranginkontinenz.

5.4.2.3. Denervierung

■ Injektionen

Eine selektive Sakralnervenblockade mit Lokalanästhetikum (reversibel) oder Phenol (irreversibel) besitzt eine Erfolgsrate von 70 % nach einer Woche, die jedoch auf 16 % nach einem Jahr absinkt [34]. Die irreversible Phenol-Behandlung ist deshalb wegen der hohen Komplikationsrate (Fisteln, komplette Detrusorareflexie, Möglichkeit von Blasen-Scheiden-Fisteln) nicht zu empfehlen [41]. Die wiederholte Injektion von Lokalanästhetika zur reversiblen selektiven Sakralnervenblockade ist wegen der geringen Patientenbelastung jedoch akzeptabel. Lokalanästhetika sind mit ähnlichem Behandlungserfolg auch periurethral transvaginal anwendbar [25].

■ Nervendurchtrennung

Im Gegensatz zur kompletten sakralen Deafferentation, die bei querschnittgelähmten Patienten in Kombination mit der sakralen Vorderwurzelstimulation zur Anwendung kommt, wird eine selektive sakrale Rhizotomie bei neurogenen Blasen (low compliance bladder bei Myelomeningocele) durchgeführt. Vor Durchtrennung ist zur Identifikation der Nerven intraoperativ eine gezielte Stimulation mit Messung der Detrusor- und Sphinkterantwort erforderlich. Die Erfolgsrate wird mit 60-70 % angegeben [15].

Die sakrale Nervendurchtrennung nach vorheriger Blockung mit einem Lokalanästhetikum wurde auch bei Urge-Inkontinenz angewendet [2]. Die Erfolgsrate von primär 95 % hielt nur durchschnittlich 4,8 Monate. Nach sakraler Nervendurchtrennung kann ein definitiver Harnverhalt mit der Notwendigkeit des intermittierenden Selbstkatheterismus auftreten.

Eine totale Denervierung des Detrusors bis zum Trigonum (Cystolyse) [54] erbrachte enttäuschende Resultate [1].

Eine weitere Möglichkeit ist die ein- oder beidseitige partielle periphere Durchtrennung von Teilen des Plexus pelvicus über einen vaginalen Zugang [26]. Primär mitgeteilte Erfolgsquoten von 91 % wurden von anderen Autoren mit 75 % [28] angegeben. Langzeitergebnisse sind nicht berichtet worden. Sinnvoll erscheint, daß die potentielle Wirkung der Operation primär mit einer Injektion von Lokalanästhetika geprüft wird und nur dann eine Operation in Frage kommt, wenn eine subjektive und objektive Response nachweisbar ist.

■ Blasendehnung

Bei der hydraulischen Blasendehnung wird über ein Kondom ein hydrostatischer Druck bis zum systolischen Blutdruck endovesikal auf den Detrusor ausgeübt. Die entstehende Ischämie bzw. die direkte Druckwirkung erzeugt eine Schädigung der intramuralen Nerven. Während die ersten Berichte noch optimistisch erschienen [9], waren die Langzeitergebnisse eher enttäuschend. Die Komplikationsrate war hoch (Perforationen, schlaffe Blase), die Langzeiterfolge lagen bei 19 % (3 Monate) bzw. 17 % (nach 1 Jahr) [8]. Auch eine zweite Blasendehnung konnte keine besseren Ergebnisse liefern, so daß diese Form der Behandlung verlassen wurde.

■ Denervierung durch Kühlung

Im Tierversuch konnte nachgewiesen werden, daß eine intravesikale Kühlung auf 0°C eine Schädigung der intramuralen Nerven ohne Schaden der Detrusormuskulatur zu erreichen ist. Die Methode ist allerdings bisher nicht über den Tierversuch hinaus gekommen [10].

■ Blasentranssektion

Die Transsektion der Blase beinhaltet eine partielle quere Durchtrennung des Detrusors kurz oberhalb des Trigonums (Abb. 5.26), um über diesen Weg eine Denervierung des Detrusors zu erreichen. Auch hier waren die anfänglichen Berichte optimistisch [35], hielten jedoch Langzeituntersuchungen nicht stand. Die initialen Resultate von 74 % Heilung, 14 % Besserung und 12 % Versagern fielen nach 2 bis 5 Jahren auf 65 %, 19 % und 16 % [36].

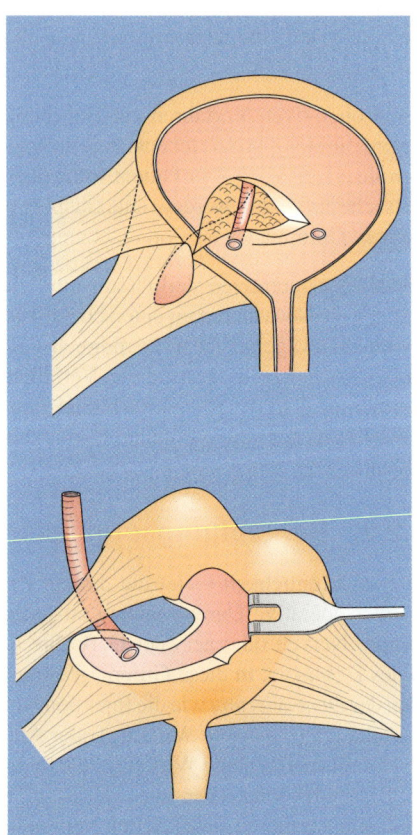

Abb. 5.26: Blasentranssektion nach Mundy. Quere zirkuläre einseitige Durchtrennung des Detrusors kurz oberhalb des Trigonums (nach [35]).

5.4.2.4. Blasenaugmentation

Die Blasenaugmentation bezeichnet die operative Erweiterung der Kapazität der Blase, die im Falle der Clam (Muschel) - Zystoplastik mit einer Transsektion der Blase (Durchtrennung des Detrusors bis zum Trigonum) kombiniert wird. Die Wirkung bei Drang-Inkontinenz erklärt sich zum einen durch die partielle Denervierung, zum anderen durch eine "Windkessel"-Funktion des verwendeten detubularisierten Darmes, der die Drucke instabiler Kontraktionen bzw. einer low compliance bladder kompensiert.

■ Autoaugmentation

Bei der Autoaugmentation wird der Windkessel durch die Schaffung eines künstlichen Divertikels erreicht. Operativ wird ein großer Anteil der Blasenmukosa durch Abpräparieren des Detrusors freigelegt. Postoperativ bildet sich in diesem Bereich ein Blasendivertikel aus. Die Operation, die 1989 noch im Tierversuch publiziert wurde [7], ist inzwischen klinisch am Patienten gut etabliert [49]. Die Erfolgsquote des Verfahrens bei neurogenen Blasen wird mit 86 % über eine Zeitraum von maximal 4,5 Jahren angegeben. Eine Komplikation ist die intraoperative Mucosaperforation in 41 %. 45 % der Patienten müssen sich intermittierend katheterisieren.

■ Augmentation mit Dünndarm

Die gebräuchlichste Form der Blasenaugmentation wird mit einer Dünndarmschlinge durchgeführt, die aus dem terminalen Ileum gewonnen und vor Anastomose mit der Blase detubularisiert wird. Detubularisierung bezeichnet das antimesenteriale Durchtrennen der ausgeschalteten Dünndarmschlinge, so daß nach Aufhebung des Darmrohres eine Dünndarmplatte entsteht. Die Detubularisierung ist heute eine der Grundprinzipien von Augmentation und Harnableitung [19]. Im Falle der Clam-Zystoplastik wird der Detrusor vor der Anastomose mit der Dünndarmplatte in einer speziellen Technik bis zum Trigonum durchtrennt (Abb. 5.27).

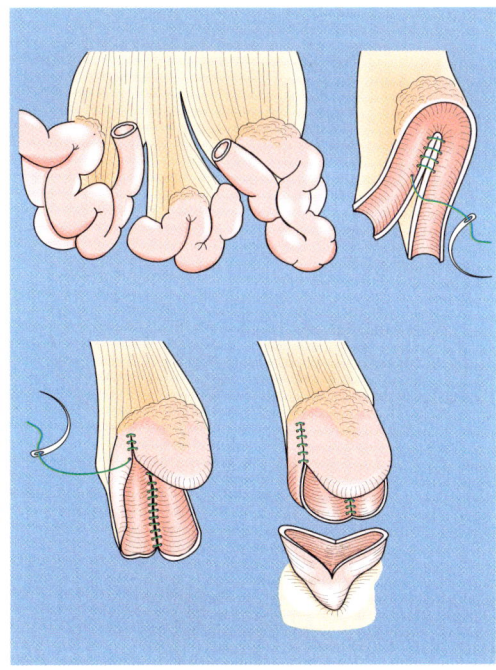

Abb. 5.27: Clam-Zystoplastik. Augmentation der Blase mit einem detubularisierten Teil des terminalen Ileums. Der Detrusor wird muschelförmig bis supratrigonal eingeschnitten.

Die Erfolgsraten bei Drang-Inkontinenz liegen bei 52-80 %, wobei bis 20 % der Patienten wegen erhöhtem Restharn den intermittierenden Katheterismus durchführen müssen [24, 31, 37]. Vor allem bei Detrusorhyperreflexie muß bei gleichzeitig bestehender neurogener Blasenentleerungsstörung mit einer Verstärkung der Miktionsstörung gerechnet werden. Auch primär für den Blasenersatz konzipierte Techniken mit längeren Dünndarmsegmenten [17, 33, 56] sind als Augmentate verwendet worden.

■ Augmentation mit Dickdarm

Colon eignet sich ähnlich wie Ileum als Augmentat. Die Detubularisierung ist ebenfalls Grundsatz (Abb. 5.28). Hinsichtlich der funktionellen Eigenschaften besteht kein Unterschied zwischen detubularisiertem Dünn-oder Dickdarm [19]. Blasenersatztechniken unter Verwendung des Sigmas sind von Reddy beschrieben worden, wobei die primäre Intention dieser Methode der Blasenersatz nach Zystektomie ist [43].

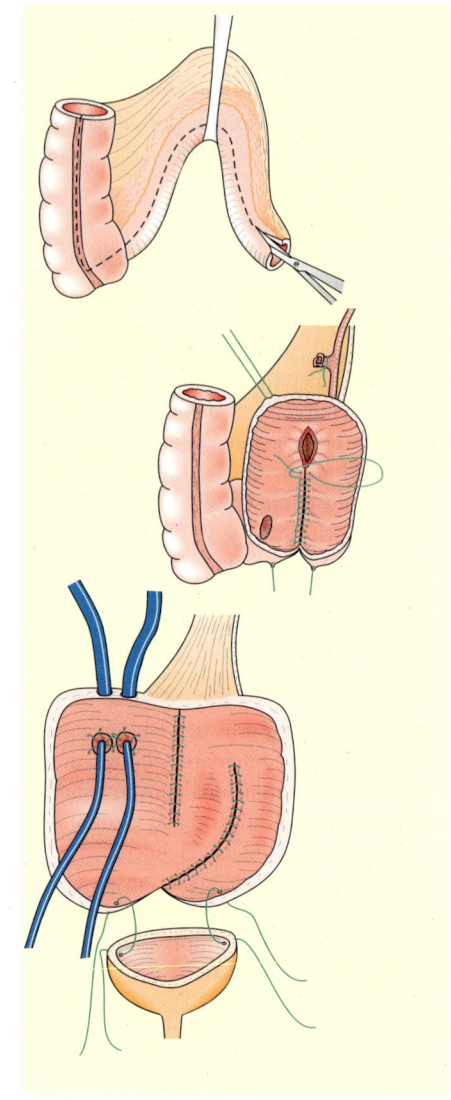

5.29), der als Reservoir terminales Ileum und Colon ascendens verwendet. Die Methode eignet sich sowohl als Augmentation, als Blasenersatz und als supravesikale kontinente Harnableitung [11-13, 16, 17, 46, 51, 52].

Abb. 5.29: MAINZ I als Blasen-Augmentat. Detubularisierung des ausgeschalteten terminalen Ileum und Colon ascendens. Die Ureteren werden antirefluxiv in den Kolonanteil der entstehenden Darmplatte eingepflanzt. Abschließend Anastomose mit dem resezierten Detrusor (nach [14]).

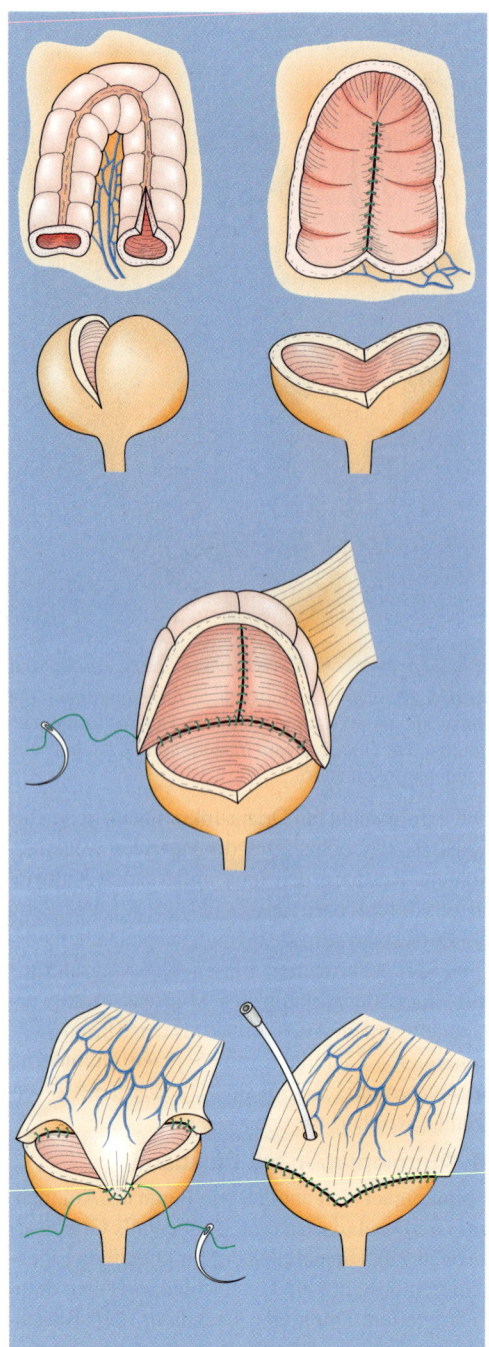

Abb. 5.28: Blasenaugmentation mit Sigma (nach [20]).

■ Augmentation kombiniert ileokolisch

Die populärste Methode ist der Mainz-Pouch I (mixed augmentation ileum and cecum) (Abb.

■ Augmentation mit Magenanteilen

Die Anastomose zwischen Blase und Darm zeigen
Nachteile wie die Ausbildung einer hyperchlorä-
mischen metabolischen Acidose, die vor allem bei
Patienten mit kompensierter Niereninsuffizienz
ein signifikantes Risiko bilden. Darüber hinaus
kann die Schleimproduktion des Darmes eine Gefahr für Harnwegsinfektionen oder inkomplette
Blasenentleerung insbesondere bei jenen Patienten sein, die die augmentierte Blase oder den
Pouch katheterisieren müssen. Resorptionsstörun-
gen infolge des ausgeschalteten Dünndarmes wie
Vit. B12- und Malabsorption von Fettsäuren sind
beim Erwachsenen selten und treten erst ab einer
ausgeschalteten Dünndarmlänge von > 45 cm auf
[39]. Zu einem vermehrten Wachstum von Bakterien im Dünndarm kann es bei Resektion der Ileocoecalklappe kommen, was wiederum zu einer
Malabsorption von Fett-, Gallensäuren und den
Vitaminen B12, A und D führen kann. Die erhöhte
Inzidenz von malignen Tumoren ist sowohl in Ure-
terosigmoidostomien als auch in Augmentaten mit
Dünndarm beschrieben worden [21].

Vor allem die metabolische Störungen haben dazu
geführt, Anteile des Magens aus dem Antrum als
Augmentat zu verwenden (Abb. 5.30). Weitere
Vorteile bilden eine dicke Muscularis, die ähnliche
Implantationstechniken wie beim Colon erlaubt,
und die günstigen viscoelastischen Eigenschaften
des Magens, die eine ausreichende Blasenkapazität ermöglichen. Ein nicht unbeträchtlicher Nachteil ist jedoch, daß nach Nahrungsaufnahme auch
in der Gastrozystoplastik eine erhöhte Säurepro-
duktion nachzuweisen ist, was zur Ausbildung von
Anastomosenulcera und Harnsäuresteinen führen
kann [4, 18, 38, 44]. Erste Tierversuche zeigen,
daß die Wahrscheinlichkeit zur Ausbildung von
malignen Tumoren nicht geringer ist [6].

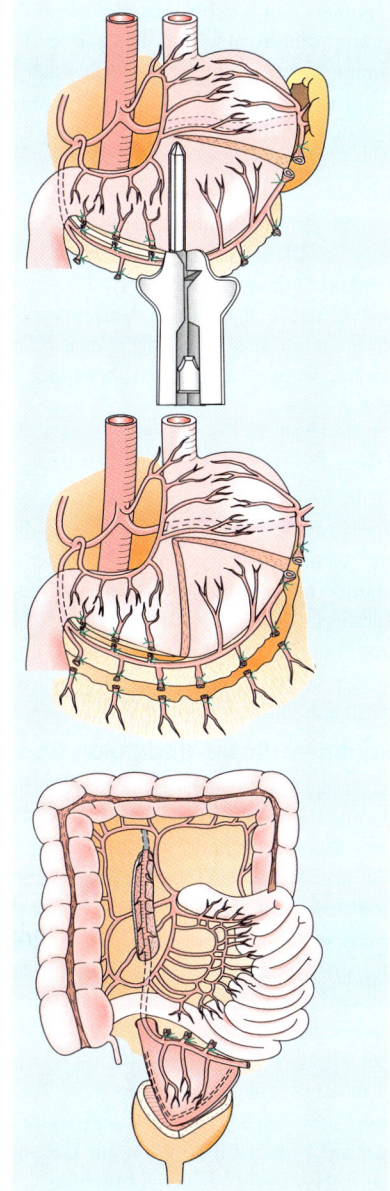

Abb. 5.30: Gastrozystoplastik. Ausschaltung eines
and der A. gastroepiploica dextra gestielten, keilförmi-
gen Magenanteils aus dem Antrum und Verlagerung
durch Mesocolon und Mesenterium bis hin zur muschelförmig aufgeklappten Harnblase (nach [40]).

5.4.2.5. Orthotoper Blasenersatz

Der orthotope Blasenersatz bezeichnet die Bildung einer Neoblase aus Darm, die nach kompletter Entfernung der Harnblase anstelle der Blase an
die Urethra angeschlossen wird. Als Kontinenz-

mechanismus dient wie bei Augmentation der natürliche Harnröhrenverschluß. Populär sind Techniken unter Verwendung von Ileum nach Hautmann [22] und Studer [50] oder das kombiniert Ileokolische Verfahren (Mainz I-Pouch) [12, 52]. Neoblasen sind vereinzelt auch bei Dranginkontinenz mit dem Ziel angewendet worden, einer persistierenden Dranginkontinenz durch Reste des Detrusors vorzubeugen. Inwieweit die Methoden bei Dranginkontinenz echte Vorteile gegenüber der Augmentation mit diesen Verfahren bieten, läßt sich nicht mit Sicherheit sagen, da größere Serien nur für Patienten mit Harnblasenkarzinom vorliegen.

5.4.2.6. Supravesikale Harnableitung

Die supravesikale Harnableitung kommt dann in Betracht, wenn der untere Harntrakt u.a. wegen Blasenentleerungsstörung ohne Möglichkeit der Katheterisierung, therapierefraktärer sensorischer Urge/urethraler Instabilität, erfolgloser Augmentation oder Tumoren der Harnblase und/oder Urethra ausgeschaltet werden muß.

■ Inkontinent (Ileum- und Colon-Conduit)

Klassische inkontinente Harnableitungen sind das Conduit aus Ileum oder Colon (Abb. 5.31). In die tubulären Darmabschnitte werden die Ureteren nach prävesikaler Durchtrennung implantiert. Der Darmanteil dient als Verlängerung zu einem Hautstoma, das mit einem Beutel versorgt wird. Die Operationen sind mit geringer Operationszeit durchführbar, die Länge der ausgeschalteten Darmanteile ist wie die intra- bzw. postoperative Morbidität gering. Die Lebensqualität ist im Vergleich zur kontinenten Ableitung bzw. zur Augmentation schlechter [5, 32, 53] und sollte heute nur noch mit strenger Indikation zur Behandlung der Urge-Inkontinenz verwendet werden.

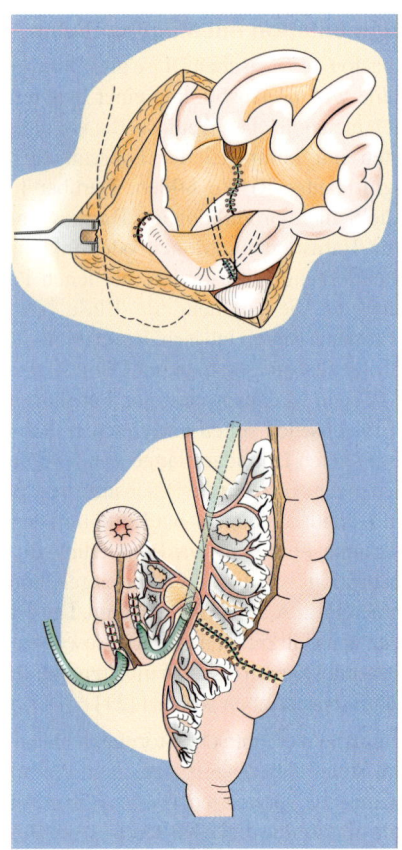

Abb. 5.31: Ileum- (oben) und Colon-Conduit (unten). Einpflanzung der Ureteren in ausgeschaltete tubuläre Anteile des terminalen Ileums oder Sigmas, die als Stoma in die Haut eingepflanzt werden (nach [3, 45]).

■ Kontinent

Zunächst besteht prinzipiell die Möglichkeit, die Harnblase selbst mit einem kontinenten Mechanismus supravesikal abzuleiten. Teilweise wird gleichzeitig die Harnröhre verschlossen. Das klassische Verfahren ist das Mitrofanoff-Prinzip, bei dem eine kontinente Neourethra (Appendix, Ureter) zwischen Blase und Haut als katheterisierbares Stoma genutzt wird [27]. Als Urinspeicher dient die Harnblase. Die Wahrscheinlichkeit des Fortbestehens der Inkontinenz ist hoch, so daß dieses Verfahren ohne zusätzliche Augmentation der Blase bei Detrusorinstabilität nicht als Mittel der Wahl anzusehen ist. Der Hemi-Kock basiert auf einem ähnlichen Prinzip, verwendet jedoch einen Ileum-Nippel als Kontinenzorgan und Teile des Dünndarms als Augmentat [29, 53].

Bei den kontinenten Verfahren zur Harnableitung ohne Verwendung der Harnblase (supravesikale Harnableitung) wird aus detubularisierten Darmanteilen ein Urinreservoir (Pouch) gebildet, das beim Kock- und Mainz I-Pouch über eine kontinente Ableitung mit dem Nabel verbunden wird. Es entsteht ein katheterisierbares Nabel-Stoma. Durch komplette Ausschaltung der Harnblase ist zwangsläufig die Gefahr der persistierenden Inkontinenz infolge Detrusorinstabilität ausgeschlossen. Beim Mainz II erfolgt die Einpflanzung der Ureteren in einen Sigma-Pouch, wobei durch die Erhaltung der Dickdarm-Kontinuität der Analsphinkter als Kontinenz-Organ genutzt wird.

➤ *Kock-Pouch*

Der Kock-Pouch verwendet ca. 70-80 cm des terminalen Ileums, wobei der aborale Absetzungsrand ca. 15 cm proximal der Ileocoecalklappe liegen sollte (Abb. 5.32). Die mittleren 40-45 cm der ausgeschalteten Schlinge werden detubularisiert und Seit-Seit anastomosiert. Anschließend werden aboraler und oraler tubulärer Dünndarm eingestülpt und in dieser Position mit einem Nähapparat fixiert. Die so entstehenden Nippel garantieren oral nach Einpflanzung der Ureteren einen Antirefluxmechanismus und aboral nach Anastomose mit dem Nabel ein kontinentes Stoma. Nach Bildung der Nippel und Einpflanzung der Ureteren erfolgt der U-förmige Verschluß des Pouches im Bereich des mittleren detubularisierten Darmes [53]. Die Kapazität des Pouches liegt bei 800 bis 1000 ml [47]. Mit Frühkomplikationen wie persistierendes Urinleck, entero-enterale oder entero-cutane Fistel, Ileus ist in 17 % zu rechnen. Spätkomplikationen wie z.B. Harninkontinenz, Schwierigkeiten beim Katheterisieren, parastomale Hernie traten in großen Serien in 31 % auf [30].

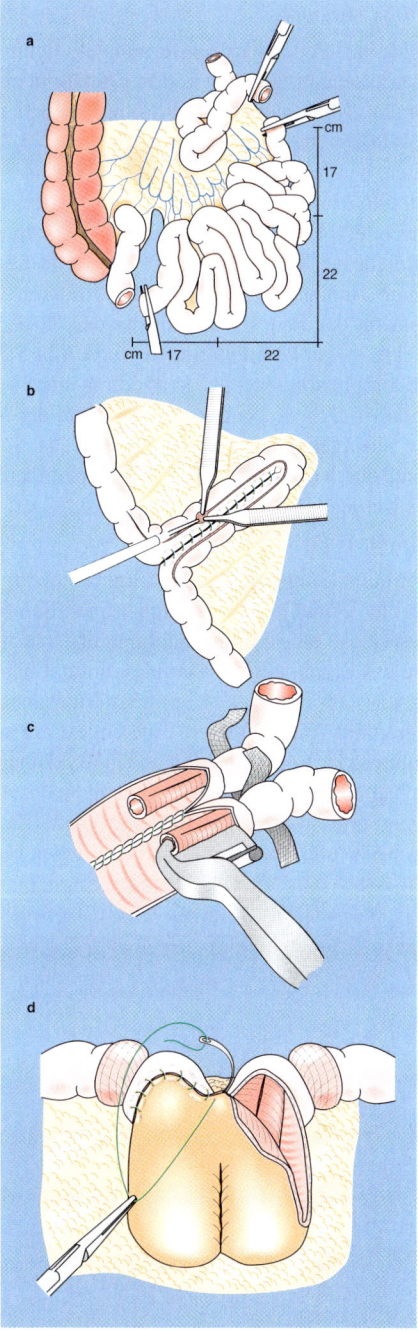

Abb. 5.32: Kock-Pouch. Ausschaltung von 70-80 cm Ileum (a). Seit-Seit-Anastomose und Detubularisierung der mittleren 45 cm (b). Nippelbildung durch Einstülpen und Stapler-Fixation des oralen und aboralen tubulären Ileums (c). U-förmiger Verschluß des Pouches (d) (nach [48]).

➤ *Mainz I Pouch*

Der Mainz I Pouch wird aus terminalem Ileum und
Colon ascendens gebildet und ist primär mit einem
aboralen Nippel mit Nabel-Stoma ähnlich dem
Kock-Pouch beschrieben worden (Abb. 5.33a).
Später wurde als Kontinenz-Mechanismus die
submukös in das Coecum verlagerte Appendix
verwendet [11] (Abb. 5.33b). Ein prinzipieller
Vorteil des verwendeten Colon-Anteils ist die ein-
fachere Implantationstechnik der Ureteren. Die
Kapazität des Pouches ist mit der des Kock vergleichbar. Frühkomplikationen wurden in 5,3 %,
Spätkomplikationen wie Steinbildung und Stoma-
stenose in 22,4 % beobachtet. Die Rate der tagsüber auftretenden Inkontinenz über das Stoma
konnte durch die Verwendung der Appendix reduziert werden [12].

➤ *Mainz II Pouch*

Der Mainz II entspricht einem Sigma-Pouch, wobei die Pouchbildung durch eine Seit-Seit-
Anastomose einer Sigma-Schlinge erreicht wird,
ohne das Sigma aus der Darmkontinuität heraus-
zulösen (Abb. 5.34). Als Kontinenz-Mechanismus
fungiert der Analsphinkter. Eine ungestörte anale
Kontinenz ist Voraussetzung und muß präoperativ
durch einen Halteversuch von 250 ml Kochsalzlösung geprüft werden. Verläßliche große Zahlen
über Früh- und Spätkomplikationen liegen bisher
nicht vor.

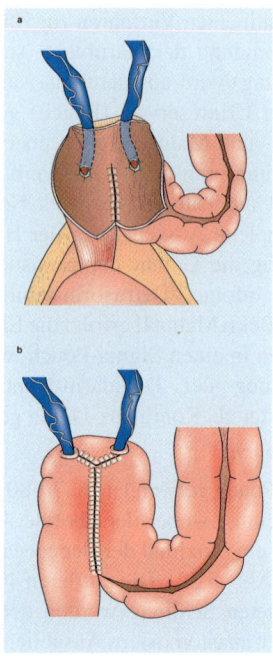

Abb. 5.34: MAINZ II. Seit-Seit-Anastomose einer eröffneten Sigma-Schlinge und antirefluxive Implantation der Ureteren (a). T-förmiger Verschluß der Pouch-
Vorderwand (b) (nach [23]).

5.4.2.7. Zusammenfassung

Die operative Therapie der Dranginkontinenz
steht zwangsläufig am Ende einer Therapiekaskade. Konservative Behandlungsmöglichkeiten wie
Blasentraining, medikamentöse Therapie mit anticholinergen Substanzen oder passagere Neurostimulation mit externen Stimulatoren besitzen Prio-
rität und müssen über einen ausreichend langen
Zeitraum eingesetzt werden. Die Indikationsstellung zur Operation ergibt sich zwangsläufig bei
Erfolglosigkeit konservativer Maßnahmen. Innerhalb der operativen Verfahren ist individuell spezifisch die Notwendigkeit unterschiedlicher Invasivität, ausgehend von permanenter Neuromodulation über Augmentation bis hin zum Blasenersatz
oder der supravesikalen Harnableitung, abzuwägen. Für alle operativen Verfahren zur Behebung
der Dranginkontinenz ist eine lebenslange urologische Kontrolle erforderlich. Der Patient sollte über
diese Tatsache aufgeklärt werden; eine entsprechende Patienten- Compliance ist Voraussetzung.

Die präoperative Diagnostik sollte alle Formen klinisch urologischer und gynäkologischer Untersuchungsmaßnahmen einschließlich der urodynami-

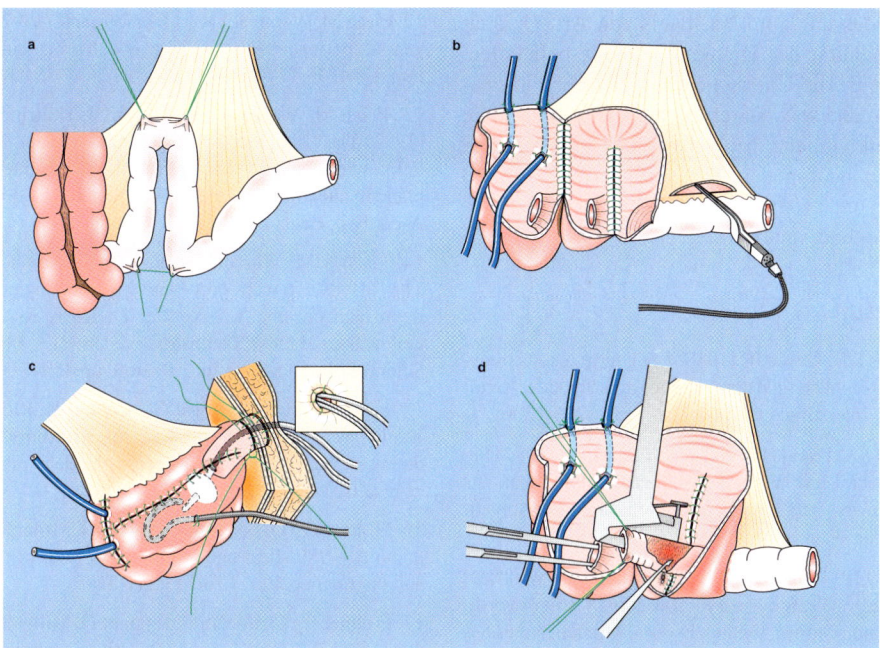

Abb. 5.33a: MAINZ I-Pouch (mit oralem Nippel). Detubularisierung von Colon ascendens und terminalem Ileum unter Belassung der Ileocoecalklappe (a). Vernähen der detubularisierten Anteile und antirefluxive Implantation der Ureteren (b). Nippelbildung durch Einstülpen des Ileums mit Staplerfixation bis durch die Ileocoecalklappe (c). Anastomose des verschlossenen Pouches mit dem Nabel (d) (nach [14]).

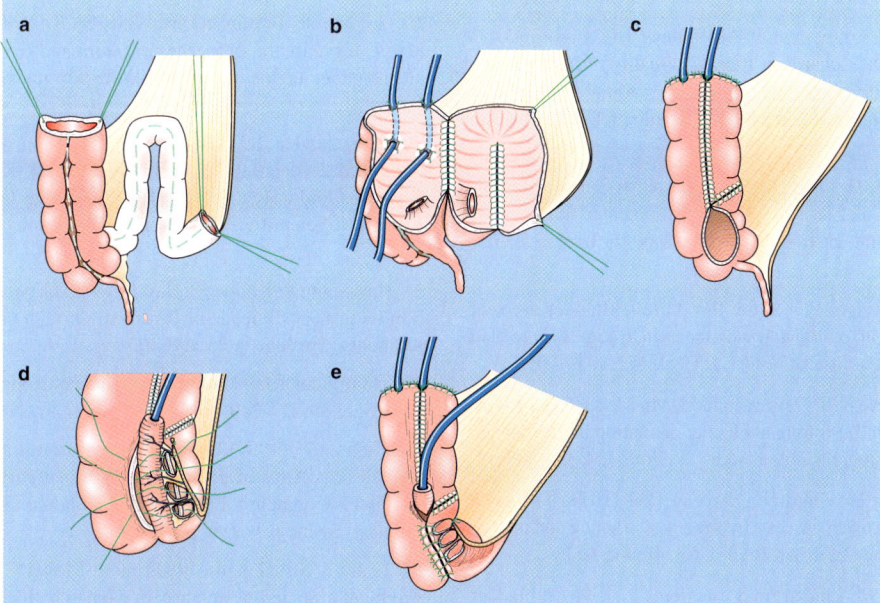

Abb. 5.33b: MAINZ I-Pouch (mit Appendix). Detubularisierung von Colon ascendens und terminalem Ileum (a). Vernähen der detubularisierten Anteile und antirefluxive Implantation der Ureteren (b). Durchtrennung der Coecum-Wand mit Schonung der Mucosa, Fensterung der Mesoappendix mit Schonung der Durchblutung (c). Submuköse Verlagerung der Appendix in die Coecum-Wand nach Katheterisierung des Stomas und Vorbereitung zur Anastomose mit dem Nabel (d, e) (nach [14]).

schen Messung zum Nachweis von Art, Qualität und Quantität der Dranginkontinenz beinhalten. Wichtig ist die Unterscheidung zwischen idiopathischen und sekundären Formen. Eine sekundäre Dranginkontinenz bei subvesikaler Obstruktion und/oder neurogener Detrusorhyperreflexie muß klinisch und urodynamisch mit einer Druck-Fluß-Messung und -analyse abgegrenzt werden.

Literatur

1. Albers DD, Geyer JR (1988) Long term results of cystolysis (supratrigonal denervation) of the bladder for intractable interstitial cystits. J. Urol. 139:1205-1206

2. Awad SA, Flood HD, Acker KL, Clark AJ (1987) Selective sacral cryoneurolysis in the treatment of patients with detrusor instability/hyperreflexia and hypersensitive bladder. Neurourol. Urodyn. 6:307-315

3. Blandy JP (1993) Ileal conduit diversion. In: Whitfield HN (ed) Genitourinary Surgery. Butterworth-Heinemann, Oxford, london, Boston, Munich, New Delhi, Singapore, Sydney, Tokyo, Toronto, Wellington, pp 339-344

4. Bogaert GA, Mevorach RA, Kim J, Kogan BA (1995) The physiology of gastrocystoplasty: once a stomach, always a stomach. J. Urol. 153:1977-1980

5. Boyd SD, Feinberg SM, Skinner DG, Lieskovsky G, Baron D, Richardson J (1987) Quality of life survey of urinary diversion patients: Comparison of ileal conduits versus continent kock ileal reservoirs. J. Urol. 138:1386-1389

6. Buson H, Diaz DC, Manivel JC, Jessurun J, Dayanc M, Gonzalez R (1993) The development of tumors in experimental gastroenterocystoplasty. J. Urol. 150:730-733

7. Cartwright PC, Snow BW (1989) Bladder autoaugmentation: partial detrusor excision to augment the bladder without use of bowel. J. Urol. 142:1050-1053

8. Delaere KPJ, Debruyne FMJ, Michiels HGE, Moonen WA (1980) Prolonged bladder distention in the management of the unstable bladder. J. Urol. 124:334-337

9. Dunn M, Smith JC, Ardran GM (1974) Prolonged bladder distension as a treatment of urgency and urge incontinence of urine. Br. J. Urol. 46:645-652

10. Fall M, Lindstrom S, Mazieres L (1990) A bladder-to-bladder cooling reflex in the cat. J Physiol Lond 427:281-300

11. Fisch M, Riedmiller H, Thüroff J, Alken P, Hohenfellner R (1990) The Mainz-pouch. 6 years of clinical experience. J. Urol. Paris 96:415-424

12. Fisch M, Wammack R, Hohenfellner R (1992) Seven years experience with the Mainz pouch procedure. Arch. Esp. Urol. 45:175-185

13. Fisch M, Wammack R, Thüroff J, Hohenfellner R (1992) The "Mainz pouch" technique (bladder augmentation with ileum and cecum) for bladder augmentation, bladder substitution, and continent urinary diversion. Arch. Esp. Urol. 45:903-914

14. Fisch MM, Wammack RE, Hohenfellner R (1993) The MAINZ pouch procedure (mixed augmentation ileum and cecum). In: Webster G, Kirby R, King L, Goldwasser B (eds) Reconstructive Urology. Blackwell Scientific Publications Inc., Boston, pp 459-475

15. Franco I, Storrs B, Firlit CF, Zebold K, Richards I, Kaplan WE (1992) Selective sacral rhizotomy in children with high pressure neurogenic bladders: preliminary results. J. Urol. 148:648-650

16. Frohneberg D, Bachor R, Egghart G, Miller K, Hautmann R (1989) Ileal neobladder. Principles of function and continence. Eur. Urol. 16:241-249

17. Frohneberg D, Bachor R, Egghart G, Miller K, Hautmann R (1989) The ileum neobladder—technic and results of bladder augmentation. Helv. Chir. Acta 56:335-337

18. Garzotto MG, Walker Rr (1995) Uric acid stone and gastric bladder augmentation. J. Urol. 153

19. Goldwasser B, Barrett DM, Webster GD, Kramer SA (1987) Cystometric properties of ileum and right colon after bladder augmentation, substitution or replacement. J. Urol. 138:1007-1008

20. Gonzalez R (1993) Bladder augmentation with sigmoid and descending colon. In: Webster G, Kirby R, King L, Goldwasser B (eds) Reconstructive Urology. Blackwell Scientific Publications Inc., Boston, pp 433-438

21. Harzmann R, Kopper B, Carl P (1986) Cancer induction by urinary drainage or diversion through intestinal segments? Urologe A 25:198-203

22. Hautmann RE (1991) The ileal neobladder. Acta Urol Belg 59:227-240

23. Hinman Fj (1994) Ureterosigmoidostomy. In: Hinman Fj (ed) Atlas of pediatric urologic surgery. W.B. Saunders Company, Philadelphia, London, Toronto, Montral, Sydney, Tokyo, pp 427-436

24. Holm J, Struckmann JR, Frimodt-Moller C (1995) Augmentation ileo-cystoplasty in women with disabling urge incontinence. Ugeskr Laeger 157:1528-1530

25. Hopp H, Combes HJ (1986) Stimulation oder Blockierung der Periurethralregion - eine Erweiterung der konservativen Therapiemassnahmen bei Reizblase und Dranginkontinenz. Zent. bl. Gynaekol. 108:851-856

26. Ingelman-Sundberg A (1959) Partial denervation of the bladder. A new operation for the treatment of urge incontinence and similar conditions in women. Acta obstet. gynecol. scand. 38:387-502

27. Jayanthi VR, Churchill BM, McLorie GA, Khoury AE (1995) Concomitant bladder neck closure and Mitrofanoff diversion for the management of intractable urinary incontinence. J. Urol. 154:886-888

28. Kindt J, Retzke U, Blau U (1986) Die partielle Denervation der Harnblase - Ultima ratio in der Behandlung des motorischen Urge-Syndroms. Zbl. Gynaekol. 108:845-850

29. Kreder K, Das AK, Webster GD (1992) The hemi-Kock ileocystoplasty: a versatile procedure in reconstructive urology. J. Urol. 147:1248-1251

30. Lieskovsky G, Boyd SD, Skinner DG (1987) Management of late complications of the Kock pouch form of urinary diversion. J. Urol. 137:1146-1150

31. Mark SD, McRae CU, Arnold EP, Gowland SP (1994) Clam cystoplasty for the overactive bladder: a review of 23 cases. Aust. N Z J. Surg. 64:88-90

32. Melchior H, Ch. Spehr, I. Knop, M. Husemann, H.-J. Schilling (1988) Harnableitung nach radikaler Zystektomie : Ileum Conduit oder Ileum Ersatzblase ? Urologe A 27:158-163

33. Miller K, Steiner U, Hautmann R (1992) Ileal neobladder. Arch. Esp. Urol. 45:897-902

34. Müller SC, Frohneberg D, Schwab R, Thüroff JW (1986) Selective sacral nerve blockade for the treatment of unstable bladders. Eur. Urol. 12:408-412

35. Mundy AR (1980) Bladder transection for urge incontinence associated with detrusor instability. Br. J. Urol. 52:480-483

36. Mundy AR (1983) Long-term results of bladder transection for urge incontinence. Br. J. Urol. 55:642-644

37. Mundy AR, Stephenson TP (1985) "Clam" ileocystoplasty for the treatment of refractory urge incontinence. Br. J. Urol. 57:641-646

38. Muraishi O, Ikado S, Yamashita T, Yamaguchi K, Ogawa A (1992) Gastrocystoplasty in dogs: an ulcerating effect of acid urine. J: Urol: 147:242-245

39. Nguyen DH, Mitchell ME (1991) Gastric bladder reconstruction. Urol. Clin. North Am. 18:649-657

40. Nguyen DH, Mitchell ME (1993) Gastrocystoplasty. In: Whitfield HN (ed) Genitourinary Surgery. Butterworth-Heinemann, Oxford, london, Boston, Munich, New Delhi, Singapore, Sydney, Tokyo, Toronto, Wellington, pp 252-258

41. Nordling J, Steven K, Meyhoff HH, Hald T (1986) Subtrigonal phenol injection: lack of effect in the treatment of detrusor hyperactivity. Neurourol. Urodyn. 5:449-451

42. Pontari MA, Hanno PM (1993) Interstitial cystitis. Curr. Opin. Urol. 3:40-44

43. Reddy PK (1991) The colonic neobladder. Urol. Clin. N. Am. 18:609-614

44. Reinberg Y, Manivel JC, Froemming C, Gonzalez R (1992) Perforation of the gastric segment of an augmented bladder secondary to peptic ulcer disease. J. Urol. 148:369-371

45. Retik AB (1993) Colonic conduit diversion. In: Whitfield HN (ed) Genitourinary Surgery. Butterworth-Heinemann, Oxford, london, Boston, Munich, New Delhi, Singapore, Sydney, Tokyo, Toronto, Wellington, pp 345-352

46. Scharfe T, Jacobi GH, Riedmiller H, Thüroff JW, Hohenfellner R (1988) Mainz pouch for augmentation bladder substitution or continent urinary diversion. Eur. Urol. 14 Suppl 1:32-35

47. Skinner DG, Lieskovsky G, Boyd SD (1987) Continuing experience with the continent ileal reservoir (Kock pouch) as an alternative to cutaneous urinary diversion : an update after 250 cases. J. Urol. 137:1140-1145

48. Skinner EC, Lieskovsky G, Skinner DG (1993) Kock pouch urinary diversion. In: Whitfield HN (ed) Genitourinary Surgery. Butterworth-Heinemann, Oxford, london, Boston, Munich, New Delhi, Singapore, Sydney, Tokyo, Toronto, Wellington, pp 307-316

49. Stöhrer M, Kramer A, Goepel M, Löchner ED, Kruse D, Rübben H (1995) Bladder auto-augmentation-an alternative for enterocystoplasty: preliminary results. Neurourol. Urodyn. 14:11-23

50. Studer UE, Danuser H, Hochreiter W, Springer JP, Turner WH, Zingg EJ (1996) Summary of 10 years' experience with an ileal low-pressure bladder substitute combined with an afferent tubular isoperistaltic segment. World J Urol 14:29-39

51. Thüroff JW, Alken P, Riedmiller H, Engelmann U, Jacobi GH, Hohenfellner R (1986) The Mainz pouch (mixed augmentation ileum and cecum) for bladder augmentation and continent diversion. J. Urol. 136:17-26

52. Thüroff JW, Alken P, Riedmiller H, Jacobi GH, Hohenfellner R (1988) 100 cases of Mainz pouch: continuing experience and evolution. J. Urol. 140:283-288

53. Truss MC, Jonas U (1994) Supravesical Diversion. In: Krane RJ, Siroky MB, Fitzpatrick JM (eds) Clinical Urology. S.B. Lippincott Company, Philadelphia, pp 705-724

54. Turner-Warwick RT (1973) Clinical problems associated with urodynamic abnormalities with special reference to the value of synchronous cine/pressure/flow cystography and the clinical importance of detrusor

function studies. In: Lutzeyer W, Melchior H (eds) Urodynamics: Upper and lower urinary tract. Springer Verlag, Berlin, pp 237-263

55. Ulmsten U, Henriksson L, Iosif S (1982) The unstable female urethra. Am. J. Obstet. Gynecol. 144:93-97

56. Wenderoth UK, Bachor R, Egghart G, Frohneberg D,
Miller K, Hautmann RE (1990) The ileal neobladder: ex-
perience and results of more than 100 consecutive cases.
J. Urol. 143:492-496

Weiterführende Literatur

1. Krane RJ, Siroky MB (1991) Clinical Neuro-Urology,
Vol 2. Little, Brown and Company, Boston Toronto
London

2. Stöhrer M, Madersbacher H, Palmtag H (1997) Neurogene Blasenfunktionsstörung. Neurogene Sexualstörung. Springer, Berlin Heidelberg New York

5.4.3. Extraurethrale Inkontinenz

Eine extraurethrale Inkontinenz tritt bei 2 Krankheitsbildern auf:

• Ektoper Ureter

• Urogenitalfisteln bei der Frau [1]

Iatrogene (z.B. postoperativ, nach Bestrahlung, M.
Crohn) vesico-intestinale Fisten oder Fisteln in
z.B. rektale Wundhöhlen bzw. Bestrahlungsgebie-
te werden im Kontext dieses Kapitels nicht weiter
betrachtet.

5.4.3.1. Ektoper Ureter

Nur ektope Harnleiter, die distal des Sphinkters
bzw. bei der Frau vaginal münden, führen zur
Harninkontinenz. Pathognomonisch ist der i.a.
ständige, oft auch intermittierend vorkommende
Harnverlust, unabhängig von Streßsituationen. Da
es sich um eine kongenitale Abweichung handelt,
tritt die Inkontinenz bereits im Kindesalter auf,
meist beim Mädchen. Die Operationsindikation ist
bei Harnabflußstörungen, Harninkontinenz aber
auch bei rezidivierenden Harnwegsinfekten gegeben [2] - s. Abb 5.35.

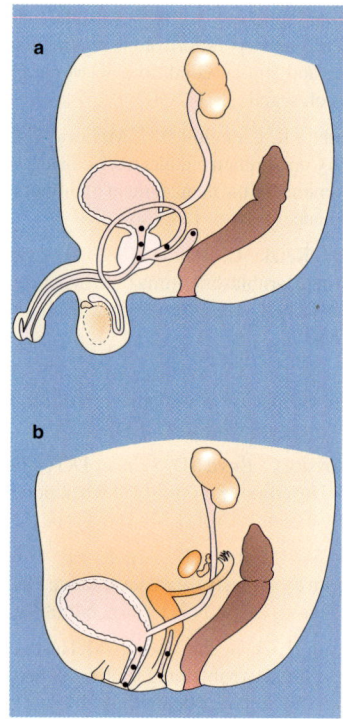

Abb. 5.35: Ektope Uretermündungen - mögliche Lo-
kalisationen beim Jungen (a) und beim Mädchen (b)
—modifiziert nach [2].

Beträgt die Nierenfunktion der betroffenen Niere
(bei Doppelniere des Nierenanteils) < 10-12 %, besteht die Indikation zur Nephrektomie bzw. Hemi-
nephrektomie mit Resektion möglichst des gesamten Ureters. Da es sich i.a. um Kinder bzw. Jugend-
liche handelt, wird nach Möglichkeit ein organer-
haltendes Operationsverfahren angestrebt. Die
Therapie der Wahl ist dann die extraperitoneale
Mobilisation des distalen Ureters, möglichst bis
zur Mündungsstelle. Anschließend erfolgt die
Uretero-Zysto-Neostomie, z.B. nach der Technik
von Politano-Leadbetter [3] - Abb. 5.36.

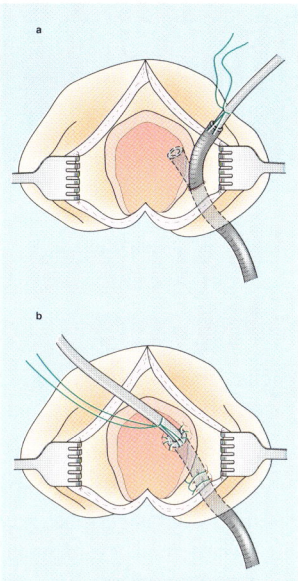

Abb. 5.36: Ureterozystoneostomie nach Politano u. Leadbetter [3]: extravesikale Durchtrennung des Ureters, Schienung und submucöse Verlagerung (a) Schleimhautanastomose. Fixation der Harnleiterschiene sowie Verschluß des Schleimhautdefektes (b) - modifiziert nach [1].

Da eine eingeschränkte Nierenfunktion nicht selten ist und oft Harnwegsinfekte vorliegen, ist eine antibiotische Abdeckung angezeigt.

5.4.3.2. Urogenitalfisteln bei der Frau

Urogenitale Fisten sind i.a. iatrogen (post-Bestrahlung bzw. postoperativ) bedingt und stellen sowohl in der gynäkologischen Chirurgie als auch in der Geburtshilfe noch immer eine therapeutische Herausforderung dar. Entsprechend der unterschiedlichen Organe bzw. Strukturen, zwischen denen die Fisteln auftreten (Abb. 5.37), unterscheidet man die **"einfachen" Fisteln** (urethrovaginal - vesikovaginal - ureterovaginal) von den **"gemischten" Fisteln** (vesiko-uretero vaginal - vesiko-uretero-uterin - vesikovagino-rektal)[1].

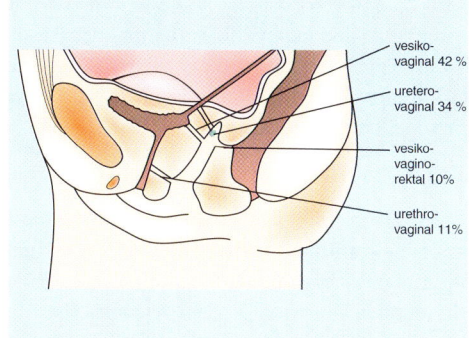

Abb. 5.37: Lokalisation und Häufigkeit von Urogenitalfisteln (post Hysterektomie) - modifizert nach [1].

5.4.3.2.1. Präoperative Behandlung

Der wichtigste Faktor im präoperativen Management der Urogenitalfistel ist, genügend lange zu warten, bis der Fistelverschluß erfolgt [4]. In der Literatur variiert die Wartezeit zwischen 6 Wochen, 1 1/2 Jahren und mehr [5-9].

Bei **operativen Läsionen** soll die sofortige Rekonstruktion innerhalb 48 - 72 Stunden [10], bei größeren Intervallen bis zur Diagnosestellung nach 2-3 Monaten erfolgen. Gute Ergebnisse werden jedoch auch bei Fistelverschlüssen nach mehr als 6 Wochen beschrieben [11,12]. Bei **postradiären Fisteln** wird empfohlen, 6-12 Monate bis zum Fistelverschluß zu warten. Die Notwendigkeit dieser Warteperiode wird jedoch von anderen Autoren als revisionsbedürftig dargestellt [13,14].

Der Wert einer präoperativen Kortisonbehandlung wird in der Literatur kontrovers beschrieben. Collins et al. [15] glauben, daß sich mit der Kortisontherapie Ödem und Fibrose schneller zurückbilden. Symmonds [16] lehnt diese Behandlung ab, da er Wundheilungsstörungen befürchtet. Bei der postmenopausalen Frau fördert die lokale und systemische Östrogenbehandlung die Durchblutung und Proliferation des Vaginalepithels und somit die Heilung.

Es bleibt festzuhalten, daß der Zeitpunkt des Fistelverschlusses von Ursache, Lokalisation und Größe, zuletzt jedoch von der Qualität des umgebenden Gewebes abhängt.

Spontanheilungen von Urogenitalfisteln sind möglich [17]. Vor einem Fistelverschluß müssen z.B. Ödem und Entzündung vollständig abgeklungen sein und eine gute Vaskularisation und Epithelisation vorliegen. In der Warteperiode ist eine konsequente und liebevolle Betreuung der Patientin durch den Arzt notwendig. Psychologisches Einfühlungsvermögen sind dazu ebenso erforderlich wie Überzeugungskraft.

5.4.3.2.2. Vesikovaginalfisteln

Der Fistelverschluß kann **transvaginal, transvesikal** oder **kombiniert** erfolgen [18-22]. Die Indikation zu einer bestimmten Technik hängt von der individuellen Situation ab. Mit wiederholtem Fistelverschluß sinken die Erfolgschancen. Der **vaginale Zugang** ist für die operative Behandlung der Posthysterektomiefistel bei beweglichem bzw. gut mobilisierbarem und gut erreichbarem Scheidenstumpf dem abdominalen Zugang überlegen. Er ist leichter und schneller vorzunehmen, mit weniger Risiken behaftet, besitzt bei hoher Erfolgsquote eine geringere Morbidität und ist nicht zuletzt für die Patientin sehr viel weniger belastend. Die gelegentlich angeführte Verminderung der funktionellen Länge der Vagina spielt in aller Regel für den Geschlechtsverkehrs keine Rolle. Die Entstehung einer Streßinkontinenz durch das vaginale Vorgehen ist umstritten und bisher nicht eindeutig bewiesen.

Ein **abdominales Vorgehen** ist bei hochliegenden, von der Scheide aus nur schwer mobilisierbaren Fisteln, bei Fisteln, die die Ureterostien einbeziehen oder mit einer Obstruktion der Ureteren verbunden sind, sowie bei multiplen und komplexen Fisteln mit zusätzlicher Beteiligung des Darmes indiziert. Auch eine schlechte Qualität des Fistelrandes und des umgebenden Gewebes (z. B. nach Bestrahlung und bei chronischem Infekt) bietet für einen vaginalen Zugang eine ungünstige Voraussetzung. Ein Infekt sollte immer konsequent behandelt werden. Rezidivfisteln nach primärem vaginalen Zugang können ebenfalls eine Indikation für ein sekundäres abdominales bzw. kombiniertes Vorgehen darstellen.

Ein **kombinierter abdominovaginaler Verschluß** kann bei komplizierten Fisteln den Eingriff erleichtern. Übersichten über die operative Behandlung von Urogenitalfisteln sind in der Literatur häufig beschrieben [4, 23-29].

Die Erfolgschancen sind für das vaginale und das abdominale Vorgehen beim Erstverschluß von Vesikovaginalfisteln etwa vergleichbar. In den verschiedenen Statistiken liegen sie etwa zwischen 75 % und fast 100 % [8]. Im allgemeinen wird bei unkomplizierten Vesikovaginalfisteln mit einer Erfolgschance von 90 % und mehr gerechnet.

Ob die Verwendung von Fibrinklebern [30] oder die Anwendung von CO_2-Laser [21] zu einer weiteren Verbesserung der postoperativen Ergebnisse führen wird, ist umstritten.

Transvaginaler Verschluß

Folgende Punkte sind für den erfolgreichen transvaginalen Fistelverschluß entscheidend:

* Eine ausreichende Mobilisierung der gesamten Fistelumgebung muß angestrebt werden

* Die Forderung, Narbengewebe grundsätzlich vollständig zu entfernen, wird heute nicht mehr allgemein aufrecht erhalten. Bei größeren und komplizierteren Fisteln kann jedes erhaltene Gewebe sehr wertvoll sein. Narbengewebe soll nur soweit entfernt werden, daß genügend spannungsfreies und gut vaskularisiertes Gewebe für den Fistelverschluß zur Verfügung steht

* Eine äußerst sorgfältige, möglichst wenig traumatisierende Operationstechnik dient der Verhinderung von Gewebsnekrosen und damit auch der Infektionsprophylaxe. Die Schaffung von Toträumen soll durch entsprechende Nahttechnik verhindert werden. Die Verwendung einer Spezialbrille mit Lupenvergrößerung bewährt sich sehr und erleichtert den Eingriff

* Von entscheidender Bedeutung für den Operationserfolg ist der spannungsfreie Verschluß der mobilisierten Gewebsschichten

Bei engem Introitus vaginae kann zur Gewinnung von genügend Raum eine kleine mediane oder auch laterale Episiotomie angelegt werden. Kleinere Fisteln können zusätzlich durch einen Ballonkatheter, der von der Scheide aus durch die Fistel in die Blase eingeführt wird, stabilisiert werden. Die Fistelumgebung kann auf diese Weise in aller Regel während des gesamten Eingriffs hervorragend dargestellt werden. Es sind zahlreiche Operationstechniken zum transvaginalen Verschluß von Vesikovaginalfisteln beschrieben worden, welche sich teilweise nur geringfügig voneinander unterscheiden. Das Prinzip ist immer die Anfrischung der Umgebung des Fistelkanals.

■ Techniken nach Füth, Sims,Latzko

Abb. 5.38 zeigt die operativen Schritte:

Der Fistelrand wird umschnitten (Abb. 5.38a). Die Vaginalwand wird oberhalb und unterhalb der Fistel in Längsrichtung gespalten. Durch Untertunnelung der Vaginalwand mit einer Schere werden Vagina und Blase etwa bis zu der gestrichelten Linie voneinander getrennt. Die mobilisierten Anteile der Vaginalwand können je nach Ausdehnung des Narbengewebes teilweise reseziert oder auch erhalten werden.

Bei der Operationstechnik nach Füth [31] bleibt der Fistelgang erhalten. Nach vollständiger Mobilisierung des Fistelrandes werden Fistelrand und Fistelgang in toto in die Blase gestülpt. Die vorher mobilisierte Blasenwand wird darüber - meist in querer Richtung - mit resorbierbarem Nahtmaterial [3-0] vernäht, ohne die Blasenschleimhaut mitzufassen. Je nach den Gebietsverhältnissen kann eine 2. Blasennaht folgen. Anschließend wird die Scheidenhaut vernäht.

Nach dem schon von Sims angegebenen Verfahren wird der Fistelgang in toto kahnförmig exzidiert (gestrichelte Linie in Abb. 5.38b). Anschließend wird die Muskelschicht der Blase mit resorbierbarem Nahtmaterial (3-0) durch eine Reihe von Einzelknopfnähten bzw. durch eine fortlaufende Naht verschlossen. Nach vollständiger Exzision des Fistelgangs und Verschluß der Blasennaht erfolgt der Verschluß der Scheidenwand (Abb. 5.38c). Die Rückstiche erfolgen in 3 mm Entfernung vom jeweiligen Wundrand. Die Knotung liegt lateral über der Vaginalwand. Bei dieser Nahttechnik wird vor allem die Entstehung eines Hohlraumes verhindert. Es ist jedoch darauf zu achten, daß ein stärkerer Zug bei der Naht vermieden wird, so daß die Wundränder lediglich adaptiert werden.

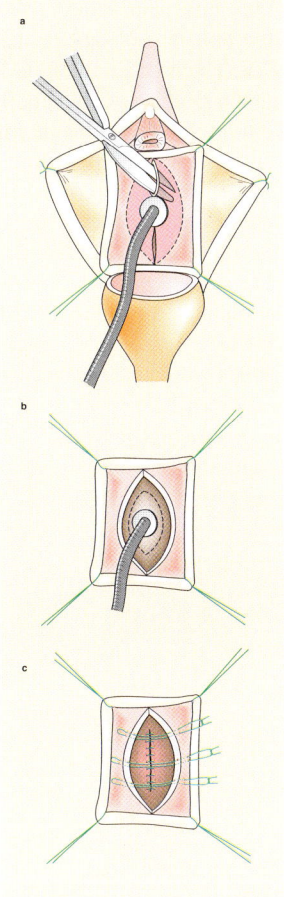

Abb. 5.38a-c: Transvaginaler Fistelverschluß:
a: Umschneidung der Fistel, Eröffnung der Vaginalwand und Untertunnelung bis zur gestrichelten Linie. Bei der Operationstechnik nach Füth [31] bleibt der Fistelgang erhalten. Nach vollständiger Mobilisierung des Fistelrands werden Fistelrand und Fistelgang in toto in die Blase gestülpt. Die vorher mobilisierte Blasenwand wird darüber - meist in querer Richtung - mit resorbierbarem Nahtmaterial (3-0) vernäht. Die Blasenschleimhaut wird nicht mitgefaßt. Anschließend Naht der Scheidenhaut.
b: Nach dem von SIMS angegebenen Verfahren kann der Fistelgang auch in toto kahnförmig exzidiert werden (gestrichelte Linie) und Blasenverschluß.
c: Verschluß der Scheidenwand.

Insbesondere für den Verschluß hoher Vaginalfisteln nach Hysterektomie mit relativ geringem Fisteldurchmesser hat sich das Verfahren von Latzko [32,33] durchgesetzt (Abb. 5.39a-c). Es wird auch wegen der damit verbundenen Verkürzung der Scheide als partielle Kolpokleisis bezeichnet. Die Scheidenhaut in der Umgebung der Fistel wird zu-

nächst in 4 Quadranten umschnitten (Abb. 5.39a).
Die epitheliale Schicht der Scheidenhaut wird im
Bereich der einzelnen Quadranten um den Fistelgang entfernt. Der Fistelgang bleibt erhalten. Anschließend erfolgt die Naht der angefrischten Vaginalwand mit resorbierbarem Nahtmaterial (3-0)
wie in Abb. 5.39b dargestellt. In der Regel reicht
eine Nahtreihe. Eine gesonderte Versorgung des
Fistelrandes erfolgt nicht. Abschließend wird die
Scheidenwand durch Knopfnähte versorgt (Abb.
5.39c). Eine Behinderung des geschlechtlichen
Verkehrs durch die relativ geringfügige Verkürzung der Scheide wurde nie beobachtet.

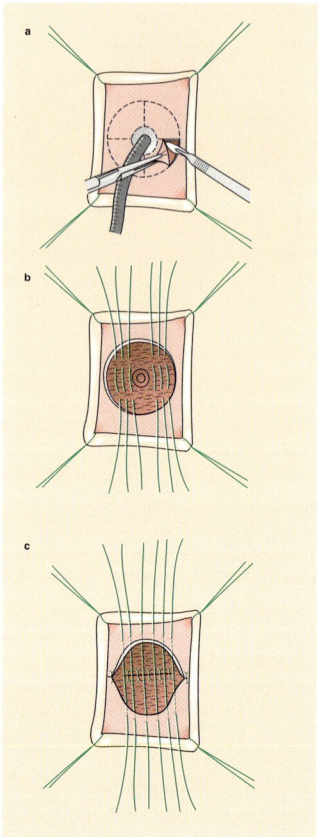

Abb. 5.39a-c: Fistelverschluß nach LATZKO [32,33]
(partielle Kolpokleisis).
a: Entfernung der epithelialen Schicht der Scheidenhaut der einzelnen Quadranten um den Fistelgang.
Die vier Quadranten in der Umgebung der Fistel werden vorher umschnitten. Der Fistelgang bleibt erhalten.
b: Anschließend Naht der Vaginalwand mit resorbierbarem Nahtmaterial (3-0).
c: Verschluß der Scheide durch Einzelknopfnähte.

■ Fettlappenplastik nach Martius

Bei ausgedehnteren Schädigungen des umliegen-
den Gewebes (z.B. durch Narbenbildungen oder
postaktinisch), kann es erforderlich sein, zusätzli-
ches gesundes Gewebe zur Deckung des
Fistelverschlusses zu benutzen. Dazu hat sich die
Bulbokavernosus-Fettlappenplastik nach Martius
[34] bewährt (Abb. 5.40a-c).

Es erfolgt die Präparation eines gestielten fingerdicken
Fettmuskellappens in der großen Labie von einem
Längsschnitt aus (Abb. 5.40a). Anschließend wird die
Vaginalhaut vom Fistelverschluß aus bis zu dem Fettmuskellappen in der großen Labie untertunnelt (Abb.
5.40b). Der in seinem dorsalen Anteilen gestielte Fettmuskellappen wird durch den Tunnel in die Vagina gezogen (Abb. 5.40c). Ghonheim kombinierte die Fettlap-
penplastik nach Martius mit einer pubovaginalen Schlin-
genplastik [35]. Auch ein gestielter Grazilis-
Muskellappen kann für die Deckung des Fistelverschlusses benutzt werden. Ebenso kann mobilisiertes Peritoneum nach Eröffnung des Douglas oder ein gestielter
Anteil des Omentum majus benutzt werden. Letzterer
kommt vor allem dann in Frage, wenn das Omentum im
Douglas verwachsen ist [36].

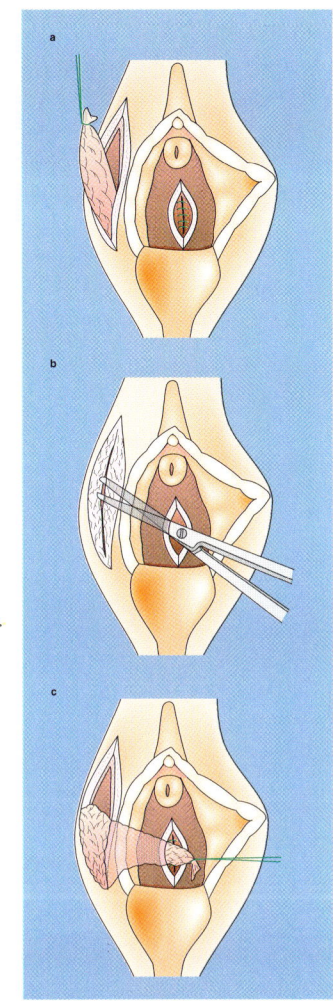

Abb. 5.40a-c: Bulbokavernosus-Fettlappenplastik nach Martius [34].
a: Präparation eines gestielten fingerdicken Fettmuskellappens in der großen Labie.
b: Herstellung eines Tunnels.
c: der am dorsalen Anteil gestielte Fettmuskellappen wird durch den Tunnel in der Vagina gezogen und dort über dem Operationsgebiet fixiert.Anschließend Naht der Haut und der Scheidenhaut.

Der vaginale Zugang weist eine geringe Morbidität auf und ist daher bei den oben beschriebenen Voraussetzungen mit gutem Erfolg (92 %) dem abdominalen Zugang vorzuziehen [37].

Transabdominaler Verschluß

Indikationen zum transabdominalen Fistelverschluß sind:

- induriertes perifistuläres Gewebe
- schlechte vaginale Exposition
- Einbeziehung der Ureteren

Der transabdominale Fistelverschluß läßt sich als einfacher Verschluß oder mit Hilfe der Interposition (Peritoneum bzw. Omentum) vornehmen.

■ Einfacher Verschluß

Die Patientin wird in Rückenlage positioniert, die Vagina austamponiert oder durch eine mit Tupfer armierte Kornzange eleviert. Eröffnung durch mediane Unterbauchlaparotomie bzw. Pfannenstielinzision und Öffnung des Peritoneums.

Die mit Kochsalz gefüllt gefüllte Blase wird an der Vorderwand eröffnet und der Fistelgang dargestellt (Abb. 5.41a). Zur Mobilisation von Blase und Vagina empfiehlt sich, die mediane Dissektion der Blase bis hin zur Fistel auszudehnen und zu umschneiden (Abb. 5.42b+c). Es folgt die Exzision des Fistelganges. Nach breiter Exzision des Fistelganges wird der Vaginalverschluß mit vitalen Gewebsrändern zweischichtig vorgenommen (Abb. 5.41d), es folgt der doppelschichtige Verschluß der Blase.

Eine adäquate Drainage der Blase mit Hilfe einer suprapubischen Zystostomie und einem urethralen Dauerkatheter für zumindestens 10 Tage sowie eine gute Wunddrainage sind von essentieller Wichtigkeit (Abb. 5.41e). Bei einer engen Nachbarschaft des Harnleiters (oder der Harnleiter) sollte dieser ebenfalls geschient werden.

■ Interposition

Die Verwendung von Interponaten erhöht die Chance auf Erfolg [38]. Bei Rezidiv- bzw. Bestrahlungsfisteln empfiehlt sich die Interposition von Peritoneum bzw. Omentum.

Die Interposition eines **Peritoneallappens** wird in der eigenen Erfahrung [4] als Methode der Wahl angesehen und besteht aus der Präparation eines 4 x 6 cm langen gestielten Peritoneallappens vom paravesikalen Peritoneum (Abb. 5.42a). Nachdem die Blase identifiziert und in der Medianlinie bis zu der Fistel gespalten ist, wird so viel wie möglich vernarbtes nekrotisches Gewebe entfernt. Die Vaginalwand wird - wie oben beschrieben - verschlossen. Anschließend wird der Peritoneumlappen nach median rotiert und über die vaginale Nahtlinie plaziert (Abb. 5.42b). Dabei ist es nicht von Bedeutung, nach welcher Seite die Serosa zeigt, so lange ein ausreichend breiter Peritoneallappen die Vaginalvorderwand bedeckt. Der Blasenverschluß erfolgt wie bereits beschrieben, i. a. doppelschichtig (Abb. 5.42c+d).

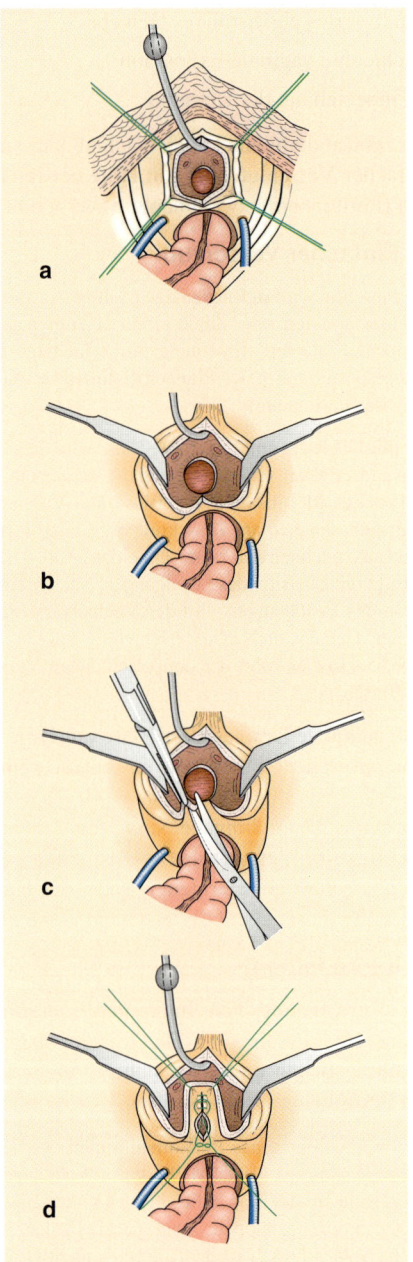

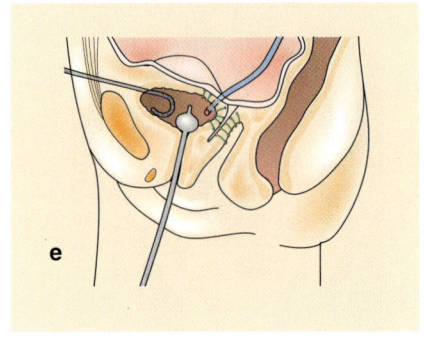

Abb. 5.41a-e: Vesikovaginalfistel - transabdominaler Verschluß. **a:** Die Blase ist an ihrer Vorderwand auf einer Strecke von 4-5 cm längs eröffnet. Der intravesikale Katheter wird hervorgezogen. **b+c:** Nach Spaltung bis in das Fistelgebiet (b) werden Blase und Scheide nach zirkulärer Umschneidung der Fistel bis etwa 1 cm über den Fistelrand hinaus präparativ getrennt (c).
d: Die Fistel wird ins Operationsfeld gebracht, Darstellung der Fistel und Anfrischen der Wundränder durch Exzision bis in gesundes Gewebe, 2-schichtiger Verschluß. **e:** Die temporäre Harnableitung erfolgt mittels eines transurethralen Ballonkatheters. Dieser wird nach 10-12 Tagen entfernt. Einlage einer suprapubischen Drainage. Bei enger Nachbarschaft des Ureters (oder der Ureteren) sollte dieser ebenfalls geschient werden.

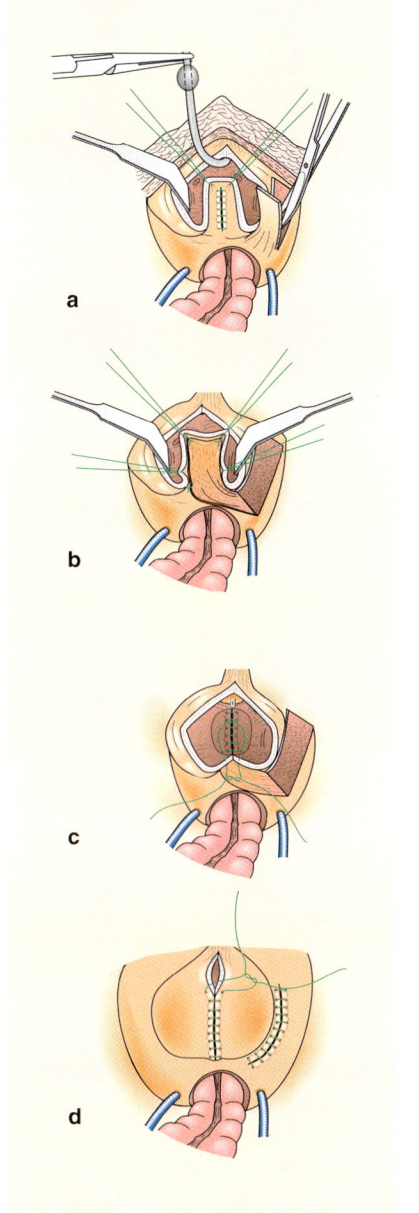

Abb. 5.42a-d: Peritoneallappeninterposition:
a: Präparation eines etwa 4 x 6 cm großen gestielten Peritoneallappens der paravesikalen Umschlagsfalte.
b: Einschwenken des Lappens über die Fistel, wobei es belanglos ist, ob die Serosa-Fläche Richtung Vagina oder Blase zeigt.
c, d: Blasennaht sämtlicher Wandschichten und Verschluß des Peritonealdefektes.

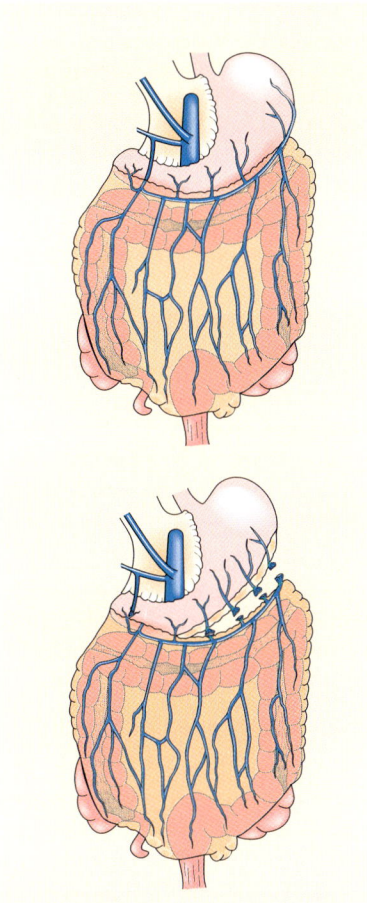

Abb. 5.43: Omentum majus Interposition.
Mobilisation des großen Netzes, schrittweises Abtrennen des Netzes vom Magenrand und retrokolischer Durchzug in das kleine Becken.

Turner-Warwick [36] empfiehlt die Verwendung von **Omentum**, das er als einziges Gewebe bezeichnet, das speziell für die Behandlung infektiöser Prozesse "entwickelt" ist [39,41].

Das Omentum majus wird mobilisiert und entlang der rechten Arteria gastroepiploica retroperitoneal nach caudal geschlagen (Abb. 5.43), um somit als zusätzliche Gewebslage zwischen Blase und Vagina zu dienen. Da die Mobilisierung des Omentums eine ausgedehnte Präparation erfordert und mit einer erhöhten Morbidität (Ileus) belastet ist, sollte diese Technik größeren Defekte bzw. Fisteln mit schlechter Gewebsqualität (z. B. nach Bestrahlung, bei chronischem Infekt oder Diabetes) vorbehalten sein. Sie ist ebenfalls brauchbar, wenn es unmöglich ist, eine adäquate Freipräparation von Blase und Vagina zu erzielen. Schließlich bietet sich diese Operation als Methode der Wahl bei ausgedehnten vesiko-vaginorektalen (Rediziv-)Fisteln an. Der Vorteil von Omentum ist, daß es optimale Voraussetzungen für eine gute Wundheilung und damit für den dauerhaften Verschluß der Fistel bietet. Dies scheint auch mit der Verwendung von einem m.Rektus abdominis myocutanem Lappen möglich zu sein [40].

Alternativ dazu sind gute Ergebnisse mit der Verwendung von Mundschleimhaut bzw. von freier Blasenschleimhaut [41,42] beschrieben worden.

Kombinierter Verschluß

Marshall [22] bevorzugt bei größeren (besonders radiogenen) Fisteln die Kombinationstechnik. Eine weite Exzision der Vaginalhaut mit Kolpokleisis wird vaginal in Kombination mit einem transvesikalen Verschluß des vesikalen Defektes vorgenommen.

Bei Patientinnen mit Fisteln in enger Nachbarschaft zu den Ureterostien kann eine Ureterreimplantation erforderlich werden. Dabei wird im allgemeinen die von Politano u. Leadbetter [3] empfohlene Technik verwendet (Abb. 5.36).

5.4.3.2.3. Urethrovaginalfisteln

Urethrovaginalfisteln bieten, da sie im allgemeinen distal des Sphinkters liegen, eine unterschiedliche Symptomatologie. Sie führen eher zur Fluorbildung und (entzündlichen) Obstruktion als zur Inkontinenz und sind nur dann therapiebedürftig, wenn sie Beschwerden verursachen. Kleine distale Fisteln werden vaginal dargestellt, umschnitten und bei transurethral eingelegtem Katheter zweischichtig verschlossen. Blasennahe und präsphinktäre Fisteln (praktisch Fisteln im Bereich des Blasenhalses) werden entsprechend den o. a. Techniken der Blasenscheidenfisteln behandelt. Hierbei kann eine Beckenboden- bzw. Sphinkterrekonstruktion erforderlich werden (Inkontinenzprobleme).

5.4.3.2.4. Ureterovaginalfisteln

Die Ureter-Scheidenfisteln werden ausschließlich abdominal behandelt. Es empfiehlt sich die Pfannenstielinzision bzw. ein Suprainguinalschnitt mit retroperitonealem Aufsuchen des Harnleiters, der bis zur Fistel und dann weiter bis zur Blase verfolgt wird. Liegt die Fistel nicht unmittelbar paravesikal und ist somit eine direkte Ureterozystoneostomie nicht möglich (z. B. nach Politano/Leadbetter [3] (Abb. 5.36), dann muß der distale Anteil des Ure-

ters überbrückt werden. Dazu empfiehlt sich die Psoas-Hitch Operation (Abb. 5.44a+b) bzw. die Technik nach Boari (Abb. 5.45a-e).

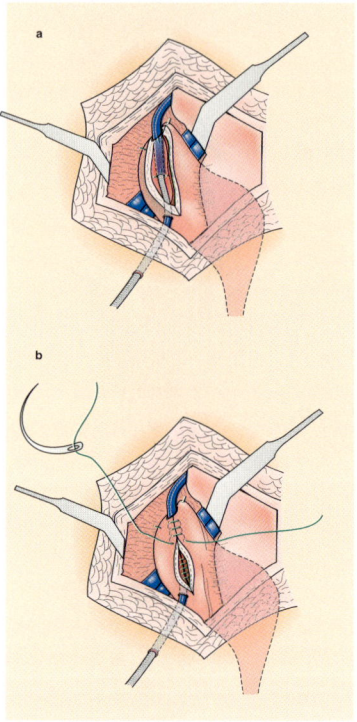

Abb. 5.44a+b: "Psoas-Hitch"-Operation zur Überbrückung eines distalen Ureterdefektes.
a: Fixation der mobilisierten Blase an der Psoas Muskulatur und Eröffnung der Blasenvorderwand.
b: Implantation des Ureters mit Antirefluxschutz und Blasenverschluß.

Zu beachten ist, daß bei kombinierten Vesikoureterovaginalfisteln oder bei einem bestehenden vesikoureteralen Reflux der Verschluß des Defektes in der Blase **und** des distalen Ureterstumpfes erforderlich ist. Besteht keine urographisch nachweisbare Harnstauungsniere, kann die Ureterbeteiligung bei einer Vesikovaginalfistel übersehen werden.

5.4.3.2.5. Supravesikale Harnableitung

In der Akutbehandlung einer vesikoureteralen Fistel mit Harnstauungsniere ist die perkutane Nephrostomie Methode der Wahl. Die Notsituation ist damit beseitigt und die Diagnostik und erweiterte Behandlung kann ohne Zeitnot erfolgen.

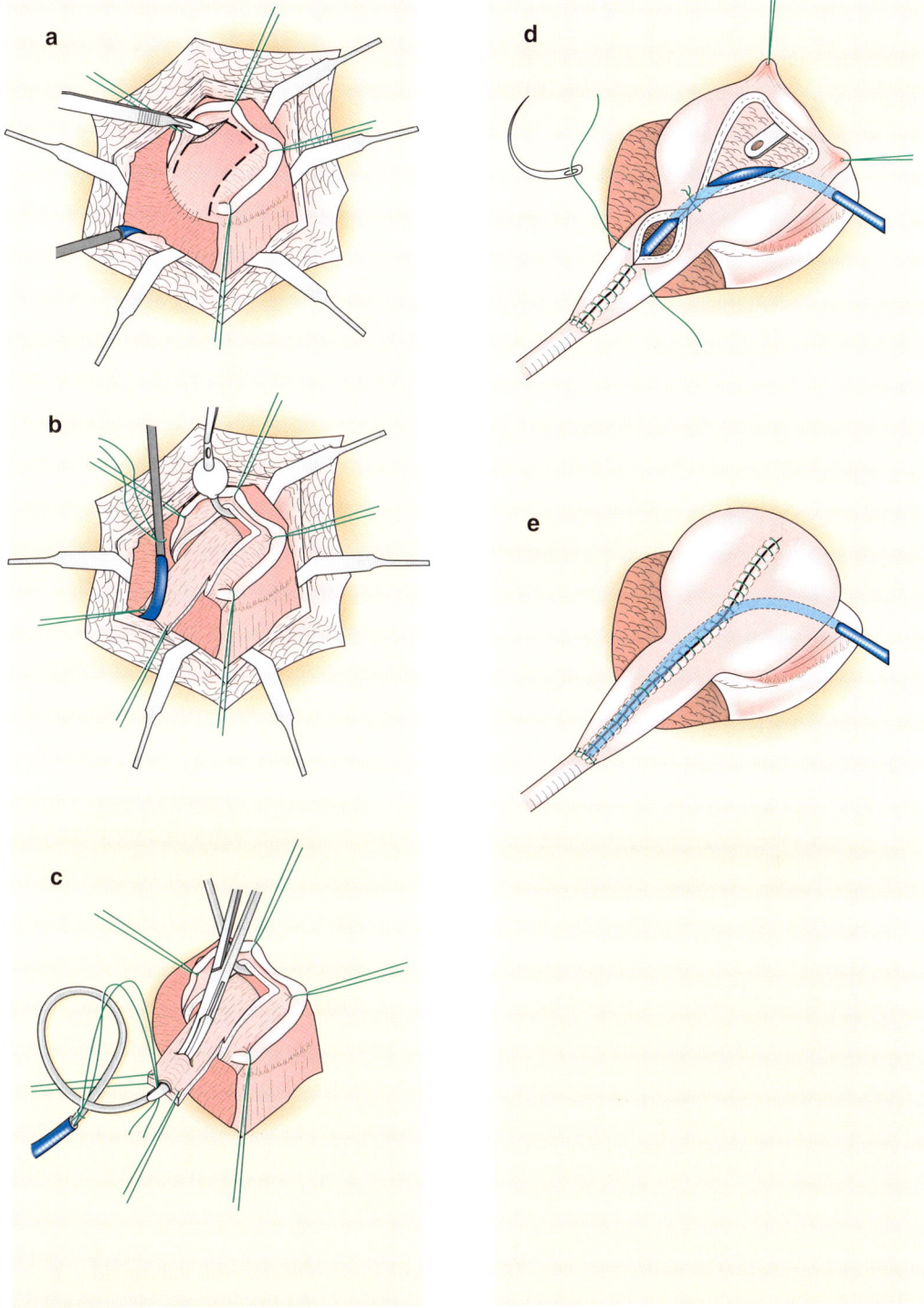

Abb. 5.45a-e: Boari-Plastik zur Überbrückung eines distalen Ureterdefektes. **a:** Markierung des Blasenlappens und Präparation. **b:** Bildung eines submukösen Tunnels (Mucosa -Mucosa-Anastomose). **c:** Implantation des Harnleiters mit submukösem Tunnel. **d, e:** Verschluß des Blasenlappens und der Blasenvorderwand.

Im Zusammenhang mit ungünstigen lokalen Verhältnissen, im allgemeinen bei Karzinompatientinnen und vergeblichen Voroperationen bleibt letztlich der Versuch der supravesikalen Harnableitung mit Ausschaltung des unteren Harntraktes [43]. Neben der Möglichkeit der Nephrostomie in Kombination mit Okklusion der Ureteren durch z. B. einen Ballon [44] bzw. Acrylkleber [45] oder aber der Ureterotransversopyelostomie [46], sind hier die "klassischen" Alternativen die Verwendung von Ileum (Bricker-Blase) [47] (Abb. 5.46a) bzw. von Dickdarm (Colon Conduit)[48] (Abb. 5.46b).

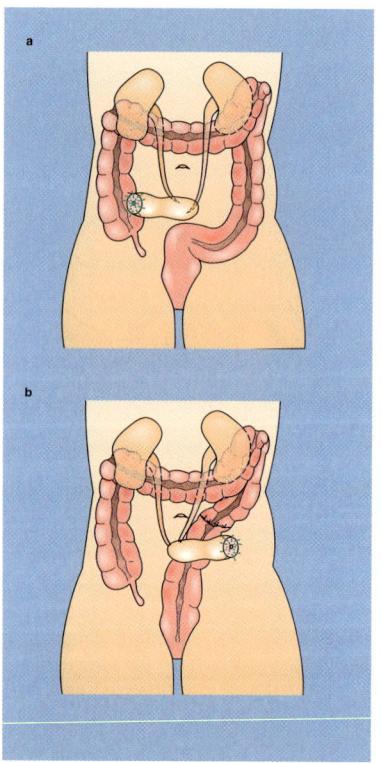

Abb. 5.46a+b: **a:** Supravesikale Harnableitung über ein ausgeschaltetes Dünndarmsegment - "Bricker-Blase". **b:** Supravesikale Harnableitung über ein ausgeschaltetes Dickdarmsegment - "Colon Conduit ".

In den letzten Jahren haben die kontinenten Harnableitungen zunehmend an Bedeutung gewonnen und stellen heute sicher die Methode der ersten Wahl bei der Harnableitung dar. Klassische Techniken dieser kontinenten Harnableitungen sind z.B. als Kock-Pouch [49] (Abb. 5.47) oder Mainz

I-Pouch [50] beschrieben (siehe auch Kap. 5.4.2.6.).

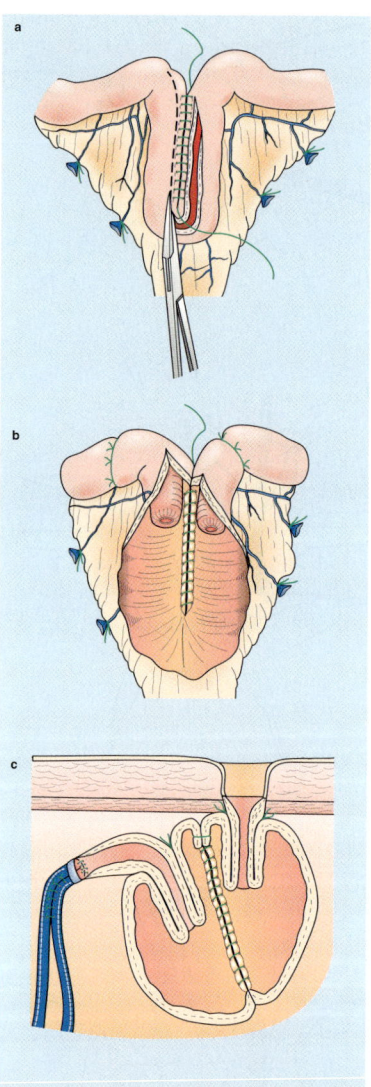

Abb. 5.47a-c: Kock-Pouch: die erste gut funktionierende kontinente Harnableitung. **a:** Kontinenzerhaltung über ein ± 70 cm langes Ileumsegment, das zu einem Reservoir geformt wurde. **b:** 2 "Nippel" garantieren Antireflux und Kontinenz. **c:** "Kock-pouch", hier mit Nabelstoma.

Ohne auf weitere Alternativen oder die Unterschiede dieser Operationstechniken eingehen zu können, beruht der Erfolg dieser Methode auf der ausreichenden Reservoirfunktion eines Niederdrucksystems von detubularisierten Dünndarmabschnitten mit der Schaffung eines Kontinenzmechanismus sowie einer antirefluxiven Harnleiter-implantation. Das Stoma wird i.a. - unabhängig vom Typ der kontinenten Harnableitung - in den Nabel verlagert, somit ist es praktisch nicht sichtbar (Abb. 5.48). Aternativ dient die Harnumleitung in den nicht-ausgeschalteten Dickdarm (Mainz II-pouch) [51] (Abb. 5.49).

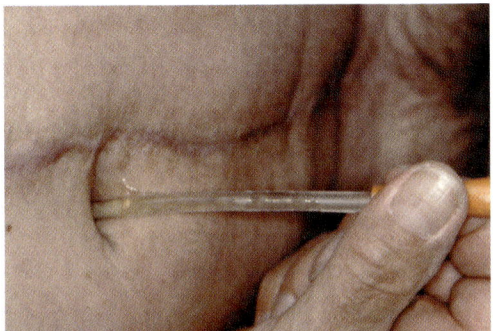

Abb. 5.48: Postoperatives Bild nach kontinenter Harnableitung mit Nabelstoma.
Pouchentleerung mit Hilfe eines DK in den Nabeltrichter. Der Nabeltrichter macht das Stoma praktisch nicht erkennbar.

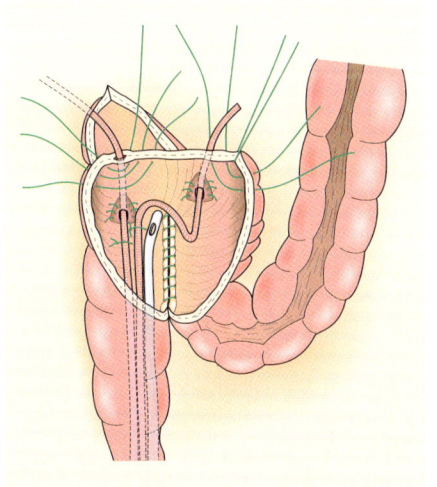

Abb. 5.49: MAINZ II-Pouch. Operativer Situs des eröffneten, nicht-ausgeschalteten Rektosigmoids, nach Harnleiterimplantation und Schieneneinlage - modifiziert nach [51].

5.4.3.2.6. Postoperative Versorgung

Der wichtigste Faktor im postoperativen Management ist die Garantie einer guten Harndrainage mit

Hilfe eines Dauerkatheters bzw. einer suprapubischen Zystostomie (s. Abb. 5.41e).

Empfehlungen über die Dauer dieser Katheterdrainage variieren zwischen 2 und 14 Tagen [52]. Wir empfehlen die Applikation eines Dauerkatheters für einige Tage und zusätzlich die suprapubische Zystostomie für die Dauer von zumindest 10 Tagen. Diese kombinierte suprapubische und transurethrale Harndrainage verhindert weitgehend eine postoperative Retention z. B. durch Blutkoagel.

Marshall [22] empfahl eine Niederdrucksaugdrainage, um durch diese Saugwirkung eine gute Harnableitung zu garantieren. Ein weiterer Vorteil der suprapubischen Drainage ist die Möglichkeit der Frühentfernung des transurethralen Katheters und damit die Verminderung einer aszendierenden Infektion bzw. einer Urethrairritation.

Ureterschienungen werden nur dann empfohlen, wenn eine Vesikovaginalfistel bis in die Nähe der Ostien reicht bzw. wenn eine Reimplantation der Harnleiter bei ausgedehnten Fisteln erforderlich wird, aber auch bei ureterovaginalen Fisteln.

Entscheidend ist die Wunddrainage des Retroperitonealraums. Zu empfehlen sind Penrosedrains bzw. Saugdrainagen, die für 2-4 Tage liegen bleiben bzw. so lange, bis die Produktion versiegt. Breitspektrumantibiotika werden empfohlen, ein Vaginaltampon verbleibt für maximal 24 Stunden. Die Patientin wird nach komplizierteren abdominalen Eingriffen spätestens nach einer Woche mobilisiert. Laxantien werden verabreicht. Bei unkompliziertem vaginalen Fistelverschluß kann die Mobilisierung noch am Tag des Eingriffes erfolgen. Ein Geschlechtsverkehr soll für mindestens 3-4 Monate ausgesetzt werden.

5.4.3.2.7. Komplikationen

Das **Fistelrezidiv** ist die wichtigste Komplikation. Nach der Latzko Operation kann es sehr selten zu einer Reduktion der funktionellen Vaginallänge kommen. Auch die Steinbildung im Totraum ist möglich. Die Entwicklung von Narbengewebe nach Fistelverschluß kann gelegentlich zu Streßinkontinenz führen. Bei Reoperationen nach vaginalem Vorgehen sollte in der Regel die abdominale Route gewählt werden. Dieser Zugang ist auch dann Methode der Wahl, wenn die Ureteren mitbetroffen sind. Umgekehrt kann gelegentlich bei einem Rezidiv nach abdominalem Vorgehen auch die vaginale Route mit Erfolg gewählt werden. Nur bei wiederholten Rezidivfisteln, die nicht mehr behandelbar erscheinen, muß letztlich die supravesikale Harnableitung diskutiert werden. Statt der "klassischen" Conduits sind heute die kontinenten Harnableitungen Methode der ersten Wahl. Diese kosmetisch und funktionell hervorragenden Operationstechniken erlauben eine praktisch vollständige Rehabilitation und lassen daher die Indikation zur Harnableitung leichter erscheinen.

Dieser Beitrag wurde in enger Anlehnung an das von Jonas U. und J. Zander verfaßte Kapitel "Die Behandlung von Urogenitalfisten" geschrieben [1], so wurden auch die Abb. 5.35 - 5.47 aus diesem Kapitel modifiziert wiedergegeben.

Literatur

1. Jonas, U, J Zander (1991): Behandlung von Urogenitalfisteln. In: Zander,J, H Graeff (Hrsg) Gynäkologische Operationen. Springer Berlin, Heidelberg, New York S 529 – 550

2. Hautmann R, H.Huhland (Hrsg): Urologie (1997). Springer Berlin, Heidelberg, New York

3. Politano VA, Leadbetter WE (1958) An operative technique for the correction of vesico-urethral-reflux. J Urol 79: 932-941

4. Jonas U, Petri E (1984) Genitourinary Fistulae. In: Stanton SL (ed) Clinical gynecological urology. Mosby-St. Louis, pp 238-255

5. Gonzales R, Fraley EE 8 1976) surgical repair of posthysterectomy vesicovaginal fistulas. J Urol 115 : 660 – 663

6. Landes RR (1979) Simple transvesical repair of vesicovaginal fistula. J Urol 122: 604-606

7. O'Conor VJ jr (1980) Review of experience with vesicovaginal fistula repair. J Urol 123: 367-369

8. Petri E, Hohenfellner R (1981) Zur Therapie komplizierter Blasenscheidenfisteln. Gynäkologie 14: 177- 182

9. Symmonds RE (1984) Incontinence: Vesical and urethral fistulas. Clin Obstet Gynecol 27: 499- 514

10. Kostakopoulos A, Deliveliotis C, Louras G, Giftopoulos A, Skolaricos A (1998) : Early repair of injury to the ureter or bladder after hysterectomy. Int Urol Nephrol 30 : 445 –450

11. Badenoch DF, Tiptaft RC, Thakar DR, Fox\Ier (.(j, Blandy JP (1987) Early repair of accidental injury to the ureter or bladder following gynaecological surgery. Br J Urol 59: 516-518

12. Cruikshank SH (1988) Early closure of posthysterectomy vesicovaginal fistulas. South Med J 81: 1525-1528

13. Soong Y, Lim PH (1997) : Urological Injuries ingynaecological practice -when is the optimal time for repair ? Singapore med J 38 : 475 – 478

14. Woo HH, Rosario dj; Chapple CR (1996) : The treatment of vesicovaginal fistulae. Eur Urol 29 : 1 – 9

15. Collins CG (1971) Early repair of vesicovaginal fistula. Am J Obstet Gynecol 111 : 524-5-18

16. Symmonds RE (1980) Verhütung und Behandlung von Urogenital-Fisteln. Extracta Gynecol 4: 103-116

17. Gorrea AM, Fernandez Zuazu J, Mompo Sanchis JA, Jimenez-Cruz JF (1986). Spontaneous healing of ureterogenital fistulas: selection criteria. Eur Urol 12: 322-326

18. Elkins TE, Drescher C, Martey JC, Fort D (1988) Vesicovaginal fistula revisited. Obstet Gynecol 72: 307-312

19. Fleischmann J, Picha G (1988) Abdominal approach for gracilis muscle interposition and repair of recurrent vesicovaginal fistulas. J Urol 140: 552 554

20. Gil-Vernet JM, Gil-Vernet A, Campos JA (1989) New surgical approach for treatment of complex vesicoginal Fistula. Urol 141: 513-516

21. Hedlund H, Lindstedt E (1987) Urovaginal fistulas: 20 years of experience with 4 cases. J Urol 137: 926-928

22. Marshall VF (1979) Vesico-vaginal fistulas on the urological service. J Urol 121: 25-29

23. Beck L (1985) Komplikationen an den harnableitenden Wegen bei gynäkologischen Operationen. Gynäkologie und Geburtshilfe 1: 35-37

25. Käser 0, lklé FA, Hirsch HA (1983) Atlas der gynäkologischen Operationen. Thieme, Stuttgart 4. Aufl.

26. Lee RA, Symmonds RE, Williams TJ (1988) Current status of genitourinary fistula. Obstet Gynecol 72: 313 – 319

27. Nichols DH, Randall CL (1989) Vaginal surgery. 3rd edn. Williams & Wilkins, Baltimore

28. Orford HJ, Theron JL (1985) The repair of vesicovaginal fistulas with omentum. A review of 59 cases. S Afr Med J 67: 143-144

29. Tancer M L (1980) The post-total hysterectomy (vault) vesico-vaoinal fistula. J Urol 123: 839-840

30. Papadopoulos 1, Schnapka B, KeNmi A (1985) Anwendung des Humanfibrinklebers beim Verschluß von Blasen-Scheidein-Fisteln. Urol Int 40: 141 144

31. Füth H (1918) Zur Operation der Blasenscheidenfisteln. Arch Gynäkol 109: 489-497

32. Latzko W (1914) Behandlung hochsitzender Blasen- und Mastdarm Scheidenfisteln nach Uterusextirpation mit hohem Scheidenverschluß. Zbl Gynäk 38: 906

33. Latzko W (1942) Postoperative vesicovaginal fistulas. Genesis and therapy. Am J Surg 58: 211-228

34. Martius H (1954) Die gynakologischen Operationen, Thieme, Stuttgart

35. Ghoneim GM, Monga M (1995): Modified pubovaginal sling and Martius graft for repair of the recurrent vesicovaginal fistula involving thew internal urinary sphincter. Eur Urol 27 (3) : 241 – 245

36. Turner-Warwick R (1976) The use of the omentum pedicle graft in urinary tract reconstruction. J.Urol 116: 341-347

37. Frohmüller H, Hofmockel G (1998) : Transvesikaler Verschluß von Vesicovaginalfisten. Urologe A 37 (1) : 70 –74

38. Woo HH,DJ Rosario, Chapple CR (1996): The treatment of vesicovaginal fistulae. Eur Urol 29 (1): 1 – 9

39. Kiricuta 1, Barario T (1988) La technique simplifiée de traitement par épiplooplastie de grandes fistules vesico-vaginales radiques et traumatiques. A propos de 130 cas opérés. J d' Urol (Paris) 94: 205-209

40. Viennas LK, Alonso AM, Salama V (1995) ; Repair of radiation.induced vesicovaginal fistula with a rectus abdominis myocutaneous flap. Plast Reconstr Surg 96 : 1435 – 1437

41. Bazeed M, Nabeeh A, el-Kenawy M, Ashmallah A (1995) Urovaginal fistulae : 20 year's experience. Eur Urol 27 : 34 – 38

42. Ostad M, Uzzo RG, Coleman J, Younbg GP (1998) : Use of a free bladder mucosal graft for simple repair of vesicovaginal fistulae. Urology 52 : 123 – 126

43. Krause S, Hald T, Steven K (1987) Surgery for urologic complications following radiotherapy for gynecologic cancer. Scand.1 Urol Nephrol 21: 115-118

44. Boudghene F, Lukacs B, Carette MF, Thibault P, Bigot JM (1988) Occlusion ureterale par voie transrenale ä l'aide de ballonnets largables. Une alternative ä l'ureterostomie cutanee pour le traitement d'une fistule vesico-vaginale. Ann Urol (Paris) 22: 425-427

45. Stern JL, Maroney TP, Lacey CG (1987) Management of incurable urinary fistulas by percutaneous ureteral occlusion. Obstet Gynecol 70: 958-960

46. Hoffmann L, Auge A (1988) Ureterotransversopyelostomie und einseitige Nephrostomie als supravesikale Harnableitung bei Blasen-Scheiden- Rektum-Fistel und inkurablen Blasenkarzinomen. Z Urol Nephrol 81: 689-692

47. Pernet FPPM, Jonas U (1985) Ilea] conduit urinary diversion: Early and late results of 132 cases in a 25-year period. W J Urol 3: 140-144

48. Walz PH, Hohenfellner R (1984) Spätergebnisse nach Harnableitung mittels Kolon-Conduit bei Kindern. Akt Urol 15: 243-247

49. Kock NG, Norl&n L, Philipson BM, Akerlund S (1985) The continent ileal reservoir (Kock pouch) for urinary diversion. W J Urol 3: 146-151

50. Thüroff JW, Alken P, Riedmiller H, Engelmann U, Jacobi GH, Hohenfellner R (1985) The Mainz-pouch (mixed augmentation ileum'n zecum) for bladder augmentation and continent urinary diversion. W J Urol 3: 179-184

51. Fisch M, Hohenfellner R (1991): Der Sigma Rektum pouch: Eine Modifikation der Harnleiterdarmimplantation. Akt Urol 22 : Operative Techniken

52. Rader ES (1975) Post- hysterectomy vesicovaginal fistula: treatment by partial colpocleisis. J Urol 114: 389-390

5.5. Hilfsmittel

5.5.1. Was sind Hilfsmittel

Bei medizinischen Hilfsmitteln bieten sich dem niedergelassenen Arzt Probleme mit der Vielfalt der Produkte sowie der korrekten Form der Verordnung.

Wichtig ist die Unterscheidung von *Hilfsmitteln* und *Pflegehilfsmitteln*, da für diese zwei Produktgruppen jeweils unterschiedliche Kostenträger zuständig sind. Die Kostenübernahme der Hilfsmittel erfolgt durch die Krankenversicherung, Pflegehilfsmittel werden von der Pflegeversicherung übernommen.

Nach dem Bundesverband der Medizinprodukteindustrie haben die Neuordnung des 1. und 2. GKV-Neuordnungsgesetzes (1. und 2. NOG) und das Pflegeversicherungsgesetz folgende Auswirkungen auf die Verordnung der Artikel:

 Abgrenzungskriterien

"Besteht eine Krankheit bzw. liegt eine Behinderung vor, ist die Krankenkasse gesetzlich verpflichtet, ein Hilfsmittel zu bezahlen (§33 SGB V). Pflegehilfsmittel werden nur dann bezahlt, wenn Pflegebedürftigkeit besteht und eine Leistungspflicht der Krankenkassen nicht vorliegt."

Definition von Hilfsmitteln

Man spricht von Hilfsmitteln, wenn folgende sachliche medizinische Leistungen notwendig werden:

- Körperersatzstücke und orthopädische Hilfsmittel

- Seh- und Hörhilfen, Inkontinenz- und Stomaartikel

- Technische Produkte wie Applikationshilfen und Inhalationsgeräte

Nach dem 1. und 2. NOG gilt: Für Hilfsmittel gibt es keine Budgetierung und keine Richtgrössen. Hilfsmittel bleiben nach wie vor Pflichtleistungen der gesetzlichen Krankenversicherung.

Die Spitzenverbände der Krankenkassen haben einen sogenannten "Hilfsmittelkatalog" (Produktübersicht) erstellt. Hier sind verschiedene Hilfsmittelartikel bestimmten Produktgruppen zugeordnet und haben nach ihrem Hersteller eine Katalog-Nr. bekommen.

In der Produktgruppenübersicht befinden sich folgende Positionen für den Bereich Inkontinenz:

09 Elektrostimulationsgeräte

15 Inkontinenzhilfen

16 Krankenpflegeartikel

17 Messgeräte für Körperzustände/-funktionen

18 Stomaartikel

19 Toilettenhilfen

Hilfsmittel, für die vom Hersteller die Aufnahme in den Hilfsmittelkatalog beantragt ist, sind hier nicht ausgenommen und sind auch rezeptierfähig. Bei Fragen steht die Krankenversicherung des Betroffenen zur Verfügung.

Die aktuelle Fassung des Pflegehilfsmittelverzeichnisses vom 14. März 1996 beinhaltet für den Bereich Inkontinenz folgende von der Pflegekasse zu vergütende Artikelgruppen:

- Produktgruppe 51 – Pflegemittel zur Körperpflege/Hygiene:
  - Produkte zur Hygiene im Bett (Bettpfannen, Urinflaschen, Urinschiffchen, wiederverwendbare saugende Bettschutzeinlagen)

- Produktgruppe 54 – Zum Verbrauch bestimmte Pflegehilfsmittel:
  - Saugende Bettschutzeinlagen zum Einmalgebrauch
  - Schutzbekleidung (Einmalhandschuhe, Schutzschürzen, Fingerlinge, Mundschutz)
  - Desinfektionsmittel

5.5.2. Verordnungsrichtlinien für Hilfsmittel

Bei der Verordnung von Hilfsmitteln existieren in der Bundesrepublik Deutschland keine einheitliche Regelungen.

In den Ländern Bayern und Sachsen kann von den Krankenkassen ein Scheckheft angefordert werden, in dem der Arzt zu Beginn im Heft einmal die Hilfsmittel verordnet und der Betroffene oder der Leistungserbringer (Apotheke/Sanitätshaus) anschließend die Verordnungsbögen ausstellen können. Ansonsten gilt das Hilfsmittelrezept für die Verordnung (Abb. 5.50).

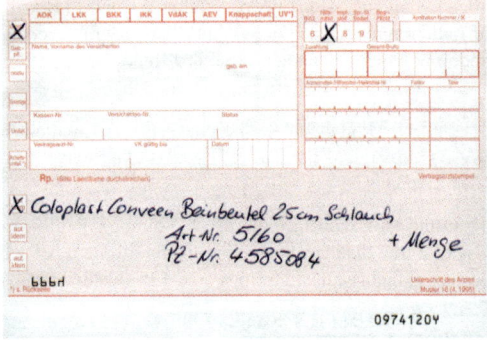

Abb. 5.50: Korrekt ausgefülltes Hilfsmittelrezept versehen mit Nr. Artikel- oder Pharmazentral-Nr.

Hier sind folgende Ausstellungshinweise zu beachten:

- Die Hilfsmittelverordnung belastet kein Arznei–, Verband- oder Heilmittelbudget

- Hilfsmittel dürfen nicht mit Heilmitteln zusammen auf *einem* Rezept verordnet werden

- Eine Mengenbeschränkung für Hilfsmittel pro Rezept ist nicht festgelegt. Hier sollte aber eine Verbrauchseinheit für 4 Wochen ausreichend sein

- Hilfsmittel sind von der Rezeptgebühr befreit

• Die Verordnung sollte die genaue Artikelbezeichnung des Hilfsmittels oder die Produktgruppe enthalten

Bei Pflegehilfsmitteln kann ein Antrag auch ohne Rezept bei der zuständigen Pflegeversicherung gestellt werden. Die Pflegekasse übernimmt aber nicht alle Kosten.

Bei Verbrauchsartikeln werden monatlich maximal 60 DM übernommen.

Bei technischen Pflegehilfsmitteln (z.B. Pflegebetten) gibt es keine finanzielle Obergrenze, diese sollten aber nach Möglichkeit leihweise abgegeben werden.

Eine Zuzahlung für Pflegebedürftige, die das 18. Lebensjahr vollendet haben, darf 10 % (höchstens 50 DM) je technisches Pflegehilfsmittel nicht überschreiten. Bei Verbrauchsartikeln gibt es keine Zuzahlung. Auf Antrag bei der Pflegekasse kann der Betroffene von der Zuzahlung befreit werden.

5.5.3. Inkontinenzvorlagen

Im Bereich der Inkontinenz stellt die Versorgung mit Windeln oder Vorlagen heute noch immer die gängige Versorgung dar. Die Vorlage sollte auf jeden Fall nach dem Urinverlust des Betroffenen individuell ausgesucht werden. Die Windel oder Vorlage sollte darüber hinaus mit einem Quellkörpersystem arbeiten. Hier wird der Urin von den Quellkörpern aufgenommen, die dann in ihrem Volumen zunehmen. Der Betroffene merkt durch die leichte Rückfeuchtung der entstehenden Gelmasse und dem zunehmenden Gewicht, daß sie gewechselt werden muß.

Da es durch den Urinverlust zu einer ständigen Belastung der Haut im Genitale kommt, sollte besonderes Augenmerk auf die Hautpflege gelegt werden (s. Kap. 11.). Der Säureschutzmantel der Haut wird durch die ständige Feuchtigkeit angegriffen, es kann zu Rötungen und oberflächlichen Läsionen der Haut kommen. Bei der Reinigung des Genitales ist darauf zu achten, keine parfümhaltigen Seifen zu verwenden. Die Waschlotion sollte darüber hinaus dem pH-Wert der Haut entsprechen. Bei Rötungen und Läsionen kann zusätzlich ein Hautschutzmaterial in Form von Cremes, Schaumaerosol oder Spray aufgebracht werden. Materialien mit wenig Alkohol als Trägersubstanz soll-

te der Vorzug gegeben werden. Beim Windelwechsel muß die Haut regelmäßig kontrolliert und der Hautschutz bei Bedarf erneuert werden, da die Hautschutzmaterialien unterschiedliche Haltbarkeitszeiten unter Feuchtigkeitsbelastung aufweisen.

Beim Einsatz von Windeln entsteht eine große Abfallmenge, da sie komplett entsorgt werden müssen. Recyclingverfahren sind hier erst in Erprobung. Nur durch konsequentes Toilettentraining kann die große Abfallmenge bisher reduziert werden.

■ Hosenwindel

Die Hosenwindel, die aus der Säuglingsversorgung auch als "Pampers" bekannt ist, sollte beim Erwachsenen nur bei großen Urinverlusten oder bei Urin- und Stuhlinkontinenz verwendet werden.

Sehr großes Augenmerk sollte wiederum auf die Hautpflege in Genitalbereich gelegt werden. Für regelmäßige Kontrollen ist ein wiederverschließbarer Hosenbund sinnvoll. Es werden von den Herstellern verschiedene Größen angeboten, damit sie dem Betroffenen auch nach Bauchumfang und Gesamtgröße angepaßt werden kann.

■ Windelvorlage

Windelvorlagen werden in verschiedenen Formen und Größen angeboten, so daß sie individuell für den Betroffenen ausgesucht werden können. Die Größe der Windel sollte sich nach dem Urinverlust richten. Zur Orientierung geben die Hersteller meistens das maximale Auffangvolumen an. Anatomisch geformte Windeln haben sich als günstig erwiesen. Vorteilhaft ist auch ein seitlicher Auslaufschutz sowie Fixierstreifen zur Befestigung an der Unterwäsche (Abb. 5.51).

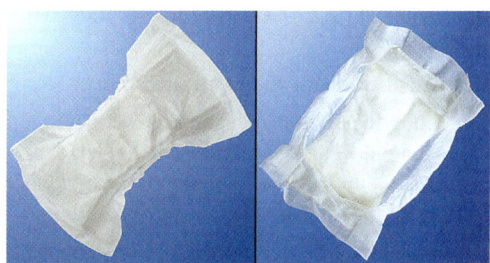

Abb. 5.51: *Urimed-Daisy*-Windelvorlage der Firma B.Braun-Medicare.

■ Tropfenfänger

Zur Versorgung des Mannes mit geringen Urinverlusten ist der Einsatz eines Tropfenfängers zu empfehlen. Sie haben ein Fassungsvermögen von etwa 80-150 ml. Der Tropfenfänger ist so geformt, daß der Penis allein oder mit dem Skrotum in der Vorlage liegt. Er wird dann mit einem Klebestreifen in der Unterhose fixiert (Abb. 5.52).

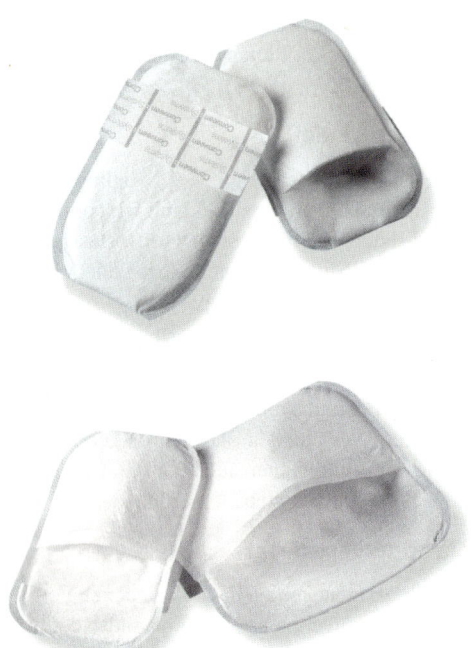

Abb. 5.52: *Conveen*-Tropfenfänger der Firma Coloplast.

5.5.4. Externe Urinableitungen

Als Alternative zu Inkontinenzvorlagen oder Katheter besteht für zumeist immobile Patienten die Möglichkeit, den Urin extern aufzufangen. Hierbei ist es notwendig, zusätzlich einen Auffangbeutel zu verwenden, der an Bett oder Bein befestigt werden kann.

■ Auffangbeutel für Frau und Mann

Um den Urin aufzufangen, kann bei bettlägerigen Patienten ein Beutelsystem mit einer Hautschutzplatte aus Zellulose, Plastik und Pektin verwendet werden.

Der Beutel wird im Bereich der Grundplatte nach Größe der äußeren Labien der Frau oder der Peniswurzel beim Mann zugeschnitten und auf der tro-

ckenen Haut angebracht. Hier können kleine Hautfalten oder Hautunebenheiten mit etwas Hautschutzpaste ausgeglichen werden. Der Beutel kann bis zu 24 Stunden auf der Haut verbleiben und sollte dann gewechselt werden (Abb. 5.53).

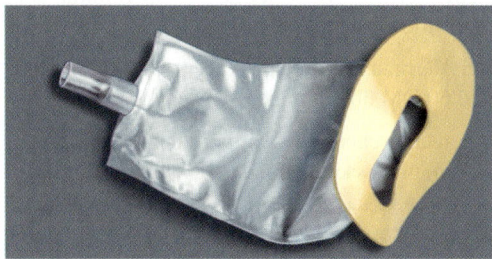

Abb. 5.53: *InCare*-Externer Urinableiter für Frauen der Firma Hollister.

■ Systeme für die Frau

Die externe Ableitung für die Frau ist nur für immobile Patientinnen zu empfehlen. Hier wird ein Auffangsystem mit Hilfe eines Gürtels im Bereich der Vulva fixiert und das Auffangreservoir an die Harnröhrenöffnung geschoben. Daran kann schließlich ein Auffangbeutel angeschlossen werden. Dieses System hat jedoch auf Grund der Rigidität des Systems und der Probleme der Befestigung keine weite Verbreitung gefunden.

■ Systeme für den Mann

➤ *Kondomurinal*

Das Kondomurinal wird am Penis selbsthaftend mit Klebestreifen oder Klebstoff fixiert. Angeboten werden meist Produkte aus Latex. Die ersten latexfreien Kondomurinale sind aber schon im Handel. Ein Kondomurinal besteht aus einer Abrollfläche zur Fixierung am Penis, einem Auffangreservoir für den Urin und einem Schlauchansatz für die Befestigung des Beutels (Abb. 5.54).

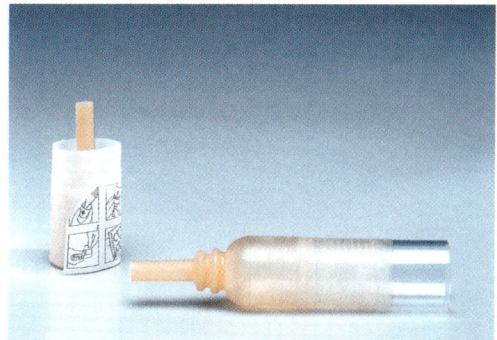

Abb. 5.54: InCare-Antireflux-Kondom, selbsthaftend der Firma Hollister.

Vor dem Anbringen sollten Penisdurchmesser und Länge bestimmt werden, um das Kondomurinal individuell anzupassen. Beim Anbringen ist darauf zu achten, daß keine Haare im Fixierbereich vorhanden sind, evtl. muß ein wenig rasiert werden. Die Haut muß sauber und trocken sein. Dann wird der Fixierstreifen oder der Klebstoff auf dem Peniskörper angebracht und das Kondom darüber abgerollt. Das selbsthaftende Kondomurinal wird direkt auf der Haut abgerollt. Hierbei ist darauf zu achten, daß die Harnröhre nicht direkt am Ansatzschlauch sitzt. Hier sollte immer für das Auffangen des Urins etwas Platz bleiben. Danach sollte das Urinal noch 1-2 Minuten am Penis angedrückt werden. Für mobile Patienten oder Rollstuhlfahrer empfiehlt es sich, zur Ableitung einen Beinbeutel zu verwenden. Das Urinal selbst sollte einmal täglich gewechselt werden.

■ Urinauffangbeutel

Die Auffangbeutel sollten folgende Kriterien erfüllen, um Komplikationen zu verhindern:

- Der Beutel sollte ein ausreichend langes Schlauchsystem für die Beweglichkeit des Patienten besitzen

- Der Urin darf nicht aus dem Beutel in den Schlauch zurücklaufen. Hierfür sollte ein Flatterventil im Beutel vorhanden sein

- Der Beutel sollte einen Bodenauslaß für den Urin enthalten

➤ *Bettbeutel*

Der Beutel sollte 1,5 bis 2 Liter auffangen können. Der Wechsel sollte spätestens nach 7 Tagen erfolgen (Abb. 5.55).

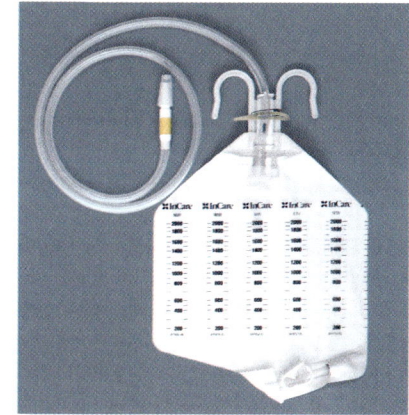

Abb. 5.55: *InCare*-Bettbeutel der Firma Hollister.

➤ *Beinbeutel*

Beinbeutel werden zur Befestigung an Ober- und Unterschenkel angeboten (Abb. 5.56).

Sie sollten mindestens 500 ml Urin fassen. Der Wechsel sollte spätestens nach 3 Tagen erfolgen.

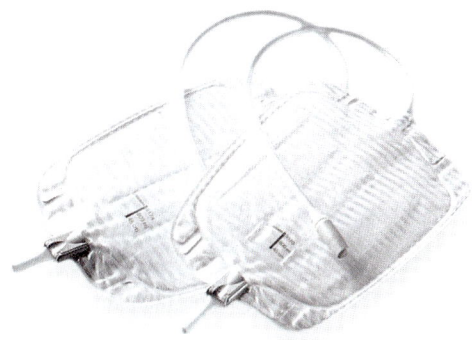

Abb. 5.56: *Conveen*-Beinbeutel der Firma Coloplast.

Der Schlauch sollte individuell zu kürzen sein und nicht abknicken können. Zur Nacht sollte der Beinbeutel nicht entfernt werden. Es sollte zusätzlich ein Bettbeutel am Bodenauslaß des Beinbeutels angeschlossen werden.

Zur Befestigung am Bein können verschiedene Systeme verwendet werden:

- Klettbänder, die in der Länge angepaßt werden können. Hier muß sichergestellt werden, daß das Bein nicht eingeschnürt wird

- Holster: Beuteltasche mit Öffnung am Boden für den Beutelauslaß, Fixierung der Tasche per Bauchgurt und Beinschlaufe am Oberschenkel

- Unterhosen: Verlängerung eines Hosenbeins am Oberschenkel mit Tasche und Bodenöffnung für Beutelauslaß
- Strümpfe: Stülp- bzw. Fertigstrümpfe für Ober- und Unterschenkel

5.5.5. Katheterventile

Um beim Patienten mit Dauerkathetern Füllungsgefühl der Blase und Blasenkapazität zu erhalten, wird oftmals der Katheter mit einem Stöpsel verschlossen. Bei dieser Technik treten hygienische Probleme auf, wenn nicht jedesmal ein neuer Stöpsel verwendet wird. Hier ist ein Katheterventil (Abb. 5.57) eine bessere Alternative, da er eine Woche belassen und dann ausgetauscht und desinfiziert werden kann.

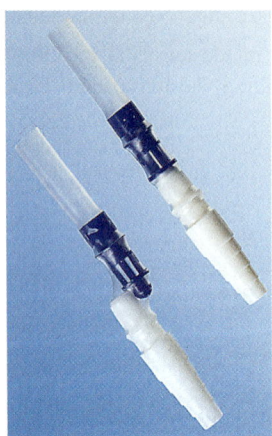

Abb. 5.57: *Bivent*-Katheterventil der Firma B.Braun-Medicare.

5.5.6. Einmalkatheter für intermittierenden Selbstkatheterismus

Zur einfachen Durchführung des Selbstkatheterismus haben sich in den letzten Jahren die beschichteten Einmalkatheter etabliert. Der Katheter wird kurz vor der Anwendung mit Flüssigkeit benetzt und setzt dann das Gleitgel zum leichteren Einführen in die Harnröhre frei. Der Betroffene kann dann den Urin direkt in die Toilette entleeren. Der Katheter wird hier nur "sauber" eingeführt, da der Betroffene zur Durchführung keine Handschuhe trägt. Bei sachgemäßer Durchführung ist dies jedoch ausreichend. Seit kurzem werden auch Katheter mit freiem Gel in der Ummantelung angebo-

ten, die sogar eine sterile Durchführung des Katheterismus ermöglichen (Abb. 5.58).

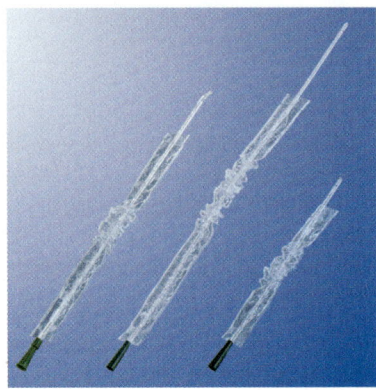

Abb. 5.58: *Actreen*-Einmalkatheter der Firma B.Braun-Medicare mit freiem Gel mit Applikationsbeutel.

Für unterwegs oder für Rollstuhlfahrer sind Katheter mit integriertem Auffangbeutel erhältlich. Die Einmalkatheter gibt es in 20 bzw. 40 cm Länge als Nelaton- oder Tiemannkatheter (Abb. 5.59).

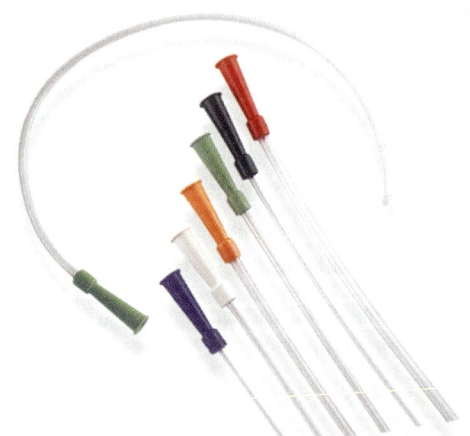

Abb. 5.59: *Conveen*-Einmalkathetersortiment der Firma Coloplast.

5.5.7. Biofeedback- und Elektrostimulationsgeräte

Der Einsatz dieser Geräte ist zur Unterstützung der Beckenbodengymnastik gedacht und erfordert eine regelmäßige Durchführung der Übungen. Die Patienten sollten eine ausführliche und fachkompetente Einweisung in die Handhabung der Geräte erhalten.

Näheres zum Gebrauch und Einsatz der Geräte finden Sie in den Kapiteln 5.1 und 5.3.

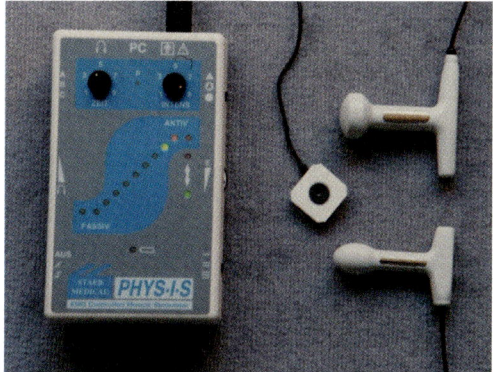

Abb. 5.60: Elektrostimulationsgerät *Monystim PHYS I S* der Firma Staeb-Medical mit EMG-Ableitung.

◼ Biofeedbackgeräte

Zur Unterstützung der Beckenbodengymnastik gibt es die Möglichkeit, die Kontrolle des Druckaufbaus des Beckenbodens per Vaginal- oder Rektalsonde zu kontrollieren. Hier kann dann der Erfolg durch Leuchtdioden oder akustisches Signal kontrolliert werden (Abb. 5.60). Zur Durchführung sollte eine ausführliche Anleitung des Patienten erfolgen. Zur Kontrolle der Muskelkontraktion gibt es Geräte, die eine EMG -Ableitung möglich machen.

◼ Elektrostimulationsgeräte

Um eine gezielte Kontraktion der Beckenbodenmuskulatur zu erreichen, wird hier eine elektrische Stimulation verwendet. Die Frequenz und Dauer der Stimulation kann direkt am Gerät eingestellt werden.

◼ Kombinationsgeräte

Für Patienten, bei denen beide Formen eingesetzt werden sollen, können auch Kombinationsgeräte verwendet werden. Dabei erfolgen Stimulation und willkürliche Kontraktion unter Kontrolle des Biofeedbacks im Wechsel.

5.5.8. Pflegehilfsmittel

In der Pflege stehen 2 Artikelgruppen im Vordergrund. Es handelt sich hier um Bettunterlagen und Hautschutzmaterialien.

Bei den Unterlagen gibt es Einmal- und wiederverwendbare/waschbare Artikel.

Beim längerem Einsatz sollte zur Müllvermeidung auf wiederverwendbare Artikel zurückgegriffen werden. Sie sind in verschiedenen Größen erhältlich, die von Stecklaken- bis Matratzengröße reichen können (Abb. 5.61).

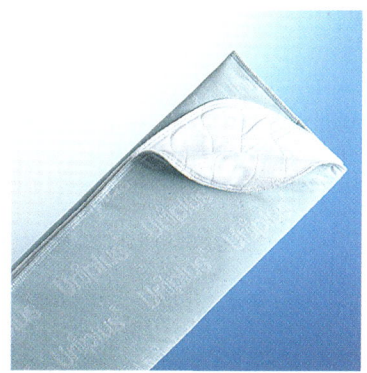

Abb. 5.61: *Uriplus*-Bettunterlage der Firma B.Braun-Medicare.

Bei der Pflege des Inkontinenten ist vor allem auf die Hautpflege zu achten (siehe auch Kap. 11.). Seifen sollten parfüm- und alkoholfrei sein und dem pH-Wert der Haut entsprechen. Der Haut sollte durch entsprechende Cremes oder Salben auch immer Feuchtigkeit zugeführt werden. Bei schon aufgetretenen Rötungen oder Mazerationen der Haut können Hautschutzcremes, -aerosole oder –sprays sehr hilfreich sein. Diese sollten möglichst wenig Alkohol enthalten, da sie auf vorgeschädigter Haut zusätzliche Irritationen hervorrufen können.

6. Harninkontinenz und Genitaldeszensus

Die engen topographischen Beziehungen zwischen ableitenden Harnwegen und Reproduktionsorganen im kleinen Becken der Frau implizieren eine Vielzahl nosologischer Interferenzen. Von besonderer Bedeutung ist dabei die alterierte Statik der Beckenorgane im Sinne eines Genitaldeszensus. Je nach Lokalisation und Grad der Senkung sowie abhängig von der Einbeziehung der urethrovesikalen Einheit resultieren Miktions- und Kontinenzstörungen. So reicht das Spektrum der Symptome vom gesteigerten Harndrang und Harnverhaltung bei großer Zystozele bis zur Verschlußinsuffizienz der Urethra im Sinne einer Streßinkontinenz. Selbst Harnverhaltung *und unwillkürlicher* Harnabgang unter Streß können nebeneinander existieren (larvierte Inkontinenz bei Quetschhahnmechanismus). Sie sind letztlich "unterschiedliche Auswirkungen ein und derselben pathologisch-anatomisch und pathophysiologischen Noxe, nicht aber Erscheinungen einer einander ausschließenden Gegensätzlichkeit (Richter 1988)".

In fast 90 % der Fälle ist die Streßinkontinenz mit einem Deszensus des Urogenitale assoziiert. Diesem Umstand muß bei der Therapieplanung Rechnung getragen werden. Es ist falsch, die Streßinkontinenz als reines "Schließmuskelproblem" zu betrachten, der betroffenen Frau beispielsweise eine Kolposuspension anzubieten und dabei den Subtotalprolaps des Uterus mit Beckenbodeninsuffizienz unberücksichtigt zu lassen. Nur die komplexe Sanierung von urethraler Verschlußinsuffizienz *und* derangiertem Genitale ist als rationale Therapie anzusehen.

Mögliche Wirkungen eines Genitaldeszensus auf Miktion und Kontinenz
- Harndrang, Pollakisurie
- Quetschhahn, Harnverhaltung
- Restharn, Harnweginfektion
- Harnstauung
- Urethrale Verschlußinsuffizienz (Streßinkontinenz)

6.1. Sicherung des Urogenitalsitus bei der Frau

Die Stabilität des weiblichen Urogenitale wird im wesentlichen durch drei unterschiedliche Strukturen gesichert. Im funktionellen Sinne bilden sie eine Einheit. Dieser Mechanismus soll im folgenden Abschnitt kurz beschrieben werden, da er für das Verständnis von Deszensus und Prolaps unerläßlich ist.

6.1.1. Parametraner Halteapparat

Darunter versteht man im pelvinen Subperitonealraum fest vernetzte, strukturierte Bindegewebszüge. Im Hauptanteil ziehen sie als *Lig. cardinale* vom Gebärmutterhals fächerförmig zur Beckenwand (Abb. 6.1). Weitere Bindegewebszüge umfassen als *Lig. vesicouterinum* die Blase und setzen sich als *Ligg. pubovesicalia et pubourethralia* zum Schambein fort. Nach dorsal laufende Bindegewebszüge, die zangenförmig den Mastdarm umgreifen, werden als *Ligg. sacrouterina* bezeichnet. An der Hinterwand des Rektum sind sie innig mit der Fascia recti verbunden.

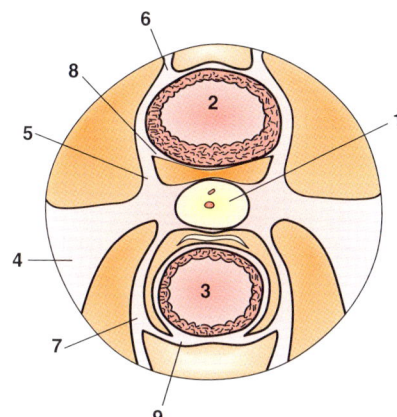

Abb. 6.1: Der parametrane Halteapparat. Querschnitt durch das kleine Becken der Frau. 1 = Cervix uteri 2 = Blase 3 = Mastdarm 4 = Lig. cardinale 5 = Lig. vesicouterinum 6 = Lig. pubovesicale 7 = Lig. sacrouterinum 8 = Fascia vesicalis 9 = Fascia recti.

Die Aufhängung der Beckenorgane, insbesondere des Uterus, ist bei der Gesunden federnd-elastisch. Der parametrane Halteapparat ist für das statischdynamische Gleichgewicht im kleinen Becken von großer Bedeutung.

6.1.2. Muskulärer Beckenboden

Den Hauptanteil bildet das *Diaphragma pelvis* mit dem trichterförmigen M. levator ani (Abb. 6.2). Im ventralen Bereich verläuft kulissenartig das *Diaphragma urogenitale* mit dem M. transversus perinei profundus als wichtigstem Muskel. Eine äußere, oberflächliche Schließmuskelschicht besteht aus dem M. bulbocavernosus, dem M. sphincter ani ext. sowie den unbedeutenden Mm. transversi perinei superficiales und Mm. ischiocavernosi. Symphysenwärts befindet sich der sog. *Levatorspalt* zum Durchtritt von Harnröhre und Scheide (Hiatus urogenitalis). Er ist eine natürliche *"Bruchpforte"* bei der Frau.

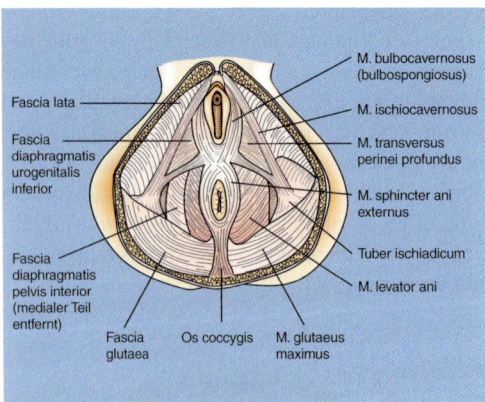

Abb. 6.2: Der weibliche Beckenboden von kaudal.

Die Beckenbodenmuskulatur wird durch den N. pudendus versorgt. Hinsichtlich der Kontraktilität werden langsam kontrahierende ("slow twitch") und schnell kontrahierende ("fast twitch") Muskelfasern unterschieden. Diese Zweiteilung muskulärer Aktivität spielt bei Kontinenzsicherung eine große Rolle.

6.1.3. Abdomino-pelvine Balance der Eingeweide

Die Beckenbodenmuskulatur ist mit vorderer Bauchwand sowie Zwerchfell synergistisch innerviert. Während der Atmung wird der Inhalt der Leibeshöhle durch Kohäsionskräfte quasi in der "Schwebe" gehalten. Das betrifft auch Uterus, Adnexe, Harnblase sowie die supradiaphragmatischen Partien von Vagina, Rektum und Urethra.

Durch den "Sog" der Zwerchfellkuppel und das feine Tonus-Turgor-Spiel des Eingeweidepakets wird der Beckenboden entlastet. Bei physischem Streß, z.B. Heben von Lasten, Husten, Niesen kontrahiert sich der intakte Beckenboden und verhindert ein Ausweichen des Eingeweidepakets nach kaudal.

6.2. Deszensus von Uterus und Vagina

6.2.1. Definitionen und klinische Einteilung

Das Tiefertreten des Uterus und/oder der Vagina innerhalb des kleinen Beckens wird als *Deszensus* bezeichnet. Wenn die Genitalorgane ganz oder teilweise vor den Hiatus genitalis fallen, spricht man von *Prolaps*. Je nach dem Grad des Vorfalles unterscheidet man in *Partial- oder Subtotalprolaps*, wenn die Portio vaginalis in der Vulva sichtbar wird (Abb. 6.3) und in *Totalprolaps*, wenn das ganze Scheidenrohr ausgestülpt ist und den Uterus wie einen Sack umschließt (Abb. 6.4).

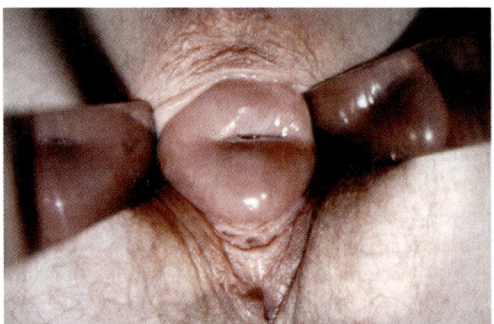

Abb. 6.3: Subtotalprolaps des Uterus. Die Portio vaginalis ist in der Rima pudendi sichtbar.

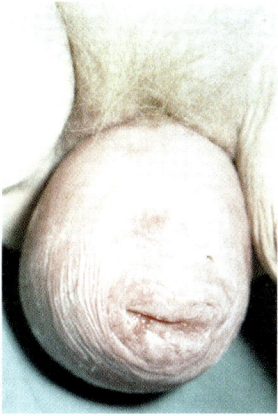

Abb. 6.4: Totalprolaps von Uterus und Scheide.

Eine hernienartige Vorwölbung der vorderen Vaginalwand unter Einbeziehung der Blase nennt man *Zystozele* (Abb. 6.5*)*, ist die Harnröhre einbezogen spricht man von *Urethrozystozele*. Je nach Ursache trennt man die *Distensions- oder Pulsationszystozele* von der *Dislokations- oder Traktionszystozele* (s. Abschnitt 6.2.3. sowie 6.2.5.).

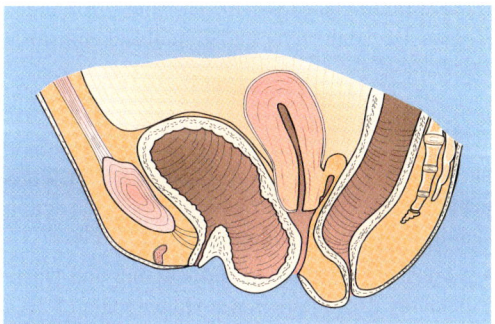

Abb. 6.5: Descensus uteri mit Zystozele. Sagittalschnitt durch das weibliche Becken.

Korrespondierend dazu kann sich an der hinteren Vaginalwand eine *Rektozele* (Abb. 6.6) und bei bruchsackartiger Vorwölbung der Excavatio rectouterina eine *Enterozele* (Abb. 6.7) entwickeln. Die Enterozele tritt sowohl isoliert, als auch kombiniert mit den anderen Senkungszuständen des Genitale auf. Eine besondere Situation ist der *Scheidenblindsackprolaps* (Abb. 6.8*)*, der in etwa 1 % der Fälle nach vaginaler oder abdominaler Hysterektomie entstehen kann.

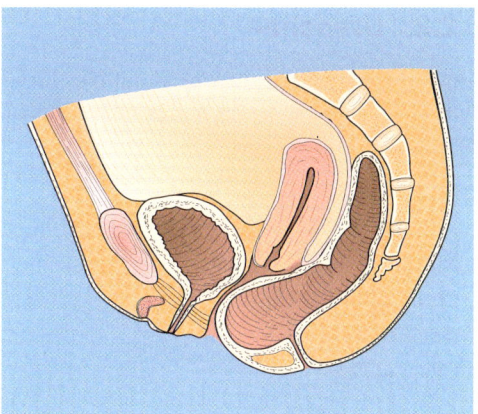

Abb. 6.6: Descensus uteri mit Rektozele. Sagittalschnitt durch das weibliche Becken.

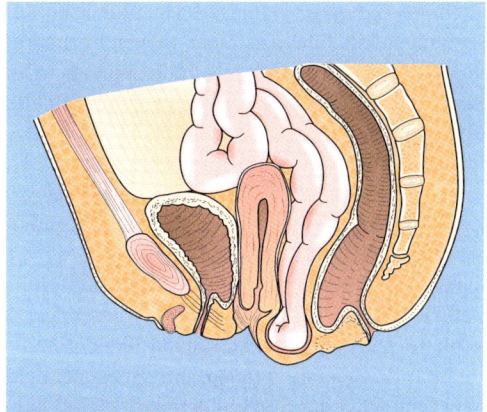

Abb. 6.7: Ausgeprägter Descensus uteri mit Enterozele. Sagittalschnitt durch das weibliche Becken.

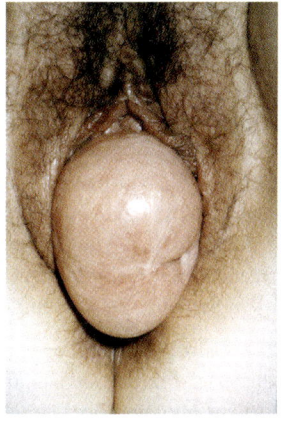

Abb. 6.8: Totalprolaps des Scheidenblindsacks.

6.2.2. Ursachen

Als auslösend oder begünstigend auf die Entstehung von Genitaldeszensus *und* Streßinkontinenz gelten:

- Geburten
- Schwere körperliche Belastung
- Konstitutionelle Faktoren
- Chronische Bronchitis
- Klimakterische Involution
- Übergewicht

Selten wirkt ein Faktor allein, meist ist es die Interferenz mehrerer Faktoren, die zur Manifestation von Senkung bzw. Streßinkontinenz führen.

Vaginale Geburten gelten als Hauptursache der Senkungen. Sie führen zu einer starken Beanspruchung des bindegewebigen Halteapparats. Der *muskuläre Beckenboden* ist beim Durchtritt des kindlichen Kopfes bzw. der gesamten Fruchtwalze einer extremen Belastung ausgesetzt. Das betrifft vor allem den am weitesten kaudal und medial gelegenen Anteil des M. levator ani, auch M. pubococcygeus genannt. Es resultieren *Einrisse*, die später narbig ausheilen sowie mikrostrukturelle Defekte durch *Überdehnung* der gesamten Levatorplatte. Die Folge sind Störungen der neuromuskulären Konnexion. Frauen mit Beckenbodenschwäche und/oder Streßinkontinenz zeigen häufig eine *Abnahme der Nervenleitgeschwindigkeit* mit reduzierter Reflexaktivität im *Pudendusbereich* und pathologischen Mustern im Elektromyogramm.

Konstitutionelle Faktoren sind Teil einer genetischen Disposition zur Bindegewebsschwäche. Ursache sind offenbar molekularbiologische Defekte im Kollagen. Sie erklären die seltenen Fälle von Senkungszuständen bei Nulliparae. Man beobachtet sie bei asthenischen Frauen mit infantilem Körperbau. Die Kombination von konstitutionellen Faktoren mit mehreren Geburten führt meist zu eindrucksvollen Senkungszuständen.

Der allgemeine Östrogenmangel im *Klimakterium* geht mit reduzierter Fibroblasten- und Kollagensynthese und einer Abnahme der Durchblutung am Urogenitale einher. In Kombination mit anderen Faktoren können sich dadurch in der Postmenopause Genitalsenkungen manifestieren. Die kontinuierliche Abnahme des Urethraruhedrucks jenseits der Menopause ist urodynamisch belegt.

Schwere körperliche Belastung besonders mit ruckartigem Aufheben von Lasten (z. B. Warenbewegung, Haushaltsarbeit, Pflegeberufe, Landwirtschaft) aber auch sportliche Betätigung (Springen, Hüpfen, Popgymnastik) kann Deszensus und Streßinkontinenz induzieren.

Chronische Bronchitis mit Hustenattacken belastet in fataler Weise die bindegewebigen und muskulären Strukturen des Beckenbodens. Hustenstöße können bei intrarektaler Messung Druckwerte über 200 cm H_2O erreichen! Das Eingeweidepaket wird explosionsartig in das kleine Becken gedrückt. Wenn die Levatorplatte durch andere Faktoren geschädigt ist (Geburten!) kann die Stabilität der Beckenorgane nicht mehr gesichert werden. Die Wirkung von Hustenstößen ist auch exemplarisch für den Nachweis des Harnabgangs inkontinenter Frauen.

Übergewicht und Stammverfettung, verbunden mit körperlicher Inaktivität führen – besonders wenn weitere Faktoren wirksam sind – zur allgemeinen Beckenboden- und Bauchdeckeninsuffizienz.

6.2.3. Pathophysiologie

Die Senkung des Urogenitale entwickelt sich aus dem Versagen der unter Abschnitt 6.1. genannten stabilisierenden Strukturen, d.h. im einzelnen

- Verlust der elastischen Aufhängung und Überdehnung des parametranen Halteapparates
- Morphologische und funktionelle Defekte im Beckenboden
- Auflösung des dynamischen Gleichgewichts im Bauchraum: abdominopelvine Imbalance

Welches der klinischen Erscheinungsbilder eines Genitaldeszensus sich manifestiert, hängt vom Ausmaß und Sitz der Läsion im stabilisierenden System ab. So ist z.B. beim isolierten *Descensus uteri* nur der parametrane Halteapparat defekt. Der Uterus verläßt dabei seine typische Anteflexio-Anteversio-Position, gleichzeitig verlagert sich die Cervix uteri nach ventrokaudal. Damit gelangt die Gebärmutter in den Bruchpfortenbereich des Hiatus genitalis, in den sie wie ein Flaschenkorken gepreßt wird. Doch ist der alleinige Uterusdeszensus eher selten. Meist sind durch komplexe Läsionen vordere und hintere Scheidenwand einbezogen. Bei Zerstörung der die Blasenhinterwand sichernden Faszie entsteht die typische *Distensionszystozele*, sind dagegen die Verankerungen von Blase und Scheide am Arcus tendineus fasciae pelvis defekt, resultiert eine *Dislokationszystozele*. Bei letzterer bestehen häufig auch Läsionen am Diaphragma urogenitale und an den Ligamenta pubourethralia. Nunmehr geht die Harnröhre ihrer stabilisierenden Fixation verlustig, gleitet aus der "intraabdominalen Druckzone" und wird inkompetent. Dann ist der Deszensus mit einer *Streßinkontinenz* assoziiert. Bei erheblich prolabierender Zystozele wird die Urethra abgeknickt, es entwickeln sich Miktionsprobleme. Dieser sogenannte *"Quetschhahnmechanismus"* kann gleichzeitig eine Verschlußinsuffizienz maskieren. Die hintere Scheidenwand deszendiert meist nur im oberen und mittleren Anteil als *Entero- bzw. Rektozele*. Sie sind Folge eines Fasziendefekts mit gleichzeitigem Verlust der Perinealkrümmung der Scheide durch Levatorendehiszenz. Die Enterozele ist eine Aussackung des völlig erschlafften Fornix vaginae posterior mit dem Douglasschen Raum. Sie ist als echte Hernie anzusehen und kann im Extremfall Netz- und Darmanteile enthalten.

6.2.4. Symptome

Die Beschwerden sind abhängig von Art und Ausmaß der Genitalsenkung. Es können einzeln oder kombiniert auftreten:

- *Druck nach unten:* "als ob etwas herausfällt"

- *Ziehende Schmerzen* in den Leisten und/oder in der Kreuzbeinhöhle sowie an der seitlichen Bauchwand. Die Schmerzen nehmen im Laufe des Tages zu und bessern sich in Ruhelage

- *Blasensymptome*
  - *Harndrang und Pollakisurie*, ausgelöst durch den Zug an der Blasenhinterwand über einen spinalen Reflexbogen. Bei ausgeprägten Zystozelen auch durch Restharn mit Infektion
  - *Harnweginfektionen*, besonders bei langjährigem Prolaps, bis zur Nierenschädigung
  - *Harnstauung* durch Abknickung der Ureteren bei Totalprolaps
  - *Streßinkontinenz*, unkontrollierter Harnabgang bei Husten, Pressen, Niesen
    Entsteht durch Einbeziehung der urethrovesikalen Verschlußzone in die Dislokation

- *Erschwerte Miktion* bei großer Zystozele bzw. schwerem Uterovaginalprolaps durch Abknickung der fixierten Urethra (sogen. Quetschhahnmechanismus)

- *Erschwerte Defäkation.* Die Kotsäule staut sich in der Rektozele (Koprostase).
  Eine Lösung des Stuhls ist oftmals nur durch manuelle Kompression der Rektozele seitens der Patientin möglich

- *Ausfluß (Fluor).* Der ungenügende Scheidenschluß und die chronische Dehnung begünstigen Entzündungen besonders bei der postmenopausalen Frau

- *Geschwüre an Portio und Vagina* bei hochgradigem Prolaps, sogenannte *Dehnungsulzera*, entstehen durch Zug am Gewebe und Kontakt mit der Wäsche. Es muß immer eine Probeexzision zum Ausschluß von Bösartigkeit vorgenommen werden

6.2.5. Diagnostik

Die Diagnostik der Genitalsenkungen ist eine vorwiegend klinische. Man hält sich am besten an folgenden Ablauf:

- *Inspektion der stehenden Patientin:*
  Senkleib durch muskuläre Bauchdeckeninsuffizienz? Kompensatorische Hyperlordose? (Abb. 6.9)

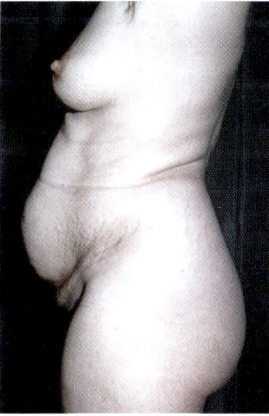

Abb. 6.9: Gestörte abdominopelvine Balance bei Senkleibsyndrom.

> Der Senkleib mit Bauchdeckeninsuffizienz und kompensatorischer Hyperlordose ist ein äußerer Hinweis auf die gestörte abdomino-pelvine Balance.

- *Inspektion des äußeren Genitale:* Einen Totalprolaps bzw. eine prolabierende Zysto- oder Rektozele sieht man sofort. Beurteilt werden: Weite des Hiatus, Zustand des Damms, Beschaffenheit der Haut (Entzündung, Mazerationen durch Urin?)
- *Einführen der Spekula:* Beurteilung der vorderen Scheidenwand, Größe der Zystozele. Sind die Querfalten (Rugae vaginales) über der Zystozele verstrichen, liegt ein Fasziendefekt vor und man spricht von einer Distensions- oder Pulsationszystozele. Wenn die Querfalten erhalten, die lateralen Längsfurchen dagegen verstrichen sind, ist die Ursache ein paravaginaler Aufhängedefekt. Diese Form wird als Dislokations- oder Traktionszystozele bezeichnet. Sie geht häufig mit Inkontinenz einher. Dann zieht man die Spiegel langsam zurück, läßt die Patientin pressen und beurteilt die hintere Vaginalwand, d.h. das Ausmaß der Rekto- bzw. Enterozele. Gleichzeitig orientiert man sich über den Stand der Portio vaginalis im Scheidenrohr. Oftmals besteht beim Descensus uteri eine Ausziehung des Gebärmutterhalses, Elongatio colli genannt. Zur Prüfung des Blasenverschlusses läßt man die Frau mehrmals husten und beobachtet den Meatus externus urethrae auf Harnabgang. Bei prolabierender Zystozele muß das Hustenmanöver nach vorsichtiger Reposition wiederholt werden
- *Palpation des Genitale.* Man beurteilt Weite, Östrogenisierungsgrad und Elastizität des Scheidenrohrs; weiterhin Stellung, Kippung, Beugung, Größe und Beweglichkeit des Uterus. Dann wird die Funktion des Beckenbodens überprüft. Die meist dehiszenten Levatorschenkel findet man am Übergang vom mittleren zum unteren Scheidendrittel. Während man sie zwischen Daumen, Zeige- und Mittelfinger faßt, wird die Patientin aufgefordert, den Muskel anzuspannen. Nicht selten bedarf das mehrerer Versuche

> Viele Frauen mit Genitalsenkung haben es verlernt, ihre Beckenbodenmuskeln willkürlich zu betätigen. Das Wiedererlernen der Muskelfunktion im Levatorbereich ist Teil des sog. "Pelvic-floor-reeducation-program".

- *Rektale Untersuchung.* Zunächst orientiert man sich über die Kompetenz des M. sphincter ani ext. (Hustenstoß bei eingeführtem Zeigefinger). Dann werden Damm und hintere Vaginalwand durch hakenförmige Krümmung des eingeführten Fingers nach ventral gestülpt, um das Ausmaß der Rektozele und ihre Abgrenzung zur Enterozele zu markieren
- *Bildgebende Verfahren* ergänzen die klinische Diagnostik beim Genitaldeszensus. Röntgenologische Verfahren wie Urethrozystographe oder Zysto-Rekto-Kolpographie verlieren an Bedeutung und werden durch die Sonographie ersetzt (s. Kap. 4.2.). Mit der MRT lassen sich in ausgewählten Fällen Defekte im Halteapparat und am Beckenboden sehr gut darstellen (Anthuber et al 1996)

Bei jedem langdauernden und ausgeprägten Genitaldeszensus müssen Stauungen der oberen Harnwege durch *Nephrosonographie* ausgeschlossen werden.

6.2.6. Behandlung von Streßinkontinenz mit Genitaldeszensus

Senkungszustände mit oder ohne unwillkürlichen Harnabgang sind ein individuell erlebtes Problem und erst behandlungspflichtig, wenn die Betroffene es auf Grund ihres Leidensdrucks ausdrücklich wünscht. Das ist im allgemeinen der Fall, wenn die Erkrankung zur psychischen, sozialen und/oder hygienischen Belastung führt.

Die therapeutische Strategie ist abhängig von folgenden Faktoren:

- Alter der Patientin

- Beschwerden

- Ausmaß der Genitalsenkung

- Schweregrad der Streßinkontinenz

Dann ist zu entscheiden, ob *konservativ* oder *operativ* vorgegangen wird.

6.2.6.1. Konservative Therapie

Nach einer Ära übertriebener Operationsindikationen bei Genitaldeszensus und Streßinkontinenz erfährt die konservative Behandlung gegenwärtig eine Renaissance. Sie ist indiziert bei *mäßigem Deszensus* und geringen Beschwerden vor allem jüngerer Frauen, zur *Vor- und Nachbehandlung bei Operationen* sowie bei *älteren und operationsunwilligen* Patientinnen. Dazu bieten sich die folgenden Maßnahmen an:

■ Regelung der Lebensweise und Ausschaltung belastender Faktoren

Aufklärung über Fehlernährung, Obesitas, körperliche Inaktivität, falsche Miktions- und Defäkationsgewohnheiten. Analyse der Arbeitsplatzsituation; Sanierung einer chronischen Bronchitis mit Hustenanfällen.

■ Östrogene

Östrogene führen im vulvovaginalen Bereich zu rascher Gewebsproliferation mit Zunahme der Durchblutung. Damit unterstützen sie die Physiotherapie und konditionieren das Operationsgebiet. In ihrer Wirkung auf die Streßinkontinenz werden sie noch kontrovers bewertet, da größere Studien fehlen (Fantl et al 1996).

Anwendung: in der Perimenopause, *systemisch* (z.B. als Sequentialtherapie), in der Postmenopause gewöhnlich *lokal* (letztere Anwendung wirkt im weiteren Sinne durch die Resorption über die Scheide auch systemisch!) Dosierung: 10 Tage täglich 1 Estriol-Ovulum (0,5 mg), dann über 10 Tage jeden 2. Tag, später als Erhaltungsdosis jeden 3. Tag. Empfehlenswert ist auch der Estring[®], der kontinuierlich 7,5 µg Betaestradiol pro 24 Stunden über Mikroporen freisetzt (Abb. 6.10).

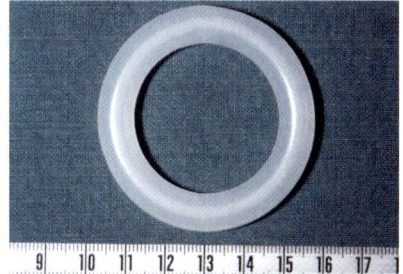

Abb. 6.10: Estring zur postmenopausalen lokalen Hormontherapie (Fa. Pharmacia & Upjohn). Über Mikroporen werden 7,5 µg Betaestradiol pro 24 Stunden freigesetzt.

■ Physiotherapie

Die **Physiotherapie** ist das Herzstück konservativer Behandlung. Zur Anwendung kommen *Beckenbodentraining, Konustherapie* und *Elektrostimulation*. Voraussetzung für den Erfolg ist ein noch trainierbares Substrat. Bei schwer derangiertem Beckenboden und erheblicher Streßinkontinenz sind den Bemühungen von vorn herein Grenzen gesetzt.

Die moderne Beckenbodengymnastik vermittelt den Betroffenen heute ein sog. "Pelvic-floor-reeducation-program", das sich in drei Abschnitte gliedert.

> **Pelvic-Floor-Reeducation-Program**
> - Aufklärung über Anatomie und Funktion des Beckenbodens, Entspannungsübungen, kinästhetisches Training, Versuch zur bewußten Kontraktion der betreffenden Muskeln, Ausschaltung der Hilfsmuskulatur
> - Trainingsphase (evtl. unter Anwendung von Konusgewichten)
> - Übernahme der erlernten Funktion in alltäglichen Streßsituationen (Heben, Tragen, Laufen, etc.)

Die Integration der *Konustherapie* (Abb. 6.11) in der zweiten Phase des Trainingsprogramms beruht auf folgendem Prinzip: Kunststoffummantelte Konen steigenden Gewichts werden in die Scheide eingeführt. Ihre Neigung herauszugleiten, löst bei den betroffenen Frauen eine reaktive Kontraktion des Beckenbodens aus. Es stehen fünf Konen zwischen 20 g und 70 g zur Verfügung. Die Übungen werden mit dem Konus begonnen, der ohne Anstrengung eine Minute gehalten werden kann. Danach wird mehrmals täglich 10 bis 15 Minuten unter alltäglichen Streßsituationen trainiert. Der nächst schwerere Konus wird plaziert, wenn es gelingt, das Gewicht reproduzierbar über 15 Minuten zu halten. Zur wissenschaftlichen Bewertung des Effekts auf den Beckenboden fehlen noch prospektive und randomisierte Studien (Bø 1995).

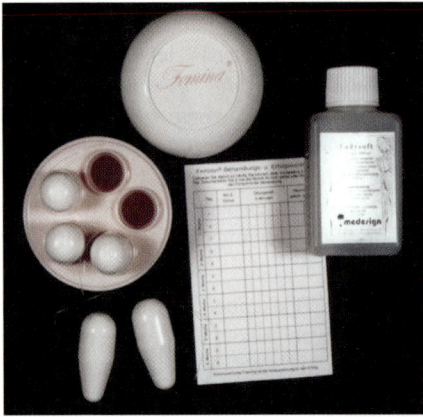

Abb. 6.11: Vaginalkonen (20 – 70 g) zum Beckenbodentraining bei Streßinkontinenz und geringgradigem Genitaldeszensus.

Das *Pelvic-Reeducation-Program* sollte unter der Leitung einer dafür geschulten Physiotherapeutin stehen. Erster Hinweis auf einen Trainingserfolg ist die wiedererlangte Fähigkeit, den Harnstrahl willkürlich zu unterbrechen. Die Trainingsleistung kann auch mit Biofeedback in häuslicher Umgebung über Myotrainer (EMG-Ableitung) kontrolliert werden (s. Kap. 5.1).

Die *Elektrostimulation* des Beckenbodens wirkt über eine Aktivierung der feinen Fasern des N. pudendus. Voraussetzung für die Effizienz ist auch hier ein trainierbares neuromuskuläres Substrat. Bei ausgeprägten degenerativen Veränderungen bzw. geburtstraumatischer Zerstörung der Levatorplatte ist die Effizienz der Behandlung eingeschränkt. Die moderne Stimulation erfolgt heute über bipolare Oberflächenelektroden, die auf Vaginal- oder Analstöpsel montiert sind und über einen externen Impulsgeber versorgt werden (Abb. 6.12). Man unterscheidet kontinuierliche, phasische und in einzelnen Sitzungen maximale Stimulation (s. Kap. 5.3.). Generell gilt, daß zur Konditionierung des Beckenbodens und der urethralen Verschlußfunktion mit 50 Hz, zur Aktivierung von spinalen Hemmreflexen auf die Blasenfunktion (z.B. Drangsyndrom bei Zystozele) dagegen mit 10 Hz stimuliert wird. Ein Erfolg der täglichen, etwa 20 min dauernden Therapie stellt sich frühestens nach 8 – 10 Wochen ein.

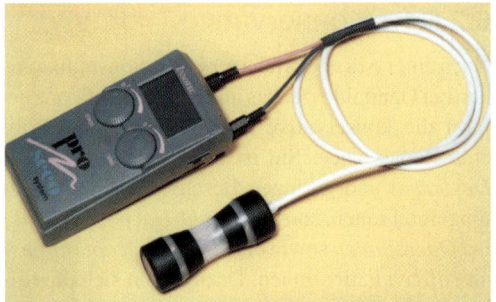

Abb. 6.12: Tragbares Gerät mit Vaginalelektrode zur Elektrostimulation bei Streßinkontinenz und Beckenbodenschwäche (ProSeco-System, Fa. Innocept).

Mit der **Pessartherapie** wird versucht, über die Reposition eines Deszensus mit Elevation des Blasenhalses auch die Kontinenz zu verbessern. Statt der älteren, starren Modelle werden heute elastische und formverbesserte Pessare aus Silikon-Kautschuk bevorzugt (Abb. 6.13).

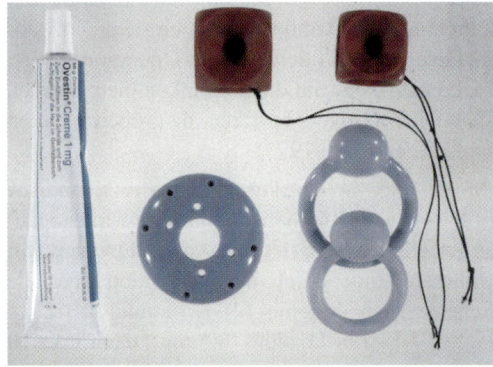

Abb. 6.13: Moderne Pessare aus Silikonkautschuk zur Therapie des Genitaldeszensus (Würfel- bzw. Siebschalenpessar) und der Streßinkontinenz (Urethrapessar mit Kalotte nach Arabin zur Elevation des Blasenhalses).

Zur Behandlung von Senkungszuständen allein dienen Würfelpessare, bei Streßinkontinenz und mittelgradigem Deszensus werden sogen. Urethrapessare angewendet. Letztere sind Ringpessare mit keulenartiger Verdickung zur Anhebung des zystourethralen Übergangs. Die betroffene Patientin wird angeleitet, unter häuslichen Bedingungen das Pessar selbst zu wechseln, d. h. es tags zu tragen und abends zu entfernen. Durch zunehmende Retraktion des bindegewebigen Halteapparats kann man nach vier bis sechs Wochen auf das nächst kleinere Pessar übergehen (Eberhard 1994).

Die Anwendung von Pessaren bei der postmenopausalen Frau muß immer in Kombination mit einer lokalen Östrogentherapie erfolgen.

6.2.6.2. Operative Therapie

Der Entschluß zur operativen Behandlung von Genitaldeszensus und Streßinkontinenz wird durch folgende Prämissen bestimmt:

- konservative Therapie nach 6 Monaten ohne Erfolg
- persistierender Leidensdruck
- ausgeprägter Genitaldeszensus mit Beckenbodeninsuffizienz

Das Alter der Patientin ist durch die Fortschritte der Anästhesiologie heute kein limitierender Faktor mehr. Deshalb haben behelfsmäßige Operationen beim Prolaps der alten Frau (z.B. Uterusinterposition nach Wertheim, Operation nach Neugebauer-Le Fort, Querriegel nach Döderlein) nur noch historischen Charakter.

Bis vor wenigen Jahren war die operative Sanierung der urethralen Verschlußinsuffizienz integraler Bestandteil der vaginalen Beckenbodenrekonstruktion ohne oder mit Hysterektomie. Die sogenannte **vordere vaginale Plastik** (ungenau auch als Kolporrhaphia anterior bezeichnet) war Standardtherapie für die Streßinkontinenz. Leider konnten die Langzeitergebnisse kritischer Prüfung nicht standhalten.

Nachteile der vaginalen Plastik zur Therapie der Streßinkontinenz:

- Zerstörung von Nerven- und Gefäßstrukturen während der Präparation
- Unzureichende Elevation der proximalen Harnröhre
- Nur geringe Verbesserung der Drucktransmission

Deshalb wurden in neuerer Zeit die beiden Komponenten – Deszensusoperation und Streßinkontinenzoperation – methodisch voneinander getrennt.

Genitaldeszensus und Streßinkontinenz sind zwei Probleme, deren chirurgische Korrektur nicht selten auf zwei Wegen in einer Sitzung erfolgen muß.

Die Sanierung eines Genitaldeszensus mit Rekonstruktion des derangierten Beckenbodens und damit des urorektovaginalen Situs gelingt am besten auf vaginalem, die Wiederherstellung der Kontinenz dagegen auf abdominalem bzw. abdominovaginalem Weg.

Methode der Wahl ist heute ein **kombiniertes Programm** mit folgenden taktischen Schritten:

- vaginale Hysterektomie
- hohe Peritonisierung zur Verriegelung der "Bruchpforte"
- Kolporrhaphia posterior alta zur Verengung des erschlafften hinteren Scheidengewölbes
- vordere Beckenbodenplastik, auch "Diaphragmaplastik" genannt
- hintere Beckenbodenplastik, auch "Kolpoperineoplastik" genannt

Dieses Standardverfahren in Anlehnung an Richter hat den Vorteil, daß es in Abhängigkeit vom Befund individuell variiert oder ergänzt werden kann. Beispiele: wenn der Scheidenstumpf nach Hysterektomie bei einer 45jährigen sehr mobil ist, wird eine **Vaginaefixatio sacrospinalis** angeschlossen. Bei einer Greisin kann man nach Prolapsoperation zur Stabilisierung des Beckenbodens die Kolpoperineoplastik zur **subtotalen Kolpokleisis** erweitern.

Nach der Versorgung des Genitaldeszensus wird in gleicher Sitzung die Streßinkontinenzoperation durchgeführt. Als Standardmethode galt bisher die **Kolposuspension nach Burch** in der Variante nach Cowan und Morgan, d. h. knüpfen mit "hängenden" Knoten. Mit ihr gelingt die beste und stabilste Elevation des urethrovesikalen Übergangs. Inzwischen wird das Verfahren auch laparoskopisch durchgeführt, allerdings stehen Spätergebnisse noch aus (Su 1997). **Schlingenplastiken** sind indiziert bei schwerer Verschlußinsuffizienz und hypotoner Urethra. Verwendet werden körpereigenes Material (Faszie, Haut), lyophilisiertes Gewebe (Lyodura) oder synthetische Produkte (Nylon, Dacron, Gore-Tex). Nicht selten kommt es zu Überkorrekturen mit reduzierter Miktionsleistung und Restharn.

Als moderne Form der Schlingenoperation wird neuerdings die **TVT-Plastik** (Ulmsten et al 1996) empfohlen (TVT = **T**ension-free-**v**aginal-**t**ape). Dabei legt man mit Hilfe von Führungsspießen ein

Proleneband in Urethramitte spannungsfrei ein. Der Eingriff wird in Lokalanästhesie durchgeführt. Die Dauer des stationären Aufenthalts beträgt nur noch 2-3 Tage. Inzwischen konkurriert das Verfahren mit der Kolposuspension.

Die kombinierte Chirurgie von Genitaldeszensus und Streßinkontinenz erfordert *Augenmaß und Geschick*. Sie gehört nicht in die Hände von Anfängern.

> **Typische Fehler in der Deszensus- und Inkontinenzchirurgie**
> - übersehener Quetschhahnmechanismus
> - Skelettierung der Urethra
> - großzügige Scheidenresektion
> - hoher Damm bzw. scharfe Levatorbrücke
> - Harnwegverletzungen, Fisteln
> - Überkorrektur, Miktionsstörungen

6.2.6.3. Sonderfälle

Sonderfälle der operativen Therapie des Deszensus bzw. Prolaps sind

■ Senkungszustände bei der jungen Frau (< 30 Jahre)

Solange als möglich konservativ z.B. mit Beckenbodentraining und moderner Pessartherapie behandeln! Chirurgische Intervention nur bei erfülltem Familienplan und starken Beschwerden. Die früher übliche **Manchester-Plastik** kann wegen der Folgen (Dyspareunie, Fertilitätseinschränkung) nicht mehr empfohlen werden. Neuerdings bietet sich als erfolgversprechendes Verfahren die laparoskopische **sakrale Zervikopexie** mit Goretexband an.

■ Scheidenblindsackprolaps

Der ganze Scheidenstumpf ist handschuhartig ausgestülpt. Im Bruchsack meist Enterozele, Zystozele, seltener Rektozele. Die Korrektur erfolgt entweder durch **abdominale Kolposakropexie** mit Interponaten aus Faszie, Teflon bzw. Gore-Tex oder als **Vaginaefixatio sacrospinalis vaginalis**. Dabei wird nach Versorgung des Bruchinhalts der Scheidenstumpf am Lig. sacrospinale fixiert. Elegantes, doch technisch anspruchsvolles Verfahren mit relativ langer Lernphase! (Lantzsch et al 1998)

■ Paravaginale Kolpopexie

Vor allem in den USA verbreitetes Verfahren zur operativen *Korrektur* der **Dislokations- bzw. Traktionszystozele.** Das logische Prinzip besteht in der Verankerung der lateralen Vaginalwände beiderseits am Arcus tendineus fasciae pelvis. Zugang ist von abdominal oder vaginal möglich, die abdominale Variante ist technisch einfacher.

Literatur

Anthuber C, Baron A, Lienemann A (1996) Die dynamische Magnetresonanzkolpozystorektographie bei der Diagnostik von Descensus und Prolaps genitalis. Gynäkologe 29:620-623

Bø K (1995) Vaginal weight cones. Theoretical frame work, effect on pelvic floor muscle strength and female urinary stress incontinence. Acta obstet gynecol scand 74:87-92

Eberhard J, Pescatore P, Geissbühler V (1994) Pessartherapie in der Gynäkologie. Kontinenz 3:224-230

Fantl JA, Bump RC, Robinson D, McClish D, Wyman, JF (1996) Efficacy of estrogen supplementation in the treatment of urinary incontinence. Obstet Gynecol 88:745-749

Lantzsch T, Wolters M, Methfessel HD (1998) Vaginaefixatio sacrospinalis vaginalis nach Amreich/Richter. Geburtsh. u. Frauenheilk. 58:63-66

Richter K (1988) Prinzipielle Möglichkeiten der operativen Therapie der weiblichen Streßinkontinenz. Gynäk. Rdsch. 28:2-14

Su TH, Wang KG, Hsu CY, Wei CY, Hong BK (1997) Prospective comparison of laparoscopic and traditional colposuspensions in the treatment of genuine stress incontinence. Acta obstet gynecol scand 76:567

Ulmsten U, Henriksson L, Johnson P, Varkas G (1996) An ambulatory surgical procedure under local anaesthesia for treatment of female incontinence. Int. Urogynecol. J. 7:81-85

Weiterführende Literatur

Bender HG, Distler W (1992) Der Beckenboden der Frau. Springer, Berlin-Heidelberg-New York

De Lancey JOL (1996) Stress urinary incontinence: where are we now, where schould we go? Am J Obstet Gynecol 175:311-319

Hohl MK (1996) Paravaginale Kolpopexie: Indikationen, operative Techniken, Ergebnisse. Gynäkologe 29:671-676

Lahodny J (1991) Vaginale Inkontinenz- und Deszensuschirurgie. Ferdinand Enke, Stuttgart

Methfessel HD (1993) Konservative Therapie der weiblichen Streßinkontinenz. Kontinenz 2:195-199

Reiffenstuhl G, Platzer W, Knapstein PG (1994) Die vaginalen Operationen, 2. Aufl. Urban & Schwarzenberg,
München-Wien-Baltimore

Richter, K (1998) Gynäkologische Chirurgie des Beckenbodens. Von Heinz F u. Terruhn V (Hrsg)Thieme,
Stuttgart-New York

Schüssler B, Laycock J, Norton P, Stanton S (1994) Pelvic floor reeducation: principles and practice. Springer,
London

7. **Harninkontinenz beim Kind**

Wenn man die Inkontinenz im Kindesalter betrachtet, dann muß zuerst über das Bettnässen gesprochen werden. Enuresis und Inkontinenz haben
in der Vergangenheit unterschiedlichste Definitionen und Klassifizierungen erfahren. Die Begriffs-
verwirrung ist jedoch noch nicht ausgeräumt, da
der Enuresisbegriff auch für die Dranginkontinenz
des Kindes (als "Enuresis diurna"), für die Giggle-
Inkontinenz (als "Enuresis risoria") sowie für die
extraurethrale Inkontinenz (als "Enuresis spu-
ria") Verwendung findet. Der unwillkürliche
Harnverlust nur am Tage oder auch am Tag sollte
als Inkontinenz beim Kind bezeichnet werden.

Die Enuresis hat aufgrund einer eigenen Pathogenese eine Sonderstellung. Ansonsten wird in diesem Kapitel die Klassifizierung der Inkontinenz
der ICS wieder aufgenommen. Aber wegen der unterschiedlichen Bedeutung der einzelnen Formen
beim Kind sollen sie in anderer Reihenfolge besprochen werden.

7.1. **Enuresis beim Kind**

Enuresis bedeutet nächtliches Einnässen nach dem
vollendeten 5. Lebensjahr. Der Zusatz "nocturna"
ist überflüssig, da Enuresis für das Einnässen im
Schlaf also auch für den Mittagsschlaf verwendet
werden soll. Mit dem Erreichen des 14. (16.) Lebensjahres sind fast alle Kinder "trocken". Etwa
1 % der Enuretiker bleiben auch im Erwachsenenalter Bettnässer (adulte Enuresis).

Über die Ursachen der Enuresis wurde bereits im
Kap. 3. berichtet.

 Diagnostik

Hinsichtlich der Diagnostik bei der Enuresis ist
man sich weitgehend einig. Sie besteht aus einer
ausführlichen Anamnese und einer klinischen Untersuchung sowie einer Screeninguntersuchung
von oberem und unterem Harntrakt mittels der Sonographie.

Die Sonographie soll Fehlbildungen der Niere und
der ableitenden Harnwege ausschließen. Restharnbildung und Veränderungen der Blasenwand
sollten beurteilt, Urinuntersuchung (Sediment,
Kultur, spezif. Gewicht) und die Beobachtung des

Miktionsablaufes (evtl. eine Uroflowmetrie) angeschlossen werden.

Als klinische und paraklinische Befunde sind zu
erwarten: Einnässen im Schlaf (nicht am Tage).
Kein Harndrang am Tage, normale Miktionshäu-
figkeit und normale Miktionsmenge, die Klinik
und die Paraklinik sind normal. Auch die Sonographie zeigt einen Normalbefund, weder Restharn
noch Auffälligkeiten am oberen Harntrakt. Solange diese Befunde erhoben werden, wird es keine
differentialdiagnostischen Probleme zwischen
Enuresis und Inkontinenz (Tab. 7.1) geben.

A Funktionelle Störung
1 Enuresis
2 Detrusorhyperaktitivät (instabile Blase)
3 Blasenhypersensitivität (irritative Blase)
4 Dysfunktionelle Entleerung (nicht neurogene - neurogene Blase - ALLEN, HINMAN-Blase, lazy bladder u.a.)
5 Giggle Inkontinenz (Lachinkontinenz)
6 Psychogene Dysfunktion
7 Pseudoinkontinenz (Postmiktionsdribbling aus Vagina, Harnröhrendivertikel, doppelte Urethra)
B Neurogene Störung
1 Myelodysplasie
2 Tethered cord-Syndrom
3 Spinale Mißbildungstumoren
4 Querschnittsmyelitis
5 Läsionen des Plexus pelvicus
C Strukturelle Störung
1 Primäre Ursache
a) ektop mündender Ureter
b) Ekstrophie - Epispadie - Komplex
c) offener Urachus
2 Sekundäre Ursache
a) Harnröhrenklappen (vordere und hintere)
b) angeborene Harnröhrenengen
c) ektope Ureterozelen
d) traumatische Strikturen

Tab. 7.1: Klassifikation der Inkontinenz nach der Ursache der Störung (modifiziert nach Wojcik und Kaplan).

Auf eine generelle urodynamische Untersuchung oder gar eine Videourodynamik, wie kürzlich von Porter et al. (1995) vorgeschlagen, kann verzichtet werden, vorausgesetzt, die oben genannten Untersuchungen sind normal (P. Abrams, 1995). Auch das Ausscheidungsurogramm ist überflüssig, da urologische Anomalien bei der Enuresis (ohne berichtete Harnwegsinfektionen) selten vorkommen (Kawauchi et al., 1996).

Therapie

Die Therapie des Bettnässens besteht zunächst in einer psychologischen und pädagogischen Einflußnahme auf das Kind. Eine bessere Verteilung von flüssiger und trockener Nahrung über den Tag kann eine nächtliche Harnflut verhindern helfen. Über den Wert, ein Kind zwei bis drei Stunden nach dem Zubettgehen nochmals zu wecken, bestehen unterschiedliche Ansichten. Der Autor hat Kinder erlebt, bei denen diese Maßnahme für ein Verschwinden des Einnässens völlig ausreichte. Mehrfaches Wecken in der Nacht ist weder für das Kind noch für die Eltern hilfreich. Sollte man sich für das Wecken entscheiden, dann ist Regelmäßigkeit und Pünktlichkeit der Prozedur von Bedeutung. Das Anlegen einer Windel für die Nacht ist bei Kindern mit einer offensichtlichen Entwicklungsverzögerung oder einer familiären Belastung sinnvoll. Die Windel kann aber andererseits die "Bequemlichkeit" eines Kindes bestärken und kontraproduktiv wirken. Die Motivation eines Kindes sollte durch Lob und kleine Belohnungen positiv beeinflußt werden. Das Führen eines Tagebuches mit positiven Symbolen für trockene Nächte kann das Erlernen der nächtlichen Kontrolle über die Blase zusätzlich beflügeln.

Strafen, Beschimpfungen durch die Eltern oder lautstarke Diskussionen über die Problematik des Kindes sollten vermieden werden. Beratung und Therapiehinweise können sich Eltern in speziellen Selbsthilfevereinen (Einz) und bei der GIH holen (siehe Literaturhinweise). Darüber hinaus gibt es zahlreiche allgemeinverständliche Publikationen.

Alarmsysteme

Man hat den Eindruck, daß die Konditionierungsbehandlung eines einnässenden Kindes mit Alarmsystemen wieder an Bedeutung gewinnt.

Die Überlegungen, derartige Apparate einzusetzen, gehen auf Pfaundler (1904) zurück. Er demonstrierte einen Apparat zur "selbständigen Signalisierung stattgehabter Bettnässung". In der Vergangenheit waren die Apparate nicht sicher genug. Es hat gelegentlich Verbrennungen durch Kurzschlüsse gegeben, die die Verbreitung der Systeme negativ beeinflußt hat.

Heute werden verschiedene Alarmgeräte kommerziell angeboten, die ungefährlich sind. Sie bestehen aus einem Sensor, der in die Schlüpfer oder eine Windel eingelegt oder als Unterlage verwendet werden kann. Das angeschlossene batteriegespeiste Niedervolt-Alarmsystem sendet einen konstanten Ton, pulsierende Töne und/oder ein Vibrationssignal aus (Abb. 7.1). Damit soll das Kind in dem Zeitpunkt geweckt werden, sobald es durch den ausgetretenen Urin zu einem Stromfluß gekommen ist. Die Alarmbox kann am Pyjama, am Handgelenk getragen oder auf dem Nachttisch plaziert werden.

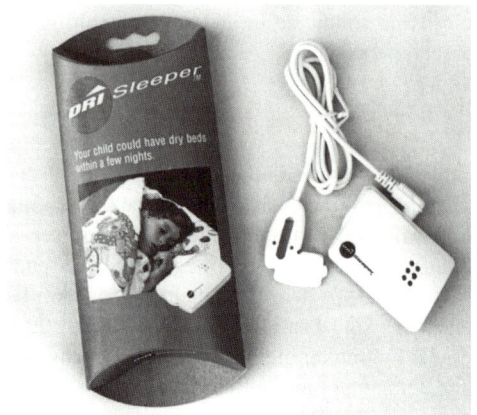

Abb. 7.1: Enuresis-Alarmgerät "Dri Sleeper" mit Klipp für den Schlafanzug und Signalbox.

Da es keine überzeugenden Gründe gibt, daß eine Variante besser sei als die andere, ist es letztlich eine persönliche Entscheidung der Eltern, welches System sie bevorzugen.

Alarmsysteme erfordern von Kind und Eltern Geduld und Durchhaltevermögen. Das Kind soll erlernen, den unangenehmen Weckton zu vermeiden, indem es bei den ersten Tönen bereits mit der Kontraktion des Beckenbodens reagiert. Ziel ist es, daß das Kind dann aufsteht, um die Blase zu entleeren. Das gelingt nicht sofort. Es muß erst eine gewisse Reflexbahnung erfolgen, so daß dann die volle Blase bereits zum Aufwecken des Kindes ausreicht. Die Praxis hat gezeigt, daß es des öfteren zu Therapieabbrüchen kommt.

Die Familien müssen darauf vorbereitet werden, daß eine drei- bis sechsmonatige Therapie erforderlich ist. Wichtig ist die Führung eines Einnäßkalenders vor und während der Therapie. Reduktion der Einnäßfrequenz und der Einnäßmenge müssen als erste Erfolge gewertet werden. Die meisten Alarmsysteme werden mit Anwendungsrichtlinien geliefert.

Die Erfolgsraten werden mit 50-60 % angegeben. Wird die Behandlung zu früh abgebrochen, ist mit einer hohen Relapsrate von 20-40 % zu rechnen.

■ Drosselung der nächtlichen Diurese

Die Desmopressin-Therapie war die logische Folge auf die Erkenntnis, daß ein fehlender nächtlicher ADH-Anstieg beim Enuretiker zu einer kritischen Blasenfüllung und zur Reflexentleerung der Blase führt.

Desmopressin ist ein Vasopressinanalogon, das 1967 in Prag entwickelt wurde und eine deutlich stärkere antidiuretische Potenz aufweist als das Vasopressin selbst. Toxizitätsstudien an Labortieren zeigten keinerlei mutagene oder embryotoxische Wirkungen und eine gute Verträglichkeit.

Anfänglich war das Desmopressin nur als Nasenspray verfügbar. Kontrollierte Studien haben gezeigt, daß eine Gabe von 20 µg (je 1 Sprühstoß in jedes Nasenloch) vor dem Zubettgehen sehr gut von Kindern und Jugendlichen vertragen wird. Auch die doppelte Dosis wird von Kindern toleriert. Wegen der gelegentlich auftretenden Probleme bei Erkältungen oder bei allergischem Schnupfen wurde eine orale Applikationsform entwickelt.

Während Studien an gesunden Freiwilligen gezeigt haben, daß nach intranasaler Gabe 3-5 % der Substanz verfügbar ist, liegt der Prozentsatz bei oraler Gabe nur bei 0,1-0,2 % der Dosis. Deshalb enthalten die Tabletten eine 10-fach höhere Substanzmenge (Minirin® 0,2 mg Tabletten) und können in einer Dosierung von 100 µg bis 400 µg verabreicht werden.

Die Metaanalysen von Wirksamkeitsstudien zeigten bei 25 % der Patienten unter der Therapie komplettes Trockenwerden. Etwa 40 % haben eine Reduktion der nassen Nächte auf die Hälfte. Das letzte Drittel der Patienten zeigten kein Ansprechen auf die Therapie.

Die Therapie greift schon in der ersten Therapiewoche. Wenn mit geringer Dosis (10 µg intranasal) begonnen wurde, kann bei Nichtansprechen die Dosis zunächst auf 20 µg, dann auf 40 µg gesteigert werden. Nebenwirkungen sind kaum bekannt geworden. Es gibt aber einzelne Berichte in der Literatur, wo es zu einer Hyperhydratation des Patienten gekommen ist (Robson et al., 1997). Eine Flüssigkeitsbelastung bei Gabe von Desmopressin ist zu vermeiden. Die Polydipsie stellt eine Kontraindikation für diese Medikation dar.

■ Beeinflussung des vegetativen Nervensystems

Das trizyklische Antidepressivum Imipramin ist für die Therapie der Enuresis seit über 30 Jahren erfolgreich eingesetzt worden. Die genaue pharmakologische Wirkung ist nicht ganz klar. Der Substanz werden neben Einflüssen auf die Schlaftiefe und den Weckmechanismus durch die volle Blase eine Minderung der ADH-Ausscheidung aus dem Hypophysenlappen auch eine gewisse Wirkung auf das sympathische wie parasympathische System zugeschrieben. Imipramin soll am Blasenauslaß eine alpha-adrenerge Stimulation mit Erhöhung des urethralen Verschlußdruckes bewirken. Ob eine beta-adrenerge Stimulation oder eine periphere anticholinerge Wirkung für die Beruhigung des Detrusors verantwortlich zu machen ist, ist nicht entschieden.

Die Dosierung beträgt 1-2 mg/kg/abendliche Gabe. Die meisten Untersuchungen berichten über eine 50 %ige komplette Remission des Einnässens und eine Besserung bei zusätzlichen 10-15 %. Trotz vieler Therapieversager und einer sehr hohen Rückfallquote bis 60 % gehört Imipramin zu den am häufigsten verordneten Pharmaka bei Enuresis nocturna (Beetz, 1992).

Die Substanz besitzt bei Überdosierung jedoch eine erhebliche Toxizität, die mit zentralen und kardialen Symptomen einhergehen kann.

Bewußtseinstrübung bis zum Koma, zerebrale Krampfanfälle, Atemregulationsstörungen und Arrhythmien bis zur tödlichen Vergiftung sind bei versehentlicher oder bewußter Überdosierung oder Einnahme durch kleine Geschwisterkinder beschrieben worden. Aus diesem Grund wurde von Pädiatern vor dem Einsatz des Imipramin bei der Enuresis gewarnt. Nervosität, Konzentrations-

und/oder Schlafstörungen, Obstipation und Mundtrockenheit wurden beschrieben.

In der Roten Liste 1999 wurde nach wie vor ein Kombinationspräparat (Noxonur®) geführt, das auf der alpha- und beta-adrenergen Stimulationswirkungen des Ephedrins basiert. Die intravenöse Gabe von Ephedrin erhöht den urethralen Verschlußdruck. Die Gabe von Ephedrintropfen bei Enuretikern hat sich wegen zahlreicher Nebenwirkungen nicht durchgesetzt. Auch bei dem Präparat Noxonur sind Zweifel an seiner Wirksamkeit angebracht.

Prostaglandin-Synthesehemmer (Diclofenac und Indometacin) wurden wegen ihres Einflusses auf den Sympathikotonus und der Hemmung des antidiuretischen Hormons in einzelnen Studien bei Enuresis eingesetzt. Diese Therapie hat keine Verbreitung gefunden.

Es gibt Berichte über die positive Wirkung von Oxybutynin (Dridase®) und Propiverin (Mictonorm®/Mictonetten®) auch bei Enuresis nocturna. Diese Medikamente haben anticholinerge, spasmolytische und lokalanästhetische (Propiverin) Wirkungen.

Es ist nicht nur theoretisch denkbar, daß durch die Senkung des afferenten Inputs, durch die Dämpfung der Detrusoraktivität über die Vergrößerung der Blasenkapazität auch der Enuretiker profitiert. Anwendungsbeobachtungen für das Propiverin sprechen jedenfalls dafür (Schönberger et al., 1998). Es wird über diese Substanz später in Zusammenhang mit der Drangsymptomatik und der Dranginkontinenz ausführlich gesprochen.

7.2. Dranginkontinenz des Kindes

Die Detrusorhyperaktivität ist durch die objektiv feststellbare Unfähigkeit, spontane oder provozierte Detrusorkontraktionen zu unterdrücken, gekennzeichnet. Der weitaus größte Teil der am Tage einnässenden Kinder (früher Enuresis diurna) hat eine solche Detrusorhyperaktivität. Dafür ist die Übergangsphase von der "ungehemmten" reflektorischen Harnentleerung beim Säugling zur bewußt regulierten Entleerung des Schulkindes verantwortlich.

In der Füllungsphase der Harnblase treten spontane ungehemmte Detrusordruckerhöhungen auf, die Werte bis zu 200 cm H_2O erreichen können.

Eigene Untersuchungen zeigen eine fast gleichmäßige Verteilung der Druckspitzen über die gesamte Zeit der Auffüllzystometrie (Gesch, 1991). Während dieser Druckspitzen können die Kinder durch das Anspannen des Beckenbodens die drohende Miktion verhindern.

Klinischer Ausdruck ist das plötzliche Losstürzen zur Toilette, das Hinhocken und das Andrückens des Hackens gegen die Urethralmündung, das Kreuzen der Beine beim Mädchen oder das Abdrücken des Penis beim Jungen. Gelingt das Aufhalten der Miktion nicht, dann bleibt es nicht bei der Drangsymptomatik, sondern endet in einer Einnäßepisode. Das können einige Urintropfen oder aber teilweise Blasenentleerungen sein.

Derartige Druckerhöhungen in der Blase bedingen das Aufbrechen von inkompetenten Ureterostien. Es besteht heute kein Zweifel mehr, daß eine Detrusorhyperaktivität einen vesiko-ureteralen Reflux verstärkt oder unterhält.

Wir konnten weiterhin feststellen, daß Vorschulkinder häufiger höhere Druckspitzen aufweisen als Schulkinder. Mit zunehmendem Alter nehmen die Detrusorkontraktionen an Häufigkeit und Druckspitzenhöhe ab. Das erklärt plausibel, weshalb es zur Spontanremission des Einnässens am Tage und zum Verschwinden eines assoziierten vesiko-ureteralen Refluxes kommt.

Das Unterdrücken ungehemmter Detrusorkontraktionen führt zu einem weiteren Phänomen, das wir als Miktionsfehlverhalten bezeichnen müssen. In der Füllphase der Blase muß das Kind immer wieder den Beckenboden anspannen und den drohenden Urinabgang zu verhindern suchen. Während der Miktion kann der Beckenboden dann nicht mehr komplett relaxiert werden. Die nicht koordinierte Miktion äußert sich in einer Stakkato-Miktion und inkompletter Entleerung mit Restharnbildung. Letzteres kann ein Grund für die rezidivierenden Harnwegsinfektionen sein, die bei Kindern mit sogenanntem Miktionsaufschub gehäuft vorkommen (Abb. 7.2).

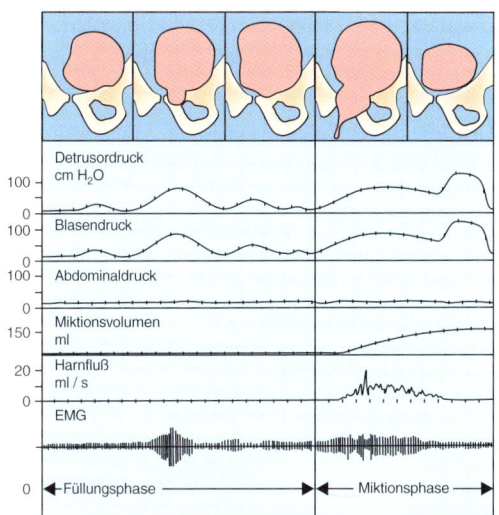

Abb. 7.2: Beispiel eines video-urodynamischen Befundes bei einem Mädchen mit einem Miktionsfehlverhalten. In der Füllungsphase kommt es im Zusammenhang mit einer ungehemmten Detrusorkontraktion zur Öffnung des Blasenhalses. Der Urinabgang wird durch ein Haltemanöver verhindert. Während der Miktion erfolgt keine komplette Relaxation des Beckenbodens. Erhaltene EMG-Aktivität, schlechter Harnabfluß, hoher Miktionsdruck und Restharn sind die Folgen (Schönberger et al., 1990).

■ Diagnostik

Kinder mit einer Dranginkontinenz mit rezidivierenden Harnwegsinfekten und dem Verdacht auf einen vesiko-ureteralen Reflux brauchen neben der Basisdiagnostik eine weiterführende Diagnostik (Tab. 7.2). Einen nicht relaxierenden Beckenboden in der Miktionsphase erkennt man am besten mit einer kombinierten Uroflow-Beckenboden-EMG-Studie. Mit Hilfe dieser Untersuchungsanordnung kann man auch eine Biofeedbacktherapie durchführen. Eine gestörte Miktion läßt sich am besten mit der Miktiometrie (Druck-Fluß-EMG-Studie) entdecken. Das Miktionszystourethrogramm kann sowohl subvesikale Obstruktionen, Divertikelbildungen und ein Refluxgeschehen ausschließen. Bei differenten Befunden, bei Therapieversagen, bei Restharnbildung gibt die kombinierte video-urodynamische Studie ein Maximum an Informationen. Für die Einschätzung einer Blasenentleerungsstörung, die einer Inkontinenz zugrunde liegen kann, ist die Abgrenzung zur neurogen gestörten Blase besonders wichtig (siehe nächsten Abschnitt).

Basisdiagnostik (Enuresis)
• Anamnese (inkl. Stuhlverhalten)
• Klinische Untersuchung (inkl. Lumbosakralregion, Gangbild, Fußdeformität)
• Trink- und Miktionsprotokoll über 2 Tage
• Urinstatus (Urinkultur)
• Spezif. Gewicht des Urins (inkl. 2 Nachtportionen)
• Sonographie oberer und unterer Harntrakt
• Uroflowmetrie
Weiterführende Diagnostik (Dranginkontinenz mit/ohne HWI, VUR)
• Flow-EMG-Studie
• (Video) Druck-Fluß-Studie
• Miktionszystourethrographie
• U-Zystoskopie
• Harnröhrenkalibrierung beim Mädchen
Spezielle Diagnostik (Reflexinkontinenz)
• Kinderneurologische Untersuchung
• Röntgenübersicht der Lumbosakralregion
• MRT Spinalkanal
Spezielle Diagnostik (extraurethrale Inkontinenz)
• Vaginoskopie
• retrograde Pyelographie
• antegrade Pyelographie
• Computertomographie mit Kontrastmittelgabe
Spezielle Diagnostik (Sinus urogenitalis mit Sphinkterbeteiligung)
• Laparoskopie
• retrograde Kolonkontrastdarstellung
• Rektoskopie
• Vaginoskopie (Sinuskopie)
• Computertomographie

Tab. 7.2: Stufendiagnostik bei Enuresis und Inkontinenz im Kindesalter.

Eine besonders problematische Differentialdiagnose ist die Erkennung einer nicht neurogenen neurogenen Blase (T. Allen). Diese funktionell gestörte Blase wird auch mit den Begriffen okkulte neurogene Blase, mitigierte neurogene Blase oder HINMAN-Blase belegt. Diese Störung geht mit Inkontinenz, Restharnbildung und Veränderungen des oberen Harntrakts im Sinne der Harnstauung einher. Das radiologische Erscheinungsbild dieser Blasen erinnert an die neurogen gestörten Blasen bei einer Myelodysplasie. Man findet jedoch kein morphologisches Substrat für diese Form der Blasenfunktionsstörung.

Zweifelsohne gibt es auch Kinder, die eine sensorische Dranginkontinenz aufweisen. Das Einnässen, das im Rahmen einer Harnwegsinfektion auftritt, ist ein klassisches Beispiel dafür. Es gibt auch Fälle von selbst eingebrachten Blasenfremdkörpern z.B. Fremdkörper-Masturbation, die eine bereits sistierte Dranginkontinenz wieder neu entstehen lassen.

■ Therapie

Es besteht kein Zweifel, daß Kinder mit einer Detrusorhyperaktivität leben können ohne wesentliche Symptome zu zeigen. Aber ungünstige Toilettenverhältnisse in der Schule oder im häuslichen Milieu (Überquerung dunkler, furchterregender Gänge) sind oft Anlaß, dieses friedliche Zusammenleben zu stören. Solche einfachen Dinge, die sich in der Regel erfragen lassen, können dann verändert werden.

■ Biofeedback-Methoden

Ein in den 70er Jahren empfohlenes Blasendehnungstraining (Blasenstretching nach Kimmel und Kimmel, 1970) ist aber eher abzulehnen. Das bewußte Hinauszögern der Miktion nach reichlicher Flüssigkeitszufuhr, um die Zeitspanne zwischen Harndrang und Toilettengang zu vergrößern, führt eher zur dysfunktionellen Miktion, als daß es die Inkontinenzepisoden verringert.

Heute wird das Gegenteil angestrebt. Das Kind soll lernen, den Beckenboden zu entspannen, um die Blase zeitig genug und ohne Anspannung des Beckenbodens zu entleeren. Verschiedene Biofeedback-Methoden zur Überprüfung des Lernzieles wurden empfohlen. Während der Miktion können dem Kind die Uroflowkurven oder die EMG-Kurven gezeigt bzw. hörbar gemacht werden. Für diese Therapie wird ein Mehrkanalgerät mit EMG, mit Lautsprecheranschluß und Uroflowregistrierung benötigt. Aufgeklebte EMG-Elektroden liefern ein Summationselektromyogramm des Beckenbodens. Bei dysfunktioneller Miktion mit Anspannung der Beckenbodenmuskulatur bleibt die

erwartete EMG-Ruhe in der Miktionsphase aus und das Rauschen nimmt sicht- und hörbar zu.

Gleichzeitig erfolgt die Aufzeichnung der EMG-Uroflowkurve. Sie kann auf einem Monitor für das Kind sichtbar gemacht werden. Die dysfunktionelle Miktion produziert eine deprimierte verlängerte Flowkurve mit wiederholten Flußeinbrüchen (Stakkato-Kurve). Das Biofeedback-Training soll die pathologische in eine normale glockenförmige Kurve überführen (Abb. 7.3).

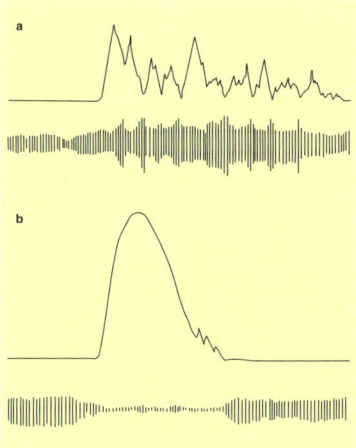

Abb. 7.3a+b: **a:** Detrusor-Sphinkter-Dyskoordination als EMG-Uroflow-Studie (Aktivitätszunahme während des Harnflusses). **b:** Normale EMG-Uroflow-Studie als Ergebnis eines Biofeedback-Trainings (Aktivitätsabnahme während des Harnflusses).

Es gibt neuerdings tragbare Batteriegeräte, die mit Analstöpselelektroden ausgerüstet sind. Eine "Lichtorgel" zeigt die Verspannung oder Entspannung des Beckenbodens an. Über diesen Weg kann ebenfalls ein Biofeedback-Training vorgenommen werden.

Dabei kommt es aber sehr auf die Mitarbeit des Kindes und auf die Unterstützung und Motivation der Eltern an. Schon allein durch ein intensives Training können bei 80-90 % der Kinder das Einnässen und die rezidivierenden Harnwegsinfektionen positiv beeinflußt werden (Schulman et al., 1999).

Zweifelsohne ist ein kontrolliertes Biofeedback-Training effektiver als die Gabe von Medikamenten zur Beeinflussung des Auslaßwiderstandes (alpha adrenerge Blocker oder Spasmolytika mit

Wirkung auf die Spastik der quergestreiften Muskulatur).

Ähnlich wie bei Erwachsenen läßt sich die Detrusorhyperaktivität des Kindes mit funktioneller Elektrostimulation beeinflussen. Es finden dabei anale Stöpselelektroden und Oberflächenelektroden (z.B. über der S3-Wurzel am Kreuzbein) Anwendung (Hoebeke et al., 1999). Diese Therapieformen sind jedoch nicht als Standardverfahren zu bezeichnen und benötigen noch weitere Studien.

■ **Medikamentöse Therapie**

Bei der medikamentösen Therapie stehen die Anticholinergika mit einer direkt spasmolytischen Wirkung auf die glatte Muskulatur der Blase an vorderster Stelle. Das Oxybutynin wird seit über 20 Jahren auch bei Kindern eingesetzt und als gut wirksam eingeschätzt. Es zeigt jedoch stärkere Nebenwirkungen als Propiverin und Detrusitol. Für das Detrusitol gibt es noch keine Dosisempfehlung für das Kind. Für das Propiverin wird eine spezielle Kindertablette angeboten, was die Verbreitung befördert hat (Tab. 7.3).

Auch beim Kind haben sich das Flavoxat und das Emepromiumbromid für die Behandlung der Dranginkontinenz nicht durchgesetzt.

Bei der Therapie der Dranginkontinenz sind zwei wichtige Dinge zu beachten. Zum einen geht es darum, eine Langzeitprophylaxe bei Vorliegen von rezidivierenden Harnwegsinfektionen vorzunehmen. Zum anderen sind gleichzeitige Auffälligkeiten des Stuhlgangverhaltens therapeutisch anzugehen.

Die Beseitigung einer chronischen Obstipation durch Einläufe und milde Laxantien kann allein schon zur Beseitigung einer Dranginkontinenz führen.

7.3. Reflexinkontinenz beim Kind

Kinder mit einer neurogenen Blasenspeicherstörung haben überwiegend eine spinale Dysraphie als Grundleiden. Der unvollständige Verschluß des Neuralrohres und des Wirbelkanals führt zur sog. offenen Dysraphie (Myeloschisis, Myelomeningozele oder Meningozele).

Während die schwerste Form, die Myeloschisis, meist nicht mit dem Leben vereinbar ist, haben Kinder mit den anderen beiden Formen (Myelomeningozele, Meningozele) dank des Fortschritts in der Neurochirurgie eine gute Lebenserwartung.

In der Vergangenheit haben jedoch die urologischen Komplikationen einen lebensbedrohlichen Charakter gehabt. Durch die interdisziplinäre Betreuung dieser Kinder und damit die frühzeitige Beteiligung eines Kinderurologen an der Behandlung dieser Kinder hat die Situation geändert, so daß die Inkontinenz zu einem Problem wird, dem man sich zunehmend widmen muß.

Während bei der "offenen Dysraphie" das neurologische Grundleiden unübersehbar ist, gibt es "geschlossene oder okkulte Dysraphien", die schwierig erkennbar sind. Es handelt sich um die Lipomyelomeningozele bzw. extra- oder intradurale Lipome, der Dermalsinus, die Mißbildungstumo-

Substanz	Präparate	Tagesdosis		
Oxybutynin	Dridase® 5 mg	Kdr.	5-9 Jahre	2-3x 2,5 mg
	Ryol® 2,5 mg/5 mg		9-12 Jahre	2x 2,5-5 mg
	Oxybase® 2,5 mg/5 mg		> 12 Jahre	3x 2,5-5 mg
Propiverin	Mictonetten® 5 mg	2 x 0,4 mg/kg		
	Mictonorm® 15 mg			
Tolterodin	Detrusitol® 1 mg/2 mg	für Kdr. keine Dosierung angegeben		
Trospium-chlorid	Spasmex® Supp. f. Erw. 1 mg	Kleinkdr. bis zu 3 x 1 Supp. für Kdr.		
	Spasmex® Supp. f. Kdr. 0,75 mg	Kdr. bis zu 4 x 1 Supp. für Kdr.		
	Spasmex® 5 mg	für Kinder keine Dosierung angegeben		
	Spasmo-lyt® Drag. 20 mg			
	Trospi® 30 mg u.a.			

Tab. 7.3: Dosierungshinweise für Anticholinergika/Spasmolytika im Kindesalter (Rote Liste 2000).

ren (Epidermoid- bzw. Dermoidtumoren) oder der intraspinale Knochensporn (Diastematomyelie) sowie die Kreuzbeindysplasien.

Die Symptomatik solcher Dysraphien ist diskret. Hautveränderungen im Lumbalbereich und Klumpfüße, auffällige Zehen oder einseitige Muskelatrophien der Wade sind manchmal die einzigen Hinweise. Dazu können sich in der Lumbal- oder Steißbeinregion Hautauffälligkeiten zeigen (Fettgeschwulst, Haarbüschel, Sinus pilonidalis. Naevus, Gesäßfaltenasymmetrien), nach denen man gezielt suchen sollte, wenn man eine unklare Inkontinenz abklären will.

Die beschriebenen Veränderungen im Spinalkanal können das nach oben strebende Rückenmark fixieren. Aber auch ein pathologisches Filum terminale kann zu einem "Tethered cord syndrom" Anlaß geben. Der Zug am Rückenmark wirkt sich dann klinisch in Form eines plötzlichen Stolperns bzw. Fallens, als Schwäche und Schmerzen in den Beinen oder aber als Inkontinenz und Blasenentleerungsstörung aus (Abb. 7.4).

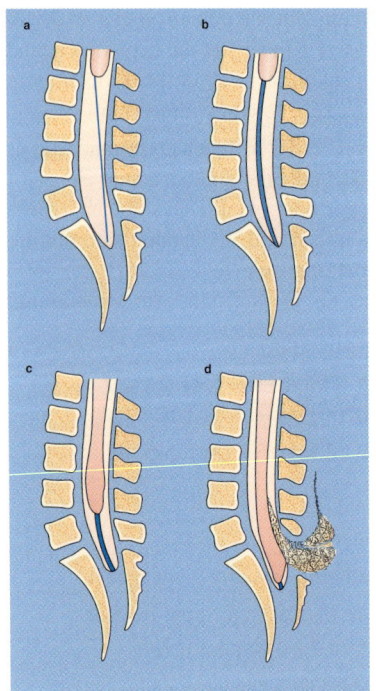

Abb. 7.4: Klassifikation und Schweregrad des Tethered cord-Syndroms nach KONDO et al. (1986). **a:** normale Verhältnisse, **b:** verdicktes Filum terminale, **c:** verkürztes Filum terminale, **d:** Lipomyelomeningozele mit Fixierung des Rückenmarks.

Erworbene Ursachen für eine neurogene Blasenstörung und eine Reflexinkontinenz oder (in der Schockphase nach einem Wirbelsäulentrauma) auch einmal eine Überlaufinkontinenz sind im Kindesalter selten. Aber wie beim Erwachsenen können Myelitis, Enzephalitis, Tumoren, Traumen oder ausgedehnte Operationen im kleinen Becken dazu Anlaß geben.

 Diagnostik

Als diagnostische Maßnahmen kommen neben der üblichen Basisdiagnostik (Anamnese mit Miktionstagebuch, klinische Untersuchung, Urinbefund, Sonographie, Uroflowmetrie) und der weiterführenden Diagnostik (Zysto-Uroflowmetrie mit Beckenbodenelektromyographie, Urethrozystoskopie, ggf. Kalibrierung der Urethra, Miktionszystourethrographie, evtl. Ausscheidungsurographie) spezielle Maßnahmen zum Einsatz (Röntgenaufnahme der Lumbalregion, Magnetresonanztomographie der Lumbalregion und nur ausnahmsweise Computertomographie und Myelographie).

Wichtig ist dabei, die neurogene Blasenstörung zu differenzieren, da nicht jede Inkontinenz bei einem Kind mit Myelodysplasie eine reine Reflexinkontinenz ist. Streß- und Überlaufinkontinenz kommen ebenfalls in Betracht.

 Therapie

Die Therapierichtlinien entsprechen denen beim Erwachsenen. Wichtig dabei ist die Beachtung der Drucksituation in der Blase und im Bereich des oberen Harntraktes. Kontinenz erfordert eine Urinspeicherphase mit einem niedrigen Druck bei gut dehnbarer Blase mit einer adäquaten urethralen Resistenz.

Ein hyperreflexiver Detrusor, eine kleinkapazitäre, nicht dehnbare Blase und ein erhöhter Auslaßwiderstand (Detrusor-Sphinkter-Dyssynergie) führt zwar einerseits zur Inkontinenz, aber andererseits zur Restharnbildung. Um den oberen Harntrakt vor Aufstauung, Reflux und Nierenparenchymuntergang zu schützen, müßte man den Auslaßwiderstand senken. Damit erkauft man sich oft eine Verstärkung der Inkontinenz.

Stellt man die Blase medikamentös ruhig, dann kann die Restharnmenge ansteigen. Aus diesem Grund darf die Inkontinenz nicht isoliert betrachtet werden. Es muß immer auch die Entleerungssituation der Blase und alle anderen pathologischen Faktoren auch am oberen Harntrakt bei der Therapieplanung im Rechnung gestellt werden.

■ Medikamentöse Therapie zur Dämpfung des Detrusors

Für die neurogen gestörte Blase des Kindes gelten die gleichen Regeln wie für die Therapie des hyperaktiven Detrusors bei der motorischen Dranginkontinenz. Die notwendige Dosis der Anticholinergika ist aber meistens höher als bei der instabilen Blase.

Kinder, die sich wegen hoher Restharnmengen katheterisieren müssen, können das Oxybutynin auch lokal anwenden. Es hat sich jedoch gezeigt, daß die Rate an Therapieabbrüchen bei Kindern mit Myelodysplasie bei dieser Therapieform sehr hoch ist (Palmer, et al., 1997).

■ Operative Verfahren zur Vergrößerung der Blasenkapazität

Die verschiedenen Formen der Blasenerweiterung mit Darm- oder Magenwand können auch beim Kind eingesetzt werden. Bei einem Vergleich der Autoaugmentation und der Blasenaugmentation mit Dünndarm hat letztere Methode bessere Ergebnisse gezeigt (Goepel, 1998).

Operative Verfahren zur Erhöhung des Auslaßwiderstandes sind nur gerechtfertigt, wenn gleichzeitig die Blase in ein Niederdruckreservoir überführt wird (Augmentation, Deafferentation).

7.4. Streßinkontinenz beim Kind

Die Streßinkontinenz, d.h. Harnabgang unter einer Belastungssituation wie Treppensteigen, Heben, Husten, Niesen ohne Detrusoraktivität muß auf ein Defizit oder eine Schädigung des Sphinkterapparates und des Beckenbodens zurückgeführt werden.

Angeborenes Fehlen des Schließmuskels wäre die schwerste Form einer Streßinkontinenz - die "Durchlaufblase". Unabhängig von körperlicher Belastung und Blasenfüllung, kaum abhängig von der Lage läuft der in der Blase ankommende Urin sofort zur Harnröhre heraus. Klassische Beispiele sind der Exstrophie-Epispadie-Komplex, der Sinus urogenitalis und die Hypospadie beim Mädchen.

Während die Extrophie der Blase im Grunde eine extraurethrale Inkontinenz darstellt, denn eine Harnröhre existiert nur als offene Rinne, die der aus den Ostien austretende Urin nicht als Transportorgan benutzt, haben Epispadien zumindest ein Harnröhrenrudiment.

Leichte Epispadieformen haben in der Regel keine Kontinenzprobleme. Schwere (proximale) Epispadien haben Defizite am Sphinkterapparat und oft auch eine Störung der Detrusorfunktion, die aber erst zum Tragen kommt, wenn eine Inkontinenzplastik oder eine Sphinkterimplantation vorgenommen wurde.

Beim Sinus urogenitalis gibt es unterschiedliche Grade der Fehlbildung, kombiniert mit sog. Pseudoinkontinenz, Streßinkontinenz leichten Grades bis zur "totalen" Inkontinenz ("Durchlaufblase").

Bei der weiblichen Hypospadie kann die atypische Mündung der Urethra in die Vagina mit Sphinkterinsuffizienz und Meatusstenose kombiniert sein. Ein postmiktionelles Harnträufeln entsteht dann, wenn sich der Urin zunächst teilweise in die Vagina entleert hat und dann, nach dem Aufstehen von der Toilette, abtropft. Bei den schweren Formen des Sinus urogenitalis besteht ein vesiko-vaginaler Konfluens mit fehlendem Blasenhals. Die Trennung von Blase und Genitaltrakt erfordert umfangreiche operative Korrekturmaßnahmen, ggf. mit Faszienschlingenplastik zur Herstellung der Kontinenz.

Die Hypospadie des Jungen ist nicht mit einer Inkontinenz kombiniert, wohingegen diese Fehlentwicklung beim Mädchen mit Sphinkterdefiziten einhergeht. Die kurze, in die Vagina mündene Urethra ist weit und oft extrem dünn, was bei Korrekturversuchen zu Problemen Anlaß geben kann.

Es gibt gelegentlich auch eine Streßinkontinenz infolge einer okkulten neurogenen Störung. Sphinkterapparat und Beckenboden reagieren infolge eines nervalen Defizits (z.B. bei Kreuzbeinhypoplasie) nicht adäquat. Die Inkontinenz ist unübersehbar, da sie meist höhergradig ist.

Die Diagnostik muß neben den Fragen nach den Strukturen des unteren und oberen Harntraktes stets auch die Funktion des Anorektums und die Anatomie der Genitalorgane klären. Hier müssen sich die Kinderurologen der Mithilfe der Kinderchirurgen und Kindergynäkologen versichern. Radiologische, endoskopische und urodynamische

Untersuchungsverfahren müssen entsprechend des Alters des Kindes, der Fragestellung und der möglichen therapeutischen Optionen von Fall zu Fall entschieden werden.

Die operative Herstellung der Kontinenz ist meist aufwendig und von vielen Fehlschlägen begleitet. Die Beschreibung der möglichen kontinenzherstellenden Operationen sollte Standardwerken entnommen werden, da das den zur Verfügung stehenden Rahmen dieses Buches sprengen würde (siehe weiterführende Literatur).

7.5. Überlaufinkontinenz beim Kind

Beim Kind gibt es zwei Umstände, die zu einer Überlaufinkontinenz Anlaß geben können.

Das ist zum einen die hypokontraktile überdehnte "Klappenblase" und zum anderen die denervierte (besser dezentralisierte) Blase nach großen Eingriffen im kleinen Becken infolge einer Schädigung des Plexus pelvicus. Neuere Untersuchungen zeigten, daß die Blase eines Kindes mit Harnröhrenklappen auch nach deren Beseitigung nur selten zu einer problemlosen Speicherung oder Entleerung des Urins fähig ist. Bekannt sind 3 Verlaufsformen der "Klappenblase":

- die hyperaktive Blase (Dranginkontinenz)
- die kontrakte (low compliance) Blase infolge einer Fibrosierung der Wand
- die hypokontraktile Restharnblase

Letztere kann in den Zustand des chronischen Harnverhaltes mit Überlaufinkontinenz übergehen.

Analatresien oder Tumoren (z.B. Teratome) im kleinen Becken erfordern eine umfangreiche Freilegung der Blase. Damit kann es zur Unterbrechung von Nervenbahnen und des Plexus kommen, so daß die Blase von der zentralen Kontrolle abgekoppelt wird. Nur in Einzelfällen kann eine Überlaufinkontinenz im Rahmen einer Encephalitis, Querschnittsmyelitis oder einer Rückenmarkverletzung beim Kind entstehen.

Das sog. Lazy-bladder-Syndrom ist eine "gutartige" Erscheinung. Kinder, die selten die Blase entleeren, neigen zu rezidivierenden Harnwegsinfektionen. Gelegentlich kommt es zum "Überlaufen" der Blase.

Die **Diagnose** läßt sich leicht klinisch und sonographisch stellen. Beim akuten Ereignis kann zunächst die transurethrale bzw. suprapubische Harnableitung die Therapie der Wahl sein.

Nach einer gewissen Zeit der Harnableitung (4-6 Wochen) kann ein Versuch unternommen werden, wieder auf normalem Wege zu entleeren.

Für eine Trainingsbehandlung eignet sich ein suprapubischer Katheter, über den Restharnbestimmungen und Restharnentleerungen einfach möglich sind. Leider gibt es keine wirklich suffiziente medikamentöse Therapie, um die Detrusorkraft zu erhöhen. Es bleibt für die kleineren Kinder die inkontinente Blasenlippenfistel und für die größeren Kinder der intermittierende saubere Selbstkatheterismus. Beim Lazy-bladder-Syndrom kann man durchaus mit einer intravesikalen funktionellen Elektrostimulation Erfolg haben.

7.6. Extraurethrale Inkontinenz beim Kind

Der Urinaustritt aus einem ektop mündenden Harnleiter ist beim Mädchen das klassische Erscheinungsbild einer extraurethralen Inkontinenz, da es Fistelbildungen beim Kind höchst selten gibt. Die urethrale Ektopie unterhalb des Sphinkterapparates mit Inkontinenz muß hier dazu gezählt werden, obwohl der ungewollte Urinaustritt aus der Harnröhre erfolgt (etwa ein Drittel der Fälle).

Die Symptomatik besteht in einem ständigen Naßsein bei einem normalen Miktionsverhalten ohne Drangerscheinungen. Unklare Fieberschübe, Vulvitis, Fluor vaginalis, Pyurie bei sterilem und unauffälligem Katheterurin oder intermittierender Eiterabgang aus der Vagina können auf eine ektope Mündung eines Harnleiters hinweisen. Schlecht funktionierende Nieren bzw. Nierenanteile einer Doppelniere können jedoch "trockene" Tage und Nächte vortäuschen. Dursten bewirkt eine scheinbare Kontinenz.

Solange eine Nieren-Harnleiter-Einheit erweitert ist, kann die Diagnose sonographisch und radiologisch relativ einfach gestellt werden (Abb. 7.5).

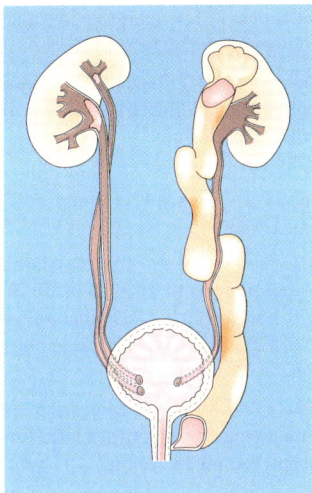

Abb. 7.5: Ektop mündender gestauter oberer Anteil einer Doppelniere.

Es fällt jedoch manchmal schwer, das ektop mündende System zu finden oder als solches zu identifizieren. Das kann infolge einer Doppelniere mit einem nur knospenförmigen oberen Anteil und einem zarten Ureter oder infolge einer Doppelniere mit annähernd gleichwertigen Teilen des Nierenbeckenkelchsystems sein. In solchen Fällen benötigt man zusätzliche bildgebende Methoden (Ausscheidungsurographie, Miktionszystourethrographie, retrograde oder antegrade Pyelographie sowie CT und MRT-Studien) (Abb. 7.6). Es sind auch Fälle von beidseitig ektop mündenden Harnleitern bekannt. Eine sehr kleine, dysplastische und dystop liegende Niere mit ektopem Ureter kann erhebliche diagnostische Rätsel aufgeben, wie wir selbst bei einem Mädchen erleben mußten. Vaginographie, Zystoskopie und Laparoskopie helfen bei der Identifizierung der fehlgebildeten und schlecht funktionierenden Nieren-Harnleiter-Einheit.

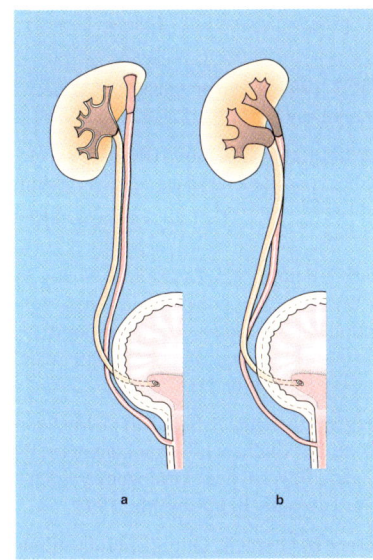

Abb. 7.6: Ektop mündende obere Anteile einer Doppelniere mit schlechter Erkennbarkeit. **a:** Kleiner knospenartiger oberer Anteil. **b:** Gleichwertiger unauffälliger oberer Anteil.

Die **Therapie** ist stets chirurgisch und besteht in einer Heminephro-Ureterektomie, einer Pyelo-Pyelostomie oder in der Entfernung des gesamten fehlgebildeten Systems, da oft schwere Nierendysplasien eine organerhaltende Therapie sinnlos machen. Die Funktionsszintigraphie mit getrennter Bestimmung der Nierenfunktion oder der Funktionsanteile einer Doppelniere hilft bei der Entscheidung über Organelimination - oder den Organerhalt. Dann käme im letzten Fall die Neoimplantation des ektopen Ureters in die Blase in Betracht.

Eine höchst seltene Form der extraureteralen Inkontinenz kann der nässende Nabel bei einem offenen Urachus sein. Ein solcher offener Urachus ist relativ einfach zu exstirpieren.

Literatur

Gesch R (1991) Die instabile Blase bei Kindern mit Enuresis. Bedeutung und Therapie. Inaug. Dissertation, Humboldt-Universität zu Berlin

Hinman F jun (1986) Nonneurogenic neurogenic bladder (the HINMAN-Syndrom) - 15 years later. J Urol 136: 769-777

Hoebeke P, De Paepe H, Renson C, Van Laecke E, Raes A, Vandewalle J (1999) Transcutaneous neuromodulation in non-neurogene bladder sphincter dysfunction in children: preliminary results. Neurol Urodyn 18 (4): 263-264

Malone PSJ (1997) The management of urinary incontinence. Arch Dis Childh 77: 175-178

Monda JM, Husmann DA (1995) Primary nocturnal enuresis: a comparison among abservation, Imipramin, Desmopressin acetate and bed-wetting alarm systems. J Urol 154: 745-748

Rushton HG, Belman AB, Zaontz MR, Skoog SJ, Sihelnik S (1996) The influence of small functional bladder capacity and other predictors on the response to desmopressin in the management of monosymptomatic nocturnal enuresis. J Urol 156: 651-655

Schönberger B, Alloussi S, Schubert G. Medikamentöse Behandlung der kindlichen Harninkontinenz. 24. Gem. Tagung der Bayerischen Urologenvereinigung und Österr Ges Urologie. Bamberg, Mai 1998

Schönberger B, Gesch R, Otting U (1990) Enuresis im Kindesalter. Krankenhausarzt 63: 580-586

Schönberger B, Goepel M, Müller SC, Schultz-Lampel D. Leitlinien "Stufendiagnostik bei Funktionsstörungen des unteren Harntraktes beim Kind. Arbeitskreis Urol Funktionsdiagnostik und Urologie der Frau der Dt Ges Urol - in Vorbereitung

Schulman S, von Zuben FC, Kodman-Jones C, Plachter N, Mc Ginley AB, Schniepp, R (1999) Biofeedback methodology: does it matter how we teach children with voiding dysfunction to relax? Neurol Urodyn 18 (4): 259-260

Smellie JM, McGrigor VS, Meadow SR, Rose SJ, Douglas MF (1996) Nocturnal enuresis: a placebo controlled trial of two antidepressant drugs. Arch Dis Childh 75: 62-66

Wojcik LJ, Kaplan GW (1998) The wet child. Urol Clin N Am 25(4): 735-744

Weiterführende Literatur

Decter RM (1999) Nonsurgical management of the neurogenic bladder. pp. 383-400. In: Gonzales ET, Bauer SB (eds) Pediatric urology practice. Lippincott Williams & Wilkins, Philadelphia Baltimore New York etc.

Djurhuus JC, Hjämas K, Jorgensen TM, Norgaard JP, Ritting S (eds.) (1997) Proceedings Third Int. Workshop Aarhus, Denmark 12-20 Oct. 1996. Scand J Urol Nephrol 31 [Suppl 183]: 5-82

Eiholzer U (1995) Über das Bettnässen und wie man es los wird. Verlag Hans Huber, Bern, Göttingen, Toronto, Seattle

Gool van JD (Chairman) Conservative management in children. pp 487-550. In: Abrams P, Khoury S, Wein A (eds) Incontinence. 1st International Consultation on Incontinence June 28 - Juli 1 1998 Monaco

Hang-Schnabel G (1994) Enuresis. Diagnose, Beratung und Behandlung bei kindlichem Einnässen. Ernst Reinhardt Verlag München Basel

Hjälmas K (ed.) (1998) Proceedings Int. Children's Cont. Society. Paris, France 12-13 June 1997. Br J Urol 81 [Suppl 3]: 1-122

Kraus SR, Boone TB (1999) Pediatric neurogenic bladder: etiology and diagnostic evaluation. pp. 365-382. In: Gonzales ET, Bauer SB (eds) Pediatric urology practice. Lippincott Williams & Wilkins, Philadelphia Baltimore New York etc.

Moffat MEK (1997) Nocturnal enuresis: a review of the efficacy of treatments and practical advice for clinicians. Develop Behav Pediatr 18, 49-56

Zuleger I (1998) Bettnässen - Komm, ich helfe dir. Wie Eltern mit ihrem Kind gemeinsam das Problem überwinden. Eine Anleitung zur Selbsthilfe. Südwest Verlag München

Anhang

Enuresis Informationszentrum e.V. (EINZ)
Sabine Seifert
Hauptstraße 93a
D-61440 Oberursel
Informationen montags von 9.00 - 14.00 Uhr
unter 06172/306199

Gesellschaft für Inkontinenzhilfe (GIH)
Friedrich-Ebert-Straße 124
D-34119 Kassel
Tel.: 0561/780604
Fax: 0561/776770
E-mail: gih-kassel@t-online.de

GIHÖ-Geschäftsstelle
Speckbacherstraße 1
A-6020 Innsbruck
Tel.: 0512/583703
Fax: 0512/589476

8. Harninkontinenz im Alter

8.1. Einleitung

Die Urininkontinenz zählt neben und häufig in Zusammenhang mit der Multimorbidität, den Mobilitätseinschränkungen und den Hirnleistungsstörungen nicht nur wegen der Häufigkeit sondern auch aus medizinischen, psychischen und sozialen Konsequenzen zu den zentralen Problemen der geriatrischen Medizin. Sie führt für die Betroffenen zu erheblichen Einschränkungen der Gesundheit und der Lebensqualität und bedeutet häufig aufgrund des Fehlens bzw. der Überforderung der Pflegenden eine Institutionalisierung. Erkenntnisse der zugrundeliegenden Ursachen, begünstigenden Faktoren, Folgeerkrankungen und der möglichen Interventionen haben insoweit eine weitreichende Bedeutung für das Individuum, die Angehörigen und Pflegenden sowie die Gesamtbevölkerung.

8.2. Altersbedingte Veränderungen

Bei den im folgenden dargestellten Veränderungen handelt es sich nicht um pathologische Zustände, sondern um physiologische, sich im fortschreitenden Lebensalter entwickelnde Veränderungen. So sinkt mit fortschreitendem Lebensalter die normale Blasenkapazität auf ca. 500 bis 600 ml. Der initiale Harndrang wird jedoch bei zunehmender Füllung der Harnblase erst zu einem späteren Zeitpunkt vernommen. Kontraktionskraft des Blasensphinkters sowie Tonus des Detrusors nehmen insbesondere bei Frauen ab. Ursächlich hierfür scheinen ein sinkender Östrogenspiegel, eine verminderte Östrogenwirkung sowie die Schwäche der Beckenstrukturen durch vorangegangene Operationen, Geburten und muskuläre Insuffizienzen zu sein. Die Stärke des Harnstrahls sinkt. Verminderte Blasenkontraktilität und eine Überaktivität des Detrusors mit gestörter Blasenkontraktilität führen zu einer vermehrten Restharnbildung. Detrusorüberaktivität, die bei 40 bis 50 % älterer inkontinenter Patienten beobachtet wurde, bedingt ungewollte Blasenkontraktionen und häufige ungewollte Blasenentleerungen. Durch sinkende Östrogenwirkung entwickelt sich nicht selten eine atrophische Vaginitis und Urethritis, die die Ent-

wicklung eines Harnwegsinfektes sowie einer Urgeinkontinenz begünstigen.

Die Kontinenzerhaltung ist ein komplexer Vorgang, der auf einer Integrität des Nervensystems und des Urogenitaltraktes basiert. Sie setzt aber auch gleichzeitig intakte Funktionen wie ausreichende mentale Leistungsfähigkeit, Mobilität und manuelle Geschicklichkeit sowie günstige Umgebungsfaktoren voraus. Mit fortschreitendem Lebensalter entwickeln sich jedoch in einem oder mehreren dieser genannten Bereiche Beeinträchtigungen, Funktionseinschränkungen bis hin zu Behinderungen, die diesen komplexen Handlungsablauf stören und damit die Entwicklung einer Harninkontinenz begünstigen. Einschränkungen der Sinnesfähigkeiten (Sehen, Hören), der Mobilität, der manuellen Geschicklichkeit sowie unangemessene Umgebungsbedingungen (langer Weg zur Toilette, fehlende Haltegriffe, unzureichende Beleuchtung, etc.) gehören daher zu den häufigen Ursachen der Inkontinenzentwicklung im Alter.

Ein besonderes Problem stellt die Entwicklung einer Demenz dar. Das nicht adäquate Wahrnehmen bzw. Zurückhalten des Urindrangs, Agnosien und Apraxien, die sich mit fortschreitender Demenz entwickeln, scheinen wesentliche Faktoren bei der Inkontinenzentwicklung zu sein. Der fortschreitende Hirnabbau führt zudem zu unkontrollierten Kontraktionen der Harnblase und damit zur Urininkontinenz [9]. Nicht selten kommt es im Rahmen schwerer Erkrankungen (Herzinsuffizienz, Pneumonien) und Veränderung der Umgebung (Hospitalisationen, Institutionalisierung) zur Erstmanifestation einer Harninkontinenz. Letztendlich zählt auch die durch multiple Erkrankungen bedingte Begleitmedikation zu den begünstigenden Faktoren. Zusammenfassend ist die Urininkontinenz gleichzeitig Bestandteil als auch Folge der Multimorbidität der geriatrischen Patienten.

8.3. Einteilung

8.3.1. Vorübergehende Harninkontinenz

Einer passageren Urininkontinenz liegen vielfältige Ursachen zugrunde. Die Eingruppierung nach

Kausalität hat im amerikanischen Schrifttum durch die Aneinanderreihung der Anfangsbuchstaben zur Prägung des Terminus **DIAPPERS** geführt. Als wichtigste zugrundeliegende Faktoren einer passageren Urininkontinenz sind das **D**elir (akuter Verwirrtheitszustand), **I**nfektionen (wobei hier nicht nur die Infektionen der ableitenden Harnwege sondern auch andere, systemische Infekte gemeint sind), **a**trophische Urethritis, **P**harmaka, **p**sychische Veränderungen (Psychosen oder Depressionen, Verhaltensauffälligkeiten), **e**xzessive Flüssigkeitsverluste (erhöhte Zufuhr, Diuretika, periphere Ödeme, endokrinologische Erkrankungen wie Hypercalcämien, Diabetes insipidus), **r**eduzierte Mobilität und **S**tuhlverhalt (Obstipation) zu nennen. Durch Vermeidung bzw. Therapie der kausalen Faktoren ist diese Form der Harninkontinenz in der Regel als reversibel einzustufen.

D	Delir (akuter Verwirrtheitszustand)
I	Infekt der Harnwege, systemische Infekt
A	Atrophische Urethritis, Vaginitis
P	Pharmaka
P	Psychiatrische Auffälligkeiten (Depression, Psychose)
E	Exzessive Flüssigkeitsverluste
R	Reduzierte Mobilität
S	Stuhlverhalt/Obstipation

Tab. 8.1: Ursachen passagerer Harninkontinenz.

Medikation	Wirkmechanismen
Sedativa/ Hypnotika	Sedierung, Immobilität, Delir
Alkohol	Polyurie, Frequenz, Urge, Sedierung, Delir, Immobilität
Anticholinergika	Urinretention, Überlaufblase, Sedierung, Immobilität
Antipsychotika	anticholinerge Effekte, Sedierung, Immobilität
Antidepressiva	anticholinerge Affekte, Sedierung
Antiparkinsonmedikation	anticholinerge Effekte, Sedierung
Narkotika	Urinretention, Sedierung, Delir, Obstipation
α-adrenerge Antagonisten	urethrale Relaxation $\rightarrow$ Streßinkontinenz
α-adrenerge Agonisten	Urinretention
Calcium-Kanal-Blocker	Urinretention, nächtliche Diurese
Diuretika	Polyurie, Frequenz, nächtliche Diurese
ACE-Hemmer	med. induzierter Husten $\rightarrow$ Streßinkontinenz
Vincristin	Urinretention

Tab. 8.2: Medikation mit Effekt auf das Kontinenzverhalten.

8.3.2. Permanente Inkontinenz und Inkontinenzformen bei älteren Menschen

Bei der *Streßinkontinenz* handelt es sich um einen unfreiwilligen Verlust von in der Regel kleinen Mengen Urin bei steigendem intraabdominellen Druck. Schwäche der Beckenbodenmuskulatur, die auf einer Hypermobilität des Blasenbodens und der proximalen Urethra resultiert, sowie Blasenboden- bzw. Blasensphinkterschwäche nach vorangegangenen Operationen bzw. Traumata (z.B. Geburten) sind Ursachen dieser bei älteren Frauen häufigsten Inkontinenzform.

Bei der *Urgeinkontinenz* handelt es sich um einen spontanen Abgang meist größerer Mengen von Urin als Folge einer Unfähigkeit, die Urinentleerung nach wahrgenommener Blasenfüllung zu verzögern. Hier liegt eine Detrusorhyperaktivität vor, die isoliert oder in Kombination mit urogenitalen Veränderungen (Infekte der unteren Harnwege, Tumoren, Divertikel, Obstruktionen, verminderte Blasenkontraktilität) oder Störungen des zentralen Nervensystems (Apoplex, Demenz, M. Parkinson) auftritt. Diese Form der Urininkontinenz betrifft beide Geschlechter im Alter gleichermaßen.

Bei der *Überlaufinkontinenz* kommt es zu unfreiwilligem Harnabgang durch Überdehnung und Überfüllung der Harnblase. Dabei können einerseits Obstruktionen der unteren Harnwege z.B. bei Prostatahyperplasie oder Cystocele sowie andererseits eine Akontraktilität der Harnblase im Rahmen neurodegenerativer Erkrankungen (Diabetes mellitus, Rückenmarkverletzungen) ursächlich sein.

Unter der sogenannten *funktionellen Harninkontinenz* werden alle Inkontinenzformen subsumiert, die Folge von Einschränkungen der Kognition und motorischen Fähigkeiten, unangemessenen Umgebungsfaktoren und durch fehlende Motivation sind.

8.4. Diagnostik und Evaluation

8.4.1. Allgemeine Prinzipien

Jeder ältere Mensch sollte auf das Vorliegen einer Urininkontinenz hin untersucht werden. Dabei sollten sich - wie bei jedem anderen Krankheitsbild auch - Auswahl und Ausmaß der diagnostischen Maßnahmen an den individuellen Bedingungen und Wünschen des betroffenen Patienten orientieren. So sollten keine weitergehenden, v.a. invasiven Maßnahmen durchgeführt werden, deren Ergebnis für die weitere Therapieplanung irrelevant sind bzw. keine Anwendung finden.

8.4.2. Screening

Bei den Diagnosen sollte nach folgendem Algorithmus verfahren werden:

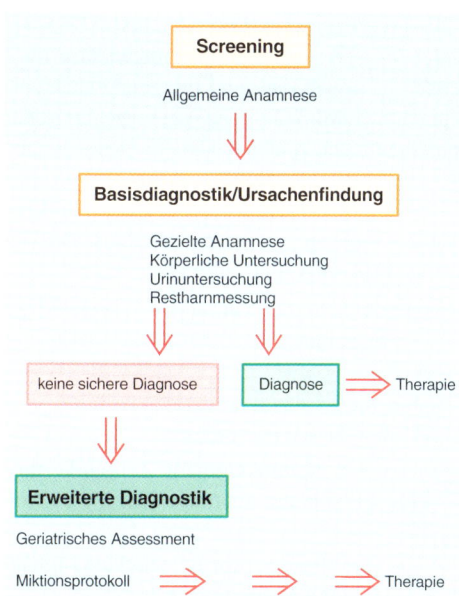

Abb. 8.1: Algorithmus zur Diagnostik.

Sinn eines gezielten *Screenings* ist, Patienten mit Inkontinenzproblemen zu identifizieren (Abb. 8.1).

Ziel der sich anschließenden *Evaluation* ist

- die Objektivierung der Urininkontinenz
- die Identifikation der sie auslösenden bzw. begünstigenden Faktoren
- die Identifikation der möglichen medizinischen, hygienischen, sozialen oder psychologischen Konsequenzen, Folgeerscheinungen und
- die Identifikationen von Patienten, die einer weitergehenden Diagnostik bedürfen bzw. von dieser profitieren

8.4.3. Basisdiagnostik

Eine Basisdiagnostik sollten alle Patienten mit einer neu aufgetretenen bzw. auftretenden Urininkontinenz erhalten. Diese gehört in die Hand des erfahrenen Hausarztes oder Allgemeininternisten bzw. Geriaters. Eine Untersuchung durch die Vertreter der einzelnen Fachdisziplinen sollte aufgrund der eingeschränkten körperlichen Ressourcen sowie der mentalen Defizite der Betroffenen zunächst unterbleiben.

Scham und unzureichende Kenntnis führen dazu, daß betroffene Patienten das Problem der Urininkontinenz verleugnen und Diskussionen mit An-

gehörigen, Pflegenden, Freunden und Ärzten vermeiden. Es ist deshalb grundlegend wichtig, ältere
Menschen, Angehörige und Pflegende nach einer
möglichen Harninkontinenz, deren hygienischen,
gesundheitlichen und sozialen Folgeerscheinungen zu befragen. Dabei ist es notwendig, von allgemeinen Fragen Abstand zu nehmen und **konkrete
Fragen** zu stellen. Sinnvoll erscheinen dabei die
im folgenden aufgeführten Fragen:

- "Konnten Sie in den vergangenen sechs Mona-
  ten zu irgendeinem Zeitpunkt Ihren Urin nicht
  halten?"
- "Haben Sie an einem der letzten sechs Tage Ih-
  ren Urin nicht halten können?"
- "Haben Sie zu irgendeinem Zeitpunkt Ihren
  Urin nicht halten können, an dem Sie es woll-
  ten?"
- "Wenn Ihre Blase gefüllt ist, wie lange können
  Sie den Drang unterdrücken?"
- "Haben Sie zu einem Zeitpunkt Schwierigkeiten
  gehabt, die Toilette zu erreichen?"

Diese Fragen liefern einen groben Überblick über
Zeitpunkt, Ausmaß und mögliche Ursachen einer
Urininkontinenz. Werden eine oder mehrere dieser
genannten Fragen bejaht, so erfolgt eine detaillier-
tere Exploration der Inkontinenz sowie der assoziierten Symptome, eine ausführliche medikamentöse und neurologische **Anamnese** sowie eine
Anamnese der vorangegangenen Erkrankungen.

Erfaßt werden:

- Dauer und Charakteristika der Inkontinenzpha-
  sen (Streß, Urge, Tröpfeln)
- Häufigkeit, Zeitpunkt und Menge des verlore-
  nen Urins
- Vorangehende oder assoziierte Probleme der
  Urininkontinenz (vorangehende Ereignisse,
  Verletzungen, Husten, Umstellung der Medika-
  tion, Auftreten von neuen Erkrankungen)
- Symptome, die den Urogenitaltrakt betreffen
  (Nykturie, Dysurie, Flußmenge, Hämaturie, su-
  prapubischer oder perianaler Schmerz)
- Erfassung der aufgenommenen Flüssigkeits-
  mengen einschließlich koffeinhaltiger oder diu-
  retisch wirkender Getränke
- Änderungen des Stuhlverhaltens und der Se-
  xualfunktionen
- Vorangegangene Diagnostik und Therapie bzw.
  ihren Effekt auf die Urininkontinenz

- Nutzung von Vorlagen, Windeln und anderen
  Vorsorgemaßnahmen

Zur Basisdiagnostik der Urininkontinenz bei älteren Menschen zählt selbstverständlich die **körperliche Untersuchung**. Bei dieser wird besonderes
Augenmerk auf Veränderungen der Abdominal-
und Genitalregion gelegt. Dazu gehört auch die
Suche nach bestehenden Ödemen, neurologischen
Auffälligkeiten (Reflexabnormalitäten, Visusein-
schränkungen) sowie die Beurteilung der Mobilität, der Kognition und manuellen Fähigkeiten. Bei
der gynäkologischen Untersuchung der Frau wird
nach pathologischen Haut- und Schleimhautver-
änderungen, nach Cysto- und Rektocelen, Uterusprolaps, urethralen Divertikeln und Muskelschwä-
chen gesucht. Die rektale Untersuchung dient der
Beurteilung des Sphinktertonus, des Bulbus caver-
nosus-Reflexes, der Größe und Konsistenz der
Prostata.

Vervollständigt wird die Basisuntersuchung durch
die Untersuchung des **Urinstatus** sowie ggfs. Anlegen einer Urinkultur und die Beurteilung des
Restharns. Der zu untersuchende Urin ist in der
Regel als Mittelstrahlurin zu gewinnen. Gelingt
dies aufgrund fehlender Compliance nicht, wird
bei Frauen die bei steriler Handhabung komplika-
tionsarme Einmalkatheterisierung, bei inkontinenten männlichen Patienten die Anwendung von
Kondomkathetern zur Uringewinnung empfohlen.
Eine sichere und wenig invasive Messung des
Restharns ist heute durch die sonographische Untersuchung der Harnblase gewährleistet.

Die die anatomischen und neurophysiologischen
Bedingungen erfassende Basisdiagnostik sollte
bei geriatrischen Patienten durch das **erweiterte
Assessment** ausgedehnt werden. In diesem erfolgt
anhand validierter Assessmentverfahren eine Beurteilung der kognitiven Fähigkeiten, der motorischen Funktionalität (Gangsicherheit, Aufste-
hen/Hinsetzen, Balance, manuelle Geschicklichkeit), die Erfassung der Stimmungslage sowie der
Pflege- und Wohnsituation des Patienten. Valide
Instrumente finden sich in dem standardisierten
geriatrischen Assessment, bestehend aus Barthel-
Index (ADL), Mini-Mental-Status nach Folstein
(MMSE), geriatrische Depressionsskala (GDS),
Tinetti-Test, Timed-up-and-go, IADL und Erfassung der Wohnsituation.

Häufigkeit, Zeitpunkt des Auftretens, verlorene Urinmenge, vorausgehende Faktoren und Begleitphänomene werden in tagebuchartiger Protokollierung von Betroffenen, Angehörigen oder Pflegenden über mehrere Tage aufgezeichnet. Dieses sogenannte **Miktionsprotokoll** liefert Hinweise auf mögliche zugrundeliegende Ursachen und kann im weiteren zur Beurteilung des Schweregrades einer Inkontinenz bzw. der Therapieeffektivität bei begonnener Therapie herangezogen werden (Abb. 8.2).

8.4.4. Erweiterte Diagnostik

Nach dieser Untersuchung ist der behandelnde Arzt in der Lage, Aussagen zu treffen über Vorliegen und Ausmaß einer Urininkontinenz, deren Ursachen und mögliche Therapieansätze. Behebbare Gründe für eine passagere Urininkontinenz können identifiziert und behandelt werden. Es erfolgt die Entscheidung über Notwendigkeit und Ausmaß einer weitergehenden Diagnostik.

Ziele einer weitergehenden Diagnostik sind:
- die Identifizierung der spezifischen Ursachen bzw. die Erfassung seltener Ursachen
- die Identifikation von Ursachen, die einer differenzierten Behandlung bedürfen wie Abflußbehinderungen, Detrusorschwäche, urethrale Hypermobilität, Defekte des intrinsischen urethralen Sphinkters sowie urethrale Divertikel
- Erfassung funktioneller, neurologischer oder anatomischer Defekte des unteren Urogenitaltraktes
- die Identifikation von Risikofaktoren, die den Effekt einer spezifischen Therapie beeinflussen könnten

Indikationen zur weitergehenden Diagnostik sind:
- vorangegangene Erkrankungen, Operationen oder Bestrahlungen der ableitenden Harnwege
- rezidivierende Harnwegsinfekte
- Beckenbodeninsuffizienz mit Uterusprolaps oder Cystocele

	Miktionstraining aktiv	Toilettentraining passiv	Prätherapeutisches Einnässen	Urinmenge ml	Besondere Ereignisse
6.00					
7.00					
8.00					
9.00					
10.00					
11.00					
12.00					
13.00					
14.00					
15.00					
16.00					
17.00					
18.00					
19.00					
20.00					
21.00					
22.00					
23.00					
24.00					
1.00					
2.00					
3.00					
4.00					
5.00					

Abb. 8.2: Miktionsprotokoll.

- ständige Streßinkontinenz (regelmäßiger Verlust kleiner Mengen von Urin in aufrechter Position bei ansteigendem intraabdominellen Druck)
- ausgeprägte Prostatahyperplasie oder V.a. Prostatacarcinom
- ausgeprägte Schwierigkeiten bei der Miktion (Schmerzen, Tröpfeln, Harnstrahlabschwächung)
- Schwierigkeiten bei der Einmalkatheterisierung
- Restharnmengen über 100 ml
- Hämaturie

Zur erweiterten Diagnostik zählt auch die **Laboruntersuchung** mit Bestimmung der Retentionsparameter, des Blutbildes, Blutglukose, des Calciumspiegels sowie ggfs. Bestimmung des Vitamin B 12-Spiegels sowie Anlegen einer Urinkultur bei V.a. Harnwegsinfekte.

Bleiben Ursachen der Urininkontinenz nach der Basisdiagnostik unklar, vermag der erfahrene behandelnde Arzt anhand einer kurzen Testserie, die aus mehreren nicht-invasiven Tests besteht, diese weiter zu klären. Vorgehensweise, Ergebnisse und mögliche Rückschlüsse werden im folgenden dargestellt.

- *1. Durchführung eines Streßmanövers*
  Dieses sollte, wenn möglich, bei gefüllter Blase im Stehen durchgeführt werden, wobei der Proband aufgefordert wird, dreimal kräftig zu husten. Die dabei verlorene Urinmenge wird mit Hilfe einer Vorlage aufgefangen und gemessen.
- *2. Spontanurin lassen*
  Der Proband wird aufgefordert, wie gewöhnlich die Blase auf einem Toilettenstuhl zu entleeren. Schwierigkeiten bei der Miktion (Schmerzen, Tröpfeln, Flußstrahlabschwächung) sowie entleerte Urinmenge werden erfaßt. Dieser Test liefert Informationen zu möglichen Blasenentleerungsstörungen.
- *3. Restharnmessung*
  Fünf bis zehn Minuten nach erfolgter Spontanmiktion wird sonographisch die verbliebene Restharnmenge gemessen.
- *4. Blasenfüllung*
  Füllung der Harnblase über einen liegenden Katheter in 50 ml-Schritten bis erstmalig ein Harndrang wahrgenommen wird; weitere Füllung der Harnblase in 25 ml-Schritten bis die Blasenkapazität erreicht ist. Der unkontrolliert verlorene Harn wird bei Frauen mit Hilfe eines Steckbeckens, bei Männern mit Hilfe eines Kondomurinals aufgefangen. Beurteilt werden Zeitpunkt und Blasenfüllung des erstmalig vernommenen Harndrangs, spontane Blasenkontraktionen und –entleerungen, Menge des unwillentlich verlorenen Urins und Blasenkapazität.
- *5. Durchführung eines erneuten Streßmanövers*
- *6. Spontanurin lassen*

Tab. 8.3: "Bedside-Assessment".

Die folgenden, in der Regel *fachspezifisch durchgeführten diagnostischen Verfahren* stehen zur Verfügung:

- gynäkologische Untersuchungen
- urologische Untersuchungen
- Cystoskopie
- Urodynamische Testverfahren
- Radiologische Untersuchungsverfahren (i.v.-Urogramm)

In der überwiegenden Zahl der Patienten (ca. 95 %) sind diese Untersuchungen aber nicht indiziert.

8.5. Therapie

8.5.1. Allgemeine Prinzipien

Verschiedene Behandlungsverfahren stehen zur Verfügung, deren Effektivität bei geriatrischen Patienten bisher in gut kontrollierten Studien ausreichend untersucht und belegt werden konnten. Eine Behandlung kann erfolgversprechend sein, wenn alle die Entstehung einer Urininkontinenz beeinflussenden Faktoren Beachtung finden. Das Therapiekonzept sollte den Ursachen entsprechend ausgerichtet sein und den individuellen Bedingungen des Betroffenen (Begleiterkrankungen, Compliance, Wünsche) angepaßt werden. Es ist sinnvoll - soweit dies möglich ist - nach ausreichender Unterrichtung den Patienten bzw. den Angehörigen in die Therapieplanung mit einzubeziehen. So ist zum Beispiel bei der gut zu beeinflussenden Detrusorüberaktivität bei Patienten mit kognitiven Störungen anders zu verfahren als bei Patienten mit uneingeschränkten kognitiven Fähigkeiten. Beeinflussende Faktoren, passagere Gründe einer Urininkontinenz und funktionelle Einschränkungen müssen berücksichtigt werden. Grundlegendes Prinzip ist, daß eine sinnvolle Behandlung insbesondere beim älteren Menschen eine multifaktorielle Vorgehensweise und die Einbeziehung der sozialen Umgebung verlangt.

Spezielle Aufmerksamkeit sollte dem Management der akuten Inkontinenzformen, die häufig im Rahmen von Krankenhausaufenthalten auftreten, gewidmet werden. Diese Inkontinenzformen bleiben in der Regel transient, wenn eine adäquate Behandlung erfolgt. Aufgrund eines reduzierten personellen und zeitlichen Aufwandes, eines erniedrigten Risikos von Hautschäden und des einfacheren Managements wird in Krankenhäusern bei Auftreten einer Urininkontinenz zu häufig ein Dauerkatheter gelegt. In Ausnahmefällen ist dieses Vorgehen bei Akuterkrankungen gerechtfertigt. Aufgrund des hohen Risikos von Folgeerkrankungen sollte von dieser Vorgehensweise Abstand genommen werden. Sinnvoller ist es hier, regelmäßigen Toilettengang zu gewährleisten bzw. die heute in ausreichendem Maße zur Verfügung stehenden Inkontinenzhilfen (Vorlagen, Windeln) zu nutzen. Diese Verfahren sind zunächst zeit- und kostenaufwendiger, aber - berücksichtigt man die Folgekosten - insgesamt gesehen sicher als kostengünstiger anzusehen.

8.5.2. Unspezifische Maßnahmen

Entscheidende Bedeutung für den geriatrischen Patienten haben allgemeine Maßnahmen bei der Behandlung der Inkontinenz, die die funktionellen Einschränkungen der Betroffenen beheben bzw. erleichtern helfen können.

- adäquate Wohnraumanpassung: Verkürzung und Sicherung des Weges zur Toilette (Beseitigung von Stolperfallen, adäquate Beleuchtung, Kennzeichnung des Weges, Anbringen von Haltegriffen)
- Bereitstellung und Unterrichtung im Gebrauch von Gehhilfen (Gehstock, Rollator, Rollstuhl)
- Krankengymnastische Therapie zur Verbesserung von Gang- und Standsicherheit sowie Balance zur Vermeidung von Sturzereignissen
- Bereitstellung von Toilettensitzerhöhungen und Toilettenersatzhilfen (Toilettenstuhl, Urinflasche, Bettpfanne)
- adäquate Kleidung
- Anpassung der Flüssigkeitszufuhr i.S. von Zeitpunkt der Aufnahme, Menge und Qualität: Vermeidung diuresefördernder koffeinhaltiger Getränke, Aufnahme möglichst vor dem Mittagessen
- Hochlagerung der Beine bei Ödemneigung bzw. –bildung
- Obstipationsbehandlung: Steigerung der Flüssigkeitsaufnahme, ballaststoffreiche Kost, ggfs. Laxantien, z.B. Lactulose
- regelmäßige und intensive Hautpflege: schonende Hautreinigungsmittel, Vermeidung mechanischer Reizungen, Verwendung von Hautschutzcremes bzw. –puder
- Verordnung saugfähiger Inkontinenzhilfen

Neben den unspezifischen Maßnahmen beruht die Therapie auf drei Säulen:

- Verhaltenstherapie
- pharmakologische Therapie
- chirurgische Intervention.

Alle Behandlungsoptionen (einschließlich Risiken und Nutzen) sollten - soweit möglich - mit dem Patienten diskutiert und abgesprochen werden. Generell sollte das am wenigsten invasive Verfahren bzw. das Verfahren mit den geringsten Nebenwirkungen gewählt werden. Insofern haben die beiden erstgenannten Interventionsmaßnahmen in der geriatrischen Medizin die größere Bedeutung.

Streßinkontinenz
• Beckenbodentraining
• Östrogene
• α-adrenerge Agonisten
• Blasentraining, Biofeedback/Miktionsschema
• Elektrostimulation
• Blasenhals-Suspension
Urge-Inkontinenz
• Blasentraining/Miktionsschema
• Elektrostimulation
• Anticholinergika, Calciumkanalblocker
• Chirurgische Intervention
Überlaufinkontinenz
• bei Obstruktion chirurgische Intervention
• intermittierende Katheterisierung
• Dauerkatheterisierung

Tab. 8.4: Inkontinenzformen und Therapie.

8.5.3. Verhaltenstherapien

Ziel ist es, über eine Bewußtmachung des Miktionsablaufs eine Rekonditionierung der gestörten Entleerungsgewohnheiten zu erreichen. Man unterscheidet Techniken, die die aktive Mitarbeit des Betroffenen erfordern wie Blasentraining, Toilettentraining und Beckenbodentraining von den Techniken, die auf der Intervention durch die Pflegenden beruhen und bei Betroffenen mit erheblichen Einschränkungen der Kognition sowie der körperlichen Fähigkeiten Einsatz finden wie der geregelte Toilettengang. Zusätzliche Techniken, die in Kombination mit diesen Verhaltenstechniken eingesetzt werden können, sind Biofeedback, die Nutzung von vaginalen Gewichten und Elektrostimulation. Vorteil aller Verhaltenstechniken ist das Fehlen von Nebenwirkungen sowie die breiten Einsatzmöglichkeiten bei multiplen Inkontinenzformen. Das Erlernen dieser Techniken erfordert jedoch eine ausreichende Ausbildung,

Kognition und Kooperation des Betroffenen bzw. seiner Pflegenden. Ziel ist eine signifikante Reduktion von Inkontinenzphasen bzw. eine komplette Kontinenz.

8.5.3.1. Blasentraining

Bei dieser Technik wird der Betroffene dazu angehalten, beim Harndrang die Blasenentleerung solange wie möglich zu verzögern. Nach Bewußtwerden des Harndrangs sollte der Betroffene den Harn unter deutlicher Anspannung und Konzentration für fünf bis zehn Minuten anhalten und erst dann zur Toilette gehen. Angestrebt wird, die Zeitspanne zwischen Wahrnehmung des Harndrangs und Blasenentleerung auf fünfzehn bis zwanzig Minuten zu verlängern. Diese Behandlung sollte für mehrere Monate fortgeführt werden, wobei das Zeitintervall progredient gesteigert wird. Sinnvoll ist das Blasentraining bei instabiler Blase mit Detrusorüberaktivität. In vorangegangenen randomisierten und kontrollierten Studien konnte bei Frauen in ca. 12 % eine vollständige Kontinenz und in ca. 75 % eine um ca. 50 %ige Reduktion von Inkontinenzphasen erreicht werden.

Indikation: Kontinenzerlangung und –erhaltung nach längerer Harnableitung über Katheter

- Entfernen des Dauerkatheters (vorhergehendes Abklemmen des Katheters nicht erforderlich)
- Bei bestehendem Harnwegsinfekt resistogrammgerechte Antibiose beginnen
- Einleitung eines Miktionstrainings: Beginn unmittelbar nach dem Erwachen, 2stündlicher Toilettengang, Gang zur Toilette vor dem Einschlafen, 4stündlicher Toilettengang in der Nacht
- Protokollierung bzgl. Häufigkeit, Zeitpunkt und Menge der geregelten Miktion, bzgl. Häufigkeit, Zeitpunkt und Menge der Inkontinenzphasen, der Flüssigkeitsaufnahme sowie des Restharns
- Bei unzureichender Blasenentleerung (Spontanmiktion weniger als 240 ml in 8 Stunden bei adäquater Flüssigkeitsaufnahme):
  - intermittierende Katheterisierung alle 6 bis 8 Stunden, bis Restharnmenge kleiner 100 ml
  - Ausbildung des Patienten bzgl. miktionserleichternder Techniken (laufender Wasserhahn, suprapubische Perkussion, Rumpfbeugung, etc.)
- Bei sehr häufiger Blasenentleerung (häufiger als 2stündlich): Vergewisserung, ob Blase bei Miktion vollständig entleert wird. Motivierung des Patienten, die Zeit bis zur willentlichen Blasenentleerung bewußt zu verzögern. Ablenkende Maßnahmen (Zählen, Lösen von Kreuzworträtseln, Brief schreiben, Atemtechniken) und Selbstverstärkung ("Ich kann warten.", "Es ist noch nicht die Zeit zu gehen.") können bewußt eingesetzt werden
- Bei persistierendem nächtlichen Einnässen und Pollakisurie ohne Begleitsymptomatik Ausschluß anderer Begleiterkrankungen (Hyperglykämien, Herzinsuffizienz), Medikamentenwirkungen. Veranlassen einer weitergehenden Diagnostik zum Ausschluß einer Blaseninstabilität

Tab. 8.5: Beispiel eines Blasentrainingsprotokolls.

8.5.3.2. Toilettentraining

Beim Toilettentraining wird der Betroffene dazu angehalten, nach einem nach Miktionsprotokoll festgelegten individuellen Zeitschema, unabhängig vom bestehenden Dranggefühl, eine Blasenentleerung durchzuführen. Hier werden anfänglich tagsüber zwei- bis dreistündige Zeitintervalle, in der Nacht 4stündliche Intervalle gewählt, nach denen der Betroffene selbst oder in Begleitung der Pflegeperson zur Toilette geht. Erfolg bzw. Einnässen werden im Miktionsprotokoll notiert. Bei 10tägiger vollständiger Kontinenz wird das Zeitintervall um 15 Minuten verlängert. Dabei wird die Blase an ein größeres Füllungsvolumen gewöhnt. Dieses Toilettentraining wird über längere Zeit (mehrere Monate) durchgeführt. In kontrollierten Studien wurde nachgewiesen, daß Häufigkeit und Menge von Inkontinenzphasen durch diese Vorgehensweise deutlich reduziert werden konnten.

8.5.3.3. Miktionsschema

Bei dieser Vorgehensweise handelt es sich um eine effektive Technik bei kognitiv eingeschränkten und hilfebedürftigen inkontinenten Bewohnern, die in Pflegeheimen und häuslicher Umgebung breite Anwendung findet. Aufgrund der kognitiven oder körperlichen Einschränkungen ist der Betroffene nicht zu einer aktiven Mitarbeit am Miktionstraining in der Lage. Das Miktionstraining erfolgt hier passiv. Nach Beobachtung des Betroffenen und Durchführung eines Miktionsprotokolls wird ein auf das Individuum zurechtgeschnittener Miktionsplan erstellt. Nach dem individuell festgelegten Zeitintervall (in der Regel zunächst stündlich, dann zwischen zwei und vier Stunden) wird der Betroffene zur Toilette geführt. Erfolg und Einnässen werden erneut im Protokoll dokumentiert. Nach erfolgreicher Miktion und erhaltener Kontinenz erhält der Betroffene eine positive Verstärkung oder Belohnung. Erleichterung der Miktion durch laufendes Wasser, Perkussion der suprapubischen Region sowie Rumpfbeugung zur Verbesserung der kompletten Blasenentleerung ist erlaubt. Der Erfolg dieses Vorgehens zeigt dabei eine größere Abhängigkeit von der Erfahrung und der Motivation der Pflegenden als vom körperlichen, funktionellen und mentalen Status des inkontinenten Patienten. Wird auf die konsequente Durchführung des kontrollierten Toilettengangs geachtet, sind deutliche Reduktionen der Inkonti-nenzepisoden sowie der verlorenen Urinmengen bis hin zur Kontinenz tagsüber zu erwarten. Nächt-liche Inkontinenzphasen erfordern allerdings nicht selten den Einsatz von Inkontinenzhilfen.

8.5.3.4. Kräftigung der Becken-bodenmuskulatur

Ziel dieses Verhaltenstrainings, auch Kegeltrai-ning genannt, ist es, durch eine Kräftigung der Be-ckenbodenmuskulatur den Widerstand der Urethra zu steigern. Zunächst muß sich der/die Betroffene der Beckenbodenmuskeln, ihres Aktivierungszu-standes und –möglichkeiten bewußt werden und in einem nächsten Schritt erlernen, diese gezielt und isoliert von Bauch- und Gesäßmuskulatur anzu-spannen. Die Übung besteht aus repetitiven Kon-traktionen der Beckenbodenmuskulatur, indem der Patient dazu angehalten wird, wechselnd eine 10 sec. Kontraktion mit einer 10 sec. Relaxation durchzuführen. Diese Übung sollte zeitlebens 30 bis 60 mal am Tag durchgeführt werden. Biofeed-back oder Stimulation der Beckenbodenmus-kulatur erleichtern deren Wahrnehmung in Ruhe sowie unter Therapie. Inwieweit eine korrekte Durchführung der Übung das Ergebnis in Bezug auf Vermeidung von Inkontinenzphasen beein-flußt, scheint noch ungeklärt. Sinnvollen Einsatz findet die Beckenbodenübung bei Frauen mit Streßinkontinenz. Ebenso scheint sie effektiv zu sein, Inkontinenzphasen nach vorangegangener Prostataoperation zu reduzieren sowie nach multi-plen chirurgischen Interventionen bei Frauen und gelegentlich bei Urgeinkontinenz.

Der Einsatz von vaginal eingeführten Kegeln un-terschiedlichen Gewichts kann zur Kräftigung der Beckenbodenmuskulatur und des vaginalen Tonus beitragen. Deren Einsatz erfordert jedoch eine gute Compliance und Motivation der betroffenen Pa-tientin und hat somit in der Altersmedizin nur eine untergeordnete Bedeutung.

8.5.4. Medikamentöse Therapie

Zur Behandlung der Urininkontinenz bei geriatri-schen Patienten stehen grundsätzlich die folgen-den Wirkstoffgruppen zu Verfügung.

- Anticholinergika und Spasmolytika (Oxybutynin, N-Butyl-Scopalamin, Trospi-umchlorid, Propiverin, Tolterodin)
- Tricyclische Antidepressiva (Imipramin, Do-xepin)
- Östrogene lokal oder systemisch
- α-adrenerge Agonisten (Phenylpropanola-min)
- α-adrenerge Antagonisten = α-Blocker (Alfu-zosin, Doxazosin, Terazosin, Tamsulosin)
- Androgenrezeptor-Antagonisten (Flutamid)
- 5-α-Reduktase-Hemmer (Finasterid)

Tab. 8.6: Wirkstoffe in der Inkontinenzbehandlung.

Anticholinergika, Spasmolytika, tricyclische An-tidepressiva und Östrogene finden v.a. in der The-rapie der Streßinkontinenz, gelegentlich auch bei der Behandlung der Urge-Inkontinenz Einsatz. Mit Ausnahme der Östrogene haben alle genann-ten Wirkstoffgruppen jedoch bei älteren, meist multimorbiden Patienten ein signifikant höheres Nebenwirkungspotential (orthostatische Dysregu-lationen, Reizleitungs- und -bildungsstörungen, Tachykardien, Blutdruckentgleisungen, Delir), so daß ihre Anwendung in Bezug auf Nutzen-Risiko-Verhältnis abgewogen werden sollte.

Bei den Formen der Überlaufinkontinenz durch Obstruktion infolge einer Prostatahyperplasie können bei Kontraindikationen bzw. Ablehnung einer operativen Intervention die sog. α-Blocker mit guten Erfolgen eingesetzt werden. Aber auch hier ist an ein breiteres Nebenwirkungsspektrum wie Entwicklung von orthostatischen Dysregula-tionen, Müdigkeit, Fallneigung und Nasenverstop-fung zu denken.

8.5.5. Katheterisierung

Drei verschiedene Typen von Kathetern bzw. Ka-theterisierungsformen im Management der Uri-ninkontinenz stehen zur Verfügung:

- externe Katheterisierung,
- intermittierende Katheterisierung und
- Dauerkatheterisierung

8.5.5.1. Externe Katheter

Zu den externen Kathetern zählen v.a. die Kon-domkatheter, die nur bei Männern mit persistieren-der Urininkontinenz, erheblichen körperlichen

Einschränkungen, fehlender Urinretention und drohenden Hautdefekten eingesetzt werden sollten. Sie sollten nicht aus Bequemlichkeitsgründen genutzt werden, da sie Abhängigkeit fördern und ebenfalls ein nicht zu unterschätzendes Risiko an Nebenwirkungen aufweisen. Dazu zählen Abrasionen, Dermatitis, Ischämie, Nekrose, Ödem und Hautmazeration. Die vom Hersteller empfohlenen Wechselzeiten sollten eingehalten werden. Eine allgemeine Empfehlung zur Dauer der Liegezeit gibt es derzeit nicht. Ein externer Katheter für weibliche Patienten steht zur Verfügung, dessen Sicherheit und Effektivität für ältere Menschen aber bisher nicht bewiesen ist.

8.5.5.2. Intermittierende Katheterisierung

Die intermittierende Katheterisierung ist eine sinnvolle Methode im Management bei Urinretention und Überlaufblase. Sie kann vom Patienten selbst bzw. vom Pflegenden 2 bis 4mal pro Tag durchgeführt werden in Abhängigkeit von der verbleibenden Restharnmenge. Gute Wirksamkeit und niedrige Nebenwirkungsraten konnten nachgewiesen werden bei paraplegischen jüngeren Patienten. Aber auch bei älteren weiblichen Patienten mit ausreichender Compliance und uneingeschränkten motorischen Fähigkeiten ist der Einsatz dieser Methode sinnvoll. Die Katheter sollten sauber, jedoch nicht zwingend steril behandelt werden. Ausnahme bildet die Gruppe der immuninkompetenten und Risikopatienten (Patienten mit Klappenersatz) sowie institutionalisierte Patienten in Pflegeheimen und Kliniken.

8.5.5.3. Dauerkatheter

Dauerkatheter finden in Kliniken und Pflegeheimen zu häufig Anwendung. Zahlreiche Beobachtungen zeigen einen signifikanten Anstieg der Morbidität mit chronischer Bakteriurie, febrilen Episoden, Nephrolithiasis, Entwicklung von Blasensteinen, Epididymitis, chronischen Niereninfekten und Pyelonephritiden sowie gehäuft auftretenden Blasenkarzinomen. Insbesondere ältere Männer zeigen ein hohes Risiko, einen symptomatischen Harnwegsinfekt zu entwickeln. Generell sollte suprapubischen Kathetern der Vorzug gegeben werden, da hier die Gefahr einer mikrobiellen Besiedlung reduziert wird, die beim transurethralen Katheter durch die anatomische Nähe von Va-

gina und Anus insbesondere bei Frauen sehr hoch ist. Dauerkatheter sollten nur eingesetzt werden bei:

- Hautdefekten, Druckulcerationen bzw. anderen Hautirritationen
- Harnverhalten oder persistierender Überlaufblase
- symptomatischen Infektionen, die einen Nierenaufstau hervorrufen und nicht durch eine chirurgische bzw. medikamentöse Intervention sowie intermittierende Katheterisierung beherrscht werden können
- der Notwendigkeit einer genauen Flüssigkeitsbilanzierung
- im Rahmen von terminalen Erkrankungen, wenn Lagerungen bzw. regelmäßiger Wäschewechsel zu belastend wären

Generell sollte ein geschlossenes System verwendet werden. Die Anlage muß zwingend steril erfolgen. Mechanische Irritationen bzw. Zug auf den Katheter sollten vermieden werden. Nicht effektiv erscheint der Einsatz von topischen antimikrobiellen Lösungen zur Intimhygiene bzw. äußeren Versorgung der Katheter sowie der Einsatz von antimikrobiell umhüllten Kathetern. Ebenso sollte eine routinemäßige antibiotische Behandlung bei asymptomatischen Bakteriurien unterbleiben, um eine Selektion von multiresistenten Keimen bzw. schwere Sekundärinfektionen (pseudomembranöse Colitiden) zu vermeiden. Prophylaktische Antibiosen sollten nur bei kurzfristiger Katheterisierung von Hochrisikopatienten (Patienten mit künstlichen Herzklappen) Verwendung finden. Routinemäßige Urinkulturuntersuchungen können unterbleiben, da die katheterassoziierte Flora wechselt und nicht prädiktiv für eine Infektion ist. Bei symptomatischer Infektion sollte eine antibiotische Therapie gemäß Resistogramm erfolgen.

Alkalischer Urin, Immobilität, Hypercalciurie, Proteinurie, Kolonisation mit Proteus und präexistente Blasensteine prädisponieren zu Katheterverstopfungen. Erhöhte Flüssigkeitszufuhr und Durchfluß sowie Ansäuerung des Urins sowie ggfs. häufigerer Katheterwechsel (alle 7 bis 10 Tage) können diese Okklusionen vermeiden. Persistierende Katheterleckagen werden hervorgerufen durch die Wahl zu großer Katheter und Ballons, Bakteriurien, Obstipation, unkorrekte Katheterlage und –material. Insgesamt scheint der Einsatz von Silikonkathetern sinnvoll zu sein, da diese im Gegensatz zu Latex-Kathetern weniger inkrustieren.

8.5.6. Chirurgische Interventionen

Aufgrund des höheren Operationsrisikos und der Gefahr der postoperativen Komplikationen werden chirurgische Interventionen erst bei Versagen konservativer Therapiemaßnahmen und dringender Operationsindikation durchgeführt werden. Sie spielen insofern bei der Urininkontinenzbehandlung des älteren Menschen nur eine untergeordnete Rolle.

Weiterführende Literatur

A Report of the Royal College of Physicians of London. (1995) Incontinence. Causes, management and provision of services. The Royal College of Physicians of London

Black N, Griffiths J, Pope C, Bowling A, Abel P (1997) Impact of surgery for stress incontinence on morbidity: cohort study. Br Med J 315: 1493-8

Brink CA, Wells TJ (1986) Environmental support for geriatric incontinence. Clin Geriatr Med 2: 829-40

Burgio KL, Burgio LD (1986) Behavior therapies for urinary incontinence in the elderly. Clin Geriatr Med 2: 09-27

Busby-Whitehead J, Johnson TM (1998) Urinary incontinence. Clin Geriatr Med 14: 285-96

Chutka DS, Fleming KC, Evans MP, Evans JM, Andrews KL (1996) Urinary incontinence in the elderly population. Mayo Clin Proc 21: 93-101

DuBeau CE (1996) Interpreting the effect of common medical conditions on voiding dysfunction in the elderly. Urol Clin North Am 23: 11-8

Fantl JA, Newman DK, Colling J, et al (1996) Urinary incontinence in adults: Acute and chronic management. Clinical Practice Guideline, No. 2, Update. Rockville, MD: U.S. Department of Health and Human Services. Public Health Service, Agency for Helath Care Policy and Research. AHCPR Publication No. 96-0682

Hogan DB (1997) Revisiting the O complex: urinary incontinence, delirium and polypharmacy in elderly patients. Can Med Assoc J 157: 1071-7

Houston KA (1993) Incontinence and the older woman. Clin Geriatr Med 9: 157-71

Hunt GM, Oakeshott P, Whitaker RH (1996) Intermittent catheterisation: simple, safe, and effective but underused. Br Med J 312: 103-7

Jain P, Parada JP, David A, Smith LG (1995) Overuse of the indwelling urinary tract catheter in hospitalized medical patients. Arch Intern Med 155: 1425-9

Jichlinski P (1992) Praktische Ratschläge zur Pflege bei Trägern eines Blasenkatheters. Ther Umsch 49: 23-6

Johnson TM, Busby-Whitehead J (1997) Diagnostic assessment of geriatric urinary incontinence. Am J Med Sci 314: 250-6

Müller J. (1992) Suprapubische Harnableitung durch Cystofix - Eine Alternative zum Harnröhrenkatheter. Ther Umsch 49: 27-31

Nasr SZ, Ouslander JG (1998) Urinary incontinence in the elderly: causes and treatment options. Drugs Aging 12: 349-60

Ouslander JG (1997) Aging and the lower urinary tract. Am J Med Sci 314: 214-8

Ouslander JG, Schnelle JF (1995) Incontinence in the nursing home. Ann Intern Med 122: 438-49

Pranikoff K (1996) Urologic care in long-term facilities. Urol Clin North Am 23: 137-46

Resnick NM (1996) Geriatric incontinence. Urol Clin North Am 23: 55-74

Sampselle CM, Burns PA, Dougherty MC, Newman DK, Thomas KK, Wyman JF (1997) Continence for women: evidence-based practice. J Obstet Gynecol Neonatal Nurs 26: 375-85

Skelly J, Flint AJ (1995) Urinary incontinence associated with dementia. J Am Geriatr Soc 43: 286-94

Smith N. (1997) The role of continence promotion in rehabilitation. Rev Clin Gerontol 7: 257-64

Williams ME, Gaylord SA (1990) Role of functional assessment in the evaluation of urinary incontinence. J Am Geriatr Soc 38: 296-9

Zimakoff JDA, Pontoppidan B, Larsen SO, Poulsen KB, Stickler DJ (1995) The management of urinary catheters - compliance of practice in danish hospitals, nursing homes and home care to national guidelines. Scand J Urol Nephrol 29: 299-309

9. Neurogene Harninkontinenz

9.1. Reflexinkontinenz

Die Reflexinkontinenz kommt durch eine Hyperreflexie des Detrusors zustande: charakteristisch für die Hyperreflexie des Detrusors ist die Tatsache, daß aufgrund einer Läsion der die Harnblase innervierenden Nervenstrukturen die Willkürsteuerung über die Harnblase verlorengeht, wobei bei kompletten Läsionen weder Harndrang-, noch Harnabgangsgefühl besteht, während bei inkompletten Läsionen ("neurogen enthemmte Blase") zwar Harndrang, mitunter erst bei Einsetzen der Detrusorkontraktion verspürt wird, aber dieser nicht willkürlich gesteuert werden kann.

Die Reflexinkontinenz infolge spinaler Läsion ist neben der fehlenden Willkürsteuerung auch durch eine Dyssynergie zwischen Detrusor und Sphinkter, die im allgemeinen zu einer unzureichenden Blasenentleerung führt, gekennzeichnet. Bei der supraspinalen (suprapontinen) Reflexinkontinenz bleibt der Synergismus zwischen Detrusor und Sphinkter erhalten. Wenn Restharn besteht, so hat dieser eine andere Ursache.

Aus klinischer Sicht ist es daher zweckmäßig, auch bei der Therapie der sog. Reflexblase zwischen der spinalen Reflexblase und der supraspinalen (suprapontinen) Reflexblase zu unterscheiden.

Zum Management der Reflexinkontinenz stehen eine Reihe von konservativen und operativen Therapien zur Verfügung.

9.1.1. Konservative Therapie der spinalen Reflexblase

Zur konservativen Behandlung stehen zur Verfügung

- die getriggerte Blasenentleerung
- der intermittierende Katheterismus
- die Pharmakotherapie
- die nicht-invasive Neuromodulation und Neurostimulation
- die Versorgung mit Hilfsmitteln und
- die Dauerharnableitung

Aufgrund der zugrundeliegenden Pathophysiologie ist Kontinenz bei der Reflexblase nur zu erreichen, wenn entweder die Blasenentleerung gezielt vor Auftreten der Reflexinkontinenz erreicht oder der hyperreflexive Detrusor derart gedämpft wird, daß eine spontane Reflexentleerung nicht mehr möglich bzw. diese gezielt durch Katheterismus erfolgt.

9.1.1.1. Getriggerte Blasenentleerung

 Prinzip

Willkürliche Induktion einer Reflexentleerung durch Triggern, bevor eine spontane Reflexentleerung zur Harninkontinenz führt.

 Technik

Patienten, bei denen aufgrund der zugrundeliegenden Pathophysiologie eine getriggerte Blasenentleerung möglich ist, müssen jene Region finden, deren Triggerung am effektivsten zur Detrusorkontraktion und damit zur Blasenentleerung führt: suprapubisches Klopfen, Berühren von Glans, Penis und Scrotum, aber auch anale und rektale Manipulationen können Reflexkontraktionen auslösen. Durch das Triggern kommt es allerdings zu einem Massenreflex. Es kontrahiert sich nicht nur der Detrusor, sondern auch der Sphinkter. Die so entstehende Detrusor - Sphinkter - Dyssynergie kann die Blasenentleerung behindern bzw. zunächst verhindern, die Entleerung kommt oft erst nach Abklingen der Detrusorkontraktion und gleichzeitigem Nachlassen der Sphinkterspastizität zustande. Dieses Phänomen, sowie eine nicht bis zur Entleerung anhaltende Detrusorkontraktion sind die Hauptursache für die häufig unzureichende Blasenentleerung mit klinisch relevantem Restharn.

 Flankierende Maßnahmen

Die Behandlung der Spastizität des quergestreiften äußeren Schließmuskels ist selten zielführend, die operative Durchtrennung des äußeren Schließmuskels (durch sog. Sphinkterotomie) kann die Blasenentleerung deutlich verbessern, auch den Detrusor beruhigen, eine Kontinenz ist jedoch bei durchgeführter Sphinkterotomie im allgemeinen nicht erreichbar.

Indikation und Kontraindikation

Die Indikation zur getriggerten Blasenentleerung kann dann gestellt werden, wenn aufgrund einer videourodynamischen Untersuchung diese Art der Blasenentleerung als für den Patienten risikoarm befunden wird, wenn die Detrusorkontraktionen adäquat (nicht zu schwach und nicht zu kräftig) sind und der Restharn um oder unter 25 % der funktionellen Blasenkapazität bzw. unter 100 ml liegt.

Kontraindiziert ist die getriggerte Blasenentleerung, wenn sie zu keinen adäquaten Detrusorkontraktionen führt, die Blasenentleerung unausgeglichen bleibt, ein vesiko-uretero-renaler oder ein Reflux in die Prostata bzw. die ableitenden Samenwege besteht und eine bestehende Harnwegsinfektion unkontrollierbar bleibt.

Nur wenige Patienten mit sog. Reflexblase erreichen durch Triggern Harnkontinenz, etwas höher ist der Prozentsatz bei der spinal enthemmten Blase, bei der die erhaltene Sensibilität eine bessere Steuerung der Blasenentleerung ermöglicht.

Zusammenfassung

Zusammenfassend kann man durch regelmäßige rechtzeitige Triggerung, die vor Auftreten einer spontanen Reflexentleerung erfolgen muß, Kontinenz erzielen. Die so induzierte Reflexmiktion ist jedoch unphysiologisch und potentiell gefährlich. Sie erfordert eine exakte Indikationsstellung und eine lebenslange Überwachung, um Risikofaktoren wie unphysiologisch hohe Drucke, Reflux in den oberen oder unteren Harntrakt rechtzeitig zu erfassen. Darüberhinaus muß sichergestellt sein, daß diese Art der Blasenentleerung für den Betroffenen sozial und auch in Hinblick auf seine Sexualität akzeptabel ist und eine ausreichende Lebensqualität garantiert.

9.1.1.2. Intermittierender Katheterismus

Prinzip

Regelmäßige, restharnfreie Entleerung der Blase durch intermittierenden Katheterismus vor Auftreten einer spontanen Reflexkontraktion, wobei die regelmäßige, restharnfreie Blasenentleerung auch zu einer Beruhigung des hyperreflexiven Detru-

sors und auch auf diesem Wege zur Kontinenz führen kann.

Technik

Wenn möglich sollte der Katheterismus als Selbstkatheterismus und als "Katheterismus aus der Hülle" praktiziert werden. Die Techniken sind unterschiedlich. Es gibt keine Untersuchung, die bisher bewiesen hat, daß eine bestimmte Technik, bestimmte Materialien oder bestimmte begleitende Maßnahmen zu besseren Ergebnissen führen.

Grundsätzlich gilt, daß eine Miktionsfrequenz zwischen 4- und 6mal die niedrigste Infektrate nach sich zieht, da durch die Frequenz des Katheterismus dabei in die Blase eingebrachte Keime rechtzeitig, im Rahmen des nächsten Katheterismus, wieder aus der Blase entfernt werden können. Trotz sorgfältigem Katheterismus können Komplikationen auftreten: in etwa 20 % finden sich beim Mann Harnröhrenveränderungen, die jedoch nur selten den Katheterismus unmöglich machen. Eine weitere Folge sind Harnwegsinfektionen: nur bei einem Drittel der Betroffenen bleiben die Harne steril, bei einem weiteren Drittel ist der Harn zeitweilig infiziert und bei einem weiteren Drittel mehr oder weniger ständig. Vieles spricht dafür, daß eine niederdosierte Langzeit-Infektprophylaxe mit verschiedenen Substanzen, in 2- bis 3wöchigem Wechsel als abendliche Dosis gegeben, die Infektrate senken kann.

Wesentlich für den Erfolg ist eine entsprechende Schulung und die Disziplin des Patienten. Gefährlich sind Blasenüberdehnungen, wie sie vor allem bei schwachem Detrusor oder unter zusätzlicher Pharmakotherapie (siehe unten) auftreten können, da die Überdehnung des Detrusors die Durchblutung beeinträchtigt und damit die Blase für Harnwegsinfektionen anfälliger wird. Deshalb ist neben einer regelmäßigen Blasenentleerung auch eine dosierte und über 24 Stunden verteilte Flüssigkeitszufuhr notwendig.

Indikation und Kontraindikation

Prinzipiell ist der intermittierende Katheterismus dann indiziert, wenn die Reflexblase nicht ausreichend entleert werden kann bzw. unkontrollierte Reflexentleerungen zur Harninkontinenz führen. Bestehende Harnröhrenverengungen, ein vorspringender Blasenhals, eine vergrößerte Prostata, aber auch eine ausgeprägte Spastizität des Beckenbodens können den Katheterismus erschweren bzw. ihn zu einem für den Patienten gefährlichen Manöver werden lassen.

Die Erkenntnis, daß der intermittierende Katheterismus eine geeignete Dauermaßnahme zur Entleerung der neurogen gestörten Blase darstellt, hat das Therapiekonzept bei der neurogenen Blase insgesamt, im besonderen jedoch bei der Reflexblase, wesentlich verändert. Der intermittierende Katheterismus ist auch eine häufig angewandte adjuvante Maßnahme im Rahmen anderer Therapieoptionen.

9.1.1.3. Pharmakotherapie

Zur Relaxation des hyperreflexiven Detrusors werden eine Reihe von Substanzen empfohlen, wobei nicht bei allen die Wirksamkeit durch entsprechende Studien belegt ist.

 Indikation

Die pharmakologische Behandlung der Detrusorhyperreflexie soll

- Reflexinkontinenz verhindern oder zumindest ihr Ausmaß reduzieren
- eine Hochdrucksituation in der Füllungs- und/oder Entleerungsphase beseitigen
- die Effizienz des intermittierenden Katheterismus, der getriggerten Blasenentleerung sowie des Dauerkatheters erhöhen

Da diese Medikamente im allgemeinen auch den Detrusor schwächen, ohne daß die Spastizität des quergestreiften Sphinkters beeinflußt wird, kann die Blasenentleerung dekompensieren und den intermittierenden Katheterismus erforderlich machen. Umgekehrt kann mitunter nur durch zusätzlicher Gabe von derartigen Substanzen im Rahmen des intermittierenden Katheterismus Kontinenz erreicht werden.

■ **Substanzen zur Relaxation des Detrusors mit durch entsprechende Studien bewiesenem Effekt**

Dazu gehören Oxybutynin, Propiverin, Trospium und Tolterodin. Vergleichsstudien haben gezeigt, daß Oxybutynin 3x5 mg, Propiverin 2x15 mg, Trospium 2x20 mg und Tolterodin 2x2 mg etwa gleich wirksam sind. Sie erhöhen die max. cystometrische Blasenkapazität und senken die Detrusorkon-

traktilität, jeweils um ca. 30 %. Propanthelin ist effektiv, ist jedoch weitgehend durch eine jüngere Generation von Substanzen verdrängt, die Wirkung von Flavoxat auf die Detrusorhyperreflexie ist bisher durch Studien nicht belegt.

Hinsichtlich ihrer Pharmakokinetik unterscheiden sich die zuerst erwähnten vier Substanzen dadurch, daß Oxybutynin und Tolterodin rasch resorbiert werden. Sie erreichen innerhalb von 1-2 Stunden den maximalen Plasmaspiegel und eignen sich daher sehr gut zum situativen Einsatz, die Resorption von Propiverin und Trospium ist langsamer, die maximalen Wirkstoffspiegel werden nach 2,3 bzw. 5-6 Stunden erreicht. Trospium ist als quarternäre Ammoniumbase nicht liquorgängig, so daß zentralnervöse Nebenerscheinungen nicht zu erwarten sind. Dasselbe gilt bis zu einem gewissen Grad offensichtlich auch für Tolterodin, während Oxybutynin und Propiverin liquorgängig sind. Untersuchungen zur Beeinflussung kognitiver Fähigkeiten zeigen jedoch, daß bei Einnahme aller vier Substanzen in der üblichen Dosierung Fahrtauglichkeit gegeben ist, wenngleich Trospium diesbezüglich etwas besser abschneidet als die anderen.

Keine der Substanzen ist tatsächlich blasenspezifisch, so daß die Aktivität der glatten Muskulatur auch in anderen Organen gehemmt wird. Daraus ergibt sich das charakteristische Nebenwirkungsprofil, bestehend aus Mundtrockenheit, Obstipation, Sehstörungen sowie kardiovaskulären Nebenwirkungen wie Tachyarrhythmie. Besonders störend ist die Mundtrockenheit verursacht durch Blockierung der Speicheldrüsenproduktion. Insbesondere im Hinblick auf das Symptom Mundtrockenheit unterscheiden sich die erwähnten Substanzen, wenn sie in Studien mit den oben definierten Dosierungen gegeben werden: insbesondere die Rate schwerer Mundtrockenheit ist bei Oxybutynin mit 25 % erheblich höher als bei Trospium, Propiverin und Tolterodin (5 %, 12 %, 4 %, in verschiedenen Studien, allerdings mit jeweils unterschiedlichem Krankengut). Für Tolterodin ist eine gewisse Selektivität für die Harnblase über die Speicheldrüse, und zwar im Vergleich zu Oxybutynin nachgewiesen. Vergleichende Studien zwischen Tolterodin einerseits und Trospium bzw. Propiverin andererseits stehen noch aus.

Die Tatsache, daß diese Substanzen durch Senkung des Detrusordruckes verstärkt zu Restharn führen, der letztlich den intermittierenden Katheterismus erforderlich machen kann, ist Teil des konservativen Therapiekonzeptes bei der Reflexblase und bei dieser Indikation auch nicht als Nachteil zu werten.

Die Rate der Nebenwirkungen bei all diesen Substanzen hängt sehr wesentlich von der Dosierung, von der Art der Applikation und nicht zuletzt auch von der individuellen Verträglichkeit ab. Anders als bei Studien bewährt sich im klinischen Alltag die Dosistitrierung, beginnend mit geringen Dosen und steigernd, bis zur Effektivität bzw. zum Auftreten von Nebenwirkungen. Bei Substanzen, die oral rasch resorbiert werden, wie z.B. Oxybutynin, kann man durch intravesikale Gabe des Medikamentes, aber auch durch rektale Applikation in Form von Suppositorien bei gleicher Effektivität die Nebenwirkungen vermeiden bzw. erheblich reduzieren. Denselben Effekt kann man auch durch Slow-Release Formen erzielen, wie Untersuchungen mit Oxybutynin gezeigt haben. Unverträglichkeit gegenüber einem Medikament, schließt Verträglichkeit eines anderen nicht aus, so daß heute ein recht breiter therapeutischer Spielraum für die Anwendung dieser Substanzen gegeben ist.

Kontraindikationen

Kontraindikationen ergeben sich aus dem Nebenwirkungsprofil, wie Engwinkelglaukom, Tachyarrhythmie, cardiale Dekompensation, gastrointestinale Obstruktion, Colitis ulcerosa, Myasthenia gravis.

■ Capsaicin, Resiniferatoxin, Botulinumtoxin A

Tierexperimentelle Studien haben gezeigt, daß bei der spinalen Reflexblase die Afferenzen nicht, wie normalerweise, über myelinisierte A-delta Fasern, sondern über nicht-myelinisierte C-Fasern laufen. Die Rezeptoren dieser C-Fasern können durch Capsaicin und Resiniferatoxin blockiert werden. Capsaicin, die Wirksubstanz des roten Pfeffers kann daher, in die Blase instilliert, durch Blockierung der Rezeptoren die Detrusorhyperreflexie für etwa 3-4 Monate beseitigen oder zumindest erheblich reduzieren: nach de Ridder et al. (1979) kann man durch die intravesikale Instillation einer 1- bis 2 mM molaren Lösung von Cap-

saicin (gelöst in 30 %igem Alkohol) in 45 % Kontinenz und in weiteren 30 % eine erhebliche Verbesserung der Reflexinkontinenz erzielen. Resiniferatoxin hat gegenüber Capsaicin den Vorteil, daß für die Durchführung weder Anästhesie noch Sedoanalgesie erforderlich sind. Allerdings liegen bisher nur zwei Studien vor, die die Wirksamkeit von Resiniferatoxin bestätigen.

Vor kurzem wurde auch über günstige Wirkungen von Botulinumtoxin A berichtet, wenn es in die Wand des hyperreflexiven Detrusors injiziert wird. Der Effekt soll bis zu 9 Monate anhalten.

 Zusammenfassung

Zusammenfassend sind Substanzen zur Behandlung der Reflexinkontinenz zu empfehlen, wenn durch intermittierenden Katheterismus allein keine Kontinenz erreicht werden kann. Eine individuelle Dosistitration ist notwendig, um einen maximalen Effekt bei minimalen Nebenwirkungen zu erreichen. Capsaicin intravesikal ist eine Alternative, wenn die klassische Blasenrelaxation nicht zum Erfolg führt.

9.1.1.4. Neuromodulation und Neurostimulation

Ist die Pharmakotherapie nicht wirksam oder wird sie in der erforderlichen Dosierung nicht vertragen, so stellt die Elektrostimulation bzw. die Elektromodulation eine Alternative zur Behandlung der Detrusorhyperreflexie dar und zwar sowohl bei der spinalen, als auch bei der supraspinalen (suprapontinen) neurogen enthemmten Blase. Durch Stimulation der Afferenzen des **Nervus pudendus** läßt sich eine Hemmung des Detrusors erzielen. Afferente Fasern des Nervus pudendus erreicht man entweder über den Beckenboden durch vaginale oder anale Stimulation, nervennäher durch Stimulation des rein sensiblen Nervus dorsalis penis bzw. Nervus clitoridis auf transkutanem Weg oder durch direkte Reizung der Sakralwurzeln. Von den nicht-invasiven Methoden hat die transkutane Stimulation des N.dorsalis penis bzw. N.clitoridis den Vorteil, daß man nervennah rein sensible Nerven stimuliert: urodynamisch kontrollierte Studien haben gezeigt, daß man damit praktisch den gleichen Effekt erreichen kann wie mit Pharmakotherapie: die cystometrische Blasenkapazität kann man erhöhen, die Detrusorkontraktilität erniedrigen, jeweils um etwa 30 %. Die nicht-invasive Neuromodulation ist nebenwirkungsfrei, jedoch zeitlich aufwendiger als die Pharmakotherapie und erfordert eine entsprechende Kooperation seitens des Patienten. Die Therapie wird initial ambulant begonnen, dann als Heimstimulation fortgesetzt. Bei etwa zwei Drittel der Patienten mit Detrusorhyperreflexie muß sie im Sinne einer Dauertherapie, zumindest 2- bis 3-mal wöchentlich, für jeweils 30 Minuten, fortgesetzt werden.

Führt die nicht-invasive Therapie zu keinem Erfolg, so besteht die Möglichkeit einer direkten Stimulation der Sakralnerven: zeigt eine entsprechende Testung Erfolg, so werden Elektroden und Stimulator implantiert und von außen aktiviert. Die Erfolge mit dieser Methode liegen bei einem allerdings bereits vorselektioniertem Krankengut bei der Indikation Detrusorhyperreflexie bei etwa 50 %.

Die **intravesikale Elektrostimulation**, bei der über einen in die Blase eingeführten speziellen Stimulationskatheter mit monopolarer Elektrode an der Spitze über die gefüllte Blase die Mechanorezeptoren der Blasenafferenzen stimuliert werden, ist die einzige Methode, mit der man Blasengefühl induzieren bzw. verbessern und auf diesem Wege auch den Miktionsreflex kräftigen kann. Entsprechend dem Wirkungsprinzip ist sie nur bei inkompletten Läsionen mit noch erhaltenen afferenten und efferenten Bahnen wirksam. Die Methode ist allerdings zeit- und personalaufwendig, erfordert speziell geschultes Personal und muß überwiegend im Krankenhaus, entweder ambulant oder stationär, durchgeführt werden. Zudem gibt es zur Zeit keine sichere Methode, mit der man den Behandlungserfolg abschätzen kann. Vielmehr muß über 2- bis 3 Wochen die Behandlung im Sinne einer "Probestimulation" durchgeführt und abhängig vom Verlauf weitergeführt werden. Tierexperimentelle Untersuchungen haben das Konzept der intravesikalen Elektrostimulation bestätigt und rechtfertigen die klinische Anwendung. Bei Patienten mit herabgesetztem Blasengefühl als Hauptursache für unfreiwilligen Harnabgang kann über die aufgezeigten Mechanismen das Blasengefühl und somit auch die Willkürsteuerung verbessert und die Miktion effektiver gestaltet werden.

Die **Vorteile** der Elektrostimulation liegen darin, daß sie nebenwirkungsfrei ist und direkt den Miktionsreflex beeinflußt. Es besteht so die Möglichkeit einer echten Blasenrehabilitation. **Nachteile** sind die zum Teil zeitaufwendige Technik, sowie die Notwendigkeit des geschulten Personals und eine besondere Kooperationsbereitschaft seitens des Patienten. Zur Zeit müssen derartige Techniken als eine Ergänzung oder Alternative zur Standardtherapie gesehen werden, wobei die sog. Pudendusstimulation als Kurzzeitstimulation mit maximal tolerierbaren Stromstärken bei möglichst niedriger Frequenz zu einer effektiven, urodynamisch gesicherten Dämpfung des hyperreflexiven Detrusors führt. Die intravesikale Elektrostimulation ist die einzige Option mit deren Hilfe man Blasengefühl induzieren bzw. verstärken und auf diesem Wege auch bei inkompletten peripheren und zentralen Läsionen den Miktionsreflex verstärken kann.

9.1.1.5. Anwendung von Hilfsmitteln

Sie dienen dazu, die hygienischen und sozialen Auswirkungen der Harninkontinenz zu beherrschen, wenn konservative oder operative Maßnahmen zu keinem Erfolg führen bzw. nicht durchführbar sind. Man unterscheidet aufsaugende und ableitende Hilfsmittel (siehe auch Kap. 5.5.). Bei den aufsaugenden Hilfsmittel handelt es sich um Einlagen, für Männer auch um Penisfutterale, bei den ableitenden Hilfsmittel bei Männern um Condom-Urinale, sowie Harnableitung über einen transurethralen oder suprapubischen Katheter. Die Industrie produziert heute hochwertige Inkontinenzeinlagen, die gut absorbieren, wenig auftragen und auch eine Geruchsbelästigung weitgehend verhindern. Durch Wägen der Einlagen vor und nach ihrer Anwendung kann das Ausmaß des unfreiwilligen Harnabgangs abgeschätzt und darauf abgestimmt entsprechende Einlagen verordnet werden, zumal sowohl eine Über- als auch eine Unterversorgung möglichst vermieden werden soll.

Auch die Condom-Urinale sind heute qualitativ hochwertig, wobei wegen der zunehmenden Zahl von Latexallergien, insbesondere bei Patienten mit angeborenen neurogenen Blasenentleerungsstörungen, auch Condom-Urinale aus Silikon angeboten werden. Die Beinbeutelversorgung wurde zwischenzeitlich optimiert. Für die Ableitung über Katheter wurden kürzlich auch Beutel entwickelt, die am Unterbauch, und damit für den Betroffenen wenig behindernd, getragen werden können: der in der Blase, insbesondere bei Bewegung entstehende Druck reicht offensichtlich aus, den Harn in den so positionierten Beutel zu befördern.

Die Ableitung über einen **Dauerkatheter** für die alleinige Indikation "Harninkontinenz" ist heute kaum mehr gerechtfertigt, zumal die Komplikationen größer sind als die möglichen Vorteile. Vor allem bei der Reflexblase können die Irritation durch den Katheter und durch die letztlich unvermeidlichen Harnwegsinfektionen die Hyperreflexie so verstärken, daß Harn neben dem Katheter abgeht. Auch eine begleitende Pharmakotherapie mit detrusorrelaxierenden Substanzen kann dies häufig nicht verhindern. Ist jedoch die Harninkontinenz gleichzeitig mit einer Harnentleerungsstörung mit relevantem Restharn verbunden und kann diese Störung nicht behoben werden, so kann vor allem bei älteren Menschen die Dauerharnableitung die Ultima ratio sein. Die klinische Erfahrung zeigt, daß sowohl beim Mann, insbesondere aber bei der Frau in diesem Fall eine suprapubische Harnableitung dem transurethralen Dauerkatheter vorzuziehen ist.

9.1.2. Konservative Therapie der supraspinalen (suprapontinen) Reflexblase

Hauptsächlich handelt es sich um ältere Menschen, die aufgrund degenerativer oder krankhafter Veränderungen an einer supraspinalen (suprapontinen) Reflexblase leiden, für die im übrigen in der Klinik der Begriff der cerebral enthemmten Blase gängig ist. Die Beherrschung dieser Art der Reflexinkontinenz ist meistens nur durch die Kombination von Kontinenztraining und Pharmakotherapie möglich. Das **Kontinenztraining** umfaßt das **Toilettentraining**, das **Miktionstraining** und das **Beckenbodentraining**. Der Sinn des **Toilettentrainings** liegt darin, den Betroffenen zur Toilette zu führen, bevor imperativer Drang zur Harninkontinenz führt. Das Toilettentraining ist vor allem für ältere Menschen mit eingeschränkter Hirnleistung geeignet, wobei es den pflegenden Personen obliegt, den Patienten rechtzeitig zur Toilette zu bringen. Grundlage für das Toilettentraining ist ein Blasenentleerungsprotokoll, das über die Blasenentleerungsgewohnheiten, insbe-

sondere darüber informiert, bei welchen Blasenfüllungsvolumina bzw. nach welcher Zeit es normalerweise zum Auftreten des imperativen Drangs mit Einnässen kommt. Das **Miktionstraining** hingegen ist für Personen geeignet, die in der Lage sind, willkürlich die Miktionsintervalle zu verlängern. Bei auftretendem Harndrang soll durch Kneifen des Beckenbodens die drohende Miktion verhindert bzw. das Abklingen des Harndranges abgewartet und erst danach die Toilette aufgesucht werden. Auch zum Miktionstraining ist ein Blasenentleerungsprotokoll erforderlich, auf dessen Basis die Miktionsintervalle festgelegt bzw. im Laufe der Behandlung alle 3 bis 4 Tage um etwa 20 Minuten verlängert werden. Gleichzeitig werden dem Betroffenen durch das Blasenentleerungsprotokoll gemachte Fortschritte augenscheinlich, womit ein positiver Feedback gegeben ist. Eine Pharmakotherapie mit den o.g. Substanzen kann sowohl das Toiletten- als auch das Miktionstraining wesentlich unterstützen. Gerade bei älteren Menschen ist anfänglich eine möglichst niedrige Dosierung zweckmäßig. Im übrigen nehmen diese meist multimorbiden Betroffenen bereits eine Reihe anderer Substanzen ein, von denen meistens ein oder zwei einen negativen Einfluß auf die Blasenkontrolle bzw. auf die Harnkontinenz haben (z.B. Schleifendiuretika, Antihypertensiva mit alphablockierender Wirkung, Psychopharmaka). Die eingenommenen Medikamente müssen evaluiert, ggfs. ihre Dosis reduziert und, wenn möglich, durch andere Substanzen ohne Nebenwirkungen auf den Harntrakt ersetzt oder im Rahmen des Kontinenztrainings berücksichtigt werden.

Gerade bei Hochbetagten ist die Kombination einer cerebral enthemmten Blase mit einer Detrusorschwäche häufig, wobei eine medikamentöse Dämpfung des Detrusors über Schwächung desselben auch zu einer Erhöhung des Restharnes führen kann. Erreicht diese etwa 50 % der Blasenkapazität, wird sie auch klinisch signifikant und erfordert Maßnahmen: durch double- bzw. triple-voiding (nochmalige Blasenentleerung ca. 15 Minuten nach einer ersten bzw. zweiten Entleerung) kann man den Restharn auf tolerable Werte absenken. Ist dies nicht möglich, so genügt mitunter einmal täglich die Blase durch Katheterismus vollständig zu entleeren, entweder durch die pflegenden Personen, oder aber durch den Betroffenen selbst. Auch ältere Patienten sind durchaus in der Lage, den Selbstkatheterismus zu erlernen.

Für den älteren Menschen mit einer cerebral enthemmten Blase (sog. cerebralen Reflexblase) sind Hilfsmittel und Harnableitung nur dann angezeigt, wenn aktive Behandlungsmaßnahmen versagt haben bzw. aufgrund von Immobilität und cerebralem Abbau nicht mehr anwendbar sind.

9.1.3. Operative Therapie der Reflexinkontinenz

Bei Versagen der konservativen Therapie kommen als Alternative operative Maßnahmen und zwar

- die **Blasenaugmentation** und

- die **Unterbrechung des sakralen Reflexbogens durch Rhizotomie der sakralen Hinterwurzeln**

in Frage.

■ Blasenaugmentation

Bei der **Blasenaugmentation** – entweder mittels Darmsegmenten oder durch partielle Myektomie (sog. Autoaugmentation) schafft man Energievernichter für die vom hyperreflexiven Detrusor aufgebauten Drucke. Beide Methoden haben Vor- und Nachteile. Die Darmaugmentation hat sich in den 20 Jahren ihrer Anwendung bewährt, bringt stabile Ergebnisse, kann jedoch zu korrekturbedürftigen metabolischen Störungen (z.B. Acidose) führen. Darüber hinaus wurden vereinzelt, nach etwa 20 Jahren, Carcinome im vesicalen Anteil der augmentierten Blase gefunden, so daß etwa ab dem zehnten Jahr regelmäßige endoskopische Kontrollen empfohlen werden. Bei der Autoaugmentation durch partielle Myektomie sind keine metabolischen Folgen zu erwarten, es besteht auch keine erhöhte Carcinomgefahr für die Harnblase. Allerdings scheint die Methode nicht ganz so effektiv zu sein wie die Darmaugmentation. Die längsten Beobachtungszeiten liegen bei etwa 5 Jahren. Die bisherigen klinischen Beobachtungen gehen dahin, daß vor allem bei der Low Compliance Reflexblase die Darmaugmentation effektiver ist als die Autoaugmentation und daß eine relevante Vergrößerung der Blasenkapazität ebenfalls nur über die Darmaugmentation möglich ist.

■ Rhizotomie der sakralen Hinterwurzeln

Bei der spinalen Reflexblase des traumatisch Querschnittgelähmten kann eine durch konservative Maßnahmen nicht ausreichend behandelbare Reflexinkontinenz durch **Rhizotomie der sakralen Hinterwurzeln** beherrscht werden: die afferenten Nervenbahnen werden intradural oder durch Durchtrennung der Hinterwurzeln in Conushöhe durchtrennt, wobei durch Elektrostimulation und gleichzeitiges urodynamisches Monitoring afferente und efferente Nervenbahnen identifiziert und die afferenten durchtrennt werden. Bei Durchtrennung aller sakralen Hinterwurzeln von S2 bis S5 beidseits entsteht eine Areflexie des Detrusors. Die Entleerung der Blase kann entweder durch intermittierenden Katheterismus oder, bei gleichzeitiger Implantation eines sakralen Vorderwurzelstimulators, über eine elektrisch induzierte Miktion erfolgen. Die Methode ist nur bei kompletten und nahezu kompletten Läsionen indiziert. Patienten mit "brauchbaren" Reflexerektionen müssen über deren Verlust aufgeklärt werden, allerdings sind kompensatorische Therapiemaßnahmen möglich. Bei inkomplette Läsionen ist die sakrale Deafferentierung nicht indiziert, da vorhandene sensible Qualitäten verloren gehen. Auch eine neurogene Obstipation wird durch die Deafferentation verstärkt, sofern nicht durch die gleichzeitige Implantation eines sakralen Vorderwurzelstimulators auch eine Elektrodefäkation ermöglicht wird. Die Elektrostimulation ist schmerzhaft, auch aus diesem Grunde sind inkomplette Läsionen dafür nicht geeignet.

Nur in Ausnahmefällen ist, gelegentlich bei Frauen, ein Blasenersatz durch eine Darmblase mit kontinenter Harnableitung notwendig. Aus "Komfortgründen" ist eine derartige Maßnahme nur dann indiziert, wenn eine gleichzeitig bestehende Adipositas oder andere Deformitäten, seltener auch eine nicht-beeinflußbare Spastizität den intermittierenden Katheterismus unmöglich machen oder besonders erschweren.

9.2. Neurogene Harnstreßinkontinenz

Läsionen von Conus und Cauda führen bei kompletter Zerstörung zu einer schlaffen Lähmung von Blase und Schließmuskel bzw. des Beckenbodens und verursachen so eine neurogene Harnstreßin-

kontinenz. Diese kann durch regelmäßige Blasenentleerung bei gleichzeitiger disziplinierter und
kontrollierter Flüssigkeitszufuhr zwar in ihrem
Ausmaß etwas vermindert, aber dadurch nicht verhindert werden. Das häufig empfohlene Auspres-
sen der Harnblase unter Zuhilfenahme der Bauchpresse führt zu einer zusätzlichen Schwächung des
Beckenbodens und verstärkt den unfreiwilligen
Harnabgang.

9.2.1. Konservative Therapie der neurogenen Harnstreßinkontinenz

Konservative Behandlungsmaßnahmen zur Therapie einer neurogenen Harnstreßinkontinenz umfassen Pharmakotherapie und Beckenboden-
training.

9.2.1.1. Pharmakotherapie

Empfohlen werden alphaadrenerge Substanzen,
die durch Stimulation von alphaadrenergen Rezeptoren den Blasenauslaß kräftigen sollen. Es
gibt allerdings keine kontrollierten Studien, die deren Effektivität beweisen. Die klinische Erfahrung
zeigt, daß man durch die alphaadrenerge Substanz
Midotrin in Einzelfällen von gering- bis mäßiggra-
diger neurogener Harnstreßinkontinenz eine Besserung erzielen kann.

9.2.1.2. Beckenbodentraining

Bei inkompletten Läsionen, insbesondere dann,
wenn der Patient noch in der Lage ist, den Beckenboden aktiv zu innervieren, kann durch ein
Beckenbodentraining unter Anleitung und Kontrolle einer Physiotherapeutin in Kombination mit
Elektrostimulation eine Verbesserung der Situation erzielt werden. Bei kompletten oder nahezu
kompletten Läsionen sind Beckenbodentraining
und Elektrostimulation wirkungslos. Die in den
70er Jahren von Caldwell eingeführte Elektrostimulation des Beckenbodens über in den Beckenboden implantierte Elektroden wird seit vielen Jahren nicht mehr praktiziert, entsprechende
Implantate sind auch nicht mehr erhältlich, obwohl
mit dieser Methode bei einzelnen Patienten sehr
gute Langzeitergebnisse erzielt werden konnten.

9.2.2. Operative Maßnahmen der neurogenen Harnstreßinkontinenz

Mittel der Wahl zur Wiederherstellung von Kontinenz bei neurogener Harnstreßinkontinenz sind
operative Eingriffe:

- die **Implantation eines hydraulischen Sphinktersystems nach Scott**
- eine **Schlingenoperation**

9.2.2.1. Implantation eines hydraulischen Sphinktersystems nach Scott

Das System besteht aus drei Komponenten: einer
Manschette, die um den Blasenhals oder beim
Mann um die bulböse Harnröhre gelegt wird, einem sog. Druckballon, der nach Füllung mit Flüssigkeit diese mit einem bestimmten Druck in das
System, insbesondere in die Manschette transfe-
riert, und einer Pumpe, die subcutan, beim Mann in
das Scrotum, bei der Frau in die große Schamlippe,
implantiert wird und von außen durch die Haut betätigt werden kann. Alle Komponenten werden mit
einer röntgendichten Flüssigkeit gefüllt, implantiert und konnektiert. Auf diesem Wege komprimiert die Manschette unter definiertem Druck den
Blasenhals bzw. die Harnröhre. Zur Miktion wird
die Pumpe betätigt, dadurch wird die Flüssigkeit
aus der Manschette in den Druckballon rücktrans-
feriert, die Manschette entleert sich, der Druck auf
die Harnröhre läßt nach und die Blasenentleerung
kann erfolgen.

Bei adäquater Hautvorbereitung (Desinfektions-
bäder-, spray) ist die Infektionsrate äußerst gering.
Verbesserungen im System haben auch technische
Defekte weniger werden lassen, trotzdem sind Re-
paraturoperationen bei etwa 20 % der Patienten
auch heute noch notwendig. Nach etwa 10 bis 15
Jahren wird durch Materialverbrauch ein kompletter Austausch des Systems notwendig. Bei Patienten, die vor einer Implantation ihre Harnblase mittels Bauchpresse entleerten, kann nach Implantation eines Scott-Sphinkters, insbesondere wenn
die Implantation am Blasenhals erfolgt, postoperativ die Blasenentleerung erschwert sein, so daß der
intermittierende Katheterismus notwendig wird.
Abhängig von der Position der Manschette liegen
die Erfolgsraten zwischen 75 % (bei Plazierung

der Manschette um die bulböse Harnröhre) und 90 % (bei Plazierung der Manschette um den Blasenhals). Durch Implantation einer Doppelmanschette um die bulböse Harnröhre kann auch bei dieser Lokalisation die Erfolgsrate auf 90 % angehoben werden.

9.2.2.2. Schlingenoperation

Durch Obstruktion kann eine um den Blasenhals gelegte Schlinge zur Kontinenz führen, eine Blasenentleerung durch Katheterismus, der mitunter wegen des stark angehobenen Blasenhalses technisch schwierig sein kann, ist nötig. Selbst wenn die Blasenentleerung durch Katheterismus erfolgt, bewirkt etwa die Stuhlentleerung mittels Bauchpresse eine relevante Belastung für den Beckenboden, die mittel- und langfristig das Operationsergebnis gefährdet.

Zusammenfassend ist die konservative Behandlung der neurogenen Harnstreßinkontinenz schwierig und führt selten zu Kontinenz, von den operativen Methoden hat sich der hydraulische Sphinkter nach Scott bewährt, wenn man Reparatur- und Austauschoperationen akzeptiert. Nach Schlingenoperationen ist in jedem Fall die Blasenentleerung durch Katheterismus erforderlich und mitunter schwierig, die Langzeitergebnisse der Schlingenoperation sind bei dieser Indikation unsicher.

9.3. Neurogene Überlaufinkontinenz

Auch bei der neurogen bedingten Überlaufinkontinenz liegen die Ursachen entweder in einer Detrusorschwäche oder in einem erhöhten Blasenauslaßwiderstand, meist in einer Kombination von beiden. Die Akutmaßnahme ist die Blasenentleerung über eine transurethrale oder suprapubische Harnableitung, eine folgende urodynamische bzw. videourodynamische Untersuchung muß die zugrundeliegende Ursache klären.

Die Therapiestrategie muß auf das Ergebnis abgestimmt sein: Senkung eines erhöhten Blasenauslaßwiderstandes, Kräftigung des Detrusors oder eine Kombination von beiden, entweder durch konservative oder operative Maßnahmen.

10. Kosten der Harninkontinenz

Eine Untersuchung der Kosten der Inkontinenz ist nicht zu trennen von einer Untersuchung der Prävalenz dieser Erkrankung. Um Wiederholungen zu vermeiden, sei an dieser Stelle auf das entsprechende Kapitel zur Epidemiologie der Harninkontinenz verwiesen.

Festzustellen ist aber, daß angesichts der demographischen Umschichtungsprozesse und der hierdurch ansteigenden Inkontinenz-Prävalenzraten eine Auseinandersetzung mit den ökonomischen und sozialen Rahmenbedingungen der Inkontinenz dringend erforderlich ist.

10.1. Versorgungssituation in der Bundesrepublik Deutschland

Im Vergleich zu ausgewählten, kulturell und wirtschaftlich ähnlich einzustufenden Ländern erweist sich die Inkontinenzdiagnostik- und Betreuung in Deutschland als unterentwickelt. Strukturen wie die britischen Continence Advisory Services, die den Zugang der durch Angst, Scham und Tabu gehemmten Betroffenen zu medizinischen Einrichtungen erleichtern bzw. erst ermöglichen, fehlen hierzulande.

Im Rahmen der **hausärztlichen Versorgung** spielt die Inkontinenz, trotz ihrer hohen Prävalenz gerade im hausärztlichen Klientel, nur eine sehr untergeordnete Rolle. So tauchte die Diagnose Harninkontinenz in der hausärztlichen Sprechstunde nach den Ergebnissen der EvaS-Studie (Schach, 1989) überhaupt nicht auf.

Auch im Rahmen der **fachärztlichen Versorgung** ist die Inkontinenz nach den Ergebnissen der EvaS-Studie als Beratungsgrund stark unterrepräsentiert. Bei urologisch tätigen Fachärzten stellte die Inkontinenz nur rund 1 % aller Diagnosen.

Auf Grund vielfältiger, gerade auch ökonomischer, Rahmenbedingungen wird insgesamt in der Inkontinenztherapie den psychosozialen und habituellen Komponenten einschließlich der notwendigen Motivationsförderung zur physiotherapeutischen Eigenarbeit der Patienten in der Regel nicht in ausreichendem Maße Aufmerksamkeit zuteil, so daß es z.B. beim Einsatz operativer Verfahren ohne begleitende verhaltenstherapeutische Maß-

nahmen nicht selten zu unbefriedigenden Langzeitergebnissen kommt (Diokno 1989).

Therapieangebote für die große Gruppe Hochbetagter, bei denen operative Eingriffe ebenso wie wirksame Pharmakotherapien aufgrund der Multimorbidität häufig erschwert bis unmöglich sind, beschränken sich fast ausschließlich auf eine undifferenzierte palliative Hilfsmittelversorgung.

10.2. Kostenschätzungen aus verschiedenen Ländern

■ Vereinigte Staaten

Eine erste Untersuchung von Hu wurde 1986 veröffentlicht, 1998 brachten Wagner und Hu eine neue Untersuchung mit dem Stand des Jahres 1995 heraus (Tab. 10.1).

■ Frankreich

Hier liegen Untersuchungen von M.-F. Maugourd-Bizien vor (Tab. 10.2).

Alle Kostenangaben beziehen sich auf Frankreich im Jahr 1985 und wurden von Maugourd-Bizien (1988) errechnet bzw. geschätzt.

Maugourd-Bizien geht in ihren Ausführungen auch auf die sogenannten "intangiblen" Kosten der Inkontinenz ein, denen nur schwer ein monetärer Wert zuzuordnen ist. Hierzu gehören:

- Depressionen
- Einschränkung der Autonomie und Bewegungsfreiheit
- soziale Zurücksetzung und Isolierung

■ Deutschland

Aus Deutschland existieren verschiedene Untersuchungen, u.a. von Füsgen und Barth (1987), die im folgenden zu einer ökonomischen Gesamtperspektive zusammengefaßt werden:

Folge-Erkrankungen: Bei geschätzt mindestens 3 Mio. mäßig bis schwer Inkontinenzbetroffenen in Deutschland heute (entspr. 5 % der Bevölkerung) ist mit einer durch Inkontinenz bedingten Zahl an Harnwegsinfektionen von 6 Mio./Jahr auszugehen. Diese verursachen Gesamtkosten in Höhe von rund 1,5 Mrd. DM. Weitere Folge-Erkrankungen wie Hautinfektionen, durch aufsteigende Infektionen ausgelöste Septikämien - mit im

Kostenfaktor	Gerundete Kosten (Stand von 1995)
Diagnosebezogene Kosten	0,39 Mrd. $
Medizinische Behandlungskosten	0,73 Mrd. $ (davon 0,65 Mrd. $ für chirurgische Interventionen)
Pflege- und Hilfsmittelkosten (Alle Hilfsmittel, auch in Heimen)	11,40 Mrd. $
Sekundärkosten (Dekubitus & Infektion)	4,60 Mrd. $
Krankenhauskosten (zusätzliche Liegetage)	6,23 Mrd. $
Heimpflege (inkontinenzbedingte Heimeinweisungen)	2,17 Mrd. $
Summe der direkten Kosten (Je betroffenem Individuum geschätzte Kosten von 3470 $)	25,58 Mrd. $
Indirekte Kosten (Hierin enthalten: Verlust an Arbeitstagen, häusliche Pflegeleistungen)	0,70 Mrd. $
Summe Gesamtkosten:	26,29 Mrd. $

Tab. 10.1: Kostenschätzungen USA.

Kostenfaktor	Gerundete Kosten (Stand von 1985)
Diagnosebezogene Kosten	nicht bekannt
Medizinische Behandlungskosten	nicht bekannt (ca. 0,35 Mrd. FF für chirurgische Interventionen)
Pflege- und Hilfsmittelkosten (Alle Hilfsmittel, auch in Heimen)	1,2 Mrd. FF
Sekundärkosten (Dekubitus & Infektion)	0,7 Mrd. FF
Krankenhauskosten (zusätzliche Liegetage)	4,5 Mrd. FF
Heimpflege (inkontinenzbedingte Heimeinweisungen)	0,7 Mrd. FF
Summe der direkten Kosten	7,2 Mrd. FF
Indirekte Kosten: (Nur Verlust an Arbeitstagen)	20 Mrd. FF
Summe Gesamtkosten (Bei 500.000 mäßig bis schwer inkontinenten, unter 65jährigen; und 1,5 Millionen über 65-jährigen Betroffenen)	27,2 Mrd. FF
Zusatzkosten durch maximal sinnvolle Intensivierung der Therapie:	8 Mrd. FF (Maximalschätzung, Maugourd-Bizien)

Tab. 10.2: Kostenschätzungen Frankreich.

Einzelfall extrem hoher Kostenbelastung der Versicherer - können auf Grund fehlenden Datenmaterials hier nicht berücksichtigt werden.

Hilfsmittelkosten: Anhand der heute vorliegenden Daten ist zu erwarten, daß der Bevölkerungsanteil über 70jähriger im Jahre 2020 eine Höhe von 20 % (= 12 Mio.) erreicht. In dieser Gruppe ist mit mindestens 2,8 Mio. *schwer* Inkontinenzbetroffenen, entsprechend ca. einem Fünftel der über 70jährigen Personen (über 80jährige in höherem Ausmaß), zu rechnen, die auf Grund ihrer Inkontinenz pflegebedürftig werden. Dabei können Tageskosten für Hilfsmittelversorgungen in Höhe von 3 - 7 DM/Tag pro Pflegebedürftigem entstehen, das wären rund 14. Mio. DM am Tag und im Jahr ca. 5 Mrd. DM, bei zunehmendem Anteil Höchstbetagter und Pflegebedürftiger noch wesentlich mehr.

10.3. Sparen "an der falschen Stelle"

Zum heutigen Zeitpunkt sind Einsparungen im Hilfsmittelbereich für Kostenträger nicht sehr vielversprechend, da ein großer Teil der ambulanten Patienten - soweit sie leicht bis mittelschwer betroffen sind - ihre Hilfsmittel selbst bezahlen (bzw. selbst bezahlen müssen - Hilfsmittelkosten werden nur ab einem bestimmten Inkontinenzgrad von den Kassen übernommen).

Pflegeheime könnten zwar auch Hilfsmittelkosten einsparen - waren früher auf Grund des Selbstkostenprinzips aber nicht an solchen Einsparungen interessiert. Auch nach Inkrafttreten der diversen Stufen der Gesundheitsreform besteht außerdem aufgrund der "Pflegesatzdynamik" kein Interesse an Einsparungen für den Bereich der Inkontinenzpflege. Für den Bereich der stationären Inkontinenzversorgung sieht diese "Pflegesatzdynamik" so aus, daß bei Zugrundelegung der sogenannten ATL's (= Aktivitäten des täglichen Lebens) die Zuteilung von Pflegepersonalschlüsseln entscheidend von dem Durchschnitt der auf einer Station erhobenen ATL's abhängt. Vor diesem Hintergrund kann eine wirkungsvolle Inkontinenztherapie für Stationsleitungen nicht prioritär sein, da dies die mittelbare Konsequenz einer Personalreduzierung hätte. Es muß im Gegenteil sogar angenommen werden, daß trotz theoretisch nachweisbarer, positiver gesamtökonomischer Effekte in beliebiger Höhe, die durch Heilung inkontinenter Personen entstehen würden; für den stationären Sektor keine praktische Auswirkung erreicht werden kann, solange Stationsleitungen durch Reduzierung der Inkontinenzraten auf den Stationen Benachteiligungen befürchten müssen (Mergner 1990).

10.4. Budgetierung und Gesundheitsreform (GRG, GSG)

Selbst wenn gesundheitsökonomische Studien den Nachweis erbrächten, dass durch intensivere Aufdeckung und eine Vorverlegung des Behandlungs-

beginns bzw. durch präventive Maßnahmen der Volkswirtschaft tatsächlich insgesamt große Summen erspart werden könnten, ist zur Zeit kaum mit der Verbesserung der Situation Inkontinenter zu rechnen.

Insbesondere in Folge der Honorardeckelung ist davon auszugehen, dass die Voraussetzungen für eine erhöhte Aufdeckung und optimierte Versorgung mit Hilfsmitteln unter derzeitigen Bedingungen denkbar schlecht sind, gerade auch im Hinblick auf die befürchtete Hilfsmittelbudgetierung.

10.5. Ökonomische Betrachtung - Kosten und Nutzen eines verbesserten Inkontinenzmanagements

Eine weiterführende perspektivische gesundheitsökonomische Bilanz des Inkontinenzproblems führt zu der Erkenntnis, daß langfristige Kosteneinsparungen sowie Verbesserungen des Versorgungszustandes nur um den Preis kurzfristiger Ausgabenerhöhungen möglich sind:

Als kurzfristige Wirkung ist eine Kostensteigerung durch Erhöhung der Aufdeckungsraten und dadurch vermehrt anfallende Diagnostik und Therapie zu erwarten. Dazu kommen noch die Kosten des Programms selbst.

Langfristig jedoch ist durch eine erfolgreiche Verbesserung in der Diagnostik und Versorgung Inkontinenter - insbesondere auch unter Einbeziehung präventiver Maßnahmen - eine deutliche Verringerung des, im Rahmen der demographischen Umschichtung, stattfindenden Prävalenz-Anstiegs der Inkontinenz zu erwarten.

Aufwendungen für Hilfsmittelversorgung wären bei verbesserter Diagnostik und frühzeitiger einsetzender Therapie zum großen Teil vermeidbar. Unabhängig davon ließe sich für viele Menschen die Pflegebedürftigkeit und die damit häufig verbundene Heimeinweisung zumindest sehr hinauszögern.

10.6. Schlußbemerkungen

Die Betrachtung der ökonomischen Dimensionen des Inkontinenzproblems zeigt auf, wie wichtig eine Auseinandersetzung mit diesen Fragen auch gerade für Ärzte als Diagnostiker, Betreuer und Behandler ist. Nur durch einen bewußten Umgang mit den begrenzten Ressourcen unseres Gesundheitswesens können wir eine, an den Grenzen des Möglichen ausgerichtete, optimale Versorgung unserer Patienten sicherstellen.

Literatur

Diokno AC, Brown MB, Brock BM, Herzog AR, Normolle DP: Prevalence and outcome of surgery for female incontinence. Urology 33 (1989), 285-290.

Füsgen I, Barth W: Inkontinenzmanual - Diagnose, Therapie, Wirtschaftlichkeit. Berlin (1987).

Maugourd-Bizien MF, Vetel JM, Bizien A: L«Incontinence Urinaire des personnes %σg es. MED-SI/McGRAW-HILL, Paris (1988).

Mergner U: Arbeitsbelastung in der Krankenpflege: Oberflächlicher Konsens, begrenztes Wissen und unzulängliche Veränderungen. Gesundheitsreform und die Folgen. Argument-Sonderband. Bd.15, Berlin (1990).

Schach E, Schwartz FW, et al. (1989). Die EVaS-Studie - eine Erhebung über die ambulante medizinische Versorgung in der Bundesrepublik Deutschland. Gesundheitswesen 39.1.

Wagner TH, Hu TW (1998). Economic costs of urinary incontinence in 1995. Urology 51(3): 355-61.

Weiterführende Literatur

Abholz HH: Steuerung und Kontrolle ärztlichen Handelns auf der Basis des "Gesundheitsreformgesetzes". Argument Sonderband 190. Jahrbuch für Kritische Medizin Bd.15, Hamburg (1990).

Drummond M, Stoddart G, Labelle R, Cushman R: Academia and Clinic: Health Economics: An Introduction for Clinicians. Annals of Internal Medicine. 107/1(1987), 88-92.

Eddy DM: Applying cost-effectiveness analysis: the inside story. (Clinical Decision Making: From Theory to Practice). The Journal of the American Medical Association. 268/18 (1992), 2575-2578.

Fischer GC, Niederstadt C: Inkontinenz in der allgemeinärztlichen Praxis, Kontinenz 3 (1994), 288ff

Hadorn D, Baker D, Dracup K, Pitt B: Making judgements about treatment effectiveness based on health outcomes: theoretical and practical issues. Jt Comm J Qual Improv 1994 Oct;20(10):547-54.

Hu TW, Kaltreider DL, Igou JF, Yu LC, Rohner TJ: Cost effectiveness of training incontinent elderly in nursing homes: a randomized clinical trial. Health Serv Res 25 (1990), 455-477.

Kirchberger S: Überlegungen zu Diffusion und Kosten medizinischer Technik. In: Schwartz FW, Badura B,

Brecht JG, Hofmann W, Jöckel KH, Trojan A (Hrsg.): Public Health. Berlin (1991).

Klose J: Leistungsreport Ärzte. Stuttgart - Jena - New York (1993).

McCormick KA, Cella M, Scheve A, Engel BT: Cost-effectiveness of treating incontinence in severely mobility-impaired long term care residents. QRB Qual Rev Bull 16 (1990), 439-443.

Niederstadt, Transfer und Implementation neuer komplexer Verfahren in die Regelversorgung, Public Health Band 5, Sankt Augustin (1996)

Task Force on Principles for Economic Analysis of Health Care Technology: Position Paper: Economic Analysis of Health Care Technology: A Report on Principles. American College of Physicians (1995), Reprints: Alan L. Hillman, MD, MBA, Leonard Davis Institute of Health Economics, Center for Health Policy, University of Pennsylvania.

11. Harninkontinenz-Pflege

11.1. Einleitung

Jede Pflege bei Inkontinenz bedeutet ein Eindringen in die Intimsphäre eines Menschen. Wie schwierig dies für den Betroffenen aufgrund ihrer Erziehung und ihres Verlusterlebens sein muß, können Außenstehende nur erahnen. Von Angehörigen und Pflegepersonal wird hier viel Einfühlungsvermögen und Taktgefühl verlangt. Besonders schwierig gestaltet sich die Pflege, wenn neben der Inkontinenz auch noch ausgeprägte psychische Störungen, Verwirrtheit oder Demenz vorliegen. Hier erfordert die Pflege viel Geduld. Eine gute Beziehung zu dem Betroffenen und verständnisvolle, offene Gespräche können für alle Beteiligten hilfreich sein.

Pflege inkontinenter Menschen umfaßt jegliche Maßnahme, die für den Betroffenen eine bessere Lebensqualität erreicht, bzw. erreichen möchte. Dazu gehört, daß die individuelle psychische Situation des Betroffenen berücksichtigt wird. Dazu gehört die Vermittlung des Inkontinenten zu den jeweiligen Fachdisziplinen, seien es Ärzte, Krankengymnasten oder andere Berufsgruppen. Dazu gehört ebenso das Umgehen mit geeigneten Hilfsmitteln, das Anstreben der Selbständigkeit, also die Anleitung zur Selbstversorgung, die Pflege der Haut und das Beseitigen von Hautirritationen. Und es gehört die Anleitung zu konservativen Behandlungsmethoden dazu, wie das Toilettentraining oder das Beckenbodentraining.

11.2. Pflegeanamnese

Eine gründliche und fundierte Abklärung der möglichen Inkontinenzauslöser ist neben der medizinischen Befunderhebung unerläßlich. Dadurch erhält man ein Bild über die Situation des Betroffenen und über mögliche Ansätze zur pflegerischen Intervention.

Zur Pflegeanamnese gehören die Fragen, die eine Einschätzung der Ressourcen oder Probleme in folgenden Bereichen deutlich machen:

- Orientierung des Betroffenen (Zeit, Räumlichkeit, Blasenentleerung)
- Mobilität und Aktivität (Gehfähigkeit, Fähigkeit sich zu bewegen)

- Äußerungsfähigkeit (Sprache, Klingelbenutzung möglich?)
- Sehfähigkeit
- Selbständige Benutzung von Hilfsmitteln zur Entleerung
- Hilfsmittelauswahl angepaßt
- Selbständige Benutzung der Toilette
- Körpergewicht
- Verdauung
- Medikamente (z.B. Diuretika, Sedativa, Barbiturate)
- Flüssigkeitszufuhr (harntreibend?, Menge)

Wichtig sind zudem Fragen, welche die psychische Verfassung des Betroffenen einschätzbar machen sollen. Wie ging er z.B. mit seiner Inkontinenz um? Welche emotionale Einstellung und welche intellektuellen Möglichkeiten hat er? Somit soll die Bereitschaft zur Kooperation und zur aktiven Unterstützung der Therapie ermittelt werden.

11.3. Schaffung eines kontinenzfördernden Umfeldes

Der Grundstein jeglicher Maßnahme ist die Bewußtmachung der Problematik, die Reflexion über die Situation des Betroffenen und die Schaffung einer Atmosphäre, in der Kontinenz überhaupt erst möglich wird.

Beispiele

Die Einweisung ins Pflegeheim stellt oft einen Auslöser der Inkontinenz dar. Der alte Mensch muß seinen Lebensrhythmus umstellen durch die "Notwendigkeit" einer Anstaltsroutine. Beispielsweise steht er nicht auf, wenn er ausgeschlafen hat, sondern, wenn er geweckt wird. Er wäscht sich nicht nach dem Aufstehen, sondern wenn die Schwester für die Hilfe Zeit hat. Im Alter sind viele Menschen nicht mehr so flexibel und anpassungsfähig. Die fremden Menschen und die fremde Umgebung verwirren. So mancher verliert für Tage völlig die Orientierungsfähigkeit. Es scheint unfaßbar, daß sich ein verwirrter alter Mensch Tage zuvor noch zu Hause alleine versorgt hat. Dafür kann die Erklärung nicht die "Senile Demenz" sein.

Zur Beruhigung und daß der Betroffene nachts schlafen kann, werden nicht selten Schlaf- und Beruhigungsmittel verabreicht. Sollte der Betroffene trotz der Schlafmittel nachts aufwachen, ist er erst einmal benommen und versucht, sich in der fremden Umgebung zurechtzufinden. Weil der Toilettengang aber sehr eilt (er ist zu spät aufgewacht), steigt er aus dem Bett und läuft los, fällt über des Nachbarn Bett ("da war doch gestern noch nichts"), läuft zur Toilette und findet sie natürlich in dem Moment nicht. Stürzt dieser Mensch jetzt noch oder stolpert über einen Gegenstand, so werden nicht selten, zu seinem eigenen Schutz natürlich, in Zukunft nachts die Bettgitter angebracht.

Die Qualität der Beleuchtung läßt oft zu wünschen übrig. Sinnvoll wären hier Orientierungshilfen (z.B. selbstreflektierende Symbole). Auch ist die Bauweise der Kliniken und Pflegeheime oft sehr einheitlich, die Toilette kann schlecht gefunden werden. Ein weiterer Punkt sind die Toiletten, die sehr ungemütlich und kalt sind. Damit es gut riecht, sind auch im Winter die Fenster geöffnet. Plötzliche Unterkühlung kann Harndrang auslösen, was dann zum vorzeitigen Auslösen der Blasenentleerung führen kann. Hinzu kommt die unzureichende Bekleidung des inkontinenten und gebrechlichen Menschen. Das Ausziehen dauert sehr lange. Es sind keine Haltegriffe vorhanden und die Toiletten sind zu niedrig. Sehr selten findet man behindertengerechte Toiletten. Ein weiteres Problem sind die Strecken zur Toilette. Außer daß sie oft sehr weit weg sind, sind sie auch oft mit Putzwagen, leeren Betten, Wäschesäcken usw. verstellt. Der Toilettengang wird zum Hindernislauf.

Diese und weitere Beispiele sind im pflegerischen Alltag an der Tagesordnung und lassen sich auf den Krankenhausbetrieb oder auf die häusliche Situation übertragen.

In erster Linie sollte von den Pflegenden versucht werden herauszufinden, wo ein mögliches Problem sein könnte.

Lösungsansätze lassen sich dann sehr leicht ableiten.

Beispiele

- altersgerechte (und inkontinenzgerechte) Kleidung, die sich leicht öffnen läßt (z.B. Klettverschlüsse, Gummizüge einarbeiten und dunkle, gemusterte Stoffe bevorzugen)
- schnell erreichbare Toiletten
- Gehhilfen zum Toilettengang
- keine Stolperfallen auf den Fluren
- Haltegriffe auf den Fluren und in den Toiletten
- bei Bedarf ein Nachtstuhl im Zimmer
- Aufstellen von Sichtschutzwänden zur Wahrung der Intimsphäre
- Urinflasche und Steckbecken in greifbarer Nähe

- deutliche Kennzeichnung der WC-Räume, nachts ausreichende Beleuchtung
- Toilette in angepaßter Sitzhöhe
- Waschmöglichkeit auf der Toilette
- Toilettengestaltung und Raumtemperatur, die zum Verweilen einlädt (Motivation des Betroffenen)
- Schränke für die diskrete Aufbewahrung von Inkontinenzartikel neben der Toilette
- warme Unterwäsche

usw.

11.4. Toilettentraining - eine Therapieform der motorischen Dranginkontinenz

Bei der motorischen Dranginkontinenz kommt es aufgrund fehlender oder mangelhafter zentraler Hemmung (häufig Hirnleistungsstörungen) zur vorzeitigen, nicht vermeidbaren Blasenentleerung. Der Betroffene verspürt den Harndrang, kann die Blasenentleerung aber meist nicht lange genug unterdrücken, d.h. die Zeit reicht nicht aus, um zur Toilette zu kommen.

Nach genauer diagnostischer Abklärung durch den Urologen (zum Ausschluß anderer Inkontinenzformen) empfiehlt es sich, mit dem Betroffenen ein Toilettentrainingsprogramm durchzuführen. Es hat zum Ziel, vor dem auftretenden Harndrang die Blase zu entleeren, d.h. die Blasenentleerung nach einem bestimmten Zeitplan durchzuführen.

■ Durchführung

- Über mehrere Tage wird ein Protokoll der Blasenentleerungen erstellt. Dieses beinhaltet die Entleerungszeiten, mit dem Vermerk "freiwilliger oder unfreiwilliger" Harnverlust und die Menge und Art der zugeführten Getränke
- Anhand des Protokolls werden "Regelmäßigkeiten" im Ausscheidungsrhythmus festgestellt
- Ein Zeitplan für den Toilettengang wird erarbeitet (immer eine halbe Stunde vor der vermutlichen Blasenentleerung)

■ Miktionsprotokoll

☞ Abb. 8.2

- Der Zeitplan sollte genau eingehalten werden, evtl. unter Zuhilfenahme eines Weckers
- In der ersten Übungszeit sollte die Situation täglich reflektiert werden und der Zeitplan gegebenenfalls in kleinen Schritten verändert werden

- Zur Sicherheit kann, vor allem am Anfang, eine kleine, bequeme Slipeinlage oder ein Tropfenfänger für Männer benutzt werden

- Zur Unterstützung sollte eine ballaststoffreiche Ernährung gewählt werden. Ebenso sollte auf eine ausreichende Flüssigkeitszufuhr geachtet werden, da konzentrierter Harn das Harndrangempfinden verstärken kann

Desweiteren ist es unabdingbar, daß evtl. vorliegende Störfaktoren, welche den freiwilligen regelmäßigen Toilettengang erschweren, ausgeräumt werden (s. Kontinenzförderung). Durch die kontinenzfreundliche Gestaltung der Umgebung des Betroffenen erreicht man, daß Betroffene das Toilettentraining besser akzeptieren können.

Das Toilettentraining bietet, vor allem auch in der geriatrischen Pflege, einen sinnvollen Ansatz zur Verbesserung der Situation des Betroffenen. Unerläßlich für das Gelingen der Maßnahme ist eine gute Betreuung durch das Pflegepersonal oder die Angehörigen des Betroffenen, die täglich die Situation neu überdenken, gegebenenfalls verändern und mit viel Mühe immer wieder zum Durchhalten motivieren.

11.5. Ernährung

Bei der Obstipation erhöht sich der intraabdominelle Druck. Dadurch steigt zwangsläufig auch der Druck an, der auf die Blase einwirkt und begünstigt somit die Harninkontinenz oder löst sie gar aus. Mit dem Wissen um diesen Zusammenhang, sollte dieser Aspekt in die Beratung von Inkontinenten, im Sinne einer Ernährungsberatung, miteinbezogen werden.

Ballaststoffe können unter Berücksichtigung der besonderen Situation des älteren Betroffenen (z.B. schlechtes Gebiß, mangelnde Kaubewegung, fehlender Hunger) so zubereitet werden, daß sie mühelos gegessen werden können. Beispielsweise eignen sich eingeweichte getrocknete Pflaumen oder Feigen, die anschließend passiert und mit Sahne verfeinert werden.

Als Zwischenmahlzeiten eignen sich Joghurt, Buttermilch, Müsli, frisches Obst usw. Die abführende Eigenschaft von Milchzucker kann beim Nachsüßen von Speisen und Getränken genutzt werden.

Generell empfiehlt sich das Zusetzen von Weizenkleie und Leinsamen. Mit den Ballaststoffen muß

jedoch immer genügend Flüssigkeit zugeführt werden, was älteren Menschen oftmals sehr schwer fällt.

Zur Unterstützung bei Obstipation kann die Colonmassage oder feucht-heiße Wickel sehr gute Dienste tun.

■ Colonmassage

Hier wird entlang des Verlaufs des Dickdarm mit kreisenden Bewegungen die Peristaltik angeregt. Leichter Druck auf den linken Unterbauch (Sigmabereich) kann die Peristaltik fördern und zur Ausscheidung führen.

■ Feucht-heiße Bauchauflage

Ein zusammengerolltes Tuch wird in heißes Wasser getaucht und sehr kräftig ausgewrungen. Mit einem Außentuch geschützt verbleibt es solange auf dem Bauch, wie es der Betroffene als angenehm empfindet.

Zum Halten der Wärme wird zusätzlich eine Gummiwärmflasche aufgelegt. Diese Anwendung kann täglich bei Verstopfungsneigung angewendet werden

Letztendlich sollte auch bei Versagen der konservativen Maßnahmen an eine **regelmäßige** Laxanziengabe gedacht werden.

11.6. Flüssigkeitszufuhr

Oft versuchen Betroffene durch eine Reduzierung der zugeführten Flüssigkeit ihre Inkontinenz zu verbessern. Erreicht wird in der Regel das Gegenteil, denn konzentrierter Harn verstärkt die Drangsymptomatik eher und das Infektionsrisiko wächst.

Deshalb ist es sehr wichtig, daß der Betroffene genügend trinkt.

Es hat sich gezeigt, daß durch verschiedene Maßnahmen die "Lust" am Trinken wesentlich gesteigert werden kann, z.B. durch:

- gut schmeckende Getränke
- Abwechslung in der Getränkewahl
- ansprechendes Geschirr (keine Plastikschnabelbecher)
- etwas größere Tassen und Gläser wählen
- Trinken in aufrechter Position
- Trinken in Gesellschaft oder angenehmer Umgebung

11.7. **Hautschutz und Hautpflege**

Die Haut des inkontinenten Menschen ist im Intimbereich zwangsläufig enormen Belastungen ausgesetzt. Die Folge davon sind oft kaum beherrschbare Hautreizungen und Infektionen.

Ursachen für Hautschädigungen bei inkontinenten Menschen, die mit Vorlagen etc. versorgt sind, können sein:

- Kontakt der Haut mit Harn- und Stuhl
- das "Muß" der häufigen Waschungen
- unsachgemäße Pflege
- feucht-warmes Milieu (Nährboden für Mikroorganismen!)
- direkter Kontakt mit dem Versorgungssystem
- Ammoniakentstehung
- Funktion der Haut

Primär hat die Haut die Funktion, unseren Körper vor aggressiven und schädigenden Einflüssen zu schützen. Sie hat dabei die Möglichkeit, auf schädigende Einflüsse zu reagieren (Schmerzwahrnehmung, Gefäßverengung- und erweiterung, Schweißsekretion etc.).

Der Unterhaut kommt eine besondere Bedeutung zu. Sie besitzt an den Haarwurzeln Talgdrüsen, die ihr Sekret über die Haarfollikel an die Hautoberfläche abgeben. Dieser Talg breitet sich von dort über die gesamte Haut aus. Er setzt sich aus Fettsubstanzen, Wasser, Salzen, Eiweißbausteinen und Harnstoff zusammen, und er bildet den Fettschutzmantel der Haut, der die Haut vor Austrocknung schützt. Er hat einen pH-Wert von 4,6-5 und liegt somit im sauren Bereich. Sind die körpereigenen Fette der Haut nicht mehr ausreichend vorhanden (bzw. immer wieder abgewaschen worden), wird die Haut durch den Mangel an Fettschutz einer extremen Verdunstung ausgesetzt. Die Folge sind Austrocknung, spröde und rissige Haut. Diese kleinsten Verletzungen der Haut sind wiederum Ausgangspunkte für Infektionen. Erschwerend kommt hinzu, daß sich bei inkontinenten Menschen, die mit Vorlagen etc. versorgt sind, meist mehr pathogene Keime auf der Haut befinden (feucht-warmes Milieu).

Der pH-Wert des Harns, der normalerweise sauer ist, befindet sich beim Inkontinenten, bedingt durch Harnwegsinfektionen oder durch die Bakterienaktivität in der Vorlage, häufig im alkalischen Bereich. Dadurch kommt es beim länger dauernden Kontakt der Haut mit dem alkalischen Harn zu einer Verschiebung des pH-Werts auf der Haut nach oben. Der Säureschutzmantel ist somit nicht mehr vorhanden. Gefördert wird diese Tatsache unter anderem auch durch unsachgemäße pflegerische Anwendungen z.B. häufige Waschungen mit stark alkalischen Seifen (Kernseife!).

Zudem wirkt das alkalische Milieu im "Windelinnern" aktivierend auf die bakterielle Enzymproduktion. Die Folge ist eine beschleunigte Umwandlung von Harnstoff zu Ammoniak, welches auf die Haut schädigend wirkt.

■ Pflegerische Maßnahmen

Um die natürlichen Schutzfunktionen der Haut aufrechtzuerhalten, bedarf es der richtigen Pflege. Diese Pflege hat somit zum Ziel, einen physiologischen Hautzustand zu erhalten oder wieder herzustellen. Dabei ist es wichtig, die Ursachen für Hautprobleme zu beseitigen, wozu auch zählt, daß "gängige" pflegerische Hautpflegemaßnahmen auf ihre Wirksamkeit, bzw. Schädlichkeit hin überprüft werden.

Kontakt der Haut mit Harn und Stuhl verhindern bzw. reduzieren durch:

- ableitende Systeme wie z.B. Kondomurinalversorgungen
- qualitativ hochwertige Versorgungsprodukte, die den Nässekontakt verhindern (z.B. durch Vorlagen mit eingebrachten gelbildenden Substanzen)
- dem Ausscheidungsverhalten angepaßtes Wechseln der Versorgung

Zerstörung des Säure- und Fettschutzmantels vermeiden durch:

- pH-neutrale Reinigungsprodukte oder nur klares Wasser
- trockene Haut cremen mit einem W/O-Produkt (Wasser in Öl-Lotion)
- keine abdeckenden Pflegeprodukte verwenden (Melkfett, Vaseline, Zinkpaste, Wundschutzcremes, reine Öle etc.), da diese die Haut durch eine extreme Verdunstung noch mehr austrocknen
- Ölbäder bevorzugen (z.B. Balneum hermal)
- austrocknende Handlungen vermeiden (z.B. Franzbranntweineinreibungen)

Zudem sollte darauf geachtet werden, daß der Betroffene genügend trinkt, denn nicht nur der Fettschutzfilm ist für die Elastizität verantwortlich, sondern auch der Hautfeuchtigkeitsgehalt. Durch Cremes, die z.B. Harnstoff enthalten, wird die Feuchtigkeit in der Haut besser gehalten.

■ Hautkomplikationen

Im Gegensatz zu der herkömmlichen "Windeldermatitis", die in erster Linie durch Austrocknung und die zuvor genannten Ursachen ausgelöst wird, können in Folge der Vorschädigung der Haut leicht bakterielle Infektionen oder Mykosen entstehen.

Hartnäckige Hautreizungen und Entzündungen müssen deshalb mittels Hautabstrich gesichert und mit einem Antibiotikum oder Antimykotikum behandelt werden.

Kontaktekzeme, die beim Stuhlinkontinenten um den After entstehen, müssen mit einer wasserundurchlässigen Paste abgedeckt werden, um die Haut vor der aggressiven Ausscheidung zu schützen.

11.8. Fußreflexzonentherapie

Dabei handelt es sich um ein alternativmedizinisches Verfahren. Die Wirkungsweise beruht auf einer Stimulation eines bestimmten Hautareals (energiereflektierende Zone, meist Füße), welche über die Nervenleitung zu dem bestimmten Organ (Bezugszone) weitergeleitet wird. Es stellt sich nicht selten eine positive Beeinflussung der organischen Funktionsstörung ein, die auf einen Anstieg der Durchblutung und eine Temperaturerhöhung zurückzuführen ist. Die Behandlung wird

von verschiedenen Berufsgruppen durchgeführt (Physiotherapeuten, Heilpraktiker etc.).

11.9. Pflege beim liegenden transurethralen Katheter

Der "Dauerkatheter" stellt in den meisten Fällen die denkbar schlechteste Alternative zur Versorgung der Harninkontinenz dar. Ich möchte hier die Negativpunkte des transurethralen Dauerkatheters aufführen.

- Durch die extraluminäre Sekretstraße sind Infektionen des "Sterilsystems Blase" vorprogrammiert. In der Folge kommt es zur sensorischen Drangsymptomatik mit ungehemmten Blasenkontraktionen, die dem Betroffenen Schmerzen bereiten und sich durch urethralen Harnfluß bei liegendem Katheter äußern. Die Versorgung muß meist mit zusätzlichen Einlagen gewährleistet werden. Zudem haben chronische Infekte Auswirkungen auf das Wohlbefinden und den körperlichen Zustand des Betroffenen. Wird z.B. zur besseren Abheilung eines Dekubitalgeschwürs ein Dauerkatheter verwandt, so muß man sich der Tatsache bewußt sein, daß der provozierte chronische Infekt die Wundheilungssituation auch verschlechtern kann
- Durch die Lage des Katheters in der Blase sind Drucknekrosen häufig, zudem ist der Abfluß des Harns durch die Konstruktion des Katheters nicht restharnfrei möglich
- Infektionen und die Verschiebung des Harns in den alkalischen Bereich bedingen, daß Inkrustationen am Katheter sich festsetzen, die beim Entfernen des Katheters meist zu massiven Harnröhrenverletzungen mit der Folge von Strikturen führen. Durch gezielte prophylaktische Maßnahmen kann diesem Problem teilweise entgegengewirkt werden, wie z.B. medikamentöse und diätetische Ansäuerung des Urins, Steigerung der Trinkmenge, ausschließliche Verwendung von **Kathetern aus Silikon**. Übrigens: Ein regelmäßiges Spülen des Katheters verschlimmert die Infektion in der Blase und der Harnröhre und beseitigt die Verkrustungen nur intraluminär
- Der Sekretstau durch die Abflußblockade "Katheter" kann zur Nebenhodenentzündung führen

- Ein liegender Katheter stellt für den Betroffenen eine massive Behinderung im täglichen Leben dar (z.B. Baden, Kleiden, Sexualität)

Demgegenüber stehen, außer den medizinischen Indikationen, als Vorteile einer Dauerableitung des Harns lediglich die Argumente, wenn damit eine Pflegeerleichterung erreicht werden soll (z.B. bei der Pflege durch Angehörige zur Sicherstellung der Nachtruhe, wenn andere Hilfsmittel versagen).

■ Katheterpflege

Die Genitalregion muß mindestens 2 mal täglich gründlich gewaschen und dabei auslaufendes Sekret vom Katheterschlauch entfernt werden.

Zum Aufsaugen des auslaufenden Urethralsekrets kann eine sterile Kompresse um den Katheter geknotet werden (direkt an die Urethralmündung anlegen). Dies verhindert, daß beim Reinigen der Katheter nicht so stark manipuliert wird. Die tägliche Desinfektion der Harnröhrenmündung mit antiseptischen Lösungen ist aus Gründen der Ausbildung von resistenten Keimen nicht mehr üblich.

■ Beutelversorgung

Im Klinikbereich wird die Verwendung eines geschlossenen Systems empfohlen, welches folgende Kriterien beinhaltet:

- Während der gesamten Verweilzeit des Katheters wird das System nicht dekonnektiert, max. jedoch 14 Tage
- Entleerung nur am patientenfernsten Teil
- Tropfkammer mit Antireflux
- ungehinderter Urinabfluß (Verbandstechnik, Stabilität der Ablaufschläuche, Prinzip des Abflusses nach unten (Blasenniveau!)
- System muß stabil, reißfest, geruchsdicht sein.
- Befestigungsvorrichtung für das Bett
- System muß steril verpackt sein.
- Der Beutel sollte transparent sein, eine Skala enthalten und mindestens 2000 ml aufnehmen können
- Punktionsstelle zur Uringewinnung
- Ablaßventil muß mit einer Hand bedienbar sein und am tiefsten Punkt des Urinbeutels angebracht sein

Wenn der Betroffene aus der Klinik entlassen wird, kann die Versorgung auf Beinbeutel umgestellt werden. Da es sich bei den Beinbeuteln nicht um geschlossene Systeme handelt (sie besitzen z.B. keine Tropfkammer), sollte aus hygienischer Sicht der Beinbeutel täglich gewechselt werden. Zur Nachtableitung verbleibt der Beinbeutel am Bein des Betroffenen und es wird zusätzlich am Auslaß des Beinbeutels ein Bettbeutel angeschlossen.

11.10. Ambulante Betreuung Betroffener

Empfehlenswert ist die Zusammenarbeit mit pflegerischen Fachkräften, die sich auf die Versorgung inkontinenter Menschen spezialisiert haben. Solche Fachschwestern/pfleger für Stoma und Inkontinenz sind in Home-Care-Unternehmen, Sanitätshäusern und Apotheken vielerorts beschäftigt. Durch die intensive und tagtägliche Auseinandersetzung mit inkontinenten Menschen sind sie in der Lage, das jeweilig geeignete Hilfsmittel für den Betroffenen individuell und praxisnah auszusuchen und die begonnene Therapie ambulant weiterzuführen. Sie übernehmen den Betroffenen auch direkt nach dem Klinikaufenthalt und stellen somit die Weiterbetreuung sicher.

Ansprechpartner erhalten Sie über folgende Adressen:

DVET - Fachverband Stoma + Inkontinenz e.V.
Geschäftsstelle
Frau Felicitas Schwartz
Virchowstr. 14
38642 Goslar
Tel./Fax: 05321/51080

WCET - **W**orld **C**ouncil of **E**nterostomal **T**herapists
Internationale Stomavereinigung
Sektion Deutschland e.V.
Frau Christel Ravenschlag
Klinik und Poliklinik für Allg. Chirurgie
der Universität Münster
Waldeyer Str. 1
48149 Münster
Tel.: 0251/835691
Fax: 0251/8356341

Literatur

Pflegethema: Wickel und Auflagen, Annegret Sonn, Thieme Verlag, Stuttgart 1998

Inkontinenz - Hilfen, Versorgung und Pflege, Brigitte Sachsenmaier, Schlütersche Verlagsanstalt, 1990

Nosokomiale Harnwegsinfektionen, Dietmar Bach und Peter Brühl, Jungjohann Verlag, 1995

12. Gesellschaft für Inkontinenzhilfe e.V. (GIH)

Inkontinenz ist eine Krankheit, an der man nicht stirbt; Inkontinenz hat primär in den Ländern einen hohen sozio-ökonomischen Stellenwert, in denen die Menschen eine hohe Lebenserwartung haben, in denen der Lebensstandard hoch ist, und in denen die Lebensqualität von besonderem Interesse ist. In unserem Lande resultieren die zunehmenden sozio-ökonomischen Probleme der Harninkontinenz in erster Linie aus der zunehmenden Überalterung der Bevölkerung (Tab. 12.1).

	Frauen	Männer
< 65 J	1,1 Mio (5,0 %)	0,2 Mio (1,0 %)
> 65 J	1,5 Mio (14,7 %)	0,5 Mio (8,0 %)

Tab. 12.2: Harninkontinenz in Abhängigkeit von Alter und Geschlecht in Deutschland.

	1990	2000	2010	2020	2030
21-65 J	47,94	48,66	47,34	45,00	41,94
65-80 J	8,90	10,60	12,00	11,70	14,20
> 80 J	3,00	2,90	3,70	4,70	4,40

Tab. 12.1: Bevölkerungsentwicklung in Deutschland (Millionen Einwohner).

Blasenfunktionsstörungen ("Altersblase") mit Harninkontinenz, Harnretention oder Reizblasensymptomatik sind die häufigsten Alterskrankheiten in den Industrieländern der westlichen Welt: Von den in Deutschland mit einer behandlungs- oder versorgungsbedürftigen Harninkontinenz lebenden 3,7 Millionen Menschen sind mehr als 2 Millionen älter als 65 Jahre, das sind 11 % der Senioren; bei den über 80-jährigen sind es nahezu 30 %. Inkontinenz ist die häufigste Ursache für die Einweisung in ein Pflegeheim, mehr als 50 % der Heimbewohner leiden an einer Harn- und/oder Stuhlinkontinenz. Hinzu kommen etwa eine Million Männer, die wegen "Prostatabeschwerden" behandelt werden, und etwa die gleiche Zahl älterer Frauen, die unter "Reizblasenbeschwerden" leiden. Derzeit werden die gesetzlichen Kranken- und Pflegeversicherungen in Deutschland durch die ambulante Pflege, Versorgung und Behandlung Inkontinenter mit 2 Milliarden DM belastet; mindestens die gleiche Summe muß für die Unterbringung und Versorgung Inkontinenter in Pflegeheimen aufgewendet werden.

Daß auch im Senioren- und Greisenalter Frauen wesentlich häufiger unter Inkontinenz leiden als Männer, liegt an der Vulnerabilität des weiblichen Schließmuskelsystems (Tab. 12.2).

Aufgrund der Daten der 7. Bevölkerungsvorausberechnung werden wir im Jahre 2030 mit mehr als 6 Millionen Senior(inn)en in Deutschland rechnen müssen, die unter den Beschwerden einer "Altersblase" leiden (Tab. 12.3), wenn nicht durch gezielte Forschungs-, Aus- und Fortbildungs- sowie Aufklärungs- und Erziehungsmaßnahmen gegengesteuert wird: 1995 haben noch 12,3 potentiell Erwerbsfähige im Alter von 21 bis 65 Jahren die Kosten für eine(n) mit Blasenbeschwerden im Alter getragen, 2030 werden dies nur noch 6,7 sein, eine Entwicklung, die das Sozialsystem unseres Staates enorm belasten wird, zumal gerade im Greisenalter der Anteil schwer Inkontinenter wesentlich höher ist als in den jüngeren Bevölkerungsgruppen. Wenn die Beschwerden aber geheilt oder auch nur gebessert werden könnten, dann würde das nicht nur eine wesentliche Verbesserung der individuellen Lebensqualität bedeuten, sondern zugleich die Kosten drastisch senken, die aus den pflegerischen Maßnahmen resultieren.

	1990	2000	2010	2020	2030
21-65 J	47,94	48,66	47,34	45,00	41,94
> 65 J	11,90	13,20	15,70	16,40	18,60
Inkontinent	2,00	2,20	2,60	2,90	3,20
"Prostata"	0,90	1,08	1,26	1,32	1,50
"Reizblase"	1,00	1,10	1,30	1,45	1,60
"Altersblase"	3,90	4,38	5,16	5,67	6,30

Tab. 12.3: Blasenfunktionsstörungen im Alter, eine Prognose für Deutschland.

Die meisten Männer mit "Prostatabeschwerden" werden ebenso wie die älteren Frauen mit häufigem, meist überfallartigem Harndrang ("Reizblase") im allgemeinen ambulant - wenn auch häufig unzureichend - medizinisch betreut. Von den Inkontinenten werden etwa 75 % zu Hause versorgt, 25 % leben in Heimen.

Die Zahl der Pflegebedürftigen aber wird in den kommenden Jahren und Jahrzehnten dramatisch zunehmen; auch wenn die Mehrzahl der Pflegebedürftigen im häuslichen Milieu betreut wird, so wird doch die Mehrzahl der schweren und schwersten Pflegefälle in Heimen untergebracht werden müssen. Grundsätzlich ist zwar Inkontinenz nicht notwendigerweise mit Pflegebedürftigkeit gleichzusetzen; doch in einem sehr hohen Prozentsatz resultiert aus Inkontinenz Pflegebedürftigkeit. Daraus folgt, daß Inkontinenz im Alter ein gesundheitspolitisches Problem erster Ordnung ist, welches in der Zukunft noch weiter an Bedeutung gewinnen wird. Sie ist ein zunehmendes Problem sowohl bezüglich der betroffenen Personen als auch hinsichtlich der Kostenentwicklung im Gesundheitswesen. Ambulant vor stationär, das gilt aus humanen wie aus ökonomischen Gründen. Dies entspricht auch den Wünschen und Vorstellungen der meisten Menschen, im Krankheits- oder Pflegefall so lange wie möglich zu Hause im vertrauten Milieu zu bleiben und von vertrauten Personen betreut zu werden. Dies setzt aber auch voraus, daß die Betroffenen mit Heil- und Hilfsmitteln so versorgt werden können, daß der Aufenthalt im häuslichen Milieu nicht zu einer unzumutbaren Belastung für die betreuenden Angehörigen oder Freunde wird, daß die Inkontinenz nicht eine Ursache für Ausgrenzung und Isolation wird. Inkontinenz ist einer der schwerwiegenden Störfaktoren der Lebensqualität.

Blasenfunktionsstörungen im Alter sind heilbar oder zumindest weitgehend rehabilitierbar, wenn man die Ursachen rechtzeitig erkennt und richtig therapiert. Nicht die operative Therapie steht im Vordergrund: 1996 wurden wenig mehr als 46.000 Frauen wegen Harninkontinenz stationär behandelt, wenig mehr als 64.000 Männer wegen BPH. Da die Ursachen von Blasenfunktionsstörungen im Alter in erster Linie Mobilitätsverlust durch Krankheit oder Unfall, Nebenwirkungen der Multimedikation bei Multimorbidität, eine allgemeine Schließmuskelschwäche bei Frauen durch Tonusverlust der Beckenbodenmuskulatur sowie unkontrollierte Blasenspasmen durch Degenerationsprozesse der Blasenmuskulatur, eine Blasenauslaßob-

struktion durch Prostatavergrößerung bei älteren Männern sowie Hirnleistungsstörungen nach Schlaganfall oder durch Hirnatrophie, chronische Blaseninfektionen, Blasentumoren oder Innervationsstörungen sind, stehen konservative Maßnahmen im Vordergrund. Viele dieser Ursachen sind behandelbar, die Folgen in den meisten Fällen rehabilitierbar. Voraussetzung ist allerdings, daß Ursachen und therapeutische Möglichkeiten bei Blasenfunktionsstörungen im Alter nicht nur einer kleinen Gruppe besonders spezialisierter Ärzte, Schwestern und Pfleger bekannt sind, sondern allen, die sich mit der Behandlung und Versorgung, Pflege und Betreuung Inkontinenter befassen: *Blasenfunktionsstörungen im Alter* müssen als eigenständiger Lehrgegenstand in die Aus-, Weiter- und Fortbildung aller beteiligten Heilberufe aufgenommen werden, vom universitären Medizinstudium bis zur Pysiotherapeutenschulung.

Daher wurde die Gesellschaft für Inkontinenzhilfe e.V. (GIH) im Jahre 1987 mit den Zielen gegründet, Maßnahmen zur Prävention, Diagnostik und Behandlung der Harn- und Stuhlinkontinenz zu fördern. Ihre Mitglieder sind Urologen, Gynäkologen, Geriater, Chirurgen, Neurologen, Apotheker, Krankenschwestern und -pfleger, Physiotherapeuten, Sanitätsfachhändler, Hersteller von Inkontinenzprodukten, Vertreter der Pharmazeutischen Industrie und - nicht zuletzt - Betroffene und deren Angehörige, welche sich in mehr als 30 Selbsthilfegruppen (SHG), verteilt über das gesamte Bundesgebiet, zusammengeschlossen haben. Verwandte oder ähnliche Gesellschaften gibt es in Österreich (GIHÖ), den Niederlanden, United Kingdom, Dänemark, den USA, Kanada, Australien und New Zealand. Sie alle fordern

- die Enttabuisierung des Themas Inkontinenz zu betreiben und die Aufklärung über die Ursachen und Behandlungsmöglichkeiten zu verbessern

- Ausbildung, Weiterbildung und Fortbildung der mit Inkontinenz befaßten Berufsgruppen zu optimieren

- Inkontinenzbehandlung, -versorgung und -betreuung zu professionalisieren

- Inkontinenzberatungsstellen einzurichten

- Inkontinenzforschung zu fördern und voranzutreiben

- Institutionen wie Ministerien, Krankenkassen und medizinische Dienste zu beraten

- Heil- und Hilfsmittel zu prüfen, zu bewerten und zu klassifizieren
- Hilfe bei der Verständigung zwischen Kranken und Krankenkassen

Inkontinenz ist eine Krankheit, für die viel getan werden kann, wenn es gelingt, Service und Professionalität zu optimieren. Nur eine effektive *Continence Promotion* kann die öffentliche Einstellung, Diagnostik und Behandlung sowie die Ergebnisse positiv beeinflussen. Professionelles Engagement, öffentliches Bewußtsein und Aufklärung sind die wichtigsten Voraussetzungen.

In Zukunft wird aber auch die Inkontinenz-Prävention zunehmend an Bedeutung gewinnen: Früherkennung ist der beste Schritt auf dem Wege zur Heilung! Selbst die Inkontinenz im Alter kann häufig geheilt oder zumindest aber so gebessert werden, daß eine *soziale Kontinenz* erreicht wird, die es den Betroffenen erlaubt, mit Hilfe von Heil- und Hilfsmitteln wieder am gesellschaftlichen Leben im Kreise der Familie und Freunde teilzunehmen.

Die GIH hatte sich die Aufgabe gestellt, ihre Ziele zu verwirklichen durch

- die Förderung und Koordination von Forschung, Praxis und Lehre in der interdisziplinären Behandlung der Inkontinenz
- die Konzipierung und Durchführung von nationalen und internationalen Kongressen und Informationsveranstaltungen
- gezielte Öffentlichkeitsarbeit, insbesondere durch Beiträge in öffentlichen Medien, um Inkontinenz aus der Tabuzone zu befreien
- Aufklärung der Öffentlichkeit, aber auch der Betroffenen über Inkontinenz, insbesondere durch Herausgabe von Informationsschriften für Mitglieder, die mit der Prävention und Diagnostik der Inkontinenz sowie der Behandlung, Versorgung, Pflege und Betreuung Inkontinenter befaßt sind
  - Informations- und Aufklärungsmaterial für inkontinente Menschen und andere Interessierte
  - Beratung von Mitgliedern und Nichtmitgliedern in allen die Inkontinenz betreffenden Fragen
  - Mitarbeit in anderen Gesellschaften und Vereinigungen, die für die Inkontinenz von Bedeutung sind

Aktuell (Jahr 2000) hat die GIH mehr als 2000 aktive Mitglieder, fast ein Drittel sind Betroffene, die sich in SHG's zusammengeschlossen haben. Diesen fällt dabei die wichtige Aufgabe zu, im Kreise der Betroffenen sich gegenseitig über neue Versorgungssysteme zu informieren, sich zu Präventions- und Übungsmaßnahmen zu motivieren sowie gegenüber der Öffentlichkeit ihre Forderungen nach Anerkennung als Kranke und Behinderte, nach Diagnostik, Therapie und optimaler Versorgung zu artikulieren. Die Aufgabe unseres sozialen Systems muß sein (Fonda 1997):

Take the *In* out of *Incontinence*!

Um diese Ziele erreichen zu können, hat die GIH mit Unterstützung durch die im Förderkreis zusammengeschlossenen Firmen eine Aufklärungskampagne für (Haus-) Ärzte gestartet. Durch die Herausgabe einer Informationsbroschüre "Miktionsstörungen – Diagnostik und Therapie in der (haus)ärztlichen Praxis", welche in einer Gesamtauflage von 100.000 Exemplaren durch die Außendienste der Firmen niedergelassenen Ärzten zugeleitet wird, soll deren Interesse an der Krankheit *Harninkontinenz* geweckt, die Möglichkeiten der orientierenden Diagnostik sowie der physikalischen und medikamentösen Primärtherapie genutzt und letztlich die fachärztliche Diagnostik und Therapie ausgeweitet werden. Denn der Hausarzt kann in den meisten Fällen mit den ihm zur Verfügung stehenden Mitteln der Patientenbefragung (Anamnese), der körperlichen Untersuchung, der Urin- und der Ultraschalldiagnostik die richtige Diagnose stellen: ist eine Schließmuskelschwäche oder eine Blaseninstabilität die Ursache für die Inkontinenz. Eine Schließmuskelschwäche kann er dann in leichteren Fällen durch eine(n) Krankengymnastin/en behandeln lassen ("Beckenbodentraining"), schwere Inkontinenzgrade muß er dem Facharzt zur Operation überweisen. Zur Behandlung einer Blaseninstabilität stehen auch dem Hausarzt moderne Antispasmodika zur Verfügung, die er in Kombination mit Toiletten-, Blasen- oder Miktionstraining einsetzen kann, wenn eine primäre Blasenerkrankung (Entzündung, Blasenkrebs, Prostata o.ä.) ausgeschlossen wurde. Primäre Therapieversager oder ursächliche Blasenerkrankungen gehören in die Hand eines Facharztes (Urologe).

Denn von 2,8 Millionen Frauen, welche in unserem Lande jährlich wegen Harninkontinenz auf Kosten der GKV ambulant behandelt oder versorgt werden, werden weniger als 5 % (1996: 46.739) wegen eines Genitalprolapses mit oder ohne Harninkontinenz stationär behandelt und ggf. operiert. Hinzu kommen etwa 1 Million Frauen, die unter den Symptomen einer "Reizblase" leiden, von denen ebenfalls nur ein geringer Prozentsatz diagnostiziert und behandelt wird. Daß dieses Mißverhältnis so groß ist, liegt nicht zuletzt in der Tatsache begründet, daß man gerade in der (haus)ärztlichen Praxis den Krankheitsbildern "Harninkontinenz" und "Reizblase" viel zu wenig Aufmerksamkeit widmet, sie bagatellisiert und die Betroffenen erst in fortgeschrittenen Stadien zum Facharzt überweist.

Darüber hinaus hat die GIH mit einigen Rehabilitationskliniken Kooperationsverträge geschlossen. In diesen REHA-Kliniken, welche sämtliche unter der Leitung von Fachärzten für Urologie stehen, werden nach neuesten wissenschaftlichen Erkenntnissen vor allem durch physiotherapeutische Maßnahmen, ggf. in Kombination mit Biofeedback, Elektrostimulation oder Neuromodulation, die Formen der Dranginkontinenz behandelt, welche auf einer Blaseninstabilität beruhen, einschließlich der "Altersblase": Toiletten-Training, Miktions-Training.

Inkontinenzberatungstellen

Die GIH verfügt über nahezu 200 Inkontinenzberatungstellen, welche sich über die gesamte Bundesrepublik verteilen. Die Adressen und Ansprechpartner können erfragt werden bei der Geschäftsstelle der

Gesellschaft für Inkontinenzhilfe e.V. (GIH)
Friedrich-Ebert-Straße 124
D-34119 Kassel
e-mail: gih-kassel@t-online.de
Internet: http://www.gih.de/

Selbsthilfegruppen

Die GIH betreut über 30 Selbsthilfegruppen, verteilt über die gesamte Bundesrepublik. Die Adressen und Ansprechpartner können erfragt werden bei der Geschäftsstelle der

Gesellschaft für Inkontinenzhilfe e.V. (GIH)
Friedrich-Ebert-Straße 124
D-34119 Kassel
e-mail: gih-kassel@t-online.de
Internet: http://www.gih.de/

Organzeitschrift

GIH-*aktuell* erscheint vierteljährlich im

CMC-Verlag
Grabenstraße 9
D-89522 Heidenheim

Index

Klinische Lehrbuchreihe

. . . Kompetenz und Didaktik!

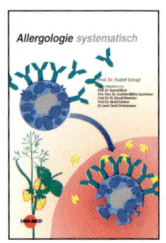

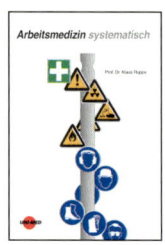

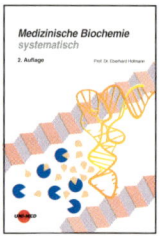

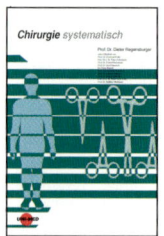

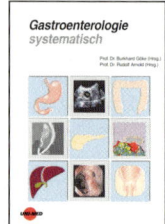

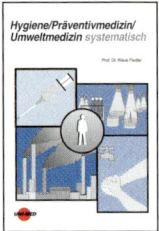

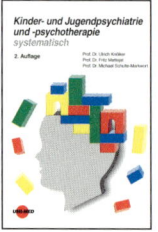

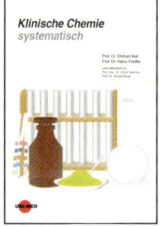

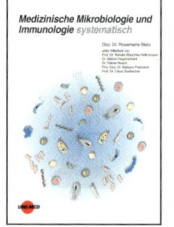

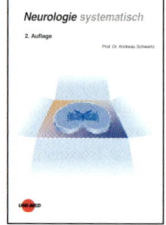

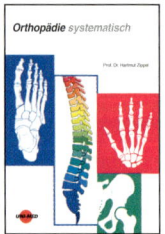

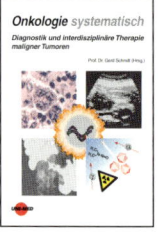

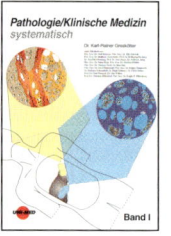

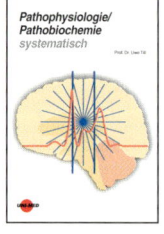

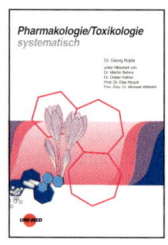

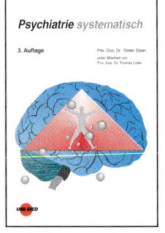

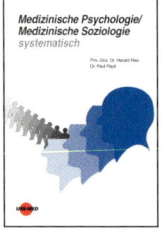

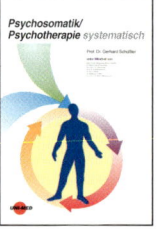

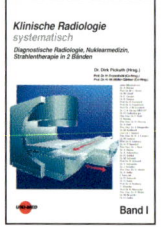

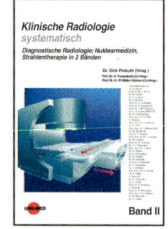

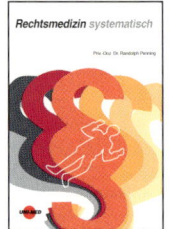

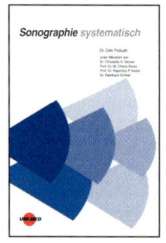

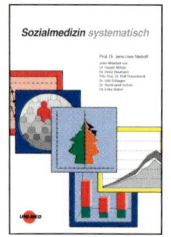

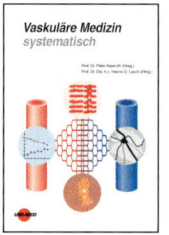

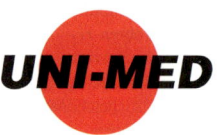

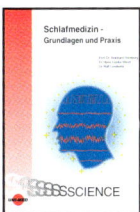
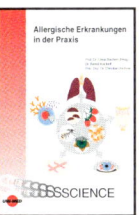
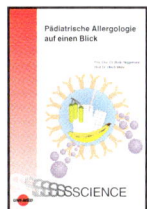
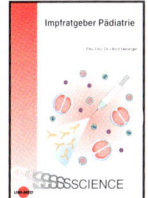
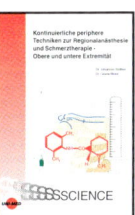
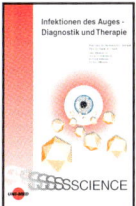
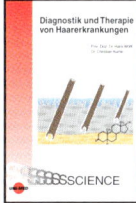
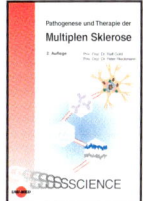
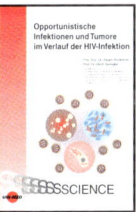
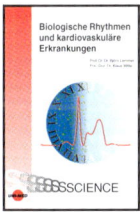
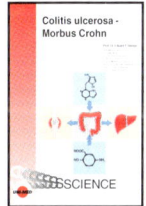
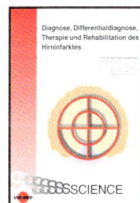
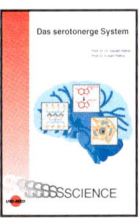
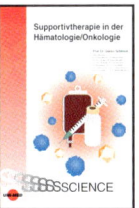
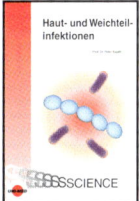
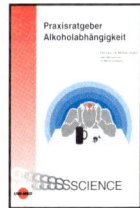
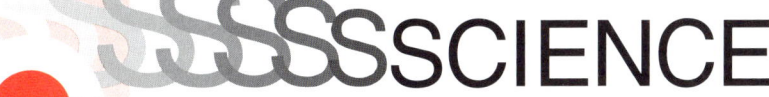

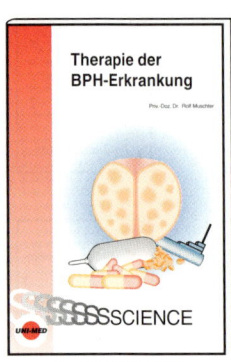
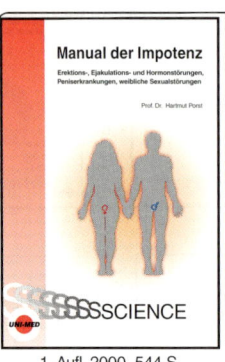
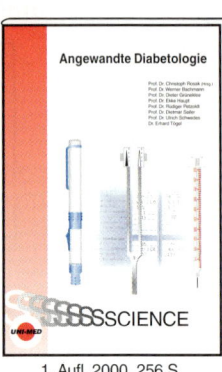
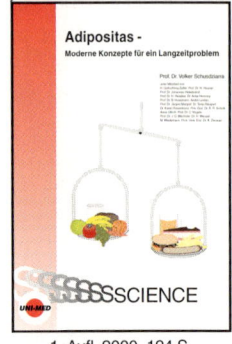
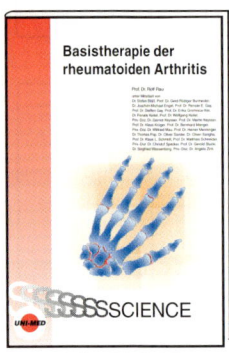
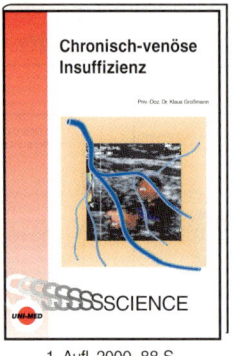
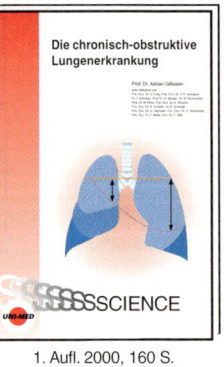
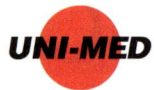